新编实用临床护理学

主 编 张 艳 高秀荣 朱 丽 张 林
韩 云 张爱芳 晏 歌 崔华轩

中国海洋大学出版社
·青岛·

图书在版编目(CIP)数据

新编实用临床护理学 / 张艳等主编. —青岛:中
国海洋大学出版社,2021.2
ISBN 978-7-5670-2777-0

Ⅰ.①新…　Ⅱ.①张…　Ⅲ.①护理学　Ⅳ.①R47

中国版本图书馆 CIP 数据核字(2021)第 027830 号

出版发行	中国海洋大学出版社		
社　　址	青岛市香港东路 23 号	邮政编码	266071
出 版 人	杨立敏		
网　　址	http://pub.ouc.edu.cn		
电子信箱	369839221@qq.com		
订购电话	0532－82032573(传真)		
策划编辑	韩玉堂		
责任编辑	韩玉堂	电　　话	0532－85902349
印　　制	蓬莱利华印刷有限公司		
版　　次	2021 年 3 月第 1 版		
印　　次	2021 年 3 月第 1 次印刷		
成品尺寸	185 mm×260 mm		
印　　张	21.25		
字　　数	490 千		
印　　数	1～1000		
定　　价	115.00 元		

如发现印装质量问题,请致电 0535－5651533,由印刷厂负责调换。

《新编实用临床护理学》编委会

主　编　张　艳　　泰安市中心医院
　　　　　　高秀荣　　山东省滨州市博兴县第二人民医院
　　　　　　朱　丽　　胜利油田中心医院
　　　　　　张　林　　烟台毓璜顶医院
　　　　　　韩　云　　烟台毓璜顶医院
　　　　　　张爱芳　　贵州省沿河土家族自治县人民医院
　　　　　　晏　歌　　中国人民解放军联勤保障部队第九四二医院
　　　　　　崔华轩　　烟台业达医院

副主编　杨凤翔　　湖北省十堰市太和医院
　　　　　　　　　　　湖北医药学院附属医院
　　　　　　赵海云　　聊城退役军人医院
　　　　　　张　丽　　中国人民解放军战略支援部队特色医学中心
　　　　　　孙秀梅　　平阴县人民医院
　　　　　　王亮芳　　山西白求恩医院
　　　　　　　　　　　同济山西医院
　　　　　　张　静　　山西省心血管病医院
　　　　　　宋晓梅　　大连医科大学附属第二医院
　　　　　　王宁宁　　山东省胸科医院
　　　　　　亓　蕾　　山东省胸科医院
　　　　　　侯立霞　　山西省汾阳医院
　　　　　　孙宁红　　山东省淄博市博山区医院
　　　　　　高建平　　襄阳市第一人民医院
　　　　　　单玉燕　　乳山市人民医院
　　　　　　赵米米　　威海海大医院
　　　　　　李　静　　武警山西省总队医院
　　　　　　龚　艳　　贵州省石阡县人民医院
　　　　　　刘彩凤　　山东省精神卫生中心

编　委　赖世芬　四川省第二中医医院

李　玉　济南市第四人民医院

司　辉　青岛大学附属医院

张丽萍　青岛大学附属医院

高炳丽　中国人民解放军联勤保障部队第九四二医院

刘　娟　招远市人民医院

温　林　内蒙古医科大学附属医院

李建英　河北医科大学口腔医院

王万芬　湖北省十堰市太和医院

湖北医药学院附属医院

王雪莉　中国人民解放军总医院京东医疗区

前　言

护理学是医学科学中的一门独立学科,其范畴、内容与任务涉及影响人类健康的生物、心理、社会等方面的因素;其研究方法是应用科学思维的形式、方法和规律对护理研究对象进行整体的认识,揭示护理研究对象的本质及其发展规律,是在护理实践基础上,对护理经验的概括,是经过护理实践验证的、具有客观真理性和逻辑性的科学。

随着医学科学技术的发展,临床护理学的基础与临床研究发展迅速,从事临床护理的工作者,无疑也必须随着现代科学技术的进步和医学科学的发展不断丰富和更新自己的知识,众多的变化对护理人员的知识结构和能力都提出了新的要求。为了适应当前临床护理学发展的形势,我们组织了工作在临床第一线、具有丰富临床经验的护理专家,在广泛参阅国内外最新文献资料的基础上,结合各自的经验和业务专长编写了本书。本书内容包括基础护理技术、临床各科常见疾病护理技术及康复护理技术等。编写过程中,我们参考借鉴了大量国内外文献,在此对原作者表示衷心感谢。

本书在编写内容上,力求与实际工作思维接近,注重简明实用,便于读者掌握。由于编者水平有限,书中难免存在不足之处,敬请各位专家和读者提出批评意见。

编者

2021 年 1 月

目　录

第一章 呼吸内科护理

第一节 急性呼吸道感染

急性呼吸道感染通常包括急性上呼吸道感染和急性气管-支气管炎。急性上呼吸道感染是鼻腔、咽或喉部急性炎症的总称。常见病原体为病毒,仅有少数由细菌引起。本病全年皆可发生,但冬、春季节多发,具有一定的传染性,有时引起严重的并发症,应积极防治。急性气管-支气管炎是指感染、物理、化学、过敏等因素引起的气管-支气管黏膜的急性炎症,可由急性上呼吸道感染蔓延而来,多见于寒冷季节、气候多变或气候突变时。

一、护理评估

(一)病因及发病机制

1. 急性上呼吸道感染

急性上呼吸道感染者70%～80%由病毒引起。其中主要包括流感病毒、副流感病毒、呼吸道合胞病毒、腺病毒、鼻病毒等。由于感染病毒类型较多,又无交叉免疫,人体产生的免疫力较弱且短暂,同时在健康人群中有病毒携带者,故一个人可有多次发病。细菌感染占20%～30%,可直接或继病毒感染之后发生,以溶血性链球菌最为多见,其次为流感嗜血杆菌、肺炎球菌和葡萄球菌等。偶见革兰阴性杆菌。

当全身或呼吸道局部防御功能降低时,尤其是年老体弱或有慢性呼吸道疾病者更易患病,原先存在于上呼吸道或外界侵入的病毒和细菌迅速繁殖,引起本病。通过含有病毒的飞沫或被污染的用具传播,引起发病。

2. 急性气管-支气管炎

(1)感染:由病毒、细菌直接感染,或急性上呼吸道病毒(如腺病毒、流感病毒)、细菌(如流感嗜血杆菌、肺炎链球菌)感染迁延而来,也可在病毒感染后继发细菌感染。亦可为衣原体和支原体感染。

(2)物理、化学性因素:过冷空气、粉尘、刺激性气体或烟雾的吸入使气管-支气管黏膜受到急性刺激和损伤,引起本病。

(3)变态反应:花粉、有机粉尘、真菌孢子等的吸入以及对细菌蛋白质过敏等,均可引起气管-支气管的变态反应。寄生虫(如钩虫、蛔虫的幼虫)移行至肺,也可致病。

(二)健康史

有无受凉、淋雨、过度疲劳等使机体抵抗力降低等情况,应注意询问本次起病情况、既往健康情况、有无呼吸道慢性疾病史等。

(三)身体状况

1. 急性上呼吸道感染

急性上呼吸道感染主要症状和体征个体差异大,根据病因不同可有不同类型,各型症状、体征之间无明显界定,也可互相转化。

(1)普通感冒:又称急性鼻炎或上呼吸道卡他,以鼻咽部卡他症状为主要表现,俗称"伤风"。成人多为鼻病毒所致,起病较急,初期有咽干、咽痒或咽痛,同时或数小时后有打喷嚏、鼻塞、流清水样鼻涕,经2~3 d后分泌物变稠,伴咽鼓管炎可引起听力减退,伴流泪、味觉迟钝、声嘶、少量咳嗽、低热不适、轻度畏寒和头痛。检查可见鼻腔黏膜充血、水肿、有分泌物,咽部轻度充血。如无并发症,一般经5~7 d痊愈。

流行性感冒(简称流感)则由流感病毒引起,起病急,鼻咽部症状较轻,但全身症状较重,伴高热、全身酸痛和眼结膜炎症状,而且常有较大或大范围的流行。

流行性感冒应及早应用抗流感病毒药物:起病1~2 d内应用抗流感病毒药物治疗,才能取得最佳疗效。目前抗流感病毒药物包括离子通道 M_2 阻滞剂和神经氨酸酶抑制剂两类。离子通道 M_2 阻滞剂:包括金刚烷胺和金刚乙胺,主要对甲型流感病毒有效。金刚烷胺类药物是治疗甲型流感的首选药物,有效率达70%~90%。金刚烷胺的不良反应有神经质、焦虑、注意力不集中和轻微头痛等中枢神经系统不良反应,一般在用药后几小时出现,金刚乙胺的毒副作用较小。胃肠道反应主要为恶心和呕吐,停药后可迅速消失。肾功能不全的患者需要调整金刚烷胺的剂量,对于老年人或肾功能不全者需要密切监测不良反应。

神经氨酸酶抑制剂:奥司他韦(商品名达菲),作用机制是通过干扰病毒神经氨酸酶保守的唾液酸结合位点,从而抑制病毒的复制,对A(包括 H5N1)和B不同亚型流感病毒均有效。奥司他韦成人每次口服75 mg,每天2次,连服5 d,但须在症状出现2 d内开始用药。奥司他韦不良反应少,一般为恶心、呕吐等消化道症状,也有腹痛、头痛、头晕、失眠、咳嗽、乏力等不良反应的报道。

(2)病毒性咽炎和喉炎:临床特征为咽部发痒、不适和灼热感、声嘶、讲话困难、咳嗽、咳嗽时咽喉疼痛,无痰或痰呈黏液性,有发热和乏力,伴有咽下疼痛时,常提示有链球菌感染。体检发现咽部明显充血和水肿、局部淋巴结肿大且触痛,提示流感病毒和腺病毒感染,腺病毒咽炎可伴有眼结合膜炎。

(3)疱疹性咽峡炎:主要由柯萨奇病毒 A 引起,夏季好发。有明显咽痛、常伴有发热,病程约一周。体检可见咽充血,软腭、腭垂、咽和扁桃体表面有灰白色疱疹及浅表溃疡,周围有红晕。多见儿童,偶见于成人。

(4)咽结膜热:常为柯萨奇病毒、腺病毒等引起。夏季好发,游泳传播为主,儿童多见。表现为发热、咽痛、畏光、流泪、咽及结膜明显充血。病程为4~6 d。

(5)细菌性咽-扁桃体炎:多由溶血性链球菌感染所致,其次为流感嗜血杆菌、肺炎球菌、葡萄球菌等引起。起病急,咽痛明显、伴畏寒、发热,体温超过39 ℃。检查可见咽部明显充血,扁桃体充血肿大,其表面有黄色点状渗出物,颌下淋巴结肿大伴压痛,肺部无异常体征。

本病如不及时治疗可并发急性鼻窦炎、中耳炎、急性气管-支气管炎。部分患者可继发病毒性心肌炎、肾炎、风湿热等。

2.急性气管-支气管炎

急性气管-支气管炎起病较急,常先有急性上呼吸道感染的症状,继之出现干咳或少量黏液性痰,随后可转为黏液脓性或脓性痰液,痰量增多,咳嗽加剧,偶可痰中带血。全身症状一般较轻,可有发热,体温38 ℃左右,多经3~5 d后消退。咳嗽、咳痰为最常见的症状,常为阵发性咳嗽,咳嗽、咳痰可延续2~3周才消失。若迁延不愈,则可演变为慢性支气管炎。呼吸音常正常或增粗,两肺可听到散在干、湿性啰音。

(四)实验室及其他检查

1. 血常规

病毒感染者白细胞正常或偏低,淋巴细胞比例升高;细菌感染者白细胞计数和中性粒细胞增高,可有核左移现象。

2. 病原学检查

可做病毒分离和病毒抗原的血清学检查,确定病毒类型,以区别病毒和细菌感染。细菌培养及药物敏感试验,可判断细菌类型,并可指导临床用药。

3. X线检查

胸部 X 线多无异常改变。

二、主要护理诊断及医护合作性问题

(一)舒适的改变

鼻塞、流涕、咽痛、头痛与病毒和(或)细菌感染有关。

(二)潜在并发症

鼻窦炎、中耳炎、心肌炎、肾炎、风湿性关节炎。

三、护理目标

患者躯体不适缓解,日常生活不受影响;体温恢复正常;呼吸道通畅;睡眠改善;无并发症发生或并发症被及时控制。

四、护理措施

(一)一般护理

注意隔离患者,减少探视,避免交叉感染。患者咳嗽或打喷嚏时应避免对着他人。患者使用的餐具、痰盂等用具应按规定消毒,或用一次性器具,回收后焚烧弃去。多饮水,补充足够的热量,给予清淡易消化、高热量、丰富维生素、富含营养的食物。避免刺激性食物,戒烟、酒。患者以休息为主,特别是在发热期间。部分患者往往因剧烈咳嗽而影响正常的睡眠,可给患者提供容易入睡的休息环境,保持病室适宜温度、湿度和空气流通。保证周围环境安静,关闭门窗。指导患者运用促进睡眠的方式,如睡前泡脚、听音乐等。必要时可遵医嘱给予镇咳、祛痰或镇静药物。

(二)病情观察

关注疾病流行情况、鼻咽部发生的症状、体征及血常规和胸部 X 线片改变。注意并发症,如耳痛、耳鸣、听力减退、外耳道流脓等提示中耳炎;如头痛剧烈、发热、伴脓涕、鼻窦有压痛等提示鼻窦炎;如在恢复期出现胸闷、心悸、眼睑水肿、腰酸和关节痛等提示心肌炎、肾炎或风湿性关节炎,应及时就诊。

(三)对症护理

1. 高热护理

体温超过 37.5 ℃,应每 4 h 测体温 1 次,观察体温过高的早期症状和体征,体温突然升高或骤降时,应随时测量和记录,并及时报告医师。体温＞39 ℃时,要采取物理降温。降温效果不佳可遵照医嘱选用适当的解热剂进行降温。患者出汗后应及时处理,保持皮肤的清洁和干燥,并注意保暖。鼓励患者多饮水。

2.保持呼吸道通畅

清除气管、支气管内分泌物,减少痰液在气管、支气管内的聚积。指导患者采取舒适的体位进行有效咳嗽。观察咳痰情况,如痰液较多且黏稠,可嘱患者多饮水,或遵照医嘱给予雾化吸入治疗,以湿润气道、利于痰液排出。

(四)用药护理

1.对症治疗

选用抗感冒复合剂或中成药减轻发热、头痛,减少鼻、咽充血和分泌物,如对乙酰氨基酚(扑热息痛)、银翘解毒片等。干咳者可选用右美沙芬、喷托维林(咳必清)等;咳嗽有痰可选用复方氯化铵合剂、溴己新(必嗽平),或雾化祛痰。咽痛者可含服喉片或草珊瑚片等。气喘者可用平喘药,如特布他林、氨茶碱等。

2.抗病毒药物

早期应用抗病毒药有一定疗效,可选用利巴韦林、奥司他韦、金刚烷胺、吗啉胍和抗病毒中成药等。

3.抗菌药物

如有细菌感染,最好根据药物敏感试验选择有效抗菌药物治疗,常可选用大环内酯类、青霉素类、氟喹诺酮类及头孢菌素类。

根据医嘱选用药物,告知患者药物的作用、可能发生的不良反应和服药的注意事项,如按时服药;应用抗生素者,注意观察有无迟发过敏反应发生;对于应用解热镇痛药者注意避免大量出汗引起虚脱等。发现异常及时就诊等。

(五)心理护理

急性呼吸道感染预后良好,多数患者于一周内康复,仅少数患者可因咳嗽迁延不愈而发展为慢性支气管炎,患者一般无明显心理负担。但如果咳嗽较剧烈,加之伴有发热,可能会影响患者的休息、睡眠,进而影响工作和学习,个别患者产生急于缓解咳嗽等症状的焦虑情绪。护理人员应与患者进行耐心、细致的沟通,通过对病情的客观评价,解除患者的心理顾虑,建立治疗疾病的信心。

(六)健康指导

1.疾病知识指导

帮助患者及其家属掌握急性呼吸道感染的诱发因素及本病的相关知识,避免受凉、过度疲劳,注意保暖;外出时可戴口罩,避免寒冷空气对气管、支气管的刺激。积极预防和治疗上呼吸道感染,症状改变或加重时应及时就诊。

2.生活指导

平时应加强耐寒锻炼,增强体质,提高机体免疫力。有规律生活,避免过度劳累。室内空气保持新鲜、阳光充足。少去人群密集的公共场所。戒烟、酒。

五、护理评价

患者舒适度改善;睡眠质量提高;未发生并发症或发生后被及时控制。

第二节　支气管扩张

支气管扩张是指直径大于 2 mm 的支气管由于管壁的肌肉和弹性组织破坏引起的慢性异常扩张。其临床特点为慢性咳嗽、咳大量脓性痰和（或）反复咯血。患者常有童年麻疹、百日咳或支气管肺炎等病史。

随着人民生活条件的改善，麻疹、百日咳疫苗的预防接种，以及抗生素的应用，本病发病率已明显降低。

一、病因及发病机制

（一）支气管－肺组织感染和支气管阻塞

支气管－肺组织感染和支气管阻塞是支气管扩张的主要病因。感染和阻塞症状相互影响，促使支气管扩张的发生和发展。其中婴幼儿期支气管－肺组织感染是最常见的病因，如婴幼儿麻疹、百日咳、支气管肺炎等。

由于儿童支气管较细，易阻塞，且管壁薄弱，反复感染破坏支气管壁各层结构，尤其是平滑肌和弹性纤维的破坏削弱了对管壁的支撑作用。支气管炎使支气管黏膜充血、水肿、分泌物阻塞管腔，导致引流不畅而加重感染。

支气管内膜结核、肿瘤、异物引起管腔狭窄、阻塞，也是导致支气管扩张的原因之一。由于左下叶支气管细长，且受心脏血管压迫引流不畅，容易发生感染，故支气管扩张左下叶比右下叶多见。肺结核引起的支气管扩张多发生在上叶。

（二）支气管先天性发育缺陷和遗传因素

此类支气管扩张较少见，如巨大气管-支气管症、Kartagener 综合征（支气管扩张、鼻窦炎和内脏转位）、肺囊性纤维化、先天性丙种球蛋白缺乏症等。

（三）全身性疾病

目前已发现类风湿关节炎、Crohn 病、溃疡性结肠炎、系统性红斑狼疮、支气管哮喘等疾病可同时伴有支气管扩张；有些不明原因的支气管扩张患者，其体液免疫和（或）细胞免疫功能有不同程度的异常，提示支气管扩张可能与机体免疫功能失调有关。

二、临床表现

（一）症状

1.慢性咳嗽、大量脓痰

痰量与体位变化有关。晨起或夜间卧床改变体位时，咳嗽加剧、痰量增多。痰量多少可估计病情严重程度。感染急性发作时，痰量明显增多，每日可达数百毫升，外观呈黄绿色脓性痰，痰液静置后出现分层的特征：上层为泡沫；中层为脓性黏液；下层为坏死组织沉淀物。合并厌氧菌感染时痰有臭味。

2.反复咯血

50%～70%的患者有程度不等的反复咯血，咯血量与病情严重程度和病变范围不完全一致。大量咯血最主要的危险是窒息，应紧急处理。部分发生于上叶的支气管扩张，引流较好，痰量不多或无痰，以反复咯血为唯一症状，称为"干性支气管扩张"。

3.反复肺部感染

其特点是同一肺段反复发生肺炎并迁延不愈。

4.慢性感染中毒症状

反复感染者可出现发热、乏力、食欲减退、消瘦、贫血等,儿童可影响发育。

(二)体征

早期或干性支气管扩张多无明显体征,病变重或继发感染时在下胸部、背部常可闻及局限性、固定性湿啰音,有时可闻及哮鸣音;部分慢性患者伴有杵状指(趾)。

三、辅助检查

(一)胸部 X 线检查

胸部 X 线检查早期无异常或仅见患侧肺纹理增多、增粗现象。典型表现是轨道征和卷发样阴影,感染时阴影内出现液平面。

(二)胸部 CT 检查

管壁增厚的柱状扩张或成串成簇的囊状改变。

(三)纤维支气管镜检查

纤维支气管镜检查有助于发现患者出血的部位,鉴别腔内异物、肿瘤或其他支气管阻塞原因。

四、诊断要点

根据患者有慢性咳嗽、大量脓痰、反复咯血的典型临床特征,以及肺部闻及固定而局限性的湿啰音,结合儿童时期有诱发支气管扩张的呼吸道病史,一般可做出初步临床诊断。胸部影像学检查和纤维支气管镜检查可进一步明确诊断。

五、治疗要点

治疗原则是保持呼吸道引流通畅,控制感染,处理咯血,必要时手术治疗。

(一)保持呼吸道通畅

1.药物治疗

祛痰药及支气管舒张药具有稀释痰液、促进排痰的作用。

2.体位引流

对痰多且黏稠者作用尤其重要。

3.经纤维支气管镜吸痰

若体位引流排痰效果不理想,可经纤维支气管镜吸痰及生理盐水冲洗痰液,也可局部注入抗生素。

(二)控制感染

控制感染是支气管扩张急性感染期的主要治疗措施。应根据症状、体征、痰液性状,必要时参考细菌培养及药物敏感试验结果选用抗菌药物。

(三)手术治疗

对反复呼吸道急性感染或大咯血,病变局限在一叶或一侧肺组织,经药物治疗无效,全身状况良好的患者,可考虑手术切除病变肺段或肺叶。

六、常用护理诊断

(一)清理呼吸道无效

咳嗽、大量脓痰、肺部湿啰音与痰液黏稠和无效咳嗽有关。

(二)有窒息的危险

有窒息的危险与痰多、痰液黏稠或大咯血造成气道阻塞有关。

(三)营养失调

乏力、消瘦、贫血、发育迟缓与反复感染导致机体消耗增加以及患者食欲缺乏、营养物质摄入不足有关。

(四)恐惧

精神紧张、面色苍白、出冷汗与突然或反复大咯血有关。

七、护理措施

(一)一般护理

1.休息与环境

急性感染或咯血时应卧床休息,大咯血患者需绝对卧床,取患侧卧位。病室内保持空气流通,维持适宜的温、湿度,注意保暖。

2.饮食护理

提供高热量、高蛋白、高维生素饮食,发热患者给予高热量流质或半流质饮食,避免冰冷、油腻、辛辣食物诱发咳嗽。鼓励患者多饮水,每天 1 500 mL 以上,以稀释痰液。指导患者在咳痰后及进食前后用清水或漱口液漱口,保持口腔清洁,促进食欲。

(二)病情观察

观察痰液的量、颜色、性质、气味和与体位的关系,记录 24 h 痰液排出量;定期测量生命体征,记录咯血量,观察咯血的颜色、性质及量;病情严重者需观察有无窒息前症状,发现窒息先兆,立即向医生汇报并配合处理。

(三)对症护理

1.促进排痰

(1)指导有效咳嗽和正确的排痰方法。

(2)采取体位引流者需依据病变部位选择引流体位,使病肺居上,引流支气管开口向下,利于痰液流出。一般于饭前 1 h 进行。引流时可配合胸部叩击,提高引流效果。

(3)必要时遵医嘱选用祛痰剂或 β_2 受体激动剂喷雾吸入,扩张支气管、促进排痰。

2.预防窒息

(1)痰液排除困难者,鼓励多饮水或雾化吸入,协助患者翻身、拍背或体位引流,以促进痰液排除,减少窒息发生的危险。

(2)密切观察患者的表情、神志、生命体征,观察并记录痰液的颜色、量与性质,及时发现和判断患者有无发生窒息的可能。如患者突然出现烦躁不安、神志不清,面色苍白或发绀、出冷汗、呼吸急促、咽喉部明显的痰鸣音,应警惕窒息的发生,并及时通知医生。

(3)对意识障碍、年老体弱、咳嗽咳痰无力、咽喉部明显的痰鸣音、神志不清者、突然大量呕吐物涌出等高危患者,立即做好抢救准备,如迅速备好吸引器、气管插管或气管切开等用物,积极配合抢救工作。

(四)心理护理

病程较长,咳嗽、咳痰、咯血反复发作或逐渐加重时,患者易产生焦虑、沮丧情绪。护士应多与其交谈,讲明支气管扩张反复发作的原因及治疗进展,帮助患者树立战胜疾病的信心,缓解焦虑不安情绪。咯血时医护人员应陪伴、安慰患者,帮助其稳定情绪,避免患者因情绪波动加重出血。

(五)健康教育

1.疾病知识指导

帮助患者及其家属了解疾病发生、发展与治疗、护理的过程。与其共同制订长期防治计划。宣传防治百日咳、麻疹、支气管肺炎、肺结核等呼吸道感染的重要性;及时治疗上呼吸道慢性病灶;避免受凉,预防感冒;戒烟、减少刺激性气体吸入,防止病情恶化。

2.生活指导

讲明加强营养对机体康复的作用,使患者能主动摄取必需的营养素,以增强机体抗病能力。鼓励患者参加体育锻炼,建立良好的生活习惯,劳逸结合,以维护心、肺功能状态。

3.用药指导

向患者介绍常用药物的用法和注意事项,观察疗效及不良反应。指导患者及其家属学习和掌握有效咳嗽、胸部叩击、雾化吸入和体位引流的方法,以利于长期坚持,控制病情的发展;了解抗生素的作用、用法和不良反应。

4.自我监测指导

定期复查。嘱患者按医嘱服药,教患者学会观察药物的不良反应。教会患者识别病情变化的征象,观察痰液量、颜色、性质、气味和与体位的关系,并记录 24 h 痰液排出量。如有咯血、窒息先兆,立即前往医院就诊。

第三节　慢性阻塞性肺疾病

慢性阻塞性肺疾病(chronic obstructive pulmonary disease,COPD)是一种以不完全可逆性气流受限为特征、呈进行性发展的肺部疾病。COPD 是呼吸系统疾病中的常见病和多发病,由于本病患者数多,病死率高,社会经济负担重,已成为一个重要的公共卫生问题。在世界范围内,COPD 的病死率居所有死因的第四位。

COPD 与慢性支气管炎及肺气肿密切相关。慢性支气管炎(简称慢支)是指气管、支气管黏膜及其周围组织的慢性、非特异性炎症。如患者每年咳嗽、咳痰达 3 个月以上,连续两年或以上、并排除其他已知原因的慢性咳嗽,即可诊断为慢性支气管炎。阻塞性肺气肿(简称肺气肿)是指肺部终末细支气管远端气腔出现异常持久的扩张,并伴有肺泡壁和细支气管的破坏而无明显肺纤维化。当慢性支气管炎和(或)肺气肿患者肺功能检查出现气流受限并且不能完全可逆时,可视为 COPD。若患者只有慢性支气管炎和(或)肺气肿,而无气流受限,则不能视为COPD,而视为 COPD 的高危期。支气管哮喘也具有气流受限。但支气管哮喘是一种特殊的气道炎症性疾病,其气流受限具有可逆性,不属于 COPD。

一、护理评估

(一)病因及发病机制

确切的病因不清,可能与下列因素有关。

1.吸烟

吸烟是最危险的因素。国内外的研究均证明吸烟与慢支的发生有密切关系,吸烟者慢性支气管炎的患病率比不吸烟者高 2~8 倍,吸烟时间愈长、量愈大,COPD 患病率愈高。烟草中的多种有害化学成分,可损伤气道上皮细胞使巨噬细胞吞噬功能降低和纤毛运动减退;黏液分泌增加,使气道净化能力减弱;支气管黏膜充血水肿、黏液积聚,而易引起感染。慢性炎症及吸烟刺激黏膜下感受器,引起支气管平滑肌收缩,气流受限。烟草、烟雾还可使氧自由基增多,诱导中性粒细胞释放蛋白酶,抑制抗蛋白酶系统,使肺弹力纤维受到破坏,诱发肺气肿形成。

2.职业性粉尘和化学物质

职业性粉尘及化学物质,如烟雾、过敏原、工业废气及室内污染空气等,浓度过大或接触时间过长,均可导致与吸烟无关的 COPD。

3.空气污染

大气污染中的有害气体(如二氧化硫、二氧化氮、氯气等)可损伤气道黏膜,并有细胞毒作用,使纤毛清除功能下降,黏液分泌增多,为细菌感染创造条件。

4.感染

感染是 COPD 发生发展的重要因素之一。长期、反复感染可破坏气道正常的防御功能,损伤细支气管和肺泡。

主要感染病毒为流感病毒、鼻病毒和呼吸道合胞病毒等;细菌感染以肺炎链球菌、流感嗜血杆菌、卡他莫拉菌及葡萄球菌为多见,支原体感染也是重要因素之一。

5.蛋白酶—抗蛋白酶失衡

蛋白酶对组织有损伤和破坏作用;抗蛋白酶对弹性蛋白酶等多种蛋白酶有抑制功能。在正常情况下,弹性蛋白酶与其抑制因子处于平衡状态。其中 α_1-抗胰蛋白酶(α_1-AT)是活性最强的一种。蛋白酶增多和抗蛋白酶不足均可导致组织结构破坏产生肺气肿。

6.其他

机体内在因素,如呼吸道防御功能及免疫功能降低,自主神经功能失调,营养、气温的突变等,都可能参与 COPD 的发生、发展。

(二)病理生理

COPD 的病理改变主要为慢性支气管炎和肺气肿的病理改变。COPD 对呼吸功能的影响,早期病变仅局限于细小气道,表现为闭合容积增大。病变侵入大气道时,肺通气功能明显障碍;随肺气肿的日益加重,大量肺泡周围的毛细血管受膨胀的肺泡挤压而退化,使毛细血管大量减少,肺泡间的血流量减少,导致通气与血流比例失调,使换气功能障碍。由通气和换气功能障碍引起缺氧和二氧化碳潴留,进而发展为呼吸衰竭。

(三)健康史

询问患者是否存在引起慢支的各种因素,如感染、吸烟、大气污染、职业性粉尘和有害气体的长期吸入、过敏等;是否有呼吸道防御功能及免疫功能降低、自主神经功能失调等。

（四）身体状况

1.主要症状

（1）慢性咳嗽：晨间起床时咳嗽明显，白天较轻，睡眠时有阵咳或排痰。随病程发展可终生不愈。

（2）咳痰：一般为白色黏液或浆液性泡沫痰，偶尔可带血丝，清晨排痰较多。急性发作伴有细菌感染时，痰量增多，可有脓性痰。

（3）气短或呼吸困难：早期仅在体力劳动或上楼等活动时出现，随着病情发展逐渐加重，日常活动甚至休息时也感到气短，是 COPD 的标志性症状。

（4）喘息和胸闷：重度患者或急性加重时出现喘息，甚至静息状态下也感气促。

（5）其他：晚期患者有体重下降、食欲减退等全身症状。

2.护理体检

早期可无异常，随疾病进展慢性支气管炎病例可闻及干啰音或少量湿啰音。有喘息症状者可在小范围内出现轻度哮鸣音。肺气肿早期体征不明显，随疾病进展出现桶状胸，呼吸活动减弱，触觉语颤减弱或消失；叩诊呈过清音，心浊音界缩小或不易叩出，肺下界和肝浊音界下移；听诊心音遥远，两肺呼吸音普遍减弱，呼气延长，并发感染时，可闻及湿啰音。

3.COPD 严重程度分级

根据第一秒用力呼气容积占用力肺活量的百分比（$FEV_1/FVC\%$）、第一秒用力呼气容积占预计值百分比（FEV_1/预计值%）和症状对 COPD 的严重程度做出分级。

Ⅰ级：轻度，$FEV_1/FVC<70\%$、$FEV_1\geqslant80\%$预计值，有或无慢性咳嗽、咳痰症状。

Ⅱ级：中度，$FEV_1/FVC<70\%$、50%预计值$\leqslant FEV_1<80\%$预计值，有或无慢性咳嗽、咳痰症状。

Ⅲ级：重度，$FEV_1/FVC<70\%$、30%预计值$\leqslant FEV_1<50\%$预计值，有或无慢性咳嗽、咳痰症状。

Ⅳ级：极重度，$FEV_1/FVC<70\%$、$FEV_1<30\%$预计值或 $FEV_1<50\%$预计值，伴慢性呼吸衰竭。

4.COPD 病程分期

COPD 按病程可分为急性加重期和稳定期，前者指在短期内咳嗽、咳痰、气短和（或）喘息加重、脓痰量增多，可伴发热等症状；稳定期指咳嗽、咳痰、气短症状稳定或轻微。

5.并发症

COPD 可并发慢性呼吸衰竭、自发性气胸、慢性肺源性心脏病。

（五）实验室及其他检查

1.肺功能检查

肺功能检查是判断气流受限的主要客观指标，对 COPD 诊断、严重程度评价、疾病进展、预后及治疗反应等有重要意义。第一秒用力呼气容积（FEV_1）占用力肺活量（FVC）的百分比（$FEV_1/FVC\%$）是评价气流受限的敏感指标。第一秒用力呼气容积（FEV_1）占预计值百分比（FEV_1预计值%），是评估 COPD 严重程度的良好指标。当 $FEV_1/FVC<70\%$ 及 $FEV_1<80\%$ 预计值者，可确定为不能完全可逆的气流受限。FEV_1 的逐渐减少，大致提示肺部疾病的严重程度和疾病进展的阶段。肺气肿呼吸功能检查示残气量增加，残气量占肺总量的百分比增大，最大通气量低于预计值的 80%；第一秒时间肺活量常低于 60%；残气量占肺总量的百分比增

大,往往超过40％,对阻塞性肺气肿的诊断有重要意义。

2.胸部 X 线检查

早期胸片可无变化,可逐渐出现肺纹理增粗、紊乱等非特异性改变,肺气肿的典型 X 线表现为胸廓前后径增大,肋间隙增宽,肋骨平行,膈低平。两肺透亮度增加,肺血管纹理减少或有肺大泡征象。X 线检查对 COPD 诊断特异性不高。

3.动脉血气分析

早期无异常,随病情进展可出现低氧血症、高碳酸血症、酸碱平衡失调等,用于判断呼吸衰竭的类型。

4.其他

COPD 合并细菌感染时,血白细胞增高,核左移。痰培养可能检出病原菌。

(六)心理－社会评估

COPD 由于病程长、反复发作,每况愈下,给患者带来较重的精神和经济负担,并出现焦虑、悲观、沮丧等心理反应,甚至对治疗丧失信心。

病情一旦发展到影响工作和生活,会导致患者心理压力增加,生活方式发生改变,甚至因无法工作产生孤独。

二、主要护理诊断及医护合作性问题

(一)气体交换受损

气体交换受损与气道阻塞、通气不足、呼吸肌疲劳、分泌物过多和肺泡呼吸有关。

(二)清理呼吸道无效

清理呼吸道无效与分泌物增多而黏稠、气道湿度减低和无效咳嗽有关。

(三)低效性呼吸型态

低效性呼吸型态与气道阻塞、膈肌变平以及能量不足有关。

(四)活动无耐力

活动无耐力与疲劳、呼吸困难、氧供与氧耗失衡有关。

(五)营养失调,低于机体需要量

营养失调,低于机体需要量与食欲降低、摄入减少、腹胀、呼吸困难、痰液增多有关。

(六)焦虑

焦虑与健康状况的改变、病情危重、经济负担增加有关。

三、护理目标

患者痰能咳出,喘息缓解;活动耐力增强;营养得到改善;焦虑减轻。

四、护理措施

(一)一般护理

1.休息和活动

患者采取舒适的体位,晚期患者宜采取身体前倾位,使辅助呼吸肌参与呼吸。发热、咳喘时应卧床休息,视病情安排适当的活动量,活动以不感到疲劳、不加重症状为宜。室内保持合适的温湿度,冬季注意保暖,避免直接吸入冷空气。

2.饮食护理

呼吸功的增加可使热量和蛋白质消耗增多,导致营养不良。应制订高热量、高蛋白、高维生素的饮食计划。正餐进食量不足时,应安排少量多餐,避免餐前和进餐时过多饮水。餐后避免平卧,有利于消化。为减少呼吸困难,保存能量,患者饭前至少休息 30 min。每日正餐应安排在患者最饥饿、休息最好的时间。指导患者采用缩唇呼吸和腹式呼吸减轻呼吸困难。为促进食欲,提供给患者舒适的就餐环境和喜爱的食物,餐前及咳痰后漱口,保持口腔清洁;腹胀的患者应进软食,细嚼慢咽。避免进食产气的食物,如汽水、啤酒、豆类、马铃薯和胡萝卜等;避免易引起便秘的食物,如油煎食物、干果、坚果等。如果患者通过进食不能吸收足够的营养,可应用管喂饮食或全胃肠外营养。

(二)病情观察

观察咳嗽、咳痰的情况,痰液的颜色、量及性状,咳痰是否顺畅;呼吸困难的程度,能否平卧,与活动的关系,有无进行性加重;患者的营养状况、肺部体征及有无慢性呼吸衰竭、自发性气胸、慢性肺源性心脏病等并发症产生。监测动脉血气分析和水、电解质、酸碱平衡情况。

(三)氧疗的护理

呼吸困难伴低氧血症者,遵医嘱给予氧疗。一般采用鼻导管持续低流量吸氧,氧流量 1～2 L/min。对 COPD 慢性呼吸衰竭者提倡进行长期家庭氧疗(LTOT)。LTOT 为持续低流量吸氧,能改变疾病的自然病程,改善生活质量。LTOT 是指一昼夜吸入低浓度氧 15 h 以上,并持续较长时间,使 $PaO_2 \geqslant 60$ mmHg(8.0 kPa)[①],或 SaO_2 升至 90% 的一种氧疗方法。LTOT 指征:①$PaO_2 \leqslant 55$ mmHg(7.33 kPa)或 $SaO_2 \leqslant 88\%$,有或没有高碳酸血症;②PaO_2 55～60 mmHg(7.33～8.0 kPa)或 $SaO_2 < 88\%$,并有肺动脉高压、心力衰竭所致的水肿或红细胞增多症(血细胞比容>0.55)。LTOT 对血流动力学、运动耐力、肺生理和精神状态均会产生有益的影响,从而提高 COPD 患者的生活质量和生存率。COPD 患者因长期二氧化碳潴留,主要靠缺氧刺激呼吸中枢,如果吸入高浓度的氧,反而会导致呼吸频率和幅度降低,引起二氧化碳潴留。而持续低流量吸氧维持 $PaO_2 \geqslant 60$ mmHg(8.0 kPa),既能改善组织缺氧,也可防止因缺氧状态解除而抑制呼吸中枢。护理人员应密切注意患者吸氧后的变化,如观察患者的意识状态、呼吸的频率及幅度、有无窒息或呼吸停止和动脉血气复查结果。氧疗有效指标:患者呼吸困难减轻、呼吸频率减慢、发绀减轻、心率减慢、活动耐力增加。

(四)用药护理

1.稳定期治疗用药

(1)支气管舒张药:短期应用以缓解症状,长期规律应用预防和减轻症状。常选用 β_2 肾上腺素受体激动剂、抗胆碱药、氨茶碱或其缓(控)释片。

(2)祛痰药:对痰不易咳出者可选用盐酸氨溴索或羧甲司坦。

2.急性加重期的治疗用药

除使用支气管舒张药及对低氧血症者进行吸氧外,应根据病原菌类型及药物敏感情况合理选用抗生素治疗。如给予 β 内酰胺类/β 内酰胺酶抑制剂,第二代头孢菌素、大环内酯类或喹诺酮类。如出现持续气道阻塞,可使用糖皮质激素。

---

①目前临床上仍习惯用 mmHg 作为某些压力如血压单位,1 kPa=7.5 mmHg。全书同。

3.遵医嘱用药

遵医嘱应用抗生素、支气管舒张药、祛痰药物,注意观察疗效及不良反应。

(五)呼吸功能锻炼

COPD患者需要增加呼吸频率来代偿呼吸困难,这种代偿多数是依赖于辅助呼吸肌参与呼吸,即胸式呼吸,而非腹式呼吸。然而胸式呼吸的有效性要低于腹式呼吸,患者容易疲劳。因此,护理人员应指导患者进行缩唇呼气、腹式呼吸、膈肌起搏(体外膈神经电刺激)、吸气阻力器等呼吸锻炼,以加强胸、膈呼吸肌的肌力和耐力,改善呼吸功能。

1.缩唇呼吸

缩唇呼吸的技巧是通过缩唇形成的微弱阻力来延长呼气时间,增加气道压力,延缓气道塌陷。患者闭嘴经鼻吸气,然后通过缩唇(吹口哨样)缓慢呼气,同时收缩腹部。吸气与呼气时间比为1∶2或1∶3。缩唇大小程度与呼气流量,以能使距口唇15～20 cm处、与口唇等高点水平的蜡烛火焰随气流倾斜又不至于熄灭为宜。

2.膈式或腹式呼吸

患者可取立位、平卧位或半卧位,两手分别放于前胸部和上腹部。用鼻缓慢吸气时,膈肌最大程度下降,腹肌松弛,腹部凸出,手感到腹部向上抬起。呼气时用口呼出,腹肌收缩,膈肌松弛,膈肌随腹腔内压增加而上抬,推动肺部气体排出,手感到腹部下降。

另外,可以在腹部放置小枕头、杂志或书锻炼腹式呼吸。如果吸气时,物体上升,证明是腹式呼吸。缩唇呼吸和腹式呼吸每日训练3～4次,每次重复8～10次。腹式呼吸需要增加能量消耗,因此指导患者只能在疾病恢复期如出院前进行训练。

(六)心理护理

COPD患者因长期患病、社会活动减少、经济收入降低等方面发生的变化,容易形成焦虑和压抑的心理状态,失去自信,躲避生活。也可由于经济原因,患者可能无法按医嘱常规使用某些药物,只能在病情加重时应用。医护人员应详细了解患者及其家庭对疾病的态度,关心体贴患者,了解患者的心理、性格、生活方式等方面发生的变化,与患者及其家属共同制订和实施康复计划,定期进行呼吸肌功能锻炼、合理用药等,减轻症状,增强患者战胜疾病的信心;对表现焦虑的患者,教会其缓解焦虑的方法,如听轻音乐、下棋、做游戏等娱乐活动,以分散注意力,减轻焦虑。

(七)健康指导

1.疾病知识指导

使患者了解COPD的相关知识,识别和消除使疾病恶化的因素,戒烟是预防COPD的重要且简单易行的措施,应劝导患者戒烟;避免粉尘和刺激性气体的吸入;避免和呼吸道感染患者接触,在呼吸道传染病流行期间,尽量避免去人群密集的公共场所。指导患者要根据气候变化,及时增减衣物,避免受凉感冒。学会识别感染或病情加重的早期症状,尽早就医。

2.康复锻炼

使患者理解康复锻炼的意义,充分发挥患者进行康复的主观能动性,制订个体化的锻炼计划,选择空气新鲜、安静的环境,进行步行、慢跑、气功等体育锻炼。在潮湿、大风、严寒气候时,避免室外活动。教会患者及其家属依据呼吸困难与活动之间的关系,判断呼吸困难的严重程度,以便合理地安排工作和生活。

3.家庭氧疗

对实施家庭氧疗的患者,护理人员应指导患者及其家属做到以下几点。

（1）了解氧疗的目的、必要性及注意事项；注意安全，供氧装置周围严禁烟火，防止氧气燃烧爆炸；吸氧鼻导管需每日更换，以防堵塞，防止感染；氧疗装置定期更换、清洁、消毒。

（2）告诉患者及其家属宜采取低流量（氧流量 1～2 L/min 或氧浓度 25%～29%）吸氧，且每日吸氧的时间以 10～15 h 为宜，因夜间睡眠时，部分患者低氧血症更为明显，故夜间吸氧不宜间断；监测氧流量，防止随意调高氧流量。

4.心理指导

引导患者适应慢性病并以积极的心态对待疾病，培养生活乐趣，如听音乐、培养养花种草等爱好，以分散注意力，减少孤独感，缓解焦虑、紧张的精神状态。

五、护理评价

氧分压和二氧化碳分压维持在正常范围内；能坚持药物治疗；能演示缩唇呼吸和腹式呼吸技术；呼吸困难发作时能采取正确体位，使用节能法；清除过多痰液，保持呼吸道通畅；使用控制咳嗽方法；增加液体摄入；减少症状恶化；根据身高和年龄维持正常体重；减少急诊就诊和入院的次数。

第四节　肺血栓栓塞症

一、临床表现

（一）症状

肺血栓栓塞症（PTE）症状多种多样，严重程度有很大差别，但缺乏特异性。常见的症状包括以下内容。

（1）不明原因的呼吸困难和气促：是最常见的症状，多于栓塞后即刻出现，尤其在活动后明显。

（2）胸痛：包括胸膜炎性胸痛或心绞痛样胸痛。胸膜炎性胸痛较为常见，呼吸运动可加重胸痛；心绞痛样胸痛由冠状动脉血流减少、低氧血症和心肌耗氧量增加所致，不受呼吸运动影响。

（3）昏厥：可为 PTE 的唯一或首发症状，表现为突然发作的一过性意识丧失。

（4）烦躁不安、惊恐甚至濒死感：由严重的呼吸困难和（或）剧烈胸痛引起，为 PTE 的常见症状。

（5）咯血：常见为小量咯血，大咯血少见。当呼吸困难、胸痛和咯血同时出现时，称为"肺梗死三联征"。

（6）咳嗽、心悸、腹痛等。

（二）体征

可出现低热、呼吸和循环系统等体征。

（三）DVT 形成的症状与体征

在考虑 PTE 诊断时，必须注意是否存在下肢深静脉血栓（DVT），其主要表现为患肢肿胀、周径增粗、疼痛或压痛、皮肤色素沉着,行走后患肢易疲劳或肿胀加重。但约半数以上的下肢 DVT 患者无自觉症状和明显体征。可测量双下肢的周径来评价其差别。

(四)临床分型

(1)急性肺血栓栓塞症:①大面积 PTE,以休克和低血压为主要表现,须除外新发生的心律失常、低血容量或感染中毒所致的血压下降;②次大面积 PTE,血压正常,但出现右心室功能不全或超声心动图表现有右心室运动功能减弱;③非大面积 PTE,未出现休克和低血压的 PTE。

(2)慢性肺血栓栓塞性肺动脉高压:以慢性、进行性发展的肺动脉高压的相关临床表现为主,后期出现右心衰竭的体征;影像学证实肺动脉阻塞。

二、护理诊断/问题

1.气体交换受损

气体交换受损与肺血管阻塞所致通气/血流比例失调有关。

2.恐惧

恐惧与突发的严重呼吸困难、胸痛有关。

3.潜在并发症

重要脏器缺氧性损伤、出血、再栓塞。

三、护理措施

(一)一般护理

1.休息与活动

护理指导患者绝对卧床休息,协助患者翻身、饮水、进食及排尿便等基本生活需要;指导患者采用深慢呼吸和采用放松等方法减轻恐惧心理,保证患者生理和心理休息,以降低患者耗氧量。高度疑诊或确诊 PTE 患者注意不要过度屈曲下肢。由于患者有呼吸困难的表现,可予床头抬高30°,使患者膈肌下降,增加通气。

2.饮食护理

进食易消化饮食,避免便秘。服用华法林药物需要避免使用富含维生素 K 的饮食。如并发右心功能不全,应注意限制钠水的摄入,并注意保持24 h 液体出入量的平衡。

3.氧疗

有低氧血症的患者,可经鼻导管或面罩吸氧以保持氧气供需平衡。

(二)病情观察

1.症状、体征变化

对高度疑诊或确诊 PTE 患者,可收入重症监护病房进行严密监测,包括:①意识状态。监测患者有无烦躁不安、嗜睡、意识模糊、定向力障碍等脑缺氧的表现。②呼吸状态。严密监测患者的呼吸频率、节律及动脉血氧饱和度(SaO_2)等,当患者出现呼吸浅促,心率增快,SaO_2下降及动脉血氧分压(PaO_2)下降等表现,提示患者呼吸功能受损,机体缺氧。③循环状态。由于肺动脉栓塞,可以导致肺动脉高压、右心功能障碍和左心功能障碍等循环功能的改变,因此需密切观察患者的心率、心律、血压变化,以便及时应用正性肌力药物和血管活性药物。

2.辅助检查

持续、动态的心电监测、动脉血气分析和凝血相关指标,有利于肺栓塞的诊断,以及溶栓治疗效果的观察。

3.不良反应

密切观察正性肌力药物、血管活性药物的药效、不良反应。溶栓和抗凝治疗者应注意观察患者是否有出血。

(三)症状、体征的护理

1.呼吸困难的护理

指导患者身体和心理合理休息;遵医嘱进行合理氧疗;配合有效的溶栓治疗;合并右心功能不全者注意控制出入液量。

2.疼痛的护理

胸痛严重者可以适当使用镇痛药物,但如果存在循环障碍,应避免使用具有血管扩张作用的阿片类制剂,如吗啡等。

(四)用药护理

按医嘱及时、正确给予溶栓及抗凝治疗,监测疗效及其不良反应。

1.溶栓制剂

溶栓治疗的主要并发症是出血,最常见的出血部位为血管穿刺处,严重的出血包括腹膜后出血和颅内出血,一旦发生,预后差,近半数死亡。因此应做到:①用药前应充分评估出血的危险性,必要时应进行交叉配血,做好输血准备,备好急救药品和器材。溶栓前留置外周静脉套管针,以方便溶栓中取血监测,避免反复穿刺血管。静脉穿刺部位压迫止血应加大力量并延长按压时间。②在溶栓治疗过程中和治疗结束后都要严密观察患者的意识状态、血氧饱和度的变化,血压过高或偏低都应及时报告医生给予适当处理。③观察皮肤及黏膜、尿液等是否有出血征象;血管穿刺的部位是否有血肿形成;患者有无头痛、腹部或背部的疼痛等。④溶栓结束后,应每2~4 h测定一次 PT 或 APTT,当其水平降至正常值的2倍(≤60 s)时,应开始肝素抗凝治疗。

2.肝素或低分子肝素

肝素的不良反应主要包括以下方面。①出血。为抗凝治疗的最重要的并发症,可表现为皮肤紫斑、咯血、血尿或穿刺部位、胃肠道、阴道出血等,故用药前应评估出血的危险性;抗凝过程中 APTT 宜维持在正常值的1.5~2.5倍。②肝素诱导的血小板减少症(heparin-induced thrombocytopenia,HIT)。治疗第1周应每1~2 d、第2周起每3~4 d 监测血小板计数,若出现血小板下降达50%以上,并除外其他因素引起的血小板减少,应停用肝素。低分子肝素与普通肝素的抗凝作用相仿,但低分子肝素引起出血和 HIT 的发生率低,只需根据体重给药,无须监测 APTT 和调整剂量。

3.华法林

华法林的疗效主要通过监测 INR,INR 未达到治疗水平时每天监测,达到治疗水平时每周监测2~3次,共监测2周,以后延长至每周监测1次或更长。华法林的主要不良反应是出血,发生出血时可用维生素 K 拮抗。在用华法林治疗的前几周还可能引起血管性紫癜,导致皮肤坏死,需注意观察。

(五)心理护理

给患者以安全感:当患者突然出现严重的呼吸困难和胸痛时,医务人员需保持冷静,避免紧张慌乱的气氛而加重患者的恐惧心理,护士应尽量陪伴患者,运用语言技巧进行疏导、安慰、解释、鼓励,并以从容镇定的态度、熟练的技术、忙而不乱的工作作风取得患者的信任;同时采用非言语性沟通技巧,如抚摸、握住患者的手等增加患者的安全感,减轻其恐惧,并让患者知道医护人员正在积极处理目前的紧急状态,减轻其痛苦。鼓励患者充分表达自己的情感。

(六)安全护理

消除再栓塞的危险因素。

1.急性期

绝对卧床,避免下肢过度屈曲,一般在充分抗凝的前提下卧床时间为2～3周,必要时要平车运送;保持大便通畅,避免便秘、咳嗽等,以免增加腹腔压力,影响下肢静脉血液回流;指导患者及其家属严禁挤压、按摩、热敷患肢,以防止下肢血管压力突然升高,血栓再次脱落。

2.恢复期

如患者仍需卧床,下肢须进行适当的运动或被动关节活动,穿抗栓袜,避免加重下肢循环障碍的因素。观察下肢深静脉血栓形成的征象:局部皮肤有无颜色改变,测量和记录双侧下肢周径(进行大、小腿周径的测量点分别为髌骨上缘以上15 cm处和髌骨下缘以下10 cm处,双侧相差＞1 cm即考虑有临床意义),以观察溶栓和抗凝治疗的效果。

(七)健康指导

1.DVT的预防措施

(1)一般措施:长时间垂腿静坐如乘长途车、乘飞机也应经常活动下肢,或离开座位走动,减轻下肢血液淤滞,促进回流。卧床时应抬高患肢至心脏以上水平可促进下肢静脉血流回流;术后鼓励患者多做被动运动;多做深呼吸及咳嗽动作,病情允许时尽早下床活动;鼓励患者适当增加液体摄入,防止血液浓缩。

(2)机械预防措施:目的是增进下肢静脉的血液回流。包括分级加压弹力袜、下肢间歇序贯加压充气泵、足底静脉泵。患肢无法或不宜应用机械性预防措施者可以在对侧实施预防。掌握机械预防禁忌证:严重下肢动脉硬化性缺血、充血性心力衰竭、肺水肿、下肢DVT(GCS除外)、血栓性静脉炎、下肢局部严重病变如皮炎、坏疽、近期手术及严重畸形等。

(3)药物预防措施:主要是使用抗凝药对抗血液的高凝状态,防止血小板聚集,注意观察药物不良反应,如出血。

2.疾病知识指导

向患者及其家属讲解疾病的发生、发展和转归,DVT和PTE的危险因素及临床表现。对于长时间卧床的患者,若出现一侧肢体疼痛、肿胀,应注意DVT发生的可能;若突然出现胸痛、呼吸困难等,应及时告知医务人员或就诊。抗凝治疗药物应遵循医嘱,严格按剂量服用;并指导患者学会自我观察出血征象,如皮肤淤斑、牙龈出血、眼结膜出血、血尿等。指导患者定期随诊,监测血抗凝指标。

第五节 呼吸衰竭

一、临床表现

除呼吸衰竭原发病的症状和体征外,主要是缺氧和CO_2潴留引起的呼吸困难和多脏器功能障碍。

（一）呼吸困难

呼吸困难是最早出现的症状。急性呼吸衰竭早期表现为呼吸频率加快，重者出现"三凹征"，即在吸气时可出现胸骨上窝、锁骨上窝及肋间隙凹陷；慢性呼吸衰竭轻者表现为呼吸费力伴呼气延长，重者呼吸浅快，并发 CO_2 麻醉时转为浅慢呼吸或潮式呼吸。

（二）发绀

发绀是缺氧的典型表现。当动脉血氧饱和度低于 90% 或氧分压 <50 mmHg 时，在口唇、甲床等处出现发绀。因其程度与还原血红蛋白含量相关，故红细胞增多者发绀更明显，贫血者则不明显。

（三）精神神经症状

急性呼吸衰竭可迅速出现精神错乱、狂躁、昏迷、抽搐等症状。慢性呼吸衰竭随 CO_2 潴留表现为先兴奋后抑制现象。

严重缺氧可表现为烦躁不安、精神错乱、狂躁、昏迷、抽搐等症状。出现肺性脑病时，可表现为肌肉震颤、间歇抽搐、意识障碍等抑制症状。

（四）循环系统表现

多数患者有心动过速，严重者出现血压下降、心律失常、心搏骤停。CO_2 潴留使外周浅表静脉充盈、皮肤充血、温暖多汗、早期心率增快、血压升高、心排出量增多致洪脉，后期可并发肺心病出现右心衰竭的表现，因脑血管扩张可致搏动性头痛。

（五）消化和泌尿系统表现

呼吸衰竭时肝细胞缺氧发生变性坏死或肝淤血，出现血清丙氨酸氨基转移酶水平增高。严重缺氧和二氧化碳潴留可引起胃肠黏膜充血、水肿、糜烂、渗血、消化道出血。肾功能损伤表现尿中红细胞、管型、蛋白尿、氮质血症。

二、常用护理诊断/问题

（一）清理呼吸道无效

清理呼吸道无效与呼吸道阻塞、分泌物过多或黏稠、无效咳嗽有关。

（二）气体交换受损

气体交换受损与低氧血症、CO_2 潴留、肺血管阻力增高有关。

（三）低效性呼吸形态

低效性呼吸形态与肺的顺应性降低、呼吸肌疲劳、气道阻力增加、不能维持自主呼吸、气道分泌物过多有关。

（四）语言沟通障碍

语言沟通障碍与气管插管、气管切开、脑组织缺氧和 CO_2 潴留导致语言表达障碍、意识障碍有关。

（五）液体不足

液体不足与大量痰液排出、出汗增加、摄入减少有关。

（六）营养失调：低于机体需要量

低于机体需要量与食欲下降、进食减少、消耗增加有关。

（七）潜在并发症

肺性脑病、消化道出血、心力衰竭、休克等。

三、护理措施

（一）一般护理

1.环境

保持病室整洁、安静、舒适，光线柔和。尽量减少探视。

2.休息与活动

患者需卧床休息以降低氧耗量，可取半卧位或坐位，以利于增加肺泡通气量；机械通气患者可采取俯卧位辅助通气，以改善氧合。保证充足的营养及热量供给。

3.饮食护理

根据呼吸衰竭患者病情轻重及其对饮食护理要求不同，给予相应的指导。重症期：给予高蛋白、高热量、高维生素、易消化的流质或半流质饮食。在心功能允许的情况下，鼓励患者多饮水，补充足够的水分，使痰液易于咳出，减少并发症。缓解期：指导患者逐步增加食物中的蛋白质和维生素，食物以软、易于消化的半流质为主，可选用稀肉粥、馒头、新鲜蔬菜及水果等，每天5～6餐。恢复期：指导患者进食普通饮食，食物易软，清淡可口。呼吸衰竭患者体力消耗大，尤其在施人工通气者，机体处于应激状态，分解代谢增加，蛋白质供应量需增加20％～50％，每日至少需要蛋白质 1 g/kg。

（二）病情观察

定时测体温、脉搏、呼吸、血压，观察瞳孔变化、唇、指（趾）甲发绀，特别注意如下。

（1）神志。对缺氧伴二氧化碳潴留患者，在吸氧过程中，应密切观察神志的细小变化，有无呼吸抑制。

（2）呼吸。注意呼吸的节律、快慢深浅的变化。如发现异常，应及时通知医生。

（3）痰液。观察痰量及性状，痰量多、黄稠，表示感染加重，应及时通知医生，留标本送检。昏迷患者要检查瞳孔大小、对光反射、肌张力、腱反射病理特征。及时发现肺性脑病及休克；注意尿量及粪便颜色，及时发现上消化道出血。

（三）吸氧

氧疗可提高 PaO_2，使 PaO_2 和 SaO_2 升高，从而纠正缺氧和改善呼吸功能，减轻组织损伤，恢复脏器功能。Ⅰ型呼吸衰竭和 ARDS 患者需吸入较高浓度（35％＜FiO_2＜50％）氧气，使 PaO_2 提高到 60 mmHg 或 SaO_2＞90％；Ⅱ型呼吸衰竭的患者一般在 PaO_2＜60 mmHg 时才开始氧疗，应给予低浓度（FiO_2＜35％）持续吸氧，使 PaO_2 控制在 60 mmHg 或 SaO_2 在 90％或略高。常用鼻导管、鼻塞、面罩给氧或配合机械通气行气管内给氧。鼻导管和鼻塞法用于轻度和Ⅱ型呼吸衰竭的患者；面罩包括简单面罩、无重复呼吸面罩和文丘里面罩等。简单面罩用于缺氧较严重的Ⅰ型呼吸衰竭和急性呼吸窘迫综合征（acute respiratory distress syndrome，ARDS）患者；无重复呼吸面罩用于有严重低氧血症、呼吸状态极不稳定的Ⅰ型呼吸衰竭和 ARDS 患者；文丘里面罩尤适用于 COPD 所致呼吸衰竭，且能按需调节 FiO_2。氧疗过程中，若呼吸困难缓解、神志转清、发绀减轻、心率减慢、尿量增多、皮肤转暖，提示氧疗有效；若意识障碍加深或呼吸过度表浅、缓慢，可能是 CO_2 潴留加重。应根据血气分析结果和患者临床表现，即时调整吸氧浓度，保证氧疗效果，防止氧中毒和 CO_2 麻醉。

(四)促进患者排痰

神志清者,指导其深吸气而有效的咳嗽、咳痰;咳嗽无力者协助其翻身、拍背;不能自行排痰者,及时吸痰,每次吸痰时间不超过 15 s,防止缺氧窒息;机械通气者可给予气管内吸痰或间歇气管内滴入,必要时可用纤维支气管镜吸痰并冲洗。机械通气患者注意气道管理,防止吸入性肺炎的产生;ARDS 患者宜使用密闭系统进行吸痰,防止因 PEEP 中断致严重低氧血症和肺泡内分泌物重新增多;鼓励患者多饮水;给予祛痰药等。

(五)用药护理

及时准确用药,并观察疗效和不良反应。

(1)茶碱类、β_2 受体兴奋剂等药物,能松弛支气管平滑肌,减少气道阻力,改善气道功能,缓解呼吸困难。指导患者正确使用支气管解痉气雾剂,减轻支气管痉挛。

(2)呼吸兴奋剂通过刺激呼吸中枢或外周化学感受器,增加呼吸频率和潮气量,改善通气,但同时增加呼吸肌做功,增加氧耗量和 CO_2 的产生量。所以使用呼吸兴奋剂时要保持呼吸道通畅,适当提高吸入氧浓度,静脉滴注时速度不宜过快,注意观察呼吸频率、节律、睫毛反应、神志变化及动脉血气的变化,以便调节剂量。如出现恶心、呕吐、烦躁、面色潮红、皮肤瘙痒等现象,需要减慢滴速。若经 4~12 h 未见效,或出现肌肉抽搐等严重不良反应时,应及时通知医生停用药物。

(3)Ⅱ型呼吸衰竭患者常因呼吸困难、咳嗽、咳痰,或缺氧、二氧化碳潴留引起烦躁不安、失眠,护士在执行医嘱时应结合患者临床表现认真判别,禁用对呼吸有抑制作用的药物,如吗啡等,慎用其他镇静剂,如地西泮,以防止发生呼吸抑制。

(六)心理护理

呼吸衰竭的患者常对病情和预后有顾虑、心情忧郁、对治疗丧失信心,应多了解和关心患者的心理状况,特别是对建立人工气道和使用机械通气的患者,应经常巡视,让患者说出或写出引起或加剧焦虑的因素,教会患者自我放松等各种缓解焦虑的办法,以缓解呼吸困难,改善通气。

(七)健康指导

1.疾病知识指导

向患者及其家属讲解疾病的发生机制、诱发因素、发展和转归,使患者理解康复保健的意义与目的。告知药物的用法、剂量和注意事项等,嘱其遵医嘱准确用药。指导患者加强营养,合理膳食,达到改善体质目的。对出院后仍需吸氧的低氧血症者,指导患者及其家属学会合理的家庭氧疗方法及注意事项。根据活动耐力制订合理的休息与活动计划,以避免耗氧量增加。若有气急、发绀加重等变化,及时就医。

2.预防及康复指导

鼓励患者进行呼吸运动锻炼,如缩唇呼吸、腹式呼吸。加强耐寒锻炼如用冷水洗脸,教会患者及其家属有效咳嗽、咳痰、体位引流、拍背等技术和家庭氧疗法。指导患者避免各种引起呼吸衰竭的诱因,如预防上呼吸道感染,避免吸入刺激性气体,劝告吸烟患者戒烟,避免劳累、情绪激动等不良因素刺激,少去人群拥挤的地方,尽量避免与呼吸道感染者接触,减少感染的机会。告诫患者若痰液增多且颜色变黄、咳嗽加剧、气急加重或出现神志改变等病情变化时,应尽早就医。

第二章　心内科护理

第一节　心内科疾病常见症状体征

一、心源性呼吸困难

心源性呼吸困难(cardiogenic dyspnea)指各种心血管疾病引起的呼吸困难。最常见的病因是左心衰竭引起的肺淤血,亦见于右心衰竭、心包积液、心脏压塞时。心源性呼吸困难常表现为劳力性呼吸困难、夜间阵发性呼吸困难、端坐呼吸3种。劳力性呼吸困难是指在体力活动时发生或加重,休息后缓解或消失,常为左心衰竭最早出现的症状。夜间阵发性呼吸困难是心源性呼吸困难的特征之一,即患者在夜间已入睡后因突然胸闷、气急而憋醒,被迫坐起,呼吸深快。端坐呼吸为严重肺淤血的表现,即静息状态下患者仍觉呼吸困难,不能平卧。依病情轻重依次可表现为被迫采取高枕卧位、半坐卧位、端坐位,甚至双下肢下垂。

1.环境保持

病室安静、整洁,利于患者休息,适当开窗通风,每次15～30 min,但注意不要让风直接对着患者。

2.休息与体位

患者有明显呼吸困难时应卧床休息,以减轻心脏负荷,利于心功能恢复。劳力性呼吸困难者,应减少活动量,以不引起症状为度。对夜间阵发性呼吸困难者,应给予高枕卧位或半卧位,加强夜间巡视。对端坐呼吸者,可使用床上小桌,让患者扶桌休息,必要时双腿下垂。

3.氧疗

氧流量一般为2～4 L/min,以改善肺泡通气,保证气道通畅,注意吸氧时间不宜过长,应间歇使用。

4.控制输液速度和总量

患者24 h内输液总量控制在1 500 mL内为宜,输液速度为20～30 滴/分钟。

5.病情监测

密切观察呼吸困难有无改善,发绀是否减轻,听诊肺部湿啰音是否减少,监测血氧饱和度、血气分析结果是否正常、夜间能否平卧入睡等。观察患者意识、精神状态、痰液量、颜色,协助患者排痰、保持呼吸道通畅,观察患者的皮肤及颜色。

6.心理护理

呼吸困难患者常因影响日常生活及睡眠而心情烦躁、痛苦、焦虑。应与家属一起安慰鼓励患者,帮助树立战胜疾病的信心,稳定患者情绪,以降低交感神经兴奋性,有利于减轻呼吸困难。

二、心源性水肿

心源性水肿(cardiogenic edema)是指心血管病引起的水肿。最常见的病因是右心衰竭。心源性水肿的特点是下垂性、凹陷性水肿,常见于卧床患者的腰骶部、会阴或阴囊部,非卧床患者的足踝部、胫前。重者可延及全身,甚至出现胸水、腹腔积液。此外,患者还可伴有尿量减少,近期体重增加等。

1. 预防压疮

保持床单位的清洁、柔软、平整、干燥,严重水肿者可用气垫床。定时协助或指导患者变换体位,膝部及踝部、足跟处可垫软枕以减轻局部压力。使用便盆时动作轻巧,勿强行推、拉,防止擦伤皮肤。嘱患者穿柔软、宽松的衣服。半卧位或端坐位患者最易发生压疮部位是骶尾部,可用减压敷料保护局部皮肤,并保持会阴部清洁干燥。

2. 病情监测

观察水肿消退情况,每天在同一时间、着同类服装、用同一体重计测量体重,时间以患者晨起排尿后、早餐前最适宜。准确记录 24 h 液体出入量,若患者尿量<30 mL/h,应报告医生。

3. 饮食限制

钠盐的摄入,给予低盐、易消化饮食,少量多餐,每日食盐含量小于 2 g。

4. 用药护理

遵医嘱正确使用利尿剂,注意药物不良反应,如襻利尿剂和噻嗪类利尿剂最主要的不良反应是低钾血症,从而诱发心律失常或洋地黄中毒,故应监测血钾。

5. 心理护理

给予患者积极的支持,使其树立战胜疾病的信心,保持情绪稳定,积极配合治疗。

三、胸痛

多种循环系统疾病可导致胸痛。常见病因包括各种类型的心绞痛、急性心肌梗死、梗阻性肥厚型心肌病、急性主动脉夹层、急性心包炎、心血管神经症等。

1. 休息

心绞痛发作时应立即停止正在进行的活动,就地休息。不稳定型心绞痛者,应卧床休息,并密切观察。心肌梗死发病 12 h 内应绝对卧床休息,保持环境安静,限制探视。

2. 心理护理

安慰患者,解除其紧张不安情绪,以减少心肌耗氧量。

3. 氧疗

氧疗流量为 2~5 L/min,以增加心肌氧的供应,减轻缺血和疼痛。

4. 病情监测

评估患者疼痛的部位、性质、程度、持续时间,给予心电监护,严密监测心率、心律、血压变化,观察患者有无面色苍白、大汗、恶心、呕吐等。

5. 用药护理

心绞痛发作时给予患者舌下含服硝酸甘油,用药后注意观察患者胸痛变化情况,如服药后 3~5 min 仍不缓解可重复使用,每隔 5 min 1 次,连续 3 次仍未缓解者,应考虑急性冠脉综合征(ACS)可能,要及时报告医生。心绞痛发作频繁者,可遵医嘱给予硝酸甘油静脉滴注,但应控制滴速。若患者用药后出现面部潮红、头部胀痛、头晕、心动过速等不适,应告知患者是由于药物所产生的血管扩张作用导致以解除顾虑。

第二节　原发性高血压

原发性高血压的病因复杂,不是单个因素引起,与遗传有密切关系,是环境因素与遗传相互作用的结果。要诊断高血压,必须根据患者的血压对照规定的高血压标准,在未服降压药的情况下,测两次或两次以上非同日多次重复的血压所得的平均值为依据,偶然测得一次血压增高不能诊断为高血压,必须重复和进一步观察。测得高血压时,要做相应的检查以排除继发性高血压;若患者是继发性高血压,未明确病因即当成原发性高血压而长期给予降压治疗,不但疗效差,而且原发性疾病严重发作常可危及生命。

一、一般表现

原发性高血压通常起病缓慢,早期常无症状,可以多年自觉良好而偶于体格检查时发现血压升高,少数患者则在发生心、脑、肾等并发症后才被发现。高血压患者可有头痛、眩晕、气急、疲劳、心悸、耳鸣等症状,但并不一定与血压水平呈正比。往往是在患者得知患有高血压后才注意到。高血压病初期只是在精神紧张、情绪波动后血压暂时升高,随后可恢复正常,以后血压升高逐渐趋于明显而持久,但一天之内白昼与夜间血压水平仍可有明显的差异。

高血压病后期的临床表现常与心、脑、肾功能不全或器官并发症有关。

二、实验室检查

(1)为了原发性高血压的诊断、了解靶器官(主要指心、脑、肾、血管)的功能状态并指导正确选择药物治疗,必须进行下列实验室检查:血、尿常规、肾功能、血尿酸、血脂、血糖、电解质、心电图、胸部 X 线和眼底检查。早期患者上述检查可无特殊异常,后期高血压患者可出现尿蛋白增多及尿常规异常,肾功能减退,胸部 X 线可见主动脉弓迂曲延长、左室增大,心电图可见左心室肥大劳损。部分患者可伴有血清总胆固醇、甘油三酯、低密度脂蛋白胆固醇的增高和高密度脂蛋白胆固醇的降低,亦常有血糖或尿酸水平增高。

目前认为,上述生化异常可能与原发性高血压的发病机制有一定的内在联系。

(2)眼底检查有助于对高血压严重程度的了解,眼底分级法标准如下:Ⅰ级,视网膜动脉变细、反光增强;Ⅱ级,视网膜动脉狭窄、动静脉交叉压迫;Ⅲ级,上述血管病变基础上有眼底出血、棉絮状渗出;Ⅳ级,上述基础上出现视神经盘水肿。大多数患者仅为Ⅰ、Ⅱ级变化。

(3)动态血压监测(ABPM)与通常血压测量不同,动态血压监测是由仪器自动定时测量血压,可每隔 15～30 min 自动测压(时间间隔可调节),连续 24 h 或更长。可测定白昼与夜间各时间段血压的平均值和离散度,能较敏感、客观地反映实际血压水平。

三、护理评估

(一)病史

应注意询问患者有无高血压家族史,个性特征,职业、人际关系、环境中有无引发本病的应激因素,生活与饮食习惯、烟酒嗜好,有无肥胖、心脏病、肾脏病、糖尿病、高脂血症、痛风、支气管哮喘等病史及用药情况。

(二)身体状况

高血压病根据起病和病情进展缓急分为缓进型和急进型两类,前者多见,后者占高血压病的 1%～5%。

1.一般表现

缓进型原发性高血压起病隐匿,病程进展缓慢,早期多无症状,偶在体格检查时发现血压升高,少数患者在发生心、脑、肾等并发症后才被发现。高血压患者可在精神紧张、情绪激动或劳累后有头晕、头痛、眼花、耳鸣、失眠、乏力、注意力不集中等症状,但症状与血压增高程度并不一定一致。

患者血压随季节、昼夜、情绪等因素有较大波动,表现为冬季较夏季高、清晨较夜间高、激动时较平静时高等特点。体检时可听到主动脉瓣区第二心音亢进、主动脉瓣区收缩期杂音,少数患者在颈部或腹部可听到血管杂音。长期持续高血压可有左心室肥厚。

高血压病早期血压仅暂时升高,去除原因和休息后可恢复,称为波动性高血压阶段。随病情进展,血压呈持久增高,并有脏器受损表现。

2.并发症

主要表现为心、脑、肾等重要器官发生器质性损害和功能障碍。

(1)心脏。血压长期升高,增加了左心室的负担。左室因代偿而心肌肥厚,继而扩张,形成高血压性心脏病。在心功能代偿期,除有劳累性心悸外,其他症状不明显。心功能失代偿时,则表现为心力衰竭。由于高血压后期可并发动脉粥样硬化,故部分患者可并发冠心病,发生心绞痛、心肌梗死。

(2)脑。重要的脑血管病变表现有:①一时性(间歇性)脑血管痉挛,可使脑组织缺血,产生头痛、一时性失语、失明、肢体活动不灵或偏瘫。可持续数分钟至数日,一般在 24 h 内恢复。②脑出血:一般在紧张的体力或脑力劳动时容易发生,如情绪激动、搬重物等时突然发生。其临床表现因出血部位不同而异,最常见的部位在脑基底节豆状核,故常损及内囊,又称内囊出血。其主要表现为突然摔倒,迅速昏迷,头、眼转向出血病灶的同侧,出血病灶对侧的"三偏"症状,即偏瘫、偏身感觉障碍和同侧偏盲。呼吸深沉而有鼾声,大小便失禁。瘫痪肢体开始完全弛缓,腱反射常引不出。数日后瘫痪肢体肌张力增高,反射亢进,出现病理反射。③脑动脉血栓形成:多在休息睡眠时发生,常先有头晕、失语、肢体麻木等症状,然后逐渐发生偏瘫,一般无昏迷。随病情进展,可发生昏迷甚至死亡。上述脑血管病变的表现,祖国医学统称为"中风"或"卒中",现代医学统称为"脑血管意外"。④高血压脑病:是指脑小动脉发生持久而严重的痉挛、脑循环发生急性障碍,导致脑水肿和颅内压增高,可发生于急进型或严重的缓进型高血压病患者。表现血压持续升高,常超过 26.7/16.0 kPa(200/120 mmHg),剧烈头痛、恶心、呕吐、眩晕、抽搐、视力模糊、意识障碍直至昏迷。发作可短至数分钟,长者可达数小时或数日。

(3)肾的表现。长期高血压可致肾小动脉硬化,当肾功能代偿时,临床上无明显肾功能不全表现。当肾功能转入失代偿期时,可出现多尿、夜尿增多、口渴、多饮,提示肾浓缩功能减低,尿比重固定在 1.010 左右,称为等渗尿。当肾功能衰退时,可发展为尿毒症,血中肌酐、尿素氮增高。

(4)眼底视网膜血管改变。目前我国采用 Keith-Wegener 4 级眼底分级法:Ⅰ级,视网膜动脉变细;Ⅱ级,视网膜动脉狭窄,动静脉交叉压迫;Ⅲ级,眼底出血或棉絮状渗出;Ⅳ级,视神经盘水肿。眼底的改变可反映高血压的严重程度。

3.急进型高血压病

急进型高血压占高血压病的 1% 左右,可由缓进型突然转变而来,也可起病即为急进型。

多见于青年和中年。

基本的临床表现与缓进型高血压病相似,但各种症状更为突出,具有病情严重、发展迅速、肾功能急剧恶化和视网膜病变(眼底出血、渗出、乳头水肿)等特点。血压显著增高,舒张压持续在17.3~18.7 kPa(130~140 mmHg)或更高,常于数月或1~2年出现严重的心、脑、肾损害,最后常为尿毒症死亡,也可死于急性脑血管疾病或心力衰竭。经治疗后,少数病情亦可转稳定。

高血压危象:是指短期内血压急剧升高的严重临床表现。它是在高血压的基础上,交感神经亢进致周围小动脉强烈痉挛,这是血压进一步升高的结果,常表现为剧烈头痛、神志改变、恶心、呕吐、心悸、呼吸困难等。收缩压可高达34.7 kPa(260 mmHg),舒张压16 kPa(120 mmHg)以上。

(三)实验室及其他检查

1.尿常规检查

尿常规检查可阴性或有少量蛋白和红细胞,急进型高血压患者尿中常有大量蛋白、红细胞和管型,肾功能减退时尿比重降低,尿浓缩和稀释功能减退,血中肌酐和尿素氮增高。

2.X线检查

轻者主动脉迂曲延长或扩张;并发高血压性心脏病时,左心室增大,心脏呈靴形样改变。

3.超声波检查

心脏受累时,二维超声显示:早期左室壁搏动增强,第Ⅱ期多见室间隔肥厚,继则左心室后壁肥厚;左心房轻度扩大;超声多普勒于二尖瓣上可测出舒张期血流速度减慢,舒张末期速度增快。

4.心电图和心向量图检查

心脏受累的患者又可见左心室增厚或兼有劳损,P波可增宽或有切凹,P环振幅增大,特别终末向后电力更为明显。偶有心房颤动或其他心律失常。

5.血浆肾素活性和血管紧张素Ⅱ浓度测定

二者可增高,正常或降低。

6.血浆心钠素浓度测定

心钠素浓度降低。

四、护理目标

(1)头痛减轻或消失。

(2)焦虑减轻或消失。

(3)血压维持在正常水平,未发生意外伤害。

(4)能建立良好的生活方式,合理膳食。

五、护理措施

(一)一般护理

(1)头痛、眩晕、视力模糊的患者应卧床休息,抬高床头,保证充足的睡眠。指导患者使用放松技术,如缓慢呼吸、心理训练、音乐治疗等,避免精神紧张、情绪激动和焦虑,保持情绪平稳。保持病室安静,减少声光刺激和探视,护理操作动作要轻巧并集中进行,少打扰患者。对因焦虑而影响睡眠的患者遵医嘱应用镇静剂。

(2)有氧运动可降压减肥、改善脏器功能、提高活动耐力、减轻胰岛素抵抗,指导轻症患者选择适当的运动,如慢跑、健身操、骑自行车、游泳等(避免竞技性、力量型的运动),一般每周3~5次,每次30~40 min,出现头晕、心慌、气短、极度疲乏等症状时应立即停止运动。

(3)合理膳食,每日摄钠量不超过6 g,减少热量、脂肪摄入,适当增加蛋白质,多吃蔬菜、水果,摄入足量的钾、镁、钙,避免过饱,戒烟酒及刺激性的饮料,可以降低血压,减轻体重,防止高血脂和动脉硬化,防止便秘,减轻心脏负荷。

(二)病情观察与护理

(1)注意神志、血压、心率、呼吸频率、尿量等生命体征的变化,每日定时测量并记录血压。血压有持续升高时,密切注意有无剧烈头痛、呕吐、心动过速、抽搐等高血压脑病和高血压危象的征象。出现上述现象时应给予氧气吸入,建立静脉通路,通知病危,准备各种抢救物品及急救药物,详细书写特别护理记录单;配合医生采取紧急抢救措施,快速降压、制止抽搐,以防脑血管疾病的发生。

(2)注意用药及观察:高血压患者服药后应注意观察服药反应,并根据病情轻重、血压的变化决定用药剂量与次数,详细做好记录。若有心、脑、肾严重并发症,则药物降压不宜过快,否则供血不足易发生危险。血压变化大时,要立即报告医师予以及时处理。要告诉患者按时服药及观察,忌乱用药或随意增减剂量与擅自停药。用降压药期间要经常测量血压并做好记录,以提供治疗参考,注意起床动作要缓慢,防止体位性低血压引起摔倒。用利尿剂降压时注意记录出入量,排尿多的患者应注意补充含钾高的食物和饮料,如玉米面、海带、蘑菇、枣、桃、香蕉、橘子汁等。用心得安药物要逐渐减量、停药,避免突然停用引起心绞痛发作。

(3)患者如出现肢体麻木,活动欠灵活,或言语含糊不清时,应警惕高血压并发脑血管疾病。对已有高血压心脏病者,要注意有无呼吸困难、水肿等心力衰竭表现;同时检查心率、心律,有无心律失常的发生。观察尿量及尿的化验变化,以发现肾脏是否受累。发现上述并发症时,要协助医生相应的治疗及做好护理工作。

(4)高血压急症时,应迅速准确按医嘱给予降压药、脱水剂及镇静解痉药物,注意观察药物疗效及不良反应,严格按药物剂量调节滴速,以免血压骤降引起意外。

(5)出现脑血管意外、心力衰竭、肾衰竭者,给予相应抢救配合。

六、健康教育

(1)向患者提供有关本病的治疗知识,注意休息和睡眠,避免劳累。

(2)同患者共同讨论改变生活方式的重要性,低盐、低脂、低热量饮食,禁烟、酒及刺激性饮料。肥胖者节制饮食。

(3)教会患者进行自我心理平衡调整,自我控制活动量,保持良好的情绪,掌握劳逸适度,懂得愤怒会使舒张压升高,恐惧焦虑会使收缩压升高的道理,并竭力避免之。

(4)定期、准确、及时服药,定期复查。

(5)保持排便通畅,规律的性生活,避免婚外性行为。

(6)教会患者怎样测量血压及记录。让患者掌握药物的作用及不良反应,告诉患者不能突然停药。

(7)指导患者适当地进行运动,可增加患者的健康感觉和松弛紧张的情绪,增高 HDL-C。

推荐作渐进式的有氧运动,如散步、慢跑;也可打太极拳、练气功;避免举高重物及作等长运动(如举重、哑铃)。

第三节 心绞痛

一、稳定型心绞痛

稳定型心绞痛(stable angina pectoris)又称劳力性心绞痛,是在冠状动脉狭窄的基础上,由于心肌负荷增加而引起心肌急剧、暂时缺血缺氧的临床综合征。其典型表现为发作性胸骨后压榨性疼痛或憋闷,可放射至心前区和左上肢内侧,常发生于劳力负荷增加时,持续数分钟,休息或用硝酸酯制剂后消失。疼痛发生的程度、频率、性质及诱发因素在数周至数月内无明显变化。

(一)病因及发病机制

1.病因

最基本病因是冠状动脉粥样硬化。其他病因以重度主动脉瓣狭窄或关闭不全较为常见,肥厚型心肌病、先天性冠状动脉畸形、冠状动脉扩张症、冠状动脉栓塞等也是本病病因。

2.发病机制

当冠状动脉的供血与心肌的需血之间发生矛盾,冠状动脉血流量不能满足心肌代谢的需要时,心肌急剧、暂时的缺血缺氧引发心绞痛。正常情况下,冠状动脉循环储备量很大,通过神经和体液的调节,其血流量可随身体的生理情况发生显著变化,使冠状动脉的供血和心肌的需血两者之间保持动态平衡;当在劳力、情绪激动、饱食、受寒等对氧的需求增加时,冠状动脉适当扩张,血流量可增加至休息时的6～7倍,达到供求平衡。如果冠状动脉存在显著的固定狭窄或冠状动脉发生痉挛时,限制了血流量的增加,安静时尚能代偿,而在劳累、情绪激动、心力衰竭等使心脏负荷增加,心肌耗氧量增加时,心肌对血液的需求增加,可导致短暂的心肌供氧和需氧之间的不平衡,称为需氧增加性心肌缺血,即可引起心绞痛。

在缺血缺氧的情况下,心肌内积聚过多的代谢产物如乳酸、丙酮酸等酸性物质或类似激肽的多肽类物质,刺激心脏内自主神经的传入纤维末梢,传至大脑,产生痛觉。

(二)临床表现

1.症状

以发作性胸痛为主要临床表现。其特点如下。

(1)部位:位于胸骨体上段或中段之后,可波及心前区,有手掌大小范围,界限不很清楚。常放射至左肩、左臂内侧达无名指和小指,或至咽、颈、背、上腹部等。

(2)诱因:体力劳动、情绪激动、饱餐、寒冷、吸烟、心动过速、急性循环衰竭、休克等。疼痛多发生在劳动或激动的当时,而不是在劳累之后。典型的心绞痛常在相似的诱因下反复发作。

(3)性质:为压迫性不适或紧缩、发闷、烧灼感,但无锐痛或刺痛,偶伴濒死感。发作时,患者常不自觉地停止原来的活动,直至症状缓解。

(4)持续时间:疼痛出现后常逐渐加重,持续 3～5 min,很少超过半小时。可数天或数周发作 1 次,亦可 1 d 内发作多次。

(5)缓解方式:一般在停止诱发因素后即可缓解;含服硝酸甘油等硝酸酯类药物后能在几分钟内迅速缓解。

2.体征

平时一般无异常体征。心绞痛发作时常见面色苍白、表情焦虑、皮肤湿冷、血压升高、心率增快,有时心尖部可闻及第四心音、一过性收缩期杂音。

(三)实验室及其他检查

1.实验室检查

血糖、血脂检查可了解冠心病危险因素;胸痛明显者需查血清心肌坏死标志物。

2.心电图检查

心电图是发现心肌缺血、诊断心绞痛的最常用检查方法。

(1)静息心电图:约半数患者正常。最常见的心电图异常是非特异性 ST 段和 T 波异常,有时出现房性、室性期前收缩及传导阻滞等心律失常的心电图表现。

(2)心绞痛发作时的心电图检查:约 95% 的患者心绞痛发作时出现特征性的心电图改变,表现为暂时性心肌缺血引起的 ST 段压低($\geqslant$0.1 mV),发作缓解后恢复。有时出现 T 波倒置。

(3)心电图负荷试验:对可疑冠心病患者通过运动给心脏增加负荷而激发心肌缺血的心电图检查,最常用的方法为活动平板或蹬车。

(4)心电图连续检测:连续记录 24 h 及以上的心电图,从中发现心电图 ST-T 改变和各种心律失常,出现时间可与患者的活动和症状对照。

3.放射性核素检查

正电子发射计算机断层显像可观察心肌的血流灌注,了解心肌的代谢变化,判断心肌存活性。

利用放射性铊心肌显像所示灌注缺损提示心肌供血不足或血供消失,对心肌缺血诊断有一定的价值。

4.冠状动脉造影

目前诊断冠心病最准确的方法。

5.其他检查

二维超声心动图、多层螺旋 CT 冠状动脉成像等。

(四)诊断要点

有典型心绞痛发作病史者诊断不难。症状不典型者,结合年龄、冠心病易患因素、心电图及其负荷试验等检查也多可建立诊断。诊断仍有困难者,行冠状动脉造影或多层螺旋 CT 等检查。

二、不稳定型心绞痛

不稳定型心绞痛(unstable angina,UA)是由于冠状动脉硬化斑块破裂、血栓形成,引起血管痉挛及病变血管不同程度的阻塞所导致的一组临床症状。

目前,临床上已趋向将除上述典型的稳定型劳力性心绞痛以外的缺血性胸痛统称为不稳定型心绞痛。

(一)发病机制

与稳定型劳力性心绞痛的差别主要在于冠状动脉内不稳定的粥样斑块继发的病理改变,使局部的心肌血流量明显下降,如斑块内出血、斑块纤维帽出现裂隙、表面有血小板聚集和(或)刺激冠状动脉痉挛,导致缺血性心绞痛,虽然也可因劳力负荷诱发,但劳力负荷终止后胸痛并不能缓解。

(二)临床表现

胸痛的部位、性质与稳定型心绞痛相似,但具有以下特点之一。

(1)原为稳定型心绞痛,在 1 个月内疼痛发作的频率增加、程度加重、时限延长、诱发因素变化,硝酸酯类药物缓解作用减弱。

(2)1 个月之内新发的心绞痛,并因较轻的负荷所诱发。

(3)休息状态下发作心绞痛或较轻微活动即可诱发,发作时表现有 ST 段抬高的变异型心绞痛也属此类。

此外,由于贫血、感染、甲亢、心律失常等原因诱发的心绞痛称为继发性不稳定型心绞痛。

临床上根据不稳定型心绞痛的严重程度不同,分为低危组、中危组和高危组。低危组是指新发的或原有劳力性心绞痛恶化加重,发作时 ST 段压低≤1 mm,持续时间<29 min;中危组就诊前 1 个月内(但近 48 h 未发作)发作 1 次或数次,静息心绞痛及梗死后心绞痛,发作时 ST 段下移>1 mm,持续时间<29 min;高危组就诊前 48 h 内反复发作,静息心电图 ST 段下移>1 mm,持续时间>29 min。

(三)诊断要点

根据病史中典型的心绞痛症状、缺血性心电图(新发或一过性 ST 段压低≥0.1 mV,或 T 波倒置≥0.2 mV)及心肌坏死标志物测定,可诊断不稳定型心绞痛。

三、护理

(一)常见护理诊断/问题

1.疼痛:胸痛

胸痛与心肌缺血、缺氧有关。

2.活动无耐力

活动无耐力与心肌氧的供需失调有关。

3.潜在并发症

心肌梗死。

(二)护理措施

1.一般护理

(1)休息与活动:心绞痛发作时应立即停止活动,就地休息。为患者创造安静、舒适、轻松的休养环境。稳定型心绞痛缓解期患者一般不需卧床休息,鼓励患者参加适当的体力劳动和体育锻炼,最大活动量以不引起疲乏、不引发心绞痛及气促为宜。心绞痛发作经积极处理后仍未缓解,疑为心肌梗死先兆的患者,应卧床休息,并严密观察病情变化。

评估不稳定型心绞痛患者由于胸痛发作而带来的活动受限程度,根据患者的活动能力制订合理的活动计划,避免重体力劳动、竞赛性运动和屏气用力动作,如推、拉、抬、举、用力排便等,注意限制最大活动量的指征。

（2）饮食护理：合理饮食，控制体重。摄入低热量、低脂、低盐饮食，多食蔬菜、水果和粗纤维食物如芹菜、糙米等，注意少量多餐，避免暴饮暴食。

2.病情观察

评估疼痛的部位、性质、程度、持续时间，严密观察血压、心率、心律变化和有无面色改变、大汗、恶心、呕吐等。嘱患者胸痛发作或加重时及时告知护士，警惕心肌梗死的发生。

3.用药护理

心绞痛发作时给予硝酸甘油 0.5 mg 或硝酸异山梨酯（消心痛）5～10 mg 舌下含服。若服药后 3～5 min 仍不缓解，可再服一次，一般连用不超过 3 次。心绞痛发作频繁或含服硝酸甘油效果差的患者，遵医嘱静脉滴注硝酸甘油，注意严格控制滴速，监测血压及心率变化，并嘱患者及其家属切不可擅自调节滴速，以免造成低血压。部分患者应用硝酸酯类药物后可出现面部潮红、头部胀痛、头昏、心动过速、心悸等不适，告知患者是由于药物致血管扩张造成，以解除其顾虑。首次使用硝酸酯类药物时，为防止用药后出现直立性低血压，嘱患者用药后平卧休息，防止发生意外；青光眼、低血压时忌用。应用他汀类药物需严密监测转氨酶、肌酸激酶等生化指标，及时发现药物可能引起的肝脏损害和肌病。

4.心理护理

建立良好的护患关系，安慰患者，消除其紧张、不安情绪，以减少心肌耗氧量，避免心绞痛发作。告知患者保持平和、积极乐观的心态，对本病的恢复非常重要，情绪变化可导致肾上腺素分泌增多、心脏负荷加重而诱发心绞痛。

5.健康指导

（1）疾病相关知识指导。

1）避免体力劳动、情绪激动、饱餐、寒冷、吸烟、用力排便、心动过速等诱因。

2）合理休息，适当参加体力活动或有氧运动，注意运动强度和时间及限制最大活动量的指征。

3）积极治疗高血压、糖尿病、高脂血症等原发病，定期进行心电图、血糖、血脂等检查，及时发现病情变化。

4）逐渐改变急躁易怒、争强好胜的性格，保持心态平和，减轻精神负担。

（2）饮食指导：指导患者选择低热量、低盐、低脂、富含膳食纤维的食物，少量多餐，控制体重。保持大便通畅，防止便秘，必要时服用缓泻剂。

（3）用药指导：指导患者坚持按医嘱服药，自我监测药物不良反应，如 β 受体阻滞剂与钙通道阻滞剂合用时应测量脉搏，发生心动过缓时应暂停服药并及时到医院就诊。硝酸甘油应放在易取之处，用后放回原处，并告知家人药物的位置。外出时随身携带硝酸甘油以应急。此外，硝酸甘油见光易分解，应放在棕色瓶中，开瓶后 6 个月更换一次，以防止药物受潮、变质而失效。

（4）生活指导：告诉患者沐浴时应告知家属，且不宜在饱餐或饥饿时进行，水温勿过冷过热，时间不宜过长，门不要上锁，防止发生意外。

（5）病情监测指导：教会患者及其家属心绞痛发作时的缓解方法。胸痛发作时应立即停止活动或舌下含服硝酸甘油。如连续含服硝酸甘油 3 次仍不缓解，或心绞痛发作比以往频繁、程度加重、疼痛时间延长，应及时就医，警惕心肌梗死的发生。

第四节　心肌梗死

心肌梗死(myocardial infarction,MI)是心肌长时间缺血导致的心肌细胞死亡,是为在冠状动脉病变的基础上,发生冠状动脉血供急剧减少或中断,使相应心肌严重而持久地急性缺血导致的心肌细胞死亡。其临床表现有持久的胸骨后剧烈疼痛、发热、白细胞计数和血清心肌坏死标志物增高,以及心电图进行性改变和血清心肌酶和心肌结构蛋白的变化;可发生心律失常、休克或心力衰竭,属急性冠脉综合征的严重类型。

一、一般护理

(1)卧床休息,并保持病室环境安静、整洁。

(2)若有呼吸困难和血氧饱和度降低,在最初几日应通过鼻导管或面罩间断或持续给氧。

(3)监测生命体征的变化,给予持续心电、血压、血氧监测,及时定时检测心电图变化及心肌酶变化。

(4)心肌梗死患者多发病突然,并伴有剧烈疼痛压榨感,要认真观察疼痛的性质和持续时间。疼痛时要尽快止痛,同时密切观察呼吸、面色的变化,以防止药物对呼吸循环的抑制。有效的止痛镇静措施不可忽视。

(5)控制输液速度和液体总量,24 h液体总量建议不超过1 500 mL,过量及过速输夜可致心脏负荷过重,导致肺水肿、加重患者的病情。

(6)急性期要绝对卧床。卧床期间,协助患者做好生活护理及肢体的活动锻炼和皮肤护理,防止下肢静脉血栓形成和压疮等并发症。

(7)保持大便通畅。最初1~3 d以半流食为主,随病情好转逐渐改为低盐、低脂饮食。饮食要清淡、易消化、产气少、含适量维生素和纤维素,需少量多餐,一定要避免过饱和便秘。适当腹部顺时针方向按摩,以促进肠蠕动。一般在患者无腹泻情况下,常规给予缓泻剂。指导患者一旦出现排便困难应立即告知医务人员,可使用开塞露帮助患者排便。

(8)心理护理:由于急性心肌梗死发生突然,大部分患者存在不同程度的恐惧和焦虑,因此患者需要一个安静、整洁、舒心的治疗护理环境,以缓解患者紧张情绪,减少外界环境对患者的不良刺激。同时,要鼓励患者调整心态,坚定战胜疾病的信心,保持乐观的情绪。

(9)氧疗:给予氧气吸入2~5 L/min,以增加心肌氧的供应,减轻缺血和疼痛。

二、病情观察

1.疼痛观察

密切观察患者疼痛的部位和性质。对疼痛严重者,遵医嘱给予解除疼痛的药物,哌替啶50~100 mg肌内注射或吗啡2~4 mg静脉注射,必要时5 min后可重复使用。注意防止呼吸功能抑制。对疼痛较轻者给予硝酸甘油0.3 mg或硝酸异山梨酯5~10 mg舌下含服或静脉滴注,注意心率增快和血压降低。

2.恶性心律失常观察

严密心电监护、心律及心率的观察。

(1)若出现室性期前收缩或室性心动过速,应根据医嘱立即应用利多卡因50~100 mg静脉滴注。对室性心律失常反复发作者可用胺碘酮,并观察药物反应及血压、心率、心律变化。

（2）出现缓慢性心律失常者，根据医嘱应用阿托品0.5～1 mg静脉滴注。第二度或第三度房室传导阻滞，伴有血流动力学障碍者，宜用临时起搏器。

（3）如伴有室颤，应尽快采用非同步电除颤。室上性快速心律失常药物治疗不能控制时，可考虑同步直流电复律。心脏骤停，应立即行胸外心脏按压、人工呼吸等。

3.心源性休克观察

观察血压、尿量变化，注意皮肤色泽、温度、口唇颜色，如出现皮肤苍白、发绀、湿冷等，应警惕有无心源性休克发生。

4.心力衰竭者

按心力衰竭护理常规。

三、健康教育

调整不良生活方式，保持良好的情绪，避免诱发因素。低饱和脂肪酸和低胆固醇饮食，少食多餐，避免过饱及刺激性食物；戒烟、酒。保持大便通畅，避免用力排便。坚持服药，注意药物不良反应，携带保健盒，以便急性发作时应用。若胸痛发作频繁、程度较重、时间较长，服硝酸酯制剂疗效较差时，提示急性心血管事件，应及时就医。加强运动康复教育，与患者一起制订个体化运动处方，指导患者出院后的运动康复训练。一般个人卫生活动、家务劳动、娱乐活动等也对患者有益。

第五节　感染性心内膜炎

感染性心内膜炎是指病原微生物经血液直接侵犯心内膜、瓣膜或大动脉内膜而引起的感染性炎症，常伴有赘生物形成。

根据病情和病程，分为急性感染性心内膜炎和亚急性感染性心内膜炎，其中亚急性心内膜炎较多见。根据瓣膜类型可分为自体瓣膜心内膜炎、人工瓣膜心内膜炎和静脉药瘾者的心内膜炎。

一、护理评估

（一）致病因素

急性感染性心内膜炎发病机制尚不清楚，主要累及正常瓣膜，病原菌来自皮肤、肌肉、骨骼或肺等部位的活动感染灶；而亚急性病例至少占2/3以上，主要发生于器质性心脏病基础上，其中以风湿性心脏瓣膜病的二尖瓣关闭不全和主动脉瓣关闭不全最常见，其次是先天性心脏病的室间隔缺损、法洛四联症等。

1.病原体

亚急性感染性心内膜炎致病菌以草绿色链球菌最常见，而急性感染性心内膜炎则以金黄色葡萄球菌最常见；其他病原微生物有肠球菌、表皮葡萄球菌、溶血性链球菌、大肠埃希菌、真菌及立克次体等。

2．感染途径

病原体可因上呼吸道感染、咽峡炎、扁桃体炎及扁桃体切除术、拔牙、流产、导尿、泌尿道器械检查及心脏手术等途径侵入血流。静脉药瘾者，通过静脉将皮肤致病微生物带入血流。

3．发病机制

由于心脏瓣膜原有病变或先天性血管畸形的存在，异常的高速血流冲击心脏或大血管内膜，导致内膜损伤，有利于血小板、纤维蛋白及病原微生物在该部位聚集和沉积，形成赘生物和心内膜炎症。

（二）身体状况

1．症状和体征

（1）发热：是最常见的症状。亚急性者多低于 39 ℃，呈弛张热，可有乏力、食欲缺乏、体重减轻等非特异性症状，头痛、背痛和肌肉关节痛常见。急性者有高热寒战，突发心力衰竭者较为常见。

（2）心脏杂音：绝大多数患者可闻及心脏杂音，可由基础心脏病和（或）心内膜炎导致瓣膜损害所致。急性者比亚急性更易出现杂音强度和性质的变化，或出现新的杂音。

（3）周围血管体征：系细菌性微栓塞和免疫介导系统激活引起的微血管炎所致，多为非特异性。①淤点，以锁骨以上皮肤、口腔黏膜和睑结膜最常见；②指（趾）甲下线状出血；③Osier 结节，为指和趾垫出现的豌豆大的红或紫色痛性结节；④Janeway 损害，是位于手掌或足底直径 1～4 mm 无压痛出血红斑；⑤Roth 斑，为视网膜的卵圆形出血斑，其中心呈白色。

（4）动脉栓塞：赘生物引起动脉栓塞占 20％～30％，栓塞可发生在机体的任何部位，如脑栓塞、脾栓塞、肾栓塞、肠系膜动脉栓塞、四肢动脉栓塞和肺栓塞等，并出现相应的临床表现。

（5）其他：出现轻、中度贫血，病程超过 6 周者有脾大。

2．并发症

可出现心力衰竭、细菌性动脉瘤、迁移性脓肿、神经系统受累及肾脏受累的表现。

（三）心理－社会状况

由于症状逐渐加重，患者烦躁、焦虑；当病情进展且疗效不佳时，往往出现精神紧张、悲观、绝望等心理反应。

（四）实验室及其他检查

1．血液检查

亚急性心内膜炎多呈进行性贫血；白细胞计数正常或升高、血沉增快；50％以上的患者血清类风湿因子阳性。

2．尿液检查

尿液检查常有镜下血尿和轻度蛋白尿，肉眼血尿提示肾梗死。

3．血培养

血培养是诊断感染性心内膜炎的最重要方法，血培养阳性是诊断本病最直接的证据，药物敏感试验可为治疗提供依据。

4．超声心动图

超声心动图可探测赘生物，观察瓣叶、瓣环、室间隔及心肌脓肿等。

二、护理诊断及医护合作性问题

（1）体温过高：与感染有关。

(2)营养失调,低于机体需要量,与食欲下降、长期发热导致机体消耗过多有关。

(3)焦虑:与发热、疗程长或病情反复有关。

(4)潜在并发症:栓塞、心力衰竭。

三、治疗及护理措施

(一)治疗要点

1.抗生素治疗

(1)治疗原则:①早期用药;②选用敏感的杀菌药;③剂量充足,疗程长;④联合用药;⑤以静脉给药为主。

(2)常用药物:首选青霉素。本病大多数致病菌对其敏感,且青霉素毒性小,常用剂量为2 000万～4 000万单位/天,青霉素过敏者可用万古霉素;青霉素与氨基糖苷类抗生素如链霉素、庆大霉素、阿米卡星等联合应用可以增加杀菌能力。也可根据细菌培养结果和药物敏感试验针对性选择抗生素。

(3)治愈标准:①自觉症状消失,体温恢复正常;②脾脏缩小;③未再发生出血点和栓塞;④抗生素治疗结束后的第1周、2周、6周分别做血培养阴性。

2.对症治疗

加强营养,纠正贫血,积极治疗各种并发症等。

3.手术治疗

如对抗生素治疗无效,有严重心内并发症者应考虑手术治疗。

(二)护理措施

1.病情观察

密切观察患者的体温变化情况,每4～6 h测量体温1次并记录;注意观察皮肤淤点、甲床下出血、Osler结节、Janeway结节等皮肤黏膜病损及消退情况;观察有无脑、肾、脾、肺、冠状动脉、肠系膜动脉及肢体动脉栓塞,一旦发现立即报告医师并协助处理。

2.生活护理

根据患者病情适当调节活动,严重者避免剧烈运动和情绪激动;饮食宜高热量、高蛋白、高维生素、低胆固醇、清淡、易消化的半流食或软食,以补充发热引起的机体消耗;有心力衰竭者按心力衰竭患者饮食进行指导。

3.药物治疗护理

长期、大剂量静脉应用抗生素时,应严格遵医嘱用药,以确保维持有效的血液浓度。注意保护静脉,避免多次穿刺增加患者的痛苦,同时用药过程中,注意观察药物疗效及毒性反应。

4.发热的护理

高热患者给予物理降温如冰袋、温水擦浴等,及时记录体温变化。患者出汗多要及时更换衣服,以增加舒适感,鼓励患者多饮水,同时做好口腔护理。

5.正确采集血培养标本

(1)对未经治疗的亚急性患者,应在第1天间隔1 h采血1次,共3次;如次日未见细菌生长,重复采血3次后,开始抗生素治疗。

(2)已用抗生素者,停药2～7 d后采血。

(3)急性患者应在入院后立即安排采血,在3 h内每隔1 h采血1次,共取3次血标本后,按医嘱开始治疗。

(4)本病的菌血症为持续性,无须在体温升高时采血。

(5)每次采血 10～20 mL,同时做需氧和厌氧菌培养。

6.心理护理

关心患者,耐心解释治疗目的与意义,避免精神紧张,积极配合治疗与护理。

第六节　病毒性心肌炎

心肌炎常是全身性疾病在心肌上的炎症性表现,由于心肌病变范围大小及病变程度的不同,轻者可无临床症状,严重者可致猝死,诊断及时并经适当治疗者,可完全治愈,迁延不愈者,可形成慢性心肌炎或导致心肌病。

一、病因与发病机制

(一)病因

细菌性如白喉杆菌、溶血性链球菌、肺炎双球菌、伤寒杆菌等;病毒如柯萨奇病毒、艾柯病毒、肝炎病毒、流行性出血热病毒、流感病毒、腺病毒等;其他如真菌、原虫等均可致心肌炎。但目前以病毒性心肌炎较常见。致病条件因素如下。①过度运动:运动可致病毒在心肌内繁殖复制加剧,加重心肌炎症和坏死;③细菌感染:细菌和病毒混合感染时,可能起协同致病作用;③妊娠:妊娠可以增强病毒在心肌内的繁殖,所谓围产期心肌病可能是病毒感染所致;④其他:营养不良、高热寒冷、缺氧、过度饮酒等,均可诱发病毒性心肌炎。

(二)发病机制

从动物实验临床与病毒学、病理观察,发现有以下两种机制。

1.病毒直接作用

实验中将病毒注入血循环后可致心肌炎。以在急性期,主要在起病 9 d 以内,患者或动物的心肌中可分离出病毒,病毒荧光抗体检查结果阳性,或在电镜检查时发现病毒颗粒。病毒感染心肌细胞后产生溶细胞物质,使细胞溶解。

2.免疫反应

病毒性心肌炎起病 9 d 后心肌内已不能再找到病毒,但心肌炎病变仍继续;有些患者病毒感染的其他症状轻微而心肌炎表现颇为严重;还有些患者心肌炎的症状在病毒感染其他症状开始一段时间后方出现;有些患者的心肌中可能发现抗原抗体复合体。以上都提示免疫机制的存在。

(三)病理改变

病变范围大小不一,可为弥散性或局限性。随病程发展可为急性或慢性。病变较重者肉眼见心肌非常松弛,呈灰色或黄色,心腔扩大。病变较轻者在大体检查时无发现,仅在显微镜下有所发现而赖以诊断,而病理学检查必须在多个部位切片,方使病变免于遗漏。在显微镜下,心肌纤维之间与血管四周的结缔组织中可发现细胞浸润,以单核细胞为主。心肌细胞可有变性、溶解或坏死。病变如在心包下区则可合并心包炎,成为病毒性心包心肌炎。病变可涉及心肌与间质,也可涉及心脏的起搏与传导系统如窦房结、房室结、房室束和束支,成为心律失常的发病基础。病毒的毒力越强,病变范围越广。在实验性心肌炎中,可见到心肌坏死之后由纤维组织替代。

二、病情观察

(1)定时测量体温、脉搏,其体温与脉率增速不成正比。

(2)密切观察患者呼吸频率、节律的变化,及早发现是否心功能不全。

(3)定时测量血压,观察记录尿量,以及早判断有无心源性休克的发生。

(4)密切观察心率与心律,及早发现有无心律失常,如室性期前收缩、不同程度的房室传导阻滞等,严重者可出现急性心力衰竭、心律失常等。

三、对症护理

(一)心悸、胸闷

保证患者休息,急性期卧床。按医嘱及时使用改善心肌营养与代谢的药物。

(二)心律失常

当急性病毒性心肌炎患者引起Ⅲ度房室传导阻滞或窦房结病变引起窦房阻滞、窦房停搏而致阿—斯综合征者,应就地进行心肺复苏,并积极配合医师进行药物治疗或紧急做临时心脏起搏处理。

(三)心力衰竭

按心力衰竭护理常规。

四、护理措施

(1)遵医嘱给予氧气吸入,给予药物治疗。注意心肌炎时心肌细胞对洋地黄的耐受性较差,应用洋地黄时应特别注意其毒性反应。

(2)休息与活动:反复向患者解释急性期卧床休息可减轻心脏负荷,减少心肌耗氧量,有利于心功能的恢复,防止病情恶化或转为慢性病程。患者常需卧床2~3周,待症状、体征和实验室检查恢复后,方可逐渐增加活动量。

(3)心理护理:告诉患者体力恢复需要一段时间,不要急于求成。当活动耐力有所增加时,应及时给予鼓励。对不愿意活动或害怕活动的患者,应给予心理疏导,督促患者完成范围内的活动量。

(4)病情观察:急性期严密监测患者的体温、心率、心律、血压的变化,发现心率突然变慢、血压偏低、频发期前收缩、房室传导阻滞及时报告。观察患者有无脉速、易疲劳、呼吸困难、烦躁及肺水肿的表现。

(5)活动中监测:病情稳定后,与患者及其家属一起制订并实施每日活动计划,严密监测活动时心率、心律、血压的变化,若活动后出现胸闷、心悸、呼吸困难、心律失常等,应停止活动,以此作为限制最大活动量的指征。

五、健康教育

(1)讲解充分休息的必要性及心肌营养药物的作用。指导患者选高蛋白、高维生素、易消化饮食,尤其是富含维生素 C 的食物如新鲜蔬果,以促进心肌代谢与修复,戒烟酒。

(2)告诉患者经积极治疗后多数可以痊愈,少数可留有心律失常后遗症,极少数患者在急性期因严重心律失常、急性心力衰竭和心源性休克而死亡,有部分患者演变成慢性心肌炎。

(3)积极预防感冒,避免受凉及接触传染源,恢复期每日定期进行户外活动,增强体质。

(4)积极治疗和消除细菌感染灶,如慢性扁桃体炎、慢性鼻窦炎、中耳炎等。

(5)遵医嘱按时服药,定期复查。教会患者及其家属测脉搏、节律,发现异常或有胸闷、心悸等不适应及时复诊。

第七节　急性心包炎

急性心包炎为心包脏层和壁层的急性炎症,可由细菌、病毒、自身免疫、物理、化学等因素引起。主要病因为风湿热、结核及细菌性感染。近年来,病毒感染、肿瘤、尿毒症及心肌梗死性心包炎发病率明显增多。分为纤维蛋白性和渗出性两种。

一、病因

(一)感染性心包炎

感染性心包炎以细菌最为常见,尤其是结核菌和化脓菌感染,其他有病毒、肺炎支原体、真菌和寄生虫感染等。

(二)非感染性心包炎

非感染性心包炎以风湿性为最常见,其他有心肌梗死、尿毒症性、结缔组织病性、变态反应性、肿瘤性、放射线性和乳糜性等。临床上以结核性、风湿性、化脓性和急性非特异性心包炎较为多见。

二、临床表现

(一)心前区疼痛

心前区疼痛为纤维蛋白性心包炎的主要症状。可放射到颈部、左肩、左臂及左肩胛骨。疼痛也可呈压榨样,位于胸骨后。

(二)呼吸困难

呼吸困难是心包积液时最突出的症状,可伴有端坐呼吸、身体前倾、呼吸浅速、面色苍白、发绀。

(三)心包摩擦音

心包摩擦音是纤维蛋白性心包炎的特异性征象,以胸骨左缘第 3、第 4 肋间听诊最为明显。渗出性心包炎心脏叩诊浊音界向两侧增大为绝对浊音区,心尖搏动弱,心音低而遥远,大量心包积液时可出现心包积液征。可出现奇脉、颈静脉怒张、肝大、腹腔积液及下肢水肿等。

三、诊断要点

根据心前区疼痛、呼吸困难、全身中毒症状,以及心包摩擦音、心音遥远等临床征象,结合心电图、X 线表现和超声心动图等检查,便可确诊。

四、治疗

如结核性心包炎应给予抗结核治疗,总疗程为半年至 1 年;化脓性心包炎除使用足量、有效的抗生素外,应早期施行心包切开引流术;风湿性心包炎主要是抗风湿治疗;急性非特异性心包炎目前常采用抗生素及皮质激素合并治疗。心包渗液较多且心脏受压明显者,可行心包穿刺,以解除心包填塞症状。

五、评估要点

(一)一般情况

观察生命体征有无异常,询问有无过敏史、家族史、有无发热、消瘦等,了解患者对疾病的认识。

(二)专科情况

(1)呼吸困难的程度、肺部啰音的变化。

(2)心前区疼痛的性质、部位及其变化,是否可闻及心包摩擦音。

(3)是否有颈静脉怒张、肝大、下肢水肿等心功能不全的表现。

(4)是否有心包积液征:左肩胛骨下出现浊音及左肺受压所引起的支气管呼吸音。心脏叩诊的性质。

(三)实验室及其他检查

1.心电图

改变主要由心外膜下心肌受累而引起,多个导联出现弓背向下的 ST 段抬高;心包渗液时可有 QRS 波群低电压。

2.超声心动图

超声心动图是简而易行的可靠方法,可见液性暗区。

3.心包穿刺

心包穿刺证实心包积液的存在,并进一步确定积液的性质以及药物治疗。

六、护理诊断

(一)气体交换受损

气体交换受损与肺淤血、肺或支气管受压有关。

(二)疼痛

心前区痛与心包炎有关。

(三)体温过高

体温过高与细菌、病毒等因素导致急性炎症反应有关。

(四)活动无耐力

活动无耐力与心排出量减少有关。

七、护理措施

(1)给予氧气吸入,充分休息,保持情绪稳定,注意防寒保暖,防止呼吸道感染。

(2)给予高热量、高蛋白、高维生素、易消化饮食,限制钠盐摄入。

(3)帮助患者采取半卧位或前倾坐位,保持舒适。

(4)记录心包抽液的量、性质,按要求留标本送检。

(5)控制输液滴速,防止加重心脏负荷。

(6)加强巡视,及早发现心包填塞的症状,如心动过速、血压下降等。

(7)遵医嘱给予抗菌、抗结核、抗肿瘤等药物治疗,密切观察药物不良反应。

(8)应用止痛药物时,观察止痛药物的疗效。

八、应急措施

出现心包压塞征象时,保持患者平卧位;迅速建立静脉通路,遵医嘱给予升压药;密切观察生命体征的变化,准备好抢救物品;配合医生做好紧急心包穿刺。

九、健康教育

(1)嘱患者应注意充分休息,加强营养。注意防寒保暖,防止呼吸道感染。

(2)告诉患者应坚持足够疗程的药物治疗,勿擅自停药。

(3)对缩窄性心包炎的患者应讲明行心包切除术的重要性,解除其顾虑,尽早接受手术治疗。

第八节　心源性休克

心源性休克(cardiogenic shock)系指由于严重的心脏泵功能衰竭或心功能不全导致心排出量减少,各重要器官和周围组织灌注不足而发生的一系列代谢和功能障碍综合征。

一、临床表现

多数患者在出现休克之前有相应心脏病史和原发病的表现,如急性心肌梗死患者可表现严重心肌缺血症状,心电图可有急性冠状动脉供血不足,尤其是广泛前壁心肌梗死;急性心肌炎患者则可有相应感染史,并有发热、心悸、气短及全身症状,心电图可有严重心律失常;心脏手术后所致的心源性休克,多发生于手术1周内。目前国内外比较一致的诊断标准如下。

(1)收缩压低于 12 kPa(90 mmHg)或原有基础血压降低 4 kPa(30 mmHg),非原发性高血压患者一般收缩压小于 10.7 kPa(80 mmHg)。

(2)循环血量减少的征象:①尿量减少,常少于 20 mL/h;②神志障碍、意识模糊、嗜睡、昏迷等;③周围血管收缩,伴四肢厥冷、冷汗,皮肤湿凉、脉搏细弱快速、颜面苍白或发绀等末梢循环衰竭征象。

(3)纠正引起低血压和低心排出量的心外因素(如低血容量、心律失常、低氧血症、酸中毒等)后,休克依然存在。

二、诊断

(1)有急性心肌梗死、急性心肌炎、原发或继发性心肌病、严重的恶性心律失常、具有心肌毒性的药物中毒、急性心脏压塞及心脏手术等病史。

（2）早期患者烦躁不安、面色苍白，诉口干、出汗，但神志尚清；后逐渐表情淡漠、意识模糊、神志不清直至昏迷。

（3）体检心率逐渐增快，常＞120 次/分钟。收缩压＜10.64 kPa（80 mmHg），脉压差＜2.67 kPa（20 mmHg），后逐渐降低，严重时血压测不出。脉搏细弱，四肢厥冷，肢端发绀，皮肤出现花斑样改变。心音低纯，严重者呈单音律。尿量＜17 mL/h，甚至无尿。休克晚期出现广泛性皮肤、黏膜及内脏出血，即弥散性血管内凝血的表现，以及多器官衰竭。

（4）血流动力学监测提示心脏指数降低、左心室舒张末压升高等相应的血流动力学异常。

三、检查

（1）血气分析。

（2）弥散性血管内凝血的有关检查：血小板计数及功能检测，出凝血时间，凝血酶原时间，凝血因子Ⅰ，各种凝血因子和纤维蛋白降解产物（FDP）。

（3）必要时做微循环灌注情况检查。

（4）血流动力学监测。

（5）胸部 X 线片，心电图，必要时做动态心电图检查，条件允许时行床旁超声心动图检查。

四、治疗

（一）一般治疗

（1）绝对卧床休息，有效止痛，由急性心肌梗死所致者吗啡 3～5 mg 或哌替啶 50 mg，静脉滴注或皮下注射，同时予安定、苯巴比妥。

（2）建立有效的静脉通道，必要时行深静脉插管。留置导尿管监测尿量。持续心电、血压、血氧饱和度监测。

（3）氧疗：持续吸氧，氧流量一般为 4～6 L/min，必要时气管插管或气管切开，人工呼吸机辅助呼吸。

（二）补充血容量

首选低分子右旋糖酐 250～500 mL 静脉滴注，或 0.9％氯化钠液、平衡液 500 mL 静脉滴注，最好在血流动力学监护下补液，前 20 min 内快速补液 100 mL，如中心静脉压上升不超过 0.2 kPa（1.5 mmHg），可继续补液直至休克改善，或输液总量达 500～750 mL。无血流动力学监护条件者可参照以下指标进行判断：诉口渴，外周静脉充盈不良，尿量＜30 mL/h，尿比重＞1.02，中心静脉压＜0.8 kPa（6 mmHg），则表明血容量不足。

（三）血管活性药物的应用

首选多巴胺或与间羟胺（阿拉明）联用，从 2～5 μg/（kg·min）开始渐增剂量，在此基础上根据血流动力学资料选择血管扩张剂：①肺充血而心输出量正常，肺毛细血管嵌顿压＞2.4 kPa（18 mmHg），而心脏指数＞2.2 L/（min·m^2）时，宜选用静脉扩张剂，如硝酸甘油 15～30 μg/min 静脉滴注或泵入，并可适当利尿；②心输出量低且周围灌注不足，但无肺充血，即心脏指数＜2.2 L/（min·m^2），肺毛细血管嵌顿压＜2.4 kPa（18 mmHg）而肢端湿冷时，宜选用动脉扩张剂，如酚妥拉明 100～300 μg/min 静脉滴注或泵入，必要时增至 1 000～2 000 μg/min；③心输出量低且有肺充血及外周血管痉挛，即心脏指数＜2.2 L/（min·m^2），肺毛细血管嵌顿压＜2.4 kPa

(18 mmHg)而肢端湿冷时,宜选用硝普钠,10 μg/min 开始,每 5 min 增加 5~10 μg/min,常用量为 40~160 μg/min,也有高达 430 μg/min 才有效。

(四)正性肌力药物的应用

1.洋地黄制剂

一般在急性心肌梗死的 24 h 内,尤其是 6 h 内应尽量避免使用洋地黄制剂,在经上述处理休克无改善时可酌情使用西地兰 0.2~0.4 mg,静脉滴注。

2.拟交感胺类药物

对心输出量低、肺毛细血管嵌顿压不高、体循环阻力正常或低下、合并低血压时选用多巴胺,用量同前;而心输出量低、肺毛细血管嵌顿压高、体循环血管阻力和动脉压在正常范围者,宜选用多巴酚丁胺 5~10 μg/(kg·min),亦可选用多培沙明 0.25~1.0 μg/(kg·min)。

3.双异吡啶类药物

常用氨力农 0.5~2 mg/kg,稀释后静脉滴注或静脉滴注,或米力农 2~8 mg,静脉滴注。

(五)其他治疗

1.纠正酸中毒

常用 5%碳酸氢钠或摩尔乳酸钠,根据血气分析结果计算补碱量。

2.激素应用

早期(休克 4~6 h 内)可尽早使用糖皮质激素,如地塞米松(氟美松)10~20 mg 或氢化可的松 100~200 mg,必要时每 4~6 h 重复 1 次,共用 1~3 d,病情改善后迅速停药。

3.纳洛酮

首剂 0.4~0.8 mg,静脉滴注,必要时在 2~4 h 后重复 0.4 mg,继以 1.2 mg 置于 500 mL 液体内静脉滴注。

4.机械性辅助循环

经上述处理后休克无法纠正者,可考虑主动脉内气囊反搏(IABP)、体外反搏、左室辅助泵等机械性辅助循环。

5.原发疾病治疗

如急性心肌梗死患者应尽早进行再灌注治疗,溶栓失败或有禁忌证者应在 IABP 支持下进行急诊冠状动脉成形术;急性心包填塞者应立即心包穿刺减压;乳头肌断裂或室间隔穿孔者应尽早进行外科修补等。

6.心肌保护

1,6-二磷酸果糖 5~10 g/d,或磷酸肌酸(护心通)2~4 g/d,酌情使用血管紧张素转换酶抑制剂等。

(六)防治并发症

1.呼吸衰竭

防治呼吸衰竭的措施包括持续氧疗,必要时呼气末正压给氧,适当应用呼吸兴奋剂,如尼可刹米(可拉明)0.375 g 或洛贝林(山梗菜碱)3~6 mg 静脉滴注;保持呼吸道通畅,定期吸痰,加强抗感染等。

2.急性肾衰竭

注意纠正水、电解质紊乱及酸碱失衡,及时补充血容量,酌情使用利尿剂如速尿 20~40 mg 静脉滴注。必要时可进行血液透析、血液滤过或腹膜透析。

3.保护脑功能

酌情使用脱水剂及糖皮质激素,合理使用兴奋剂及镇静剂,适当补充促进脑细胞代谢药,如脑活素、胞二磷胆碱、三磷酸腺苷等。

4.防治弥散性血管内凝血(DIC)

休克早期应积极应用低分子右旋糖酐、阿司匹林(乙酰水杨酸)、双嘧达莫(潘生丁)等抗血小板及改善微循环药物,有 DIC 早期指征时应尽早使用肝素抗凝,首剂 3000～6 000 U 静脉滴注,后续以 500～1 000 U/h 静脉滴注,监测凝血时间调整用量,后期适当补充消耗的凝血因子,对有栓塞表现者可酌情使用溶栓药如小剂量尿激酶(25 万～50 万单位)或链激酶。

五、护理

(一)急救护理

(1)护理人员熟练掌握常用仪器、抢救器材及药品。

(2)各抢救用物定点放置、定人保管、定量供应、定时核对,定期消毒,使其保持完好备用状态。

(3)患者一旦发生昏厥,应立即就地抢救并通知医师。

(4)应及时给予吸氧,建立静脉通道。

(5)按医嘱准、稳、快地使用各类药物。

(6)若患者出现心脏骤停,立即进行心、肺、脑复苏。

(二)护理要点

1.用面罩或鼻导管给氧

面罩要严密,鼻导管吸氧时,导管插入要适宜,调节氧流量每分钟 4～6 L,每日更换鼻导管一次,以保持导管通畅。如发生急性肺水肿时,立即给患者端坐位,两腿下垂,以减少静脉回流,同时加用 30%酒精吸氧,降低肺泡表面张力,特别是患者咯大量粉红色泡沫样痰时,应及时用吸引器吸引,保持呼吸道通畅,以免发生窒息。

2.建立静脉输液通道

迅速建立静脉通道。护士应建立静脉通道一至两条。在输液时,输液速度应控制,应当根据心率、血压等情况,随时调整输液速度,特别是当液体内有血管活性药物时,更应注意输液通畅,避免管道滑脱、输液外渗。

3.尿量观察

单位时间内尿量的观察,对休克病情变化及治疗是十分敏感和有意义的指标。如果患者6 小时无尿或每小时少于 20～30 mL,说明肾小球滤过量不足,如无肾实质病变说明血容量不足。相反,每小时尿量大于 30 mL,表示微循环功能良好,肾血灌注好,是休克缓解的可靠指标。如果血压回升,而尿量仍很少,考虑发生急性肾功衰竭,应及时处理。

4.血压、脉搏、末梢循环的观察

血压变化直接标志着休克的病情变化及预后,因此,在发病几小时内应严密观察血压,15～30 min 一次,待病情稳定后 1～2 h 观察一次。若收缩压下降到 80 mmHg(10.7 kPa)以下,脉压小于 20 mmHg(2.7 kPa)或患者原有高血压,血压的数值较原血压下降 20～30 mmHg(2.7～4.0 kPa)以上,要立即通知医生迅速给予处理。

脉搏的快慢取决于心率,其节律是否整齐,也与心搏节律有关,脉搏强弱与心肌收缩力及排出量有关。

所以休克时脉搏在某种程度上反映心功能,同时,临床上脉搏的变化,往往早于血压变化。

心源性休克由于心排出量减少,末梢循环灌注量减少,血液留滞,末梢发绀,尤其以口唇、黏膜及甲床最明显,四肢也因血运障碍而冰冷,皮肤潮湿。这时,即使血压不低,也应按休克处理。当休克逐步好转时,末梢循环得到改善,发绀减轻,四肢转温。所以末梢的变化也是休克病情变化的一个标志。

5.心电监护的护理

患者入院后立即建立心电监护,通过心电监护可及时发现致命的室速或室颤。一般监测24～48 h,有条件可直到休克缓解或心律失常纠正。常用标准Ⅱ导进行监测,必要时描记心电记录。在监测过程中,要严密观察心律、心率的变化,对于频发室早(每分钟5个以上)、多源性室早,室早呈二联律、三联律,室性心动过速,R-on-T、R-on-P(室早落在前一个P波或T波上)立即报告医生,积极配合抢救,准备各种抗心律失常药,随时做好除颤和起搏的准备,分秒必争,以挽救患者的生命。此外,还必须做好患者的保温工作,防止呼吸道并发症和预防压疮等方面的基础护理工作。

第九节　慢性肺源性心脏病

慢性肺源性心脏病简称慢性肺心病,是由肺组织、肺血管或胸廓的慢性病变引起的肺组织结构和功能异常,导致肺血管阻力增加、肺动脉压力增加,右心室扩张、肥大,伴或不伴有右心衰竭的心脏病。

肺心病是我国中老年人的常见病、多发病,患病年龄多在40岁以上,随年龄增长患病率增高。我国肺心病的平均患病率约为0.4%,农村高于城市,吸烟者比不吸烟者明显增多。急性呼吸道感染是肺心病急性发作的主要诱因,常导致肺、心功能衰竭。目前重症肺心病的病死率仍然较高。

一、临床表现

本病发展缓慢,临床上除原有肺、心疾病的各种症状和体征外,主要是逐步出现的肺、心功能衰竭和其他器官损害的表现。

(一)肺、心功能代偿期

1.症状

咳嗽、咳痰、气促,活动后有心悸、呼吸困难、乏力和活动耐力下降。急性感染可使上述症状加重。很少有胸痛或咯血。

2.体征

可有不同程度的发绀和肺气肿体征。偶有干、湿性啰音,心音遥远。肺动脉瓣区第二心音亢进,提示有肺动脉高压。三尖瓣区出现收缩期杂音,或剑突下心脏搏动增强,提示有右心室肥厚。部分患者因肺气肿胸膜腔内压升高,阻碍腔静脉回流,可见颈静脉充盈。因膈肌下降,有肝界下移。

（二）肺、心功能失代偿期

1.呼吸衰竭

（1）症状：呼吸困难加重，夜间为甚，常有头痛、失眠、食欲下降，但白天嗜睡，甚至表现出表情淡漠、神志恍惚、谵妄等肺性脑病的表现。

（2）体征：明显发绀，球结膜充血、水肿，严重时可有视网膜血管扩张、视盘水肿等颅内压升高的表现。腱反射减弱或消失，出现病理反射。因高碳酸血症可出现周围血管扩张的表现，如皮肤潮红、多汗。

2.右心衰竭

（1）症状：气促更明显，心悸、气急、腹胀、食欲缺乏、恶心、呕吐等。

（2）体征：发绀更明显，颈静脉怒张，心率增快，可出现心律失常，三尖瓣区可闻及收缩期杂音，甚至出现舒张期杂音。肝大伴压痛、肝颈静脉回流征阳性、下肢水肿，严重者有腹腔积液。少数患者可出现肺水肿及全心衰竭的体征。

（三）并发症

由于低氧血症和高碳酸血症，使多个重要脏器受累，出现严重并发症，如肺性脑病、酸碱失衡及电解质紊乱、心律失常、休克、消化道出血、弥散性血管内凝血等。

二、诊断要点

有慢性支气管、肺、胸疾患的病史，有肺动脉高压、右心室肥大或伴有右心功能不全的表现，结合实验室检查，可做出诊断。但需排除其他心脏病的存在，如冠心病、风心病等。

三、治疗要点

（一）急性加重期

1.控制感染

社区获得性感染以革兰阳性菌占多数，医院感染则以革兰阴性菌为主。选用两者兼顾的抗生素，如青霉素类、氨基糖苷类、喹诺酮类及头孢菌素类等控制感染。

2.合理用氧

纠正缺氧和二氧化碳潴留，维持呼吸道通畅，改善呼吸功能。

3.控制心力衰竭

慢性肺心病患者一般在积极控制感染、改善呼吸功能后，心力衰竭便能得到改善；对治疗无效的重症患者，适当选用利尿、强心或血管扩张药物控制心力衰竭。

（1）利尿药：以缓慢、小量和间歇用药为原则。常用药物有氢氯噻嗪；尿量多时需加用10％的氯化钾，或选用保钾利尿药，如氨苯喋啶。重度心衰或需要快速利尿者，肌内注射或口服呋塞米。

（2）强心剂：宜选用速效、排泄快的制剂，剂量宜小。常用药物有毒毛花苷 K 0.125~0.25 mg，或毛花苷丙 0.2~0.4 mg 加入10％葡萄糖溶液内缓慢静脉推注。

（3）控制心律失常：一般经过治疗肺心病的感染、缺氧后，心律失常自行消失；如果持续存在，根据心律失常的类型选用药物。

（二）缓解期

以中西医结合的综合措施为原则，防治原发病，去除诱发因素，避免或减少急性发作，提高机体免疫功能,延缓病情的发展。

四、常用护理诊断

(一)气体交换受损

气体交换受损与呼吸道阻塞、呼吸面积减少引起通气和换气功能障碍有关。

(二)清理呼吸道无效

清理呼吸道无效与呼吸道感染、痰液过多而黏稠或咳嗽无力有关。

(三)体液过多

体液过多与右心功能不全、静脉回流障碍导致静脉压升高有关。

(四)潜在并发症

肺性脑病。

五、护理措施

(一)一般护理

1.休息与活动

急性发作期,卧床休息,取半卧位,减少机体耗氧量,减轻心脏负担。缓解期,在医护人员指导下根据肺心功能状况适当地进行活动,增强体质,改善心肺功能。

2.合理氧疗

翻身、拍背排出呼吸道分泌物,使呼吸道保持通畅,是改善通气功能的一项有效措施。在此基础上持续低流量、低浓度给氧,氧流量 $1\sim2$ L/min,浓度在 $25\%\sim29\%$,可纠正缺氧,并且防止高浓度吸氧抑制呼吸,加重二氧化碳潴留,导致肺性脑病。

3.饮食护理

摄取低盐、低热量、清淡、易消化和富含维生素及纤维的饮食。限制钠盐摄入,液体摄入量限制在 $1\sim1.5$ L/d,根据患者饮食习惯,少量多餐。应用排钾利尿剂的患者注意钾的摄入,鼓励患者多吃含钾高的食物和水果,如香蕉、大枣等,保持大便通畅。

4.皮肤护理

对久病卧床、水肿明显者应加强皮肤护理。避免腿部和踝部交叉受压;保持衣服宽大、柔软;在受压部位垫气圈或海面垫,有条件者用气垫床;帮助患者抬高下肢,促进静脉回流;定时变换体位,预防压疮。

(二)病情观察

密切观察病情变化,监测生命体征及血气分析。观察呼吸频率、节律、深度及其变化特点。如患者出现点头、提肩等呼吸,或呼吸由深而慢,转为浅而快等不规则呼吸,提示呼吸衰竭。如果患者出现注意力不集中、好言多动、烦躁不安、昼睡夜醒、神志恍惚等,提示肺性脑病的先兆症状,立即报告医生,并协助抢救。

(三)用药护理

1.利尿剂

尽可能在白天给药,以免因频繁排尿而影响患者夜间睡眠。用药后应观察精神症状、痰液黏稠度、有无腹胀、四肢无力等,准确记录液体出入量。过多应用利尿剂可能导致:①脱水使痰液黏稠不易咳出,加重呼吸衰竭;②低钾、低氯性碱中毒,抑制呼吸中枢,通气量降低,耗氧量增加,加重神经精神症状;③血液浓缩增加循环阻力,且易发生弥散性血管内凝血。

2.强心剂

遵医嘱给药,注意药效并观察毒性反应。由于肺心病患者长期处于缺氧状态,对洋地黄类药物耐受性很低,故疗效差、易中毒,用药前注意纠正缺氧。

3.呼吸兴奋剂

遵医嘱使用呼吸兴奋剂。注意保持呼吸道通畅,适当增加吸入氧浓度。用药过程中如出现恶心、呕吐、震颤,甚至惊厥,提示药物过量,及时通知医生。

(四)心理护理

关爱患者,多与患者交谈,给予患者理解与支持,鼓励患者积极配合治疗与护理,树立信心;教会自我护理,避免各种诱发因素,保护肺、心功能;动员患者的家人与亲友多陪护探视,增强患者的支持系统。

(五)健康教育

1.疾病知识指导

使患者及其家属了解疾病发生、发展过程及防止原发病的重要性,减少反复发作的次数。积极防治原发病,避免和防治各种可能导致病情急性加重的诱因。坚持家庭氧疗等。

2.生活指导

加强饮食营养,以保证机体康复的需要。病情缓解期应根据肺、心功能及体力情况进行适当的体育锻炼和呼吸功能锻炼,如散步、气功、太极拳、腹式呼吸、缩唇呼吸等,改善呼吸功能,提高机体免疫功能。

3.用药指导

向患者介绍药物的用法和注意事项,观察疗效及不良反应。

4.自我监测指导

告知患者及其家属病情变化的征象,如体温升高、呼吸困难加重、咳嗽剧烈、咳痰不畅、尿量减少、水肿明显或发现患者神志淡漠、嗜睡、躁动、口唇发绀加重等,均提示病情变化或加重,需及时就医诊治。

第十节　心肌病

心肌病(cardiomyopathy)是一组异质性心肌疾病,可由不同病因(遗传性病因较多见)引起,常被定义为"原因不明的心肌疾病",病因明确或与系统疾病相关的特异性心肌病如冠心病、围产期心肌病、风湿性心瓣膜病、高血压性心脏病等所致的心肌病变不在此列。临床可分为扩张型心肌病、肥厚型心肌病、限制型心肌病、其他获得性心肌病。其中,以扩张型心肌病和肥厚型心肌病较常见。

一、扩张型心肌病

扩张型心肌病(dilated cardiomyopathy,DCM)是一类以左心室或双心室扩大伴收缩功能障碍为特征的心肌病。病因多样,常有心脏扩大、心力衰竭、心律失常等临床表现,预后差,病死率较高,好发于青中年男性,且呈逐年上升趋势。

(一)病因及发病机制

多数病例原因不清,部分患者有家族遗传性。其病理改变以心腔扩大为主,肉眼可见心室扩张、室壁多变薄,纤维瘢痕形成,常伴有附壁血栓。组织学检测可见非特异性心肌细胞肥大、变性,特别是不同程度的纤维化。

(二)临床表现

本病起病隐匿,早期常无症状。随着病情加重,可出现程度不同的呼吸困难等左心衰竭症状,随之出现食欲下降、腹胀、下肢水肿和肝大等右心衰竭症状,常合并心律失常。部分患者可发生栓塞和猝死。

(三)实验室及其他检查

1.X 线检查

心影明显增大,心胸比值增大,＞50％,可见肺淤血征。

2.心电图

缺乏特异性诊断,可见左心室肥大、各种心律失常及 ST-T 改变。

3.超声心动图

超声心动图是诊断及评估 DCM 最常用的检查手段。早期仅有左心室轻度扩大,后期可见各心腔均扩大,以左室为著,心室壁运动减弱。

4.其他

如心脏磁共振(CMR)、心导管检查等,其中 CMR 对于心肌病诊断、鉴别诊断及预后评估价值很高。

(四)诊断要点

心界扩大、心力衰竭和(或)心律失常,超声心动图证实心腔扩大和心肌弥散性搏动减弱而无其他病因可解释时,可考虑本病。

二、肥厚型心肌病

肥厚性心肌病(hypertrophic cardiomyopathy,HCM)是一种遗传性心肌病,以心室肌非对称性肥厚、心室腔变小为特征,常并发各种心律失常,是青少年运动猝死的最主要原因之一。该病根据左心室流出道有无梗阻可分为梗阻性 HCM 和非梗阻性 HCM,梗阻性 HCM 约占 70％。

(一)病因及发病机制

本病常有明显家族史(约占 1/3),目前认为是常染色体显性遗传疾病,肌球蛋白基因突变是主要的致病因素。

(二)临床表现

1.症状

最常见症状是劳力性呼吸困难和乏力,1/3 患者有劳力性胸痛,夜间阵发性呼吸困难较少见。最常见的持续心律失常是房颤。部分患者因肥厚性心肌耗氧增多而致心绞痛,休息和应用硝酸甘油不能使之缓解。

2.体征

心脏轻度增大,可闻及第四心音。梗阻性患者可在胸骨左缘第 3、4 肋间或心尖部听到收缩中、晚期粗糙的喷射性杂音,屏气、剧烈运动、含服硝酸甘油时此杂音可增强。

(三)实验室及其他检查

1. X 线检查

并发心力衰竭者心影明显增大。

2. 心电图

形式多样。最常见为左心室肥大,可有 ST-T 改变及病理性 Q 波。

3. 超声心动图

对本病有非常重要的诊断意义。心室不对称肥厚而无心室增大是其主要特征,可显示室间隔的非对称性肥厚,舒张期室间隔厚度达 15 mm 或与左心室后壁厚度之比≥1.3,室间隔运动减弱。

(四)诊断要点

典型病例诊断不难,但轻型病例易于漏诊或误诊,对可疑病例行超声心动图检查多可确诊。

三、护理

(一)常见护理诊断/问题

1. 气体交换受损

气体交换受损与肺水肿、心力衰竭有关。

2. 潜在并发症

栓塞、心律失常、猝死、心力衰竭。

3. 胸痛

胸痛与肥厚的心肌需氧量增加和心肌供血供氧能力下降有关。

4. 焦虑

焦虑与病情反复、疗程长或并发症有关。

(二)护理措施

1. 一般护理

(1)休息与活动:适当限制体力活动,制订适合病情的活动计划,必要时卧床休息。注意安全防护,必要时加床挡。

(2)饮食护理:给予高蛋白、高维生素、富含纤维素的清淡饮食。心力衰竭者限制钠的摄入。

2. 病情观察

(1)监测生命体征,听取患者主诉。

(2)观察有无并发症发生:有无呼吸困难、心悸、颈静脉曲张、腹腔积液、下肢水肿等心力衰竭表现;有无突发的胸痛、腰痛、肢端皮肤发绀发凉等栓塞症状。

(3)有心律失常者随时监测心电图变化;心力衰竭利尿者,准确记录出入量,注意观察有无水电解质平衡紊乱。

3. 用药护理

严格按医嘱给药,观察药物的疗效及不良反应。扩张型心肌病患者对洋地黄耐受性差,使用时应警惕发生中毒;严格控制输液量与速度,以免发生急性肺水肿。

4.症状体征的护理

胸痛发作时立即停止活动,卧床休息;持续吸氧,氧流量3~4 L/min;安慰患者,解除紧张情绪;遵医嘱使用β受体阻滞剂或钙通道阻滞剂,注意有无心动过缓等不良反应。

5.健康指导

(1)疾病知识指导:症状轻者可参加轻体力工作,避免劳累。防寒保暖,预防上呼吸道感染。肥厚型心肌病者应避免情绪激动、负重、屏气及激烈运动如球类比赛等,减少昏厥和猝死的危险。有昏厥病史或猝死家族史者应避免独自外出活动,以免发作时无人在场而发生意外。

(2)用药与随访:告知患者坚持服药的必要性,说明药物的名称、剂量、用法,教会患者及其家属观察药物疗效及不良反应。嘱患者定期门诊随访,症状加重时立即就诊,防止病情进展、恶化。

第十一节 慢性心力衰竭

心力衰竭(heart failure)简称心衰,是由于各种心脏结构或功能异常导致心室充盈和(或)射血能力低下而引起的一组临床综合征,其主要临床表现是呼吸困难、疲乏和液体潴留。心力衰竭按发病缓急可分为慢性心力衰竭和急性心力衰竭,以慢性居多;按发生部位可分为左心衰竭、右心衰竭和全心衰竭;按生理功能分为收缩性心力衰竭和舒张性心力衰竭。慢性心力衰竭是大多数心血管疾病的最终归宿,也是最主要的死亡原因。

一、护理措施

(1)绝对卧床休息,限制活动量,并保持病室环境安静舒适,空气新鲜,冬天注意保暖,防止着凉。

(2)给低盐(每日食盐摄入量限制在2.5~5.0 g)、低脂、易消化、高维生素饮食,少量多餐,不宜过饱。

(3)密切观察病情变化及生命体征变化,遵医嘱给予心电、血压、血氧监测,并记录。控制液体入量,心力衰竭患者补液量以"量出为入"为原则,控制输液速度和总量,输液速度为20~30滴/分钟为宜。

(4)对长期卧床的患者应加强皮肤护理,保持床铺整洁,防止压疮发生。

(5)准确记录24 h出入量,每日液体摄入量应小于1 500 mL,同时严格控制输液速度。

(6)保持大便通畅,嘱其排便时勿用力,必要时给予缓泻剂。

(7)应用洋地黄药物者,注意观察药物的毒性反应,每次给药前询问有无恶心、呕吐、头晕、视力模糊、黄视、绿视等,听诊心率如低于60次/分钟或有严重胃肠道及神经系统毒性反应时,应停药并通知医师,不可轻易加量或减量。

(8)呼吸困难者给予高枕卧位或半卧位,持续低流量吸氧2~3 L/min。伴胸水或腹腔积液宜采取半卧位。下肢水肿者如无明显呼吸困难,可抬高下肢,以利于静脉回流。如发生急性肺水肿应给予端坐位,可使用床上小桌,让患者扶桌休息,两腿下垂,减少回心血量,减轻肺水肿,高流量吸氧 6～8 L/min。

(9)加强心理护理,给予精神安慰,鼓励患者。

(10)遵医嘱给予利尿、扩血管等药物,并观察药物的不良反应。

(11)病情稳定后,鼓励患者自主活动或下床行走,避免深静脉血栓形成。

二、病情观察

(1)密切观察有无急性左心衰竭的发生,若发生急性左心衰竭按急性肺水肿护理常规护理。

(2)注意心率、心律的变化,若出现心律失常时应立即行心电监护,给予抗心律失常药物。

(3)心力衰竭加重时,应警惕心腔内血栓脱落引起脑、肾、四肢或动脉栓塞等症状,给予相应处理。

(4)每天在同一时间、着同类服装、用同一体重计测量体重。时间安排在患者晨起排尿后、早餐前最适宜。有腹腔积液者应每天测量腹围。

(5)准确记录 24 h 液体出入量,若患者尿量<30 mL/h,应报告医生。

(6)活动过程中,监测患者有无呼吸困难、胸痛、心悸、头晕、疲劳、大汗、面色苍白。

三、用药护理

(1)应用洋地黄时,注意监测心率或脉搏;口服地高辛时,若患者脉搏低于 60 次/分钟或节律不规则,应暂停给药。或出现毒性反应,如心律不齐、房室传导阻滞、恶心、呕吐、黄视、绿视等应通知医生停药。

(2)应用血管紧张素转换酶抑制剂的主要不良反应包括干咳、低血压和头晕、肾损伤和高血钾,在用药期间需监测血压,避免体位性低血压。

(3)应用利尿剂时,注意有无电解质失衡。袢利尿剂和噻嗪类利尿剂最主要的不良反应是低钾血症,注意监测血钾。

(4)β-受体阻滞剂的主要不良反应有液体潴留(可表现为体重增加)和心力衰竭恶化、心动过缓和低血压等,应注意监测心率和血压。

四、健康教育

(1)积极治疗原发病,避免各种诱发因素。

(2)孕龄妇女注意避孕,以防心力衰竭复发。

(3)教育家属给予患者积极的支持,帮助树立战胜疾病的信心,保持情绪稳定,积极配合指导。

(4)饮食宜低盐、清淡、易消化、富营养,每餐不宜过饱,多食新鲜蔬菜水果,保持大便通畅。

(5)指导患者根据心功能状态进行体力活动锻炼。

(6)告知患者及其家属药物的名称、剂量、用法、作用与不良反应。

(7)指导患者每天测量体重,定期随访。

第三章　神经内科和精神科护理

第一节　短暂性脑缺血发作

短暂性脑缺血发作(transient ischemic attack，TIA)是颅内血管病变引起的一过性或短暂性、局灶性脑或视网膜功能障碍。临床表现为突然起病，一般持续 15～29 min，多在 1 h 内恢复，最长不超过 24 h，可反复发作，不遗留神经功能缺损的症状和体征。TIA 是发生脑梗死的重要危险因素之一。

一、临床表现

中老年多见，男性多于女性。①起病突然；②局灶脑或视网膜缺血症状；③短暂，一般为 10～15 min，多在 1 h 内恢复，持续时间不超过 24 h；④完全恢复而无后遗症；⑤可反复发作，发作间期完全正常。

根据受影响的动脉系统，TIA 分为颈动脉系统和椎-基底动脉系统。

1.颈动脉系统 TIA

颈动脉系统 TIA 常见症状为对侧单肢无力或麻木；特征性症状是短暂的单眼盲(眼动脉缺血)；优势半球(通常为左侧)缺血时可有失语。

2.椎-基底动脉系统 TIA

椎-基底动脉系统 TIA 最常见症状发作性眩晕、恶心、呕吐(似晕船)；典型表现为交叉瘫或交叉感觉障碍(病变同侧脑神经麻痹、对侧肢体瘫痪或感觉障碍)；还可发生复视、眼球震颤、构音障碍、吞咽困难、共济失调。亦可出现双眼一过性黑矇、跌倒发作(突然四肢无力跌倒，但神志清楚，能立即站起)；一过性遗忘(海马缺血)。

二、常用护理诊断/问题

1.知识缺乏

缺乏 TIA 防治知识。

2.有受伤的危险

有受伤的危险与眩晕、复视、共济失调有关。

3.潜在并发症

脑卒中。

三、护理措施

(一)一般护理

发作时卧床休息，枕头不宜太高，床头抬高(以 15°～20°为宜)，避免脑缺血。如厕、沐浴及外出有人陪同，仰头或转头动作缓慢，防止颈部过度活动致急性发作，因为 TIA 患者有一过性黑矇、眩晕，容易发生跌倒受伤。

（二）病情观察

由于短暂性脑缺血发作起病急、病程较短，故而应做好病情观察工作，密切观察患者的症状、体征，如意识、血压、心率、脉搏、呼吸、头晕、头痛、恶心、呕吐、肢体麻木、下肢无力等，并观察短暂性脑缺血发作的特点、频率、间隔时间、病情是否加重等，准确而详细地记录；频繁发作的患者应注意观察和记录每次发作的持续时间、间隔时间和伴随症状，观察肢体无力或发麻有无加重，有无头痛、头晕等其他症状出现，防止发生脑卒中。

（三）用药护理

遵医嘱正确用药。告知患者药物作用、不良反应、注意事项，如阿司匹林有胃肠道刺激，应饭后服用；抗凝药物有出血倾向，注意观察皮肤、黏膜、尿便、呕吐物、颅内出血情况。

（四）心理护理

短暂性脑缺血发作起病急，症状明显，患者常缺乏足够的心理准备，会出现紧张、恐惧、焦虑等。护理人员应与患者耐心交流，告知患者预防和控制疾病的知识。

（五）健康指导

1. 疾病知识指导

评估患者及其家属对 TIA 的认识程度，告知 TIA 有发生脑卒中的危险性，明确长期坚持服用药物及控制高危因素的重要性，戒烟限酒。选择低盐、低脂、低糖、充足蛋白质和富含维生素的饮食。避免暴饮暴食。规律的体育锻炼有助于增加脑血流量、改善微循环，控制血糖、血脂水平。

2. 定期复查

了解血糖、血脂、血压、血凝及心脏功能状况。

第二节　脑出血

脑出血（intracerebral hemorrhage，ICH）是指原发性非外伤性脑实质内出血，占急性脑血管病的 20%～30%。根据 2005 年《中国脑血管疾病防治指南》，年发病率为（60～80）/10 万，急性期病死率为 30%～40%。常发生于 50～70 岁的高血压患者。绝大多数是由高血压伴发脑小动脉病变，在血压骤升时破裂所致，又称高血压性脑出血。

一、临床表现

1. 诱因

患者多在情绪紧张、兴奋、劳累、用力排便致血压升高时发病。

2. 病情进展

患者起病突然，数分钟至数小时内病情发展到高峰，严重者昏迷。

3. 急性颅内压增高的表现

头痛、喷射性呕吐、意识障碍等。为保证脑组织的供血，血压会进一步升高。

4. 神经系统体征

症状视出血部位而异。最常见的出血部位是内囊附近。按出血灶与内囊的关系，分成外侧型和内侧型,外侧型是壳核出血(占脑出血 60%),内侧是丘脑出血(占脑出血 10%)。血肿压迫内囊,出现典型的"三偏征",即病灶对侧偏瘫、偏身感觉障碍和对侧同向偏盲。亦常发生患者头和眼转向出血病灶侧,呈"凝视病灶"状(凝视瘫肢对侧)。优势半球出血可伴有失语。

二、常用护理诊断/问题

(一)意识障碍

意识障碍与出血、脑水肿致脑组织受压有关。

(二)生活自理能力缺陷

生活自理能力缺陷与意识障碍、偏瘫有关。

(三)有皮肤完整性受损的危险

有皮肤完整性受损的危险与意识障碍、偏瘫、偏身感觉障碍致长期卧床有关。

(四)有失用综合征的危险

有失用综合征的危险与意识障碍、偏瘫致长期卧床有关。

(五)潜在并发症

脑疝、上消化道出血等。

三、护理措施

(一)一般护理

1.休息与活动

绝对卧床休息 2~4 周,危重患者 1~2 d 内避免搬动,防止再出血。头抬高 15°~30°,防止脑水肿。谵妄、躁动患者加保护性床档,必要时给予约束带适当约束。急性期限制探视,保持环境安静,避免各种刺激。保持大便通畅,排便前给予通便药物。

2.饮食护理

发病 24 h 内应禁食,发病 24 h 后,如神志不清、不能进食者,给予鼻饲流质,保证营养供给,做好鼻饲饮食的护理;若生命体征平稳、无颅内压增高、无上消化道大出血,可以适当进食。喂食时将食物送至口腔健侧近舌根处,进食时半卧位、颈部前屈。

(二)病情观察

并发症的观察与护理如下。

1.脑疝

(1)严密观察病情变化如血压、脉搏、呼吸、神志、瞳孔的变化,并做好详细记录。如患者出现意识障碍加重、剧烈头痛、频繁呕吐、极度烦躁、血压升高、脉搏变慢、呼吸不规则、瞳孔改变(当脑疝早期,可出现两侧瞳孔不等大、针尖样瞳孔;当瞳孔散大,对光反射消失时,往往进入脑疝晚期)等,提示有脑疝的可能,应及时通知医生,配合抢救。

(2)迅速给予吸氧和建立静脉通路,遵医嘱给予快速脱水、降颅内压药物,如使用 20% 甘露醇 125 mL 滴注,在 15 min 内滴完;立即清除呕吐物和口鼻分泌物,防止舌根后坠,保持呼吸道通畅,防止窒息;备好气管切开包,气管插管和脑室引流包。

2.上消化道出血

注意观察患者有无呕吐咖啡样或血样胃内容物、柏油样便、血压下降、脉搏增快、面色苍白、尿量减少等,每次鼻饲前要抽吸胃液,判断胃液性状。如有消化道出血征象,应立即通知医生。

（三）症状体征的护理

中枢性高热者给予冰袋或冰帽物理降温，对不宜降温者可行人工冬眠。保持肢体功能位（抗痉挛体位），防止或减轻瘫痪肢体痉挛。足部避免重物压迫，防止足下垂。对于病情稳定的脑出血患者，在发病后的 10～14 d 开始进行康复训练。

（四）用药护理

为保证甘露醇药物效果，需将其快速输入体内，尽量选择粗大的上肢静脉，每日更换注射部位，局部热敷预防静脉炎发生。用药过程中密切观察患者是否有憋喘、不能平卧、咳嗽、皮肤发绀及 SaO_2 降低等急性心力衰竭表现；密切观察尿量变化，一旦发生尿量减少或无尿，警惕急性肾衰竭的发生，应立即通知医生。

（五）健康指导

1. 积极控制高血压

通过饮食、运动、控制体重、药物保持血压稳定。

2. 预防血压骤然升高

保持情绪稳定和心态平衡，避免过分喜、怒、焦虑、恐惧、悲伤等；建立健康的生活方式，保证充分睡眠，适当运动，避免过度劳累和突然过猛用力；保持大便通畅；戒烟酒。

3. 康复指导

对患者及其家属进行康复功能锻炼指导，促进生活自理。

4. 就医指导

当患者出现脑出血的早期表现如头痛、呕吐、瘫痪、失语等，应尽快送医院就诊。

第三节　急性炎症性脱髓鞘性多发性神经病

一、护理目标

(1)患者呼吸道通畅，无肺部感染。

(2)皮肤完整，不发生并发症。

(3)能维持运动功能，独立地完成自理活动。

二、护理措施

（一）心理护理

和患者多交流，建立良好的护患关系，了解患者需要并使其了解病情，消除恐惧，配合治疗。

（二）活动指导

适当活动，为患者提供进餐及大小便的环境，帮助其进食、卫生清洁、如厕活动，恢复期鼓励其最大程度地完成自理。

（三）饮食指导

饮食给予高热量、高蛋白、高糖类、高维生素的饮食并补充足够的水分。

(四)病情观察

(1)观察患者吞咽和进食情况。

(2)观察有无呼吸困难。

(3)观察患者躯体功能及肌肉力量,观察偏瘫及部分感觉丧失的发展程度,有无肌肉萎缩及畸形。

三、健康教育

(一)环境

环境安静舒适,保持室内空气新鲜,减少人员流动,避免交叉感染。

(二)饮食指导

营养要合理,避免偏食。

(三)日常活动

适当活动,避免过度劳累,并注意自我保护,预防感冒。保持清洁卫生,特别是皮肤的护理,预防压疮的发生。注意进行肢体的功能锻炼,并按康复计划执行。

(四)心理指导

使患者保持良好的心理状态,避免情绪激动,多关心患者,和患者多沟通,可告之疾病的注意事项及转归,树立战胜疾病的信心。遵守医嘱服药,尤其是激素,不得擅自增减,定期复查。

第四节　精神分裂症

一、护理诊断/问题

1.有冲动暴力行为的危险

有冲动暴力行为的危险与命令性幻听、评论性幻听、自罪妄想、被害妄想、精神运动性兴奋和缺乏自知力等有关。

2.睡眠形态紊乱

睡眠形态紊乱与幻觉、妄想、警惕性增高、兴奋状态及睡眠规律紊乱有关。

3.营养失调、低于机体需要量

低于机体需要量与患者在精神症状支配下不配合而导致能量消耗增加、摄入不足有关。

4.生活自理缺陷

生活自理缺陷与患者的运动行为障碍(如木僵患者)或精神衰退致生活懒散有关。

5.不依从行为

不依从行为与患者的自知力缺乏、违拗木僵和幻觉、妄想状态、对药物的错误认知以及不适应新环境有关。

6.感知觉紊乱

感知觉紊乱与患者的幻觉妄想、注意力难以集中等精神症状有关。

7. 社交障碍

社交障碍与患者受幻觉妄想及情感障碍的影响、无法应对妄想内容、以致影响现实的人际关系的处理有关。

二、护理措施

（一）安全及生活护理

1. 安全护理

（1）病房的安全管理：做好安全检查工作，保证患者安全。一方面要严禁将危险物品（如剪刀、镜子、绳索等）带入病房，需要在患者入院时、外出活动返回时做好相关检查和防范；另一方面护士需要严格执行安全检查制度，检查病房相关设施有无损坏、患者的相关用具是否隐藏有危险物品，办公室等地做到人走门锁，防止医疗器械成为危险物品。

（2）及时掌握病情：日常护理工作中，护士应该严格遵守分级护理制度，针对高风险患者做好特护及危重、兴奋等患者的安全评估及护理。护士执行日间护理应每 20～30 min 一次，对于重危患者做到 24 h 不离视线。加强晨、晚间及午间工作人员较少时段的安全巡视，确保患者的安全。

2. 生活护理

精神分裂症患者由于受到精神症状的支配，其饮食、睡眠和个人卫生经常受到影响，因此，做好精神分裂症患者的生活护理非常必要，是治疗疾病的前提。

（1）饮食护理：针对不同症状制订饮食计划。暴饮暴食的患者要严格限制入量；拒食患者要分析原因，采取示范法或集体进食等方式诱导患者进食；异食癖患者要限制活动范围；老年患者、药物不良反应引起吞咽困难的患者进食速度要慢，以流质或半流质为主，防止发生噎食。针对木僵患者，可给予鼻饲饮食或静脉输液以维持营养。

（2）睡眠护理：合理安排作息制度，减少各种不良刺激，保证环境安静及安全。护士夜间需加强巡视，防止患者蒙头睡觉，严防发生意外。

（3）个人卫生护理：对行为退缩、生活懒散者，护士应采取督促指导的方法，训练其生活自理能力，如定时更衣、叠被、洗脸、刷牙等。对木僵患者应做好口腔护理、皮肤护理、二便护理，对女性患者需做好经期护理。

（二）心理护理

1. 入院阶段

精神分裂症患者多不愿意主动暴露内心体验，戒备心强。因此住院初始阶段护士宜首先与患者建立良好的护患关系，取得患者的信任。在此基础上，逐步引导患者暴露精神症状，并说出对症状的认识及感受。与患者交谈时，要尊重其人格，态度温和，语言简单明了，不训斥患者，特别是不要与患者争论有关精神症状的内容。

2. 治疗阶段

由于患者的情感和行为受到精神症状的影响，因此掌握病情是做好心理护理的前提。对于兴奋、冲动的患者，态度需要耐心，语调需要镇定而温和，及时疏导和阻止攻击毁物行为的发生。

第五节 心境障碍

一、护理诊断/问题

在面对患者出现的多种多样护理问题时，护士应重视确立护理诊断的优先次序，应将威胁患者生命安全、对患者健康有重大影响的问题放在突出的位置，并作为护理工作的重点。

(一)躁狂发作的护理诊断/问题

1.有对他人施行暴力行为的危险

有对他人施行暴力行为的危险与易激惹、好挑剔、过分要求受阻有关。

2.营养失调，低于机体需要量

低于机体需要量与兴奋消耗过多、进食无规律有关。

3.卫生、穿着、进食自理缺陷

卫生、穿着、进食自理缺陷与躁狂兴奋、无暇料理自我有关。

4.睡眠形态紊乱，入睡困难、早醒、睡眠需要减少

入睡困难、早醒、睡眠需要减少与精神运动性兴奋、精力旺盛有关。

5.有受外伤的危险

有受外伤的危险与易激惹、活动过多、好挑剔有关。

6.自我认同紊乱

自我认同紊乱与思维障碍(含夸大妄想)的内容有关。

7.便秘

便秘与生活起居无规律、饮水量不足有关。

(二)抑郁发作的护理诊断/问题

1.有自伤(自杀)的危险

有自伤(自杀)的危险与抑郁、自我评价低、悲观绝望、自罪等有关。

2.营养失调，低于机体需要量

低于机体需要量与抑郁导致的食欲下降及自罪妄想内容等因素有关。

3.卫生、穿着、进食自理缺陷

卫生、穿着、进食自理缺陷与精神运动迟滞、兴趣减低、无力照顾自己有关。

4.睡眠形态紊乱，早醒、入睡困难

早醒、入睡困难与情绪低落、沮丧、绝望等因素有关。

5.自我认同紊乱

自我认同紊乱与抑郁情绪、自我评价过低、无价值感有关。

6.应对无效

应对无效与情绪抑郁、无助感、精力不足、疑病等因素有关。

7.焦虑

焦虑与无价值感、罪恶感、内疚、自责、疑病等因素有关。

二、护理措施

每一个患者都是一个独立的个体，尽管他们的临床诊断、护理诊断可能相同，但每个患者

的护理措施却不尽相同。为了更为有效地帮助患者,护理措施必须遵循个体化的原则。

(一)躁狂发作的护理措施

1. 提供安全的生活环境

为患者提供安全的生活环境是首要的护理措施。躁狂发作的患者往往情绪不稳定,很容易受到外界环境的刺激而出现冲动攻击行为,因此提供一个陈设简单、空间宽大、安静的环境,对稳定患者的情绪,具有重要的意义。

2. 建立良好的护患关系

躁狂发作的患者常常兴奋话多,容易激惹,也容易表现为对治疗的不合作。良好的护患关系有利于护患之间的沟通和交流,安抚患者的情绪,提高患者对治疗的依从性。

3. 提供充足的食物和水,以满足患者的生理需要

患者由于极度兴奋、精力充沛,整日忙碌于他认为的有意义的活动而忽略了最基本的生理需要,容易导致营养及水的摄入不足,机体过度兴奋而衰竭。因此护士必须注意患者每天食物、水的摄入量和电解质的平衡,同时安排好患者的活动,使患者能得到适当的休息和睡眠。

4. 引导患者合理发泄精力

躁狂发作的患者往往感觉精力充沛,不知疲倦,但因情绪稳定性差,很容易使精力的发泄变成破坏性行为,不仅伤害自己,也有可能危及周围的人及物品。因此,护士应根据患者的病情特点等情况及医院的场地设施,安排既需要体能又不需要竞争的活动项目,如健身器运动、跑步等。

(二)抑郁发作的护理措施

1. 加强饮食调理

抑郁发作的患者常伴有食欲下降,严重时受自责、自罪影响而拒绝进食。因此必须根据不同情况,制订出相应的护理策略,保证患者营养的摄入。如选择患者平时喜爱的食物,少食多餐等。若患者坚持不肯进食,则必须采取另外的措施如喂食、鼻饲、静脉输液等方式。

2. 改善睡眠

抑郁发作的患者睡眠障碍主要表现为早醒,而早醒时患者往往处于情绪最低落时,此时也是自伤自杀等行为最容易发生的时间段。因此,护士应尽可能采取方法帮助患者改善睡眠,如督促患者白天多参加些运动,服用一些帮助睡眠的药物等。凌晨时应加强巡视,对于早醒的患者应予以安抚,使其延长睡眠时间。

3. 改善患者抑郁情绪

抑郁发作的患者往往会情绪低落,兴趣下降,甚至有自责自罪感,严重时伴有自杀观念。因此护士应能以平常心接受患者,建立良好的护患关系,经常与患者保持沟通,在交流过程中不要表现出不耐烦、不关心、甚至嫌弃、鄙视等表情和行为,也要避免使用简单生硬的语言,如"你不要……""你不应该……"等。同时要鼓励患者,设法改变患者的一些负性认知方式,帮助患者分析事情当中的积极一面,培养正性认知方式,使患者重新建立起治疗的信心。

4. 防止自杀行为发生

严重的抑郁发作患者往往伴有自杀观念甚至自杀行为,预防或防止自杀行为的发生是护理的重点。护士必须随时了解患者自杀意念的强度及可能会采取的方式,谨慎地安排患者生活和居住环境,使其不具有自杀的工具和条件。

第四章　消化内科护理

第一节　急性胰腺炎

急性胰腺炎(acute pancreatitis)是多种因素导致胰酶在胰腺内被激活后引起胰腺组织自身消化,引起水肿、出血、甚至坏死的炎症反应,是常见的急腹症之一。病情较重者可发生全身炎症反应并伴有器官功能障碍。

一、病因和发病机制

(一)病因

1.胆道疾病

胆石症、胆道感染或胆道蛔虫等胆道系统疾病是急性胰腺炎的主要病因,可导致 Oddi 括约肌水肿、痉挛,使十二指肠壶腹部出口梗阻,胆道内压力高于胰管内压力,胆汁逆流入胰管,激活胰酶引起急性胰腺炎。

2.酒精

酒精可促进胰液分泌,胰液分泌增加刺激 Oddi 括约肌痉挛、十二指肠乳头水肿,使胰管内压增高,胰液排出受阻引起急性胰腺炎。

3.胰管阻塞

胰管结石、狭窄、肿瘤或蛔虫钻入胰管等均可引起胰管阻塞,胰管内压过高使胰管小分支和胰腺泡破裂,胰液与消化酶外溢至间质引起急性胰腺炎。

4.十二指肠降段疾病

可直接波及胰腺的疾病,如球后穿透性溃疡。

5.其他

手术与创伤、内分泌与代谢障碍、感染、药物、遗传或原因不明的特发性胰腺炎。

(二)发病机制

尽管急性胰腺炎由多种病因引起,但都具有相同的病理生理过程,即各种病因导致胰管内高压,腺泡细胞内 Ca^{2+} 水平明显升高,一系列胰腺消化酶被激活导致胰腺的自身消化;腺泡细胞损伤和多种炎性介质(如肿瘤坏死因子、氧自由基、血小板活化因子等)通过增加血管通透性导致大量炎性渗出;胰腺微循环障碍致使胰腺出血、坏死。炎症在多种因素作用下被逐级放大,超过机体抗感染能力,导致机体多器官损伤和功能障碍。

二、临床表现

急性胰腺炎的临床表现与其病因、病理类型有较大关系。临床上常根据其病理表现将其分为急性水肿型和急性出血坏死型两大类,也可根据其临床表现及病情严重程度分为轻症急性胰腺炎、中度急性胰腺炎和重症急性胰腺炎。

(一)症状

1.腹痛

腹痛为本病的主要和首发症状。常于暴饮暴食或酗酒后突然发作;为持续性疼痛伴阵发性加剧,呈钝痛、钻痛、绞痛或刀割样痛;腹痛常位于中上腹,可向腰背部呈带状放射。取弯腰抱膝位可使疼痛减轻。水肿型一般3~5 d后缓解;坏死型则持续时间较长,呈剧痛,当渗液扩散可致全腹痛。个别年老体弱者腹痛极轻微或无腹痛。

2.恶心、呕吐和腹胀

早期为反射性,大多频繁、剧烈而持久,呕吐后腹痛无缓解,且常伴腹胀。继发腹膜后感染者腹胀更明显,甚至出现麻痹性肠梗阻。

3.发热

多数患者有中度以上发热,持续3~5 d。若持续发热1周以上并伴有白细胞增多者,应考虑急性胰周液体积聚或胆道感染等。

4.水、电解质及酸碱平衡紊乱

水、电解质及酸碱平衡紊乱多有不同程度的脱水。呕吐频繁者可致代谢性碱中毒,伴低钾、低镁;重症者可有严重脱水和代谢性酸中毒。部分患者可有血糖水平升高,偶发糖尿病酮症酸中毒或高渗性昏迷。

5.低血压和休克

低血压和休克多见于急性坏死型胰腺炎,少数患者可突发休克,甚至猝死。早期休克因有效循环血容量不足所致,后期因继发感染和多脏器功能障碍等因素所致。

(二)体征

1.轻症急性胰腺炎

腹部体征较轻,压痛局限于上腹部,但无腹肌紧张和反跳痛,可有肠鸣音减弱,呈轻度脱水貌。

2.中度急性胰腺炎

中度急性胰腺炎表现介于轻症急性胰腺炎和重症急性胰腺炎之间。

3.重症急性胰腺炎

重症急性胰腺炎呈急性重病面容,血压下降或测不到,尿量明显减少或无尿。患者腹肌紧张,全腹显著压痛和反跳痛,伴麻痹性肠梗阻时有明显腹胀,肠鸣音减弱或消失,可出现移动性浊音,多为血性腹腔积液。并发急性胰周液体积聚者上腹部可扪及明显压痛的肿块。少数患者因外溢的胰液沿腹膜后间隙渗到腹壁下溶解脂肪使毛细血管破裂出血,致两侧腰肋部皮肤呈暗灰蓝色,称为 Grey-Turner 征;若致脐周皮肤青紫,称为 Cullen 征。胰头炎性水肿压迫胆总管时可出现黄疸。

(三)并发症

局部并发症有急性胰周液体积聚、假性囊肿、急性坏死物积聚和包裹性坏死;全身并发症有器官功能衰竭、全身炎症反应综合征、全身感染、腹腔间隔室综合征、胰性脑病等。其中器官功能衰竭是最重要的全身并发症,病死率极高。轻症急性胰腺炎不伴有器官功能衰竭或局部并发症或全身并发症,中度急性胰腺炎伴有短暂(48 h内)器官功能衰竭或局部并发症或全身并发症,重症急性胰腺伴有持续器官功能衰竭(>48 h)。

三、护理措施

(一)一般护理

1.休息与活动

重症者绝对卧床休息。协助患者取弯腰、屈膝侧卧位以减轻疼痛,取半坐卧位以利于呼吸,便于腹腔渗液引流至盆腔。因剧痛辗转不安者应防止坠床。

2.饮食护理

食物是胰液分泌的天然刺激物,短期禁食可减少胰液分泌,减轻胰腺自身消化,并可缓解呕吐和腹胀,轻症患者需禁食 3~5 d 并予胃肠减压。患者口渴时可含漱或湿润口唇。禁食期间每日液体入量需达 3 000 mL 以上,胃肠减压时补液量应适当增加,注意维持水、电解质平衡。腹痛缓解、发热消退、白细胞计数及淀粉酶恢复正常后,可由少量无脂流质饮食开始逐渐恢复正常饮食,避免刺激性强、易产气、高脂肪及高蛋白质食物,切忌暴饮暴食和酗酒。

3.病情观察

严密观察生命体征、意识及尿量的变化;观察腹部症状和体征的变化及胃肠减压时引流物的性质和量;观察皮肤弹性,判断脱水程度,准确记录 24 h 出入液量;遵医嘱定时采集标本送血、尿淀粉酶及血清脂肪酶、血钙及血糖等测定。

(二)用药护理

遵医嘱用药,观察药物疗效及不良反应。药物有过敏史者及孕妇和儿童禁用。

1.阿托品

阿托品具有解痉镇痛的作用,但不良反应有口干、心率加快、腹胀、青光眼加重及排尿困难等。

2.西咪替丁

西咪替丁能显著抑制胃酸分泌,注意静脉给药时速度不宜过快,偶有血压降低、呼吸心跳停止。

3.奥曲肽

奥曲肽抑制胰液分泌,需持续静脉滴注给药,用药后在注射部位可有疼痛或针刺感。

4.抑肽酶

抑制胰酶活性,但可产生抗体,有过敏的可能。

5.加贝酯

加贝酯能广泛抑制与急性胰腺炎发展有关的蛋白酶的释放及活性,静脉滴注时速度不宜过快,防止药液外渗,多次使用时应更换注射部位,药液应新鲜配制。

(三)症状体征的护理

疼痛剧烈者,在明确病因的前提下,可遵医嘱给予哌替啶,但需注意哌替啶反复使用可致成瘾。注意急性胰腺炎患者镇痛禁用吗啡,以免 Oddi 括约肌痉挛,加重病情。对发热患者进行物理降温,并观察降温效果。做好口腔、皮肤护理。

(四)重症急性胰腺炎的抢救配合

出血坏死性胰腺炎虽属少见,但病情严重、进展快、并发症多,病死率高,应积极做好抢救配合工作。

(1)安置患者于重症监护病房,严密监测生命体征、神志、尿量等变化,做好记录。准备抢救用物,如静脉穿刺包、血浆、输液用物、氧气、气管切开包、辅助呼吸机及多种抢救用药等。

(2)注意给患者保暖。保持呼吸道通畅,给予氧气吸入。患者有血压下降、皮肤黏膜苍白、尿量减少、冷汗等低血容量性休克表现时,应取平卧位或休克位,注意保暖,同时,配血、备血、建立通畅的静脉通路,纠正低血压,使用升压药时应注意滴速,必要时需测中心静脉压。有急性呼吸窘迫综合征者应配合气管切开或辅助呼吸治疗。

(3)协助药物治疗,对需行外科急诊手术治疗者,应做好各项术前准备工作。

(五)健康指导

1.疾病知识指导

向患者及其家属介绍本病的主要诱发因素和疾病的过程,教育患者积极治疗胆道疾病,防治胆道蛔虫症。

2.生活指导

指导患者及其家属掌握饮食卫生知识,规律进食,避免暴饮暴食。避免刺激强、产气多、高脂肪和高蛋白食物,戒除烟酒,防止复发。

第二节　上消化道出血

上消化道出血(upper gastrointestinal hemorrhage)是指屈氏(Treitz)韧带以上的消化道,包括食管、胃、十二指肠、胰、胆道病变引起的出血,以及胃空肠吻合术后的空肠病变出血。上消化道出血是临床常见的急症,病死率仍较高,约为 10% ,60 岁以上患者出血病死率高于中青年,占 $30\%\sim50\%$ 。随着诊疗技术的发展,内镜与选择性动脉造影的应用可尽早明确病因,进行合理治疗与护理,从而提高了治愈率。

一、病因

上消化道出血的病因很多,以消化性溃疡最常见,其次为食管胃底静脉曲张破裂、急性糜烂出血性胃炎和胃癌。

(一)胃肠道疾病

1.食管疾病

食管疾病常见食管炎、食管癌、食管物理或化学性损伤。

2.胃、十二指肠疾病

胃、十二指肠疾病常见消化性溃疡、急性糜烂出血性胃炎、慢性胃炎、胃癌、胃手术后胆汁反流性吻合口炎、残胃炎、胃血管瘤、胃黏膜下动脉破裂等。

3.空肠疾病

空肠克罗恩病、胃肠吻合术后空肠溃疡。

(二)门静脉高压引起食管胃底静脉曲张破裂出血

(1)肝硬化。

(2)门静脉阻塞:门静脉炎、门静脉血栓形成、门静脉受邻近肿块压迫。

(三)胃肠道邻近器官或组织的疾病

1. 胆道出血

胆囊或胆结石或癌症、胆道蛔虫症、术后胆总管引流管造成胆道受压坏死,肝癌、肝脓肿或肝动脉瘤破入胆道。

2. 胰腺疾病

胰腺癌、急性胰腺炎并发脓肿破裂。

3. 其他

主动脉瘤、肝或脾动脉瘤、纵隔肿瘤或脓肿破入食管、胃和十二指肠。

(四)全身性疾病

1. 血液病

血液病可见于白血病、血小板减少性紫癜、过敏性紫癜、弥散性血管内凝血及血友病。

2. 应激性溃疡

如肾上腺皮质激素治疗后、脑血管意外、败血症、大手术后、烧伤、休克等引起的应激状态。

3. 其他

尿毒症、流行性出血热、系统性红斑狼疮等。

二、临床表现

上消化道出血的临床表现主要取决于出血量及出血速度。

(一)呕血与黑便

呕血与黑便是上消化道出血的特征性表现。呕血与黑便的颜色、性质与出血部位、出血量和速度有关。出血部位在幽门以上者常有呕血与黑便,在幽门以下者可仅表现为黑便。呕血为棕褐色,呈咖啡渣样,是因血液经胃酸作用形成正铁血红素所致,提示血液在胃内停留时间长。呕血呈鲜红色或有血块,提示出血量大、速度快,在胃内停留时间短。柏油样黑便,黏稠而发亮,是血红蛋白中的铁经肠内硫化物作用形成硫化铁所致。当出血量大且速度快时,血液在肠内推进较快,可排出暗红色或鲜红色血便。

(二)失血性周围循环衰竭

当出血量大而快时,常可致周围循环衰竭,可出现头昏、心悸、恶心、口渴、黑矇或昏厥;因血管收缩和血液灌注不足致皮肤灰白、湿冷,静脉充盈差,体表静脉塌陷。患者脉搏细速、血压下降呈休克状态可出现精神萎靡、烦躁不安、意识模糊、少尿、无尿、急性肾衰竭。

(三)发热

多数患者出血后 24 h 内有低热,一般不超过 38.5 ℃,持续 3～5 d,可自行消退,由周围循环衰竭导致体温调节中枢的功能障碍所致。

(四)氮质血症

一般于一次出血后数小时血尿素氮开始上升,24～48 h 可达高峰,大多不超过 14.3 mmol/L(40 mg/dL),3～4 d 后降至正常。

血尿素氮水平升高的主要原因是大量血液进入肠道,其蛋白质消化产物被吸收引起,又称肠源性氮质血症;同时因出血导致周围循环衰竭,而使肾血流量与肾小球滤过率下降,肾排泄功能降低,也可致血尿素氮水平增高。经足量扩容,又无明显肾功能不全,而血尿素氮水平继续升高,提示有继续出血或再次出血。

（五）血常规变化

出血后 2~5 h,白细胞计数升高达(10~20)×10⁹/L,止血后 2~3 d 可恢复正常;出血后 24 h 内网织红细胞增多,4~7 d 可达 5%~15%,以后逐渐降至正常,如出血未停止,可持续升高。出血后期患者可有正细胞正色素性贫血。

三、常见护理诊断/问题

（一）有体液不足的危险

有体液不足的危险与消化道出血所致有效循环血容量减少有关。

（二）有受伤的危险

创伤、窒息、误吸 与气囊压迫使食管胃底黏膜长时间受压、气囊阻塞气道、血液或分泌物反流入气管有关。

（三）活动无耐力

活动无耐力与失血性周围循环衰竭有关。

（四）潜在并发症

血容量不足,窒息。

四、护理措施

（一）一般护理

1.休息与活动

限制活动,有利于出血停止。少量出血者应卧床休息;大出血者绝对卧床休息,下肢略抬高,注意保暖。治疗和护理工作应有计划集中进行,以保证患者的休息和睡眠。

2.饮食护理

(1)大量呕血伴恶心、呕吐时,应禁食,少量出血而无呕吐,可进温凉、清淡流质饮食,以减少胃蠕动、中和胃酸。出血停止后,可逐渐改为半流质、软食至正常饮食,少量多餐。

(2)食管胃底静脉曲张破裂活动性出血期应禁食,止血后可给予高热量、高维生素流质饮食,限制蛋白质和钠摄入,避免诱发肝性脑病及加重腹腔积液,并避免粗糙、坚硬食物,防止造成曲张静脉再次损伤出血。

(3)禁食期间给予高热量和高营养静脉补液,维持水、电解质平衡,积极预防和纠正体液不足。

3.安全护理

轻症患者可起身稍事活动。活动性出血患者易在排便时或便后起立时昏厥,应指导患者坐起、站起时动作缓慢;出现头晕、心悸、出汗时立即卧床休息并告知护士;必要时由护士陪同如厕或床上排尿便。重病患者应多巡视,用床档加以保护。

4.生活护理

限制活动期间,协助患者完成个人日常生活活动。指导患者呕吐后及时漱口。排便次数多者注意肛周皮肤清洁和保护。卧床者特别是老年人和重症患者注意预防压疮。

（二）用药护理

血管加压素可引起腹痛、血压升高、心律失常、心肌缺血,甚至发生心肌梗死,故滴注速度应准确,并严密观察不良反应,患有冠心病的患者忌用血管加压素。14 肽天然生长抑素因半衰期短,故使用时应确保连续性,可用输液泵持续静脉滴注。

(三)症状体征的护理

发热者可给予相应的物理降温(如冰敷)或给退热药。大出血者遵医嘱给予血管加压素等药物止血,必要时做好器械止血护理配合。

(四)健康指导

1.一般知识指导

(1)注重饮食卫生和规律饮食,进营养丰富、易消化的食物;避免粗糙、刺激性、过冷、过热、产气多的食物或饮料;戒烟、戒酒。

(2)生活起居有规律,劳逸结合,保持乐观情绪,保证充足的休息。

(3)在医生指导下用药,以免用药不当。

2.针对原发病的指导

引起上消化道出血的病因很多,应帮助患者及其家属掌握自我护理的有关知识,减少再度出血的危险。

3.识别出血并及时就诊

指导患者及其家属早期识别出血征象及采取正确应急措施,如出现头晕、心悸等不适,或呕血、黑便时,立即卧床休息,保持安静,限制活动;呕吐时取侧卧位以免误吸;立即送医院治疗。慢性病者定期门诊随访。

第五章　肾内科护理

第一节　肾小球肾炎

肾小球疾病是一组临床表现相似（水肿、血尿、蛋白尿、高血压），但病因、发病机制、病理改变、病程和预后不尽相同，病变主要累及双侧肾小球的疾病。分为原发性、继发性和遗传性三大类。其中原发性肾小球疾病常病因不明，继发性肾小球疾病是指全身性疾病（如系统性红斑狼疮、糖尿病等）所致的肾小球损害，遗传性肾小球病为遗传变异基因所致的肾小球病（如Alport综合征等）。原发性肾小球疾病占绝大多数，是引起慢性肾衰竭的主要疾病。

一、急性肾小球肾炎

急性肾小球肾炎（acute glomerulonephritis，AGN）简称急性肾炎，是以急性肾炎综合征为主要临床表现的一组疾病。其特点为起病急，患者出现血尿、蛋白尿、水肿和高血压，并可有一过性氮质血症。多发生于链球菌感染后，其他细菌、病毒及寄生虫感染等也可引发本病，以下主要介绍链球菌感染后急性肾炎。

（一）病因与发病机制

1. 基本病因

常发生于β溶血性链球菌"致肾炎菌株"感染（常见为A组12型等），常见于上呼吸道感染（多见于扁桃体炎）、猩红热、皮肤感染（多为脓疱疮）等链球菌感染后。感染的严重程度与急性肾炎的发生和病变程度并不完全一致。

2. 发病机制

本病主要是由感染所诱发的免疫反应引起。链球菌的胞壁成分或某些分泌蛋白刺激机体产生抗体，抗原-抗体结合后形成循环免疫复合物在肾小球内沉积致病，或种植于肾小球的抗原与循环中的特异抗体相结合形成原位免疫复合物而致病。自身免疫反应也可能参与了发病。肾小球内的免疫复合物激活补体，导致肾小球内皮及系膜细胞增生，并可引起中性粒细胞及单核细胞浸润，导致肾脏病变。

（二）临床表现

急性肾炎多见于儿童，男性多于女性。通常于前驱感染后1～3周（平均为10 d）起病，潜伏期相当于机体接触抗原后产生免疫复合物所需时间，呼吸道感染者潜伏期较皮肤感染者短。起病较急，病情轻重不一，轻者可无明显临床症状，仅表现为镜下血尿及补体血清异常；重症者可有急性肾损伤、急性左心衰竭、高血压脑病等。本病大多预后良好，常在数月内自愈。典型者呈急性肾炎综合征表现，具体临床表现如下。

1. 尿异常

（1）尿量减少：尿量常降至400～700 mL/d，1～2周后逐渐增多，但无尿少见。

（2）血尿：常为首发症状，几乎所有患者均有肾小球源性血尿，约有40%患者有肉眼血尿。

肉眼血尿多于数日或 $1 \sim 2$ 周后转为镜下血尿,持续 $3 \sim 6$ 个月或更久。

(3)蛋白尿:可伴有轻、中度蛋白尿,少数患者($<20\%$患者)可有大量蛋白尿。

2.水肿

约有 80% 患者出现水肿,主要为肾小球滤过率下降导致水钠潴留而引起,典型表现为晨起眼睑水肿或伴有下肢轻度凹陷性水肿,少数患者水肿较重,进展较快,数日内累及全身。

3.高血压

约 80% 患者出现一过性轻、中度高血压,常与水钠潴留有关,少数患者可出现严重高血压,甚至并发高血压脑病。

4.肾功能异常

可有一过性氮质血症,大多数在起病 $1 \sim 2$ 周后,尿量渐增,肾功能恢复,只有极少数可出现急性肾损伤。

5.充血性心力衰竭

常发生在急性肾炎综合期,严重水钠潴留和高血压为重要的诱发因素。患者可有颈静脉曲张,奔马律和肺水肿症状。老年患者发生率较高(可达 40%)。

(三)诊断要点

链球菌感染后 $1 \sim 3$ 周出现血尿、蛋白尿、水肿和高血压等肾炎综合征典型表现,血清 C_3 水平降低,病情于发病 8 周内逐渐减轻至完全恢复者,即可诊断为急性肾小球肾炎。病理类型需进行肾活组织检查确诊。

(四)常见护理诊断/问题

1.体液过多

体液过多与肾小球滤过率下降致水钠潴留有关。

2.活动无耐力

活动无耐力与疾病所致高血压、水肿等有关。

3.皮肤完整性受损的危险

皮肤完整性受损的危险与皮肤水肿、营养不良有关。

4.潜在并发症

急性左心衰竭、高血压脑病、急性肾损伤。

(五)护理措施

1.一般护理

(1)环境:病室应宽敞明亮,温、湿度适宜,因本病好发于儿童,可提供画报、故事册、音乐或患者感兴趣的其他物品,但应避免患者过于兴奋。

(2)休息与活动:急性期绝对卧床休息 $2 \sim 4$ 周,待肉眼血尿消失、水肿消退、血压恢复正常后,方可逐渐增加活动量。病情稳定后可从事一些轻体力活动, $1 \sim 2$ 年内避免重体力活动。

(3)饮食:急性期严格限制钠的摄入,盐的摄入量低于 $3 \mathrm{~g/d}$。病情好转,水肿消退、血压下降后,可由低盐饮食逐渐转为正常饮食。尿量明显减少者,还应控制水和钾的摄入。氮质血症时应适当减少蛋白质的摄入,同时注意给予足够的热量和维生素。

2.病情观察

观察生命体征是否平稳,血压、水肿情况有无改变,尿量及性质的变化情况,注意观察皮肤有无红肿、破损、感染等情况,判断有无肾功能不全的早期征象。

3.症状、体征的护理

水肿患者做好水肿部位的皮肤护理。

4.用药护理

按医嘱给予利尿剂和降压药,观察利尿、降压效果,并观察其不良反应,降压速度不宜过快、过低,应用 ACEI 类药物降压时,注意监测电解质,防止高血钾,观察有无持续性干咳的不良反应;避免应用加重肾功能损害的药物,如氨基糖苷类抗生素。

5.心理护理

向患者讲解疾病的过程,耐心解答患者的疑问,解除患者的思想顾虑。

6.健康指导

(1)疾病相关知识指导:向患者及其家属讲解本病的病因及预后,减少焦虑等不良情绪。患者患病期间要加强休息,痊愈后适当参加体育活动,但1~2 年内不应从事重体力劳动。

(2)疾病预防指导:向患者及其家属介绍本病与呼吸道感染及皮肤感染的关系。指导患者患感冒、咽炎、扁桃体炎和皮肤感染后,应及时就诊,并讲解预防上呼吸道和皮肤感染的措施。

二、慢性肾小球肾炎

慢性肾小球肾炎(chronic glomerulonephritis,CGN)简称慢性肾炎,是指以蛋白尿、血尿、高血压、水肿为基本临床表现,病情迁延,病变进展缓慢,可有不同程度的肾功能减退,最终将发展为慢性肾衰竭的一组肾小球疾病。

(一)病因与发病机制

仅有少数慢性肾炎是由急性肾小球肾炎发展所致。慢性肾炎的病因、发病机制和病理类型不尽相同,但起因多为免疫介导炎症。导致病程慢性化的机制除免疫因素外,非免疫非炎症因素占有重要地位。

(二)临床表现

本病以中青年男性多见。多数起病缓慢、隐匿,可有一个相当长的无症状尿异常期。临床表现多样,差异较大。蛋白尿和血尿出现较早,多为轻度蛋白尿和镜下血尿,部分患者可出现大量蛋白尿或肉眼血尿。早期水肿时有时无,多发生于眼睑和(或)下肢的轻度水肿,晚期可持续存在。

多数患者可有不同程度的高血压,部分患者以高血压为突出表现。随着病情发展可逐渐出现夜尿增多,肾功能减退,最后发展为慢性肾衰竭。慢性肾炎的病程主要取决于疾病的病理类型,但感染、劳累、妊娠、应用肾毒性药物、预防接种及高蛋白、高脂或高磷饮食时可促使肾功能急剧恶化。

(三)诊断要点

凡蛋白尿持续1年以上,伴血尿、水肿、高血压和肾功能不全,排除继发性肾炎、遗传性肾炎和慢性肾盂肾炎后,可诊断为慢性肾炎。

(四)常见护理诊断/问题

1.体液过多

与小球滤过率下降导致水钠潴留等因素有关。

2.营养失调:低于机体需要量

低于机体需要量与蛋白饮食、长期蛋白尿致蛋白丢失过多有关。

3.焦虑

焦虑与疾病反复发作、预后不良有关。

4.潜在并发症

慢性肾衰竭。

(五)护理措施

1.一般护理

(1)休息与活动:无明显并发症者可适当活动,但要保证充足的休息和睡眠,切忌劳累。急性发作者或伴有高血压的肾功能不全患者应卧床。

(2)饮食:给予优质低蛋白饮食,0.6~0.8 g/(kg·d);高血压、水肿患者应限制水、钠的摄入;控制磷的摄入。同时,适当增加糖类的摄入,补充多种维生素,补充必需氨基酸。

2.病情观察

定期门诊随诊疾病的进展,监测肾功能、血压、水肿的变化。观察并记录进食情况包括每天摄取的食物总量、品种,评估营养是否充足,定期检测血红蛋白和血清蛋白浓度。

3.用药护理

观察药物疗效及不良反应,避免使用肾毒性的药物,以免加重病情。

(1)利尿剂:容量性高血压时多选用利尿剂。使用利尿剂时要注意观察水、电解质的变化情况,避免利尿过度及电解质紊乱。

(2)降压药物:密切观察血压变化情况,同时监测药物不良反应。

4.健康指导

(1)疾病知识指导:向患者及其家属讲解疾病知识,使其掌握相关内容,及时发现病情变化。避免感染、劳累和使用肾毒性药物(如氨基糖苷类抗生素、抗真菌药物),促使患者建立良好的生活方式。加强休息,延缓肾功能减退。指导患者摄入优质低蛋白、低盐、低磷饮食,保证充足的热量和维生素,并讲解其重要性,使患者根据病情选择合适的食物。

(2)定期门诊随访:讲明定期复查的必要性,让患者了解病情变化的特点,如出现水肿或水肿加重、血压增高、血尿等应及时就医。

第二节　肾病综合征

肾病综合征(nephrotic syndrome,NS)是由多种肾脏疾病引起的,具有大量蛋白尿(尿蛋白定量>3.5 g/d)、低蛋白血症(血浆清蛋白<30 g/L)、水肿、高脂血症为临床表现的一组综合征。

一、病因与发病机制

肾病综合征分为原发性和继发性两大类。原发性肾病综合征是指原发于肾小球本身的肾小球疾病,其发病机制为免疫介导性炎症所引起的肾损害。继发性肾病综合征是指继发于全身性或其他系统疾病的肾损害,如系统性红斑狼疮、糖尿病、过敏性紫癜、淀粉样变、多发性骨髓瘤等。本节仅讨论原发性肾病综合征。

二、临床表现

原发性肾病综合征典型临床表现如下。

(一)大量蛋白尿

尿蛋白>3.5 g/d 为选择性蛋白尿。发生机制为肾小球滤过膜的电荷屏障受损,肾小球滤过膜对血浆蛋白的通透性增高,使原尿中蛋白量增高,超过肾小管重吸收能力,导致尿中出现蛋白。

(二)低蛋白血症

血浆蛋白低于 30 g/L,主要为大量清蛋白从尿中丢失引起。此外,肝脏代偿性合成清蛋白不足、患者胃肠道黏膜水肿、蛋白质摄入不足、吸收不良等均可加重低蛋白血症。除血浆清蛋白减少外,血浆中的某些免疫球蛋白和补体成分、抗凝及纤溶因子等也可减少。

(三)水肿

低蛋白血症致血浆胶体渗透压下降,使水分从血管腔内进入组织间隙,是肾病综合征水肿的主要原因。

(四)高脂血症

肾病综合征常伴有高脂血症。高胆固醇和(或)高三酰甘油血症、低密度脂蛋白(LDL)、极低密度脂蛋白(VLDL)浓度增加,常与低蛋白血症并存。其发生机制与肝脏合成脂蛋白增加同时脂蛋白分解减弱有关,目前认为后者可能是高脂血症更为重要的原因。

(五)并发症

1.感染

感染是最常见的并发症,是导致本病复发和疗效不佳的主要原因之一,与营养不良、免疫功能紊乱及应用糖皮质激素有关。患者可出现全身各系统的感染,如呼吸道、泌尿道、皮肤感染等。

2.血栓、栓塞

高脂血症和血液浓缩造成血液黏稠度增加是主要原因,其次肝脏合成纤维蛋白原、部分凝血因子增加引起机体凝血、抗凝和纤溶系统失衡、血小板功能亢进、应用利尿剂和糖皮质激素等进一步加重高凝状态,均可致血管内血栓形成和栓塞。其中以肾静脉血栓最为常见(发生率10%～50%),此外,肺血管、冠状血管和脑血管等血栓也不少见。血栓、栓塞并发症是直接影响 NS 治疗效果和预后的重要因素。

3.急性肾损伤

因有效循环血容量的减少,肾血流量不足,易导致肾前性氮质血症,经扩容、利尿治疗可恢复;少数患者可出现肾实质性急性肾损伤,发生多无明显诱因,表现为少尿甚至无尿,经扩容无效。其发生机制可能是肾间质高度水肿压迫肾小管和大量管型堵塞肾小管造成小管腔内高压,引起肾小球滤过率骤然减少,又可诱发肾小管上皮细胞损伤、坏死,从而导致急性肾损伤。

三、诊断要点

根据大量蛋白尿、低蛋白血症、高脂血症、水肿等临床表现,排除继发性肾病综合征即可明确诊断,其中尿蛋白>3.5 g/d、血浆清蛋白<30 g/L 为诊断的必要条件。肾病综合征的病理

类型有赖于肾活组织病理检查。

四、常见护理诊断/问题

1. 营养失调:低于机体需要量

营养失调与大量蛋白质从尿中丢失、胃肠黏膜水肿导致蛋白质摄入减少、食欲不佳有关。

2. 有感染的危险

有感染的危险与使用免疫抑制剂治疗、贫血、营养不良、免疫功能紊乱及应用糖皮质激素有关。

3. 有皮肤完整性受损的危险

有皮肤完整性受损的危险与水肿、营养不良有关。

4. 焦虑

焦虑与本病的病程长,易反复发作有关。

五、护理措施

(一)一般护理

1. 休息与活动

严重水肿、低蛋白血症者卧床休息,病情好转适当床上活动;水肿消失后逐渐增加活动量。

2. 饮食护理

①蛋白质:一般给予正常量的优质蛋白 $0.8\sim1$ g/(kg·d),肾功能不全时,应根据肾小球滤过率调整蛋白质的摄入量;②热量充足:不小于 $126\sim147$ kJ($30\sim35$ kcal)/(kg·d),脂肪占供能的 $30\%\sim40\%$,多食富含不饱和脂肪酸的植物油,其余由糖类供给;③限制水、钠的摄入:低盐饮食,不超过 3 g/d,高度水肿而尿量少者应严格控制水的入量;④补充各种维生素和微量元素:如 B 族维生素、维生素 C、维生素 D、维生素 E 及叶酸和铜、铁、锌等。

3. 环境

保持病区环境清洁、舒适,定期空气消毒;地面及座椅用消毒水擦拭。病室内保持合适的温、湿度,定时开放门窗进行通风换气。尽量减少病室的探访人数,限制上呼吸道感染者探视。

(二)病情观察

监测生命体征及尿量的变化,观察有无咳嗽、咳痰、肺部干湿啰音、尿路刺激征、皮肤红肿等感染征象,皮肤有无破溃。定期测量血浆清蛋白、血红蛋白、肾功等指标。

(三)用药护理

让患者及其家属了解所用药物的治疗作用、用药方法、注意事项、不良反应等,使之能积极配合治疗。嘱患者切勿自行加量、减量甚至停药。按医嘱给予糖皮质激素或细胞毒类药物。观察用药不良反应,使用糖皮质激素者应注意有无水、钠潴留,上消化道出血,精神症状,继发感染,骨质疏松等不良反应;有无医源性库欣综合征发生,并告诉患者该综合征的表现和停药后可以恢复正常,以消除患者的顾虑。应用细胞毒类药物者应注意观察血常规、尿的颜色及肝功能的改变等。应用中药雷公藤总苷时要注意其对血液系统、胃肠道、生殖系统及内分泌系统的不良反应。

(四)预防感染

保持水肿部位皮肤清洁、干燥,避免皮肤受摩擦或损伤,三餐前后要漱口,定期沐浴;指导和协助患者进行口腔黏膜、眼睑结膜及外阴部等的清洁,擦洗要轻;室内空气、地面定期消毒;严格无菌操作,预防交叉感染。

(五)心理护理

针对本病病程长,表现复杂、易反复发作造成患者及其家属的焦虑,首先允许患者发泄自己的郁闷,对患者的表现表示理解;还要引导患者说出自己的需要;同时向患者及其家属报告疾病的进展情况,对任何微小的进步都应给予充分的认可,使他们建立抗病信心。

(六)健康指导

1.疾病知识指导

向患者及其家属讲解本病的特征,常见的并发症及预防方法。告知患者预防感染等并发症的重要性。指导患者加强营养和休息,增强抵抗力,注意保暖。同时适当活动,避免肢体血栓。告知患者优质蛋白、高热量、低脂、高膳食纤维和低盐饮食及其重要性,指导患者选择合适食物。向患者讲解各类药物的作用、用法、不良反应,按医嘱服药的重要性,尤其使用激素类药物不可擅自减药和停药。

2.定期复查

指导患者学会对疾病的自我监测,包括监测水肿、尿蛋白、尿量和肾功能等的变化,定期随访。

第三节　血液透析常规护理

一、血液透析前的护理

(一)透析机的准备

开启血液透析机,检测血液透析机各部件工作状况,进入透析准备,连接透析浓缩 A、B 液。

(二)患者的评估

1.患者病情的评估

了解患者一般情况,如神志、生命体征、透析时间、透析次数;询问并检查患者有无皮肤黏膜及胃肠道出血、便血,女患者要询问是否月经期;观察患者有无水肿及体重增长情况;患者原发病及有无其他并发症,如肿瘤、高钾血症、酸中毒等。

2.患者血管通路的评估

检查患者是自体动静脉内瘘,还是移植血管,或是深静脉留置导管,或是未建立血管通路;检测内瘘通畅情况,穿刺肢或置管处皮肤有无红肿、溃烂、感染;如通路闭塞应通知医师进行通路修复处理;深静脉置管者检查缝线有无脱落,固定是否妥善,置管口有无出血、红肿或分泌物;未建立血管通路者评估外周血管条件。

3.超滤量的评估

指导患者正确测量体重,掌握以患者体重变化为依据正确计算超滤量的方法。患者每次测量体重时须使用同一体重秤,并穿同样重量衣物,如患者衣物有增减应先将衣物称重后再与透析前、透析后体重相加减,计算当日超滤量。

4.干体重的评估

干体重是患者目标体重或称理想体重,是指患者体内既无水钠潴留,也没有脱水时的体重,是在患者透析治疗结束时希望达到的体重。无尿肾衰竭患者均存在体液潴留,透析治疗要使患者达到干体重,往往需要经过几次透析后才能确定。

干体重是动态变化的,与患者的精神状态、食欲改善、食量增加等因素也密切相关,故应注意根据患者具体情况给予修正。

(三)护理准备

1.物品准备

准备透析用相关物品,所有无菌物品必须在有效期内。透析器的选择应根据患者的透析方案确定。

2.透析器及管路的冲洗

准备正确安装透析器及管路并检查连接是否紧密、牢固。按血液净化标准操作规程进行预冲。复用透析器冲洗前做好有效消毒浓度及冲洗后残留消毒液浓度检测方可使用。

3.透析参数设定

根据医嘱正确设定患者的透析参数,如超滤量、抗凝血药、透析方式、透析时间、透析液温度,是否需要选择透析治疗方式,如钠浓度、序贯透析、超滤程序等。

4.上机连接的护理

(1)按血液透析上机操作流程连接血管通路与透析管路,开启血泵 $80\sim100$ mL/min。

(2)连接好静脉回路后渐增血流量至该患者透析治疗医嘱规定的血流量 $200\sim300$ mL/min。

(3)查对已设定透析参数是否正确。

(4)核查整个血液体外循环通路各连接处有无松动、扭曲;透析管路上各侧支上的夹子是否处于正常开、闭状态;静脉压力监测是否开启;机器是否进入正常透析治疗状态。

(5)妥善固定好透析管路,保持通畅。

二、血液透析中的护理

(一)严密观察巡视

(1)每 $30\sim60$ min 巡视 1 次,根据病情每小时测量血压、脉搏并记录。

(2)观察患者穿刺部位或置管口有无出血、血肿。

(3)观察透析器、透析血管通路内血液的颜色变化,有无凝血。

(4)观察机器运转、超滤状况;观察跨膜压、静脉压变化,如有异常情况及早发现及早处理。

(二)观察血压变化,发现问题及时处理

(1)血液透析患者治疗中低血压的发生,在透析治疗之初往往与心功能差或以往合并心脏疾病有关;经过透析治疗 2 h 后患者血压降低往往与超滤量多、电解质改变有关。患者在治疗中发生低血压后,应正确分析原因酌情及时处理。

(2)透析中高血压的处理一般发生在治疗 2 h 后,即经过治疗清除体内潴留水分后,血压仍无下降趋势时应遵医嘱给予降压药物。对于水、钠大量潴留的患者,降压药不宜给予过早,避免因血压降至正常后,患者不能耐受大量除水,给必要的超滤治疗造成困难。

(三)随时观察患者心率、呼吸、神志及病情的变化

(1)观察患者心率与呼吸、神志的变化,每小时记录1次。心率的异常在每个透析时段均有发生,应注重它的突然变化或透析2h以后的改变及心电图改变。原有合并心脏疾病的心率异常,多发生在透析治疗开始;心功能代偿引起的心动过速,多在治疗第2～5h发生。

(2)呼吸与神志在透析治疗中一般无明显改变,只在危重患者治疗时或患者病情发生危重变化时(如脑出血、低血容量性休克等)才可见到。

(3)在血液透析治疗中,护士应严密观察患者的病情变化、过敏反应和并发症的发生。最常见的并发症,按发生的频率排列为:低血压、恶心、呕吐、肌肉痉挛、头痛、胸痛、发热和寒战。

(4)在治疗开始及结束前测量体温。

三、血液透析结束时的护理

(一)回血护理

(1)血液透析结束时测量患者血压、心率,观察并询问患者有无头晕、心慌等不适。

(2)回血时护士必须精力集中,严格按照操作规程进行回血,防止误操作造成出血和空气进入的不良事件。

(3)如患者在透析中有出血,如牙龈出血,在回血时按医嘱用鱼精蛋白中和肝素。

(4)如回血前伴有低血压症状,通知医师,回血后应再测量,并观察患者的病情,注意排除其他原因导致的血压下降,嘱患者血压正常后才能起床离开。如生活不能自理、老年人、儿童患者离开时,护士应给予协助。

(5)记录并总结治疗状况。

(二)回血后患者止血处理

(1)内瘘患者穿刺点用无菌敷料覆盖。

(2)拔针时用1.5 cm×2 cm大小的纱布卷压迫穿刺部位。

(3)弹性绷带加压包扎止血,力量以既能止血又能保持穿刺点上下两端有搏动或震颤。

(4)15～20 min缓慢放松,防止压迫时间过长内瘘阻塞。

(5)止血贴继续覆盖在穿刺针眼处12 h后再取下。

(6)指导患者注意观察有无出血,若有出血,应立即用手指按压止血,同时寻求帮助。

(7)指导患者穿刺处当天保持干燥,勿浸湿,预防感染。

(三)透析机的消毒保养

透析结束后每班护士根据要求对机器进行消毒、机器外表面清洁维护、更换床单位,避免交叉感染。

第四节　血液透析治疗的观察与处理

透析治疗中的护理观察和处理大体分为两类:对透析设备方面的观察与处理;透析患者的观察与护理。

在实际操作中遇到问题,又存在着两者的交叉处理。前者为透析技术,操作不当会发生溶血、凝血、漏血、空气栓塞、血行性感染等,其发生率低与技术操作的人为因素有关,在这方面主要是提倡护理人员工作责任心,遵守操作规程与熟练的操作技术相结合,防患于未然;后者为透析护理,如透析治疗中患者失衡综合征、血压异常、心律异常、发热、肌肉痉挛、免疫与过敏反应等的发生,与患者体质、机体对治疗耐受程度有关,其结果与护士工作经验,处理是否及时、正确、到位密切相关,两者均为透析治疗中护理工作重点和护理人员必须掌握的技能。

血液透析治疗过程中对患者的观察与血液透析治疗的原理密切相关。血液透析是利用特殊材料的半透膜制成中空纤维,血液运行在中空纤维管腔内,透析液运行在中空纤维管外,以透析膜将血液与透析液隔开,在血液与透析液逆向流动的过程中,通过透析、弥散、渗透、压力梯度等原理,清除患者体内滞留的中、小分子代谢产物及水、电解质,纠正酸中毒并补充患者体内缺乏的电解质,维持机体酸碱平衡及内环境的稳定。

应用半透膜及相关原理对患者血液进行净化的同时,在短时间内伴随患者体内大量代谢产物快速被清除,会引起患者血流动力学及机体内环境的改变。因此在透析治疗中应当注意观察透析治疗对患者的影响,观察患者生命体征、病情变化,及时处理突发事件是护士的主要责任。

血液透析中最常见的并发症为血压、心率的改变及失衡综合征的发生,对患者并发症的观察与护理措施如下。

一、对患者血压的观察及处理

在血液透析治疗中最常见的并发症是高血压与低血压。

(一)透析治疗中的低血压

1. 发生原因

透析开始血液被引入体外的血液回路内循环,使患者体内血容量减少(循环血量据透析器的大小而不同,约为 200 mL/min),再经过透析 4 h 的超滤和清除毒素使体内循环血量减少,血液渗透压降低。在血液透析治疗中,由于除水使患者血压有不同程度下降,真正需要进行处理的低血压发生率占 7.24%。肾衰竭患者的水钠潴留是普遍存在的,透析治疗前要求患者体重不超过干体重的 3%～5% 或透析期间每天体重增加不应超过 1 kg。治疗中超滤速度过快,超滤量＞1000 mL/h 以上;超滤量过多＞干体重 5% 以上,易导致血浆容量在短时间内急速下降,当下降程度超过机体耐受性,患者则会出现心率增快、血压降低、面色苍白、冷汗淋漓、四肢厥冷、恶心、呕吐等低血容量性休克的表现,严重者出现表情淡漠、嗜睡、抽搐、昏迷等。

引起低血压的原因还有血流动力学的改变对原有心脏疾病的影响。如老年、糖尿病透析患者多合并心脏疾病,尿毒症性心肌损害如心肌炎、心包炎等,在血容量降低心肌缺血时,均会发生心率的改变,甚至出现心力衰竭引起血压的降低。在观察中可见,由于心脏原因引起的血压变化最初是随心率的改变而升高或降低的。

引起低血压的原因还有低钠透析液使患者血浆渗透压降低,机温过高使外周血管扩张,使回心血量减少及患者体内电解质及酸碱平衡的改变,低氧血症、低蛋白血症、甲状旁腺功能减退、自主神经功能紊乱、动脉硬化等多种因素。归纳起来最常见的原因是:血容量降低、渗透压降低、超滤速度过快。

护理上观察极为重要,当患者血容量降低之初,表现为迷走神经兴奋如频繁打哈欠,由于心脏功能的代偿最早表现为心率增快。及早发现,及时补充生理盐水,提高循环血量,及时停止超滤或减慢超滤速度,对防止病情恶化极为重要。

2.处理措施

透析患者本身存在着水钠潴留性高血压,随着透析超滤的进行,血压会逐渐下降。一般对血压逐渐降低只需注意观察,但对血压急剧下降,或血压下降伴随心率改变并有症状者,均应给予积极关注、适当处理。低血压的发生时间,有 70.37% 均发生在血液透析第 3 h、第 4 h,应引起特别注意。

(1)严密观察血压变化,测量血压每 0.5～1 h 一次,发现异常及时通知医生,必要时随时监测。

(2)发现低血压后立即停止除水。

(3)摇低床头使患者头低足高位。

(4)补充血容量,遵医嘱给予生理盐水 100～200 mL。

(5)提高血浆晶体或胶体渗透压。10% 氯化钠注射液 10 mL,静脉注射;50% 葡萄糖注射液 20 mL 静脉注射;人血白蛋白 5～10 g 静脉注射。

(6)使用升压药物。生脉注射液 20～40 mL 静脉注射或日服盐酸米多君片等。

(7)症状缓解后重新设定除水量、减慢除水速度或停止除水。

(8)安慰患者,待病情好转后针对患者进行健康教育,积极采取预防措施。

(9)对回血前、后发生的低血压应教会患者如何保护和观察内瘘是否通畅。

3.预防措施

(1)改变治疗方法。对长期低血压患者可使用高钠透析液(氯化钠 140～145 mmol/L)或采用在线 HF、HDF 等方法,对大量水潴留的患者使用程序除水、单超或序贯透析。

(2)劝告患者限制盐的摄入量,减少透析期间饮水量,防止饮水过多致使体重增长。

(3)对患者干体重进行再探讨,根据心胸比值重新确定干体重的设定值,不要过度除水;去除患者特殊因素如有腹腔积液而实际外周水肿并不明显等情况。

(4)指导患者在透析之后视血压实测值服用降压药物。

(5)对易发生低血压的患者在透析过程中最好不要进食。

(6)确定心功能状态,有无合并心肌炎、心包积液等。

(7)纠正贫血,纠正低蛋白血症,加强饮食指导,增加蛋白质摄入量。

(8)考虑使用血容量监测。

(二)透析治疗中的高血压

1.发生原因

在血液透析治疗中高血压的患者占 80% 以上,与年龄无关。大体分为容量依赖型及肾素依赖型高血压,前者与水在体内大量滞留,血容量过多有关;后者与超滤后血容量降低刺激容量感受器,使肾素-血管紧张素系统功能亢进,末梢毛细血管收缩增强有关。还与升压物质相对清除过慢,浓度相对升高有关。

容量依赖型高血压多发生在透析治疗开始,随着体内潴留水分的大量被清除,血压逐渐下降,也有降至正常。肾素依赖型高血压则随着体内潴留水分的大量被清除,血容量降低刺激容量感受器,使交感神经兴奋肾素分泌增加,及血浆中儿茶酚胺浓度异常升高,引起外周血管收缩而使血压逐渐升高。这类患者多发生在治疗 2 h 以后,患者会出现头痛、恶心、呕吐,严重者甚至在薄弱环节发生出血(如脑出血,患者还会出现意识障碍、昏迷等)。由于治疗中使用抗凝血药物,预后往往很严重。一般在收缩压达到 180 mmHg 时,应及时通报医师及时处理,防止脑血管意外等情况的发生。

2.处理措施

(1)患者发生高血压后应及时告知医生。

(2)容量依赖型高血压的治疗方法为适当除水,将患者体重维持在干体重水平。过早地给予降压药物会造成血压降低后对大量除水的不耐受。

(3)肾素依赖型高血压的处理一般是在 HD 治疗后 2 h 给予降压药物,如硝苯地平 10 mg 口服或卡托普利 12.5 mg 口服等。

(4)在回血前血压>200/100 mmHg 时应慎重处理(延迟回血),应先使用降压药物,待血压下降至 180/100 mmHg 后再进行回血操作,血流量降低为 80 mL/min 进行回血治疗。对老年患者,应注意防止脑血管意外的发生。

3.预防措施

(1)合理应用降压药物,观察患者降压药物的服用及疗效。

(2)观察总结患者干体重控制情况。

(3)指导患者低钠饮食,控制水的摄入量。

在血液透析治疗中对高血压与低血压的管理非常重要,是防止心脑血管并发症的重要方面并关系到患者的长期存活率与生活质量,应针对患者个体制订护理方案,观察患者服用降压药物的疗效,督促医生对患者降压药物进行调节。

血液透析患者的血压应维持在 140/90 mmHg 以下,但由于患者的情况不同,应根据患者不同的降压效果区别对待。如高龄及糖尿病肾病患者,合并血管病变、动脉硬化及缺血性心脏疾病等比较多,循环系统的调节功能低下,透析中易发生低血压或直立性低血压。

二、对患者心律改变的观察与处理

1.发生原因

在透析治疗中,部分患者主诉心慌、胸闷、气短,出现恶心、呕吐、心律失常、血压不稳定等情况。检查心电图可见心房纤颤,室性/室上性期前收缩,窦性心动过速、过缓,右束支传导阻滞等多种表现。在血液透析治疗中各种电解质及 pH 的改变,特别是钾离子、钙离子的浓度变化直接影响心肌收缩力。钙离子参与心肌兴奋-收缩偶联过程,心肌细胞膜上钙离子通透性增强时,钾离子通透性减弱,心肌兴奋增高,心肌收缩力加强、心率加快,反之心率减缓。

血液透析开始时血液的引出及大量超滤后,循环血量的减少所产生的血流动力学的改变增加了心脏的负担,更加重了原有心脏疾病的心肌缺血症状,血容量的降低刺激交感神经兴奋,释放肾上腺素、去甲肾上腺素,产生儿茶酚胺的增加,刺激心肌细胞膜上的 β 受体使心肌兴奋性增强,收缩力增加,心搏加快,多种关联因素均可诱发心律异常。

透析患者由于高龄、糖尿病肾病及脂肪代谢的紊乱,使心血管并发症发病率高。在透析患者死因中,心血管疾病占第一位,应引起高度重视。在血液透析治疗中患者出现心律异常时应及时通报医师,及时按医嘱处理。

2.处理措施

(1)观察患者心率/心律变化情况,对病情严重者协助医生做心电图,必要时进行心电监测。

（2）严格执行医嘱设定血液流量及除水量，并根据病情随时调整。

（3）遵医嘱给予患者吸氧，及时准确使用药物，如硝酸甘油、丹参制剂、毛花苷 C、普萘洛尔等。

3.预防措施

（1）充分透析清除毒素，避免由于代谢产物的蓄积造成心肌的损害。

（2）避免除水过多、过快造成的冠状动脉血流量减少致使心肌缺血。

（3）尽量减少血流动力学对患者心脏的影响，如减慢血液流量 150～180 mL/min，使用小面积透析器，延长透析时间或改为腹膜透析。

（4）合理控制血压。

（5）改善贫血，应维持红细胞压积在 0.35～0.54。

（6）防止透析治疗中低氧血症的发生，使用生物相容性好的透析器与适当吸氧。

（7）加强饮食指导防止钾过多地摄入。

三、对患者失衡综合征的观察与处理

1.发生原因

肾衰竭患者代谢产物及电解质在体内大量蓄积，如钾、钠、氯、尿素氮、肌酐、肌酸等在血液中浓度很高，使血浆渗透压增高。由于血液透析治疗，短时间内代谢产物急被清除，导致浓度的迅速降低，血浆渗透压也随之降低。由于血－脑屏障，脑脊液中毒素的清除速度较血液慢，形成了渗透压差，使血液中的水分进入颅内而发生脑水肿。患者出现头痛、恶心、呕吐、烦躁不安、痉挛，严重者可出现意识障碍，称为失衡综合征。

2.护理措施与预防

（1）失衡综合征多见于尚未适应透析治疗的患者。为了避免失衡综合征的发生，对初次接受血液透析治疗的患者一般采用低效透析方法，包括减慢血流速度，应用面积小的透析器，短时间及每日连续透析的方法进行诱导。

（2）提高透析液中的钠浓度，可在治疗结束前 1 h 给予 50％葡萄糖注射液 20～40 mL 静脉注射，提高患者血浆晶体渗透压，使患者能够适应透析治疗后再逐渐纳入常规透析。

（3）发生失衡综合征时遵医嘱给予降颅内压等对症处理。

四、对患者免疫反应与过敏反应的观察与处理

1.发生原因

当血液与透析膜接触时，某些膜表面上的游离羟基激活补体，产生补体片段 C3a、C5a 这些致敏毒素在迅速返回体内时引发过敏反应。组胺的释放刺激皮肤瘙痒，细胞激肽的产生刺激体温升高，前列腺素使末梢血管扩张血压降低，同时对白细胞有异化作用，使白细胞沉积在肺静脉毛细血管床，不仅使肺血管内血液淤滞，而且血小板释放的血栓素使肺血管收缩形成肺动脉高压，影响肺泡扩张造成低氧血症。

在透析液被细菌污染情况下，内毒素可透过透析膜进入血液与蛋白结合，刺激单核细胞释放白介素、肿瘤坏死因子、细胞激肽等炎症物质，引起患者瘙痒、发热、哮喘、休克等。

过敏反应的发生与透析器及血液回路的生物相容性（如原材料、质量、消毒方式）及操作方法密切相关，亦与治疗中用药、输血、输蛋白等诸多因素有关，并且还与患者本身是否是过敏体

质及个体耐受性有关(如透析器首次使用综合征)。血液透析中过敏反应常常发生在治疗开始和用药、输血后,发现患者出现瘙痒、皮疹,应引起注意,特别是在治疗之初患者出现胸闷、呼吸困难应立即报告医师并做好抢救准备。

2.护理措施

(1)吸氧。

(2)抗过敏药物的应用如地塞米松 5 mg 静脉注射。

(3)对症治疗的配合。

(4)回血。

五、对患者肌肉痉挛的观察与处理

1.发生原因

血液透析治疗中超滤过多,使血容量降低血压下降。毛细血管收缩以补充血容量,使末梢微循环灌注量不足,组织缺氧。透析中钠的清除及使用低钠、低钙透析液,使电解质发生改变。酸碱平衡失调、长期透析患者卡尼汀(肉毒碱)丢失,均可使患者在治疗中出现肌肉痉挛。一般多以下肢发生的频率高,也有发生在腹部及上肢。

2.护理措施

(1)通常处理方法以血压变化决定,血压低以补液(如生理盐水 100～200 mL 静脉注射),提高血浆晶体渗透压(如静脉给予高渗糖、高渗盐等)为主;血压无变化时以补充钙制剂(如静脉给予 10％葡萄糖酸钙)为主。

(2)长期透析患者应补充卡尼汀(如静脉给予雷卡)。

(3)给予局部热敷或按摩。

3.预防措施

(1)确认干体重的设定值是否正确,透析超滤量是否适当。

(2)透析液中的钠浓度与钙浓度设置是否合理。

(3)透析患者均存在不同程度的钙磷代谢异常,观察患者纠正钙、磷代谢异常的疗效,及时与医师通报非常必要。

六、对患者体温异常的观察与处理

1.发生原因

通常在透析治疗时患者体温无明显变化。但是血液透析患者本身存在中性粒细胞功能低下,淋巴细胞不仅功能低下且数量少,使得透析患者细胞免疫与体液免疫均功能低下;常有患者自身存在感染,在透析治疗中发生体温升高的情况,多表现为寒战、高热。

体温升高还与透析相关因素有关:①直接因素,如透析器与血液回路在连接操作中被污染;②间接因素,如透析液有污染使内毒素过膜等引起血行的污染;在治疗中输血或血浆制剂等。另外,透析治疗中患者体温降低,往往由超滤量过多、循环末梢血管收缩及机温过低引起。

2.护理措施

(1)严格执行无菌操作原则,阻断感染途径,特别是连接透析器及回路、皮肤消毒等各个环节。

(2)严格执行操作规范,如机器消毒和酸洗,防止污染与交叉感染。

(3)患者自身合并感染者要遵医嘱应用抗生素。

（4）物理降温或药物降温等对症处理。

（5）对于体温降低在处理上可适当提高机器温度,纠正血容量不足,给予适当的热水袋及保暖处理。

第五节　血液透析急性并发症的防治及护理

血液透析并发症根据其发生的时间分为急性并发症和远期并发症。前者是指并发症发生在透析过程中,发生快,病情重,需立即治疗;后者是指并发症发生在透析相当长一段时间后,起病缓慢,但病情重危害大,需加强预防。血液透析过程中或在血液透析结束后数小时内发生的与透析治疗本身有关的并发症称之为血液透析急性并发症或即刻并发症。

一、低血压

低血压是血液透析过程中常见的急性并发症之一,发生率为 25%～50%。低血压可造成透析血流量不足,以致超滤困难,透析不充分等。有症状的低血压也是透析患者提早结束透析的主要原因,所以应尽量避免。

1.透析相关的低血压

（1）有效血容量减少。最为常见。其中发生于透析开始后 1 h 内的血压下降称透析早期低血压,主要原因是体外循环血流量增加,血管的收缩反应低下,引起有效血容量不足所致,多见于年老体弱、心血管不稳定的透析诱导期患者。透析中、晚期低血压,多见于超滤过多（低于干体重）、过快（大于毛细血管再充盈率）。当溶质清除过快时,血浆渗透压迅速下降,驱使水分向组织间和细胞内转移,也可导致有效血容量减少发生低血压。

（2）醋酸盐血透析液不耐受。患者可因血管扩张,外周阻力降低而导致心输出量下降,引起低血压。

（3）透析膜生物相容性较差。可产生一系列扩血管炎性因子,诱发低血压。

（4）致热原反应等。

2.患者自身因素相关的低血压

（1）自主神经功能紊乱。多为压力感受器反射弧缺陷,导致心血管的代偿机制障碍,血压不稳定。

（2）内分泌性因素。如心钠素、前列腺素代谢失衡及激素功能障碍。

（3）使用降压药物。如血管紧张素转换酶抑制剂（ACEI）,特别是透析前服用降压药物,降低了机体对容量减少引发的缩血管反应,容易发生透析中低血压和透析后体位性低血压。

（4）尿毒症所致的心肌疾病、心包炎、心功能不全、心律不齐等。

（5）严重感染、重度贫血、低蛋白血症、严重创伤、出血、剧痛等。

3.临床表现

少部分患者发生低血压时无任何症状,但大多数患者有自觉症状,打哈欠、便意感、背后酸痛等往往是发生低血压前的先兆症状,需细心观察并及早处理。低血压典型症状是恶心、呕吐、冷汗、肌肉痉挛等，重者常表现为呼吸困难、面色苍白、头晕、焦虑、黑矇、心率加快、一过性意识丧失甚至昏迷。因此，在整个透析过程中，需常规监测血压。

4.处理

透析患者发生低血压时应迅速将患者平卧，头低位，同时减少血泵流速，调低超滤并立即快速静滴生理盐水 100～200 mL，多数患者可缓解。必要时可给予高渗葡萄糖液、血浆和白蛋白，以提高血浆渗透压。上述处理后仍不好转，应立即使用升压药物，并应积极寻找有无其他诱发原因，以便采取相应的抢救措施。

5.预防

对于首次透析患者要解除思想顾虑和惧怕心理，主张诱导透析。伴有严重贫血患者（Hb＜50 g/L），透析前开始输血，管路要预冲盐水。出现严重低蛋白血症者，可输入血浆、白蛋白和其他胶体液以维持其血浆渗透压。在透析方案上应尽量使用生物相容性好的透析膜，主张碳酸氢盐透析。超滤量应控制在患者体重的 5％以内。反复出现透析性低血压患者考虑改变透析方式为可调钠透析，序贯透析或血液滤过。同时注意透析前停服降压药物，改在透析后服。积极处理患者心血管并发症和感染。口服选择性的 α_1 受体激动剂盐酸米多君可以减少透析过程中低血压的发生。

二、失衡综合征

失衡综合征指在透析中、后期或结束后不久出现的与透析有关的以神经系统症状为主的一组综合征，发生率为 3.4％～20.0％。易发生于最初几次透析和使用大面积高效透析器时。

1.原因

（1）血脑屏障学说。大多数学者认为其与脑水肿有关。透析过程中脑组织及脑脊液中尿素氮和肌酐等物质浓度下降较慢，血浆渗透压相对于脑细胞而言呈低渗状态，水从外周转入脑细胞中，引起脑水肿。

（2）低氧血症致脑缺氧。

（3）弥散学说。透析时酸中毒纠正过快，而 CO_2，HCO_3^- 的弥散速度不同而使脑脊液的 pH 下降，导致脑脊液及脑组织反常性酸中毒等。

2.临床表现

早期表现为恶心、呕吐、不安及头痛等，进一步发展为定向力障碍、嗜睡等。严重者表现为抽搐、精神失常、惊厥、扑翼样震颤、癫痫样发作、木僵、昏迷，甚至死亡。

3.处理

轻者予吸氧，静脉注射高渗溶液，可酌情予镇静剂，缩短透析治疗时间。症状严重者则应立即终止透析，静滴 20％甘露醇并根据病情采取必要的抢救措施。

4.预防

吸氧有助于预防所有透析患者的失衡综合征发生。对尿毒症毒素严重患者，应采取诱导透析，并可改变血液净化方法如血液滤过、可调钠透析或序贯透析。必要时透析前使用苯妥英钠。

三、肌肉痉挛

在透析治疗中，肌肉痛性痉挛发生率约为 20％，并常与低血压有关，但极少数患者肌肉痉挛时，先前无低血压倾向。

1. 原因

迄今原因不十分清楚。可能与低钠、低钙、迅速脱水或脱水过多引起细胞外液容量下降和渗透压下降以及使用低钠透析液有关。可能血浆钠浓度的急性下降导致血管收缩,肌肉痉挛。

2. 临床表现

肌肉痛性痉挛多发生在透析的中后期,尤以老年人多见。以肌肉痉挛性疼痛为主,好发于下肢如足部、腓肠肌,少数以腹部表现突出。一般持续约 10 min,患者焦虑难忍。

3. 处理

可采取降低超滤速度,输入生理盐水 100～200 mL 或 10％氯化钠 10～20 mL 或用高渗糖水可使症状缓解。

4. 预防

对高危人群,应采用高钠透析液透析。对经常发生痉挛者应重新考虑调整干体重,减少超滤率。采取碳酸氢盐透析,或改变透析方式如序贯透析,血滤也有助于减少肌肉痛性痉挛。

四、心律失常

发生率约 50％,是猝死的主要原因之一。

1. 病因

导致透析中心律失常主要病因仍是电解质异常或酸碱平衡紊乱,如高血钾、低血钾、低碳酸血症等,透析前服用降压药物,尤其是透析患者因纠正心力衰竭常服用洋地黄制剂,在同时伴发低钾的时候最易引起心律失常。ACEI 的服用可引起高钾血症而致心律失常。患者并发的心肌病变、冠心病、心力衰竭、心包炎、严重贫血等也易诱发心律失常。

2. 临床表现

临床上可出现各种类型的心律失常,以心房扑动、心房颤动最为常见,室性心律失常以频发室性期前收缩为主,严重者可有心室颤动。临床症状常无特异性,可伴心悸、头晕、黑矇、昏厥,严重时可发生阿-斯综合征甚至猝死。

3. 处理

应根据不同病因和心律失常类型给予相应处理,但需注意药物在透析患者体内的潴留和毒性作用。应及时请心血管专家协助治疗。预防上,从病因入手,纠正电解质和酸碱平衡紊乱等。对顽固性反复发作,尤其合并有严重器质性心脏病患者应改为腹膜透析。

五、透析器反应

由于使用新透析器而产生的一组症候群。临床上分为两型:A 型(即刻过敏反应)和 B 型(非特异性胸背痛)。

(一)A 型

A 型透析器反应较少见。

1. 病因

可能与环氧乙烷诱发 IgE 介导的免疫反应有关。新近报道服用 ACEI 的患者,使用 PAN 膜透析时也可发生。

2. 临床表现

常发生在透析开始的 5～30 min 内,包括呼吸困难、焦虑不安、荨麻疹、皮肤瘙痒、流涕、腹部痉挛、血管性水肿等。

3.处理

轻者不必处理,症状可随透析逐渐消失。重者应立即停止血液透析,夹住透析管路,把血液和透析器丢弃,并积极对症处理,包括吸氧、用肾上腺素、抗组胺药和激素。透析前应充分冲洗透析器,以清除残余的有毒物。若反应严重,避免使用同样膜材料和消毒方法的透析器。

(二)B 型

B 型透析器反应最常见。

1.病因

B 型透析器反应可能与膜的生物相容性有关。

2.临床表现

一般在透析开始后的 1 h 内出现,主要表现为胸痛伴或不伴背痛,少数伴有不同程度的恶心、皮肤瘙痒和难以表达的不适感。

3.处理

多数症状并不严重,可自行缓解。可吸氧、使用抗组胺和止痛药,无须终止透析。复用透析器或使用生物相容性更好的透析器可减少发生。

六、空气栓塞

空气栓塞指透析过程中,空气进入人体引起的血管栓塞,是透析治疗中的严重并发症,常有致命性危险。主要原因以泵前输液、泵前血管通路破裂及回血不慎将空气驱入多见。

1.常见原因

(1)动脉血管通路泵前补液,未及时夹住管道,致使空气被吸入血流。

(2)血管通路破损,尤其是血泵前管道破裂,因负压作用,极易吸入空气。

(3)血管通路及透析器内空气未排尽,联机循环接通后,空气被推入血中。

(4)内瘘穿刺针周围漏气,管道连接不严,接头处松动。

(5)透析机除气设备失灵,如肝素注射器漏气或空气捕捉器破损。

(6)透析膜破损及透析液内含有大量空气,而透析机除气泵失灵使空气弥散入血。

(7)透析结束时回血不慎,将空气驱入血中。

2.临床表现

少量空气呈微小泡沫缓慢进入血液时,可溶解入血或由肺呼出,不发生任何症状。若气泡较大,漏气速度较快,一次进入 5 mL 以上时,可发生明显的气体栓塞症状,表现为血压迅速下降、发绀、抽搐、昏迷,甚至因呼吸、心搏骤停而死亡。空气缓慢持续进入时,出现倦怠、面色潮红、心跳加快、刺激性咳嗽、胸闷、呼吸困难、喉头阻塞感、心前区疼痛、头痛、昏厥。

3.处理

一旦发生空气栓塞应立即夹住静脉管道,停止血液透析,同时患者取头低位,左侧卧位,抬高下肢,使空气进入右心房顶端,不进入肺动脉和肺。当出现严重心脏排血障碍时,应考虑行右心室穿刺抽气。

急诊处理过程中,切忌行心脏按压,以免空气进入肺血管床和左心室而引起全身动脉栓塞。吸纯氧,有条件可在高压氧舱内加压给氧。静推地塞米松减轻脑水肿,注入肝素及右旋糖酐-40(低分子右旋糖酐)改善微循环。

4.预防

空气栓塞是威胁患者的严重并发症,治疗较困难,应以预防为主。

(1)透析管道连接要牢固,静脉穿刺前要认真排除管道气泡,注意管道是否破裂。

(2)慎用泵前补液。

(3)操作人员要严格操作规程,回血时,必须精力集中,及时夹住静脉管道。

(4)随时注意空气捕捉器的液面在3/4处,并确保空气报警装置的灵敏。

七、溶血

透析时发生急性溶血是严重的急症并发症之一。

1.急性溶血

主要发生原因如下。

(1)透析机温控系统失灵,透析液温度异常(超过51℃时,可引起严重的溶血,患者可因高钾血症而死亡。47℃~50℃时,可发生延迟溶血)。

(2)血泵和管道内红细胞的机械损伤。

(3)透析液浓度异常,特别是低钠引起血浆低渗透压,使红细胞肿胀破裂。

(4)残留的消毒剂(如环氧乙烷、甲醛溶液)与细胞接触发生还原反应,损伤细胞。

(5)透析用水中的氧化剂和还原剂(如氯胺、铜、硝酸盐)引起红细胞脆性增加。

(6)血液透析中异型输血。

2.临床表现

患者常感胸部紧压感、腰背痛,可伴有发冷发热、血红蛋白尿、呼吸困难,严重者出现高钾血症,血细胞比容下降,静脉回路血液呈紫红色或淡红色。

3.处理

一旦透析时发生溶血应立即关闭血泵,停止透析,夹住静脉管道,丢弃体外循环血液。给予患者吸入高浓度氧,并输入新鲜血。在纠正溶血原因后,严重高钾血症者可重新开始透析治疗。

4.预防

主要预防步骤如下。

(1)透析器及管道连接前要充分冲洗,以清除残留的消毒剂和化学试剂。

(2)透析用水要使用反渗装置处理,并定期维护。

(3)透析机需装有高温监视装置。

(4)严密监测透析液的浓度及质量。

八、透析器破膜

1.原因

(1)透析器质量问题。

(2)透析器储存不当,如冬天储存在温度过低的环境中。

(3)透析中因凝血或大量超滤等而导致跨膜压过高。

(4)对于复用透析器,如复用处理和储存不当、复用次数过多也易发生破膜。

2.紧急处理

(1)一旦发现应立即夹闭透析管路的动脉端和静脉端,丢弃体外循环中血液。

(2)更换新的透析器和透析管路进行透析。

(3)严密监测患者生命体征、症状和体征情况,一旦出现发热、溶血等表现,应采取相应处理措施。

3.预防

(1)透析前应仔细检查透析器。

(2)透析中严密观察跨膜压,避免出现过高跨膜压。

(3)透析器漏血报警等装置应定期检测,避免发生故障。

(4)透析器复用时应严格进行破膜试验。

九、体外循环凝血

1.原因

(1)血流速度过慢。

(2)外周血 Hb 过高。

(3)超滤率过高。

(4)透析中输血、血制品或脂肪乳剂。

(5)透析通路再循环过大。

(6)使用了管路中补液壶(引起血液暴露于空气、壶内产生血液泡沫或血液发生湍流)。

2.紧急处理

(1)轻度凝血。常可通过追加抗凝剂用量,调高血流速度来解决。在治疗中仍应严密监测患者体外循环凝血变化情况,一旦凝血程度加重,应立即回血,更换透析器和管路。

(2)重度凝血。常需立即回血。如凝血重而不能回血,则建议直接丢弃体外循环管路和透析器,不主张强行回血,以免凝血块进入体内发生栓塞。

3.预防

(1)透析治疗前全面评估患者凝血状态、合理选择和应用抗凝剂是预防关键。

(2)加强透析中凝血状况的监测,并早期采取措施进行防治。包括压力参数改变(动脉压力和静脉压力快速升高、静脉压力快速降低)、管路和透析器血液颜色变暗、透析器见小黑线、管路(动脉壶或静脉壶内)小凝血块出现等。

(3)避免透析中输注血液、血制品和脂肪乳等,特别是输注凝血因子。

(4)定期监测血路通路血流量,避免透析中再循环过大。

(5)避免透析时血流速度过低。如需调低血流速度,且时间较长,应加大抗凝剂用量。

第六节　血液透析远期并发症的防治及护理

血液透析远期并发症是维持性透析患者在透析数年后相继出现的,诸如继发性甲状旁腺功能亢进、透析性骨病、透析性痴呆、透析相关性淀粉样变、铝中毒及病毒性肝炎等并发症总称。这些远期并发症的出现使透析治疗的复杂性进一步增大,对透析工作者的要求进一步增加。

一、心血管系统疾病

在血液透析的远期并发症中,心血管系统疾患占的比例最高,危害性最大,是血液透析患者最常见的死亡原因。

1.高血压

高血压是心、脑血管并发症最重要的独立危险因素。据统计,有近80%的尿毒症患者伴有高血压,尤其在肾小球肾炎、原发血管病变或糖尿病肾病透析患者中高血压发病率高达90%～100%。

(1)病因。尿毒症患者血压持续增高的主要因素与其心输出量和总外周血管阻力增加等密切相关,包括:①钠、水潴留导致容量负荷增加;②肾素血管紧张素系统(RAS)激活,其血浆肾素活性显著增高;③细胞内游离钙增加与甲状旁腺激素水平增高;④自主神经系统病变导致交感神经系统紊乱等。

(2)防治措施。①保持干体重:所有患者应通过限制水、钠摄入和透析达到并维持干体重,如此可使65%～80%的患者高血压达到控制。②合理使用降压药:20%～30%的患者在采用饮食控制和透析治疗达到干体重后,仍需用降压药以控制血压。多主张首选血管紧张素转换酶抑制剂和钙通道阻滞剂,或加用β受体阻滞剂,但需注意透析当天最好在透析结束后服用降压药以防透析中低血压的发生。③对难治性高血压,应积极寻找原因对症治疗,如患者对饮食控制和服药的依从性;降压药的剂量、给药时间及药物之间相互作用;同时存在肾动脉狭窄、甲状腺功能亢进症或甲状旁腺功能亢进、高钙血症等。

2.左心功能不全

(1)病因。综合因素所致,包括高血压、水钠潴留、贫血、动静脉瘘、动脉粥样硬化、尿毒症毒素蓄积、营养不良和低蛋白血症等。

(2)临床表现。由于左室顺应性明显减低,当容量负荷加重时极易引起肺充血和急性肺水肿;相反,当水钠丢失和容量减少时,又易使心排量锐减,引起冠状动脉灌注不足,诱发心绞痛或心肌梗死。

(3)防治。充分透析可改善心肌收缩功能,因此充分合理的脱水以维持透析患者理想的干体重甚为重要。应选用碳酸氢盐透析。此外,要积极控制高血压、纠正贫血和进行营养支持。

3.心包炎

心包炎是慢性肾衰竭晚期的常见并发症,按其发生时间与透析治疗开始先后的关系分为早期心包炎和迟发性心包炎两大类。

(1)病因及发病机制。发病机制尚未完全肯定,可能与以下因素有关:①尿毒症毒素蓄积;②水、钠潴留;③病毒感染;④免疫异常;⑤血小板功能异常、凝血机制障碍以及血液透析时全身肝素化等。

(2)临床表现。①早期心包炎(尿毒症心包炎),多见于透析治疗开始前或治疗后不久(2周内)尚未充分透析的尿毒症患者,表现为心前区不适、闷痛,以立位或前倾位较明显;心包摩擦音几乎存在于所有心包炎患者,但常在2～4 d内消失。对于在透析过程中经常出现低血压的尿毒症性心包炎患者,应考虑大量心包积液的存在。心电图检查结果无特异性,房性心律失常为常见的心律改变,X线检查可见心影扩大,超声心动图对诊断心包积液有较大价值。

②迟发性心包炎（透析相关性心包炎），是指透析治疗开始后（2周至2个月后）才出现的心包炎或心包积液，患者常无明显临床症状，心包摩擦音发生率较低，血液透析时易有难以解释的低血压。可以通过超声心动图诊断心包积液的存在。当发展至缩窄性心包炎时，主要表现为右心功能不全，极易误诊为充血性心力衰竭。处理上，首先要鉴别是早期心包炎或迟发性心包炎，因两者在治疗方法的选择上有所不同。前者以加强透析为主，一旦确立尿毒症心包炎的诊断应立即着手透析。通常每周进行5～7次透析，每次4～4.5 h，连续2～4周采用高效大面积透析器并减少肝素用量，或无肝素透析或采用局部肝素化，以防心包血性渗出。迟发性心包炎亦需加强透析，每周3次，每次5 h，但单纯加强透析难以使积液消失，甚至在应用肝素时，血性心包炎反而加剧或发生心包填塞。此时可改用腹膜透析，或血液滤过，或连续性动静脉血液滤过。对皮质激素和吲哚美辛的应用尚有不同看法，多数研究者认为它们不能改变病理学变化，因此仅应用于有高热或全身中毒症状者。有报道用氟羟泼尼松龙通过导管注入心包腔内治疗心包炎取得良好疗效。对缩窄性心包炎应尽早进行心包剥离及部分心包切除术。

4. 冠状动脉疾病

透析患者直接死于冠状动脉疾病者占10％。动脉粥样硬化是造成冠状动脉疾病的主要原因。主要预防措施包括控制高血压、高脂血症，纠正贫血，防治甲状旁腺功能亢进症，控制钠摄入，保持透析间期体重稳定，避免过多、过快超滤脱水。心绞痛或心肌梗死的治疗与非透析人群处理原则相同。

5. 心内膜炎

慢性肾衰竭患者继发心内膜炎者占5％，易感因素包括尿毒症本身引起免疫力低下，免疫抑制剂的应用，创伤性治疗手段引起血管内膜损伤、内渗和心脏内膜损伤等。细菌主要来源于血管通路与血管进路。据报道致病菌中70％为金黄色葡萄球菌，其次为表皮葡萄球菌。细菌性心内膜炎的诊断通常比较困难，症状和体征均缺乏特异性。发热不明显或偶有发热，但对长期或反复发热者，应该想到细菌性心内膜炎。依靠心脏杂音来诊断心内膜炎特异性较差，因尿毒症引起的贫血、心瓣膜钙化、高血压及动静脉内瘘等都可产生或改变心脏杂音。但经常进行心脏听诊尤其必要，对近期出现的杂音应高度怀疑心内膜炎的发生。超声心动图和彩色多普勒检查发现瓣膜反流和赘生物以及血培养阳性是细菌性心内膜炎可靠的诊断证据，其他如血白细胞升高、血沉加快、血清C-反应蛋白阳性和脾大等有助诊断。治疗上，根据细菌培养及药物敏感试验选择适当的抗生素。剂量要足，疗程要长，一般应达6周。有进行性瓣膜损伤或进行性心力衰竭或有复发性血管栓塞者，可考虑心脏瓣膜置换术。

6. 心律失常

尿毒症患者发生心律失常的危险性明显增加，这些因素包括尿毒症心肌病变，缺血性心脏病，心包炎，钾、钙、镁或酸碱代谢异常，系统性疾病如心肌淀粉样变、贫血、药物中毒等。原无心脏病患者，严重心律失常的发生并不常见，血液透析亦不增加异位心律的发生。原有心脏疾患的尿毒症患者伴发心律失常者达50％，且其中1/4的患者可能由于血液透析诱发严重心律失常，如二联律、室性心律、室性心动过速或心房颤动。急性发生的严重心律失常多因高钾血症、低钾血症、病毒感染、心肌钙化或洋地黄类药物中毒等引起。防治应戒烟和停止饮用咖啡，纠正诱发因素如贫血、电解质紊乱、酸中毒，避免低血压及低氧血症。药物治疗与非透析患者基本相同，但一些药物剂量要相应调整。药物治疗无效者可采用电转复或安装心内起搏器等措施。

7.脂质代谢紊乱

据报道 60％的慢性透析患者存在高脂血症,多数属Ⅳ型。现已证明与患者体内载脂蛋白代谢异常有关,使脂蛋白的构成上发生改变,患者血中的极低密度脂蛋白及其中的甘油三酯含量增加,而高密度脂蛋白及所含的胆固醇减少。上述脂代谢紊乱的主要原因除尿毒症本身导致肝内脂蛋白酯酶活力下降,使甘油三酯合成增加和清除减少外,血液透析中长期大量肝素抗凝加重高脂血症,醋酸盐在肝内代谢转化为胆固醇和脂肪酸以及某些药物如 β 受体阻滞剂等的长期应用亦对脂代谢产生影响。戒烟、忌酗酒并鼓励患者进行适度体育活动,血液透析中减少肝素用量,尽量采用碳酸氢盐透析等有助于减缓高脂血症发生。治疗上以饮食疗法为主,多进食富含纤维素的食物,提倡低脂肪、低糖饮食,每日按规定热量摄入,辅以降脂药物治疗时,应考虑尿毒症患者可能引起的药物蓄积以及血液透析对该药物的清除能力,指导药物剂量。

二、透析相关性淀粉样变

1. β_2MG 相关性淀粉样变的危险因素

长期 β_2 微球蛋白(β_2MG)的积累是 β_2MG 相关性淀粉样变形成的必要因素,尿毒症患者血中 β_2MG 水平受多种因素的影响,但主要见于长期血液透析的患者,且透析的时间越长发病率越高。研究表明,开始透析的年龄也是 β_2MG 相关性淀粉样变的一个独立危险因素,年龄越小发病率越高。

透析膜对 β_2MG 相关性淀粉样变的形成有一定影响,行连续性不卧床腹膜透析(CAPD)或用高通量生物相容性较好的透析膜的患者,血清 β_2MG 浓度比用铜仿膜者低 30％,并能够延缓 β_2MG 相关性淀粉样变的形成。代谢性酸中毒能够刺激 β_2MG 产生,对 β_2MG 相关性淀粉样变的形成有促进作用。

2.临床表现

β_2MG 对关节组织有较高的亲和力,首先沉积在软骨表面,逐渐累及滑膜、关节及肌腱。在透析治疗五年内,病变部位最初无细胞成分及骨质损害,也缺乏临床症状及放射学征象,不容易发现,早期诊断主要依靠病理学检查。

当 β_2MG 相关性淀粉样变部位有巨噬细胞聚集时,可引起关节炎及骨囊肿形成。此时常见临床表现为腕管综合征,患者经常会有手指麻痛的症状尤其是在做内瘘的手更为严重,晚上睡觉时或透析治疗时,疼痛会加剧,甚至无法睡眠或进行透析治疗,严重影响生活质量。

关节受累常是对称性的,主要是大关节。β_2MG 相关性淀粉样变脊柱关节炎损害表现为椎间隙狭窄,椎板囊肿形成而无明显骨质增生。病变发生在硬脊膜外及颈椎时可引起四肢感觉、运动异常和枕部神经痛。骨囊肿形成所致的病理性骨折多发生在股骨颈,其他可见于舟状骨及第一、第二颈椎关节部位。

内脏器官淀粉样物质沉积一般发生在透析 10 年以上的患者,多数病变较轻,比关节要晚数年出现,主要病变部位在血管壁,往往缺乏明显的临床表现,偶见有肺动脉高压引起的心力衰竭、胃肠道出血、肠穿孔、梗死或慢性腹泻、巨舌及舌结节等。透析治疗超过 15 年,几乎百分之百会出现症状。

3. β_2MG 相关性淀粉样变的治疗与预防

针对 β_2MG 相关性淀粉样变形成的有关危险因素采取措施,对减轻和缓解 β_2MG 相关性淀粉样变的形成可能有一定作用。如预防和积极治疗各种感染(尤其是病毒感染),纠正代谢性酸中毒等。

β_2MG 相关性淀粉样变引起的关节疼痛多选用对乙酰氨基酚/右旋丙氧芬,非甾体类抗炎药易致胃肠道出血,不宜使用。上述治疗无效者可用低剂量泼尼松 0.1 mg/(kg·d)。

长期 β_2MG 的积累是 β_2MG 相关性淀粉样变形成的必要因素,因此对于透析患者如何增加 β_2MG 的清除是治疗和预防的关键,同其他尿毒症的中分子毒素一样,β_2MG 的透析清除量与透析时间呈正相关,延长透析时间可清除更多 β_2MG。在现有的常用透析方式中,首先要选用生物相容性好的透析膜,对于 β_2MG 清除效果以血液透析滤过(HDF)最好,根据 Locatelli 等一组 6 444 人的报告,HDF 可减少 42% 透析患者的腕管综合征的发生。

至于标准的血液透析,则无法清除血液中的 β_2MG。另外,在各种血液透析方式治疗中,选择超纯透析液也至关重要,即使使用普通的透析器,也能显著降低腕管综合征的发生。此项研究证实细菌内毒素是影响 β_2MG 产生的重要因素。同类研究还发现当使用超纯透析液后,类淀粉沉着的相关症状如腕管综合征,1996 年的发生率较 1988 年降低了 80%。腹膜透析无法清除 β_2MG,除非存在残余肾功能。

总的说来,以目前的透析治疗方式,并不能使患者血中的 β_2MG 浓度降到正常。

腕管综合征能引起严重的不可逆性神经肌肉损害,应尽早行外科治疗。在等候移植的患者中应优先选择有 β_2MG 相关性淀粉样变的患者行肾移植,成功的肾移植可迅速改善其关节表现,阻滞 β_2MG 相关性淀粉样变的进展,从根本上解除 β_2MG 相关性淀粉样变形成的原因。

三、继发性甲状旁腺功能亢进

继发性甲状旁腺功能亢进(2-HPT)是指继发于慢性肾衰竭(CRF)本身和长期接受透析治疗所致的甲状旁腺功能亢进产生的一组综合征。

临床可出现神经、消化、心血管和骨骼等各系统的病变。而其中肾性骨病几乎累及每个终末期肾衰竭患者,严重影响长期透析患者的生活质量和存活率,一直是临床研究和防治的重点之一。

1. 发病机制

CRF 导致的 2-HPT 和活性维生素 D_3 缺乏是基本病因。研究证明,当患者肾功能由正常下降至 25 mL/min 时,体内钙磷代谢失衡,出现低血钙及高血磷症,刺激免疫反应性甲状旁腺素(i-PTH)逐渐升高,促使溶骨释出钙以期平衡低血钙症。但由于肾功能的继续恶化,磷经肾排出进行性减少而持续堆积升高,同时钙也因维生素 D_3 无法经肾活化,而呈持续低钙血症。因此 i-PTH 持续上升,直到开始透析治疗时,多数患者已出现高 i-PTH,发生 2-HPT 及相关全身性病变。

另外,肾脏是磷盐唯一的清除器官,尿毒症所致高磷血症本身可直接刺激甲状旁腺细胞增生及分泌,使其基因表达上调,因此高血磷较低血钙更能影响甲状旁腺功能亢进的发生。

甲状旁腺素分泌升高的同时,也会直接刺激甲状旁腺细胞增生,并使得维生素 D_3 受体数目减少。血液透析治疗本身既不能完全消除上述病因,更不能使已发生的病变完全修复。

2. 临床症状

多数患者在 2-HPT 病变早期无临床表现,症状也常不典型,须靠定期检查才能早期发现早期治疗。相对较严重的并发症如纤维囊状骨炎等,在透析治疗不久即可发生。由于 i-PTH 升高,常导致细胞内的钙浓度升高,产生全身细胞器官机能不良。

晚期常伴多系统多器官受累表现或病变症状：①关节炎；②骨痛；③肌病变、肌肉无力及肌腱自动断裂；④皮肤瘙痒；⑤转移性软组织钙化、血管钙化引起皮肤溃疡及坏死；⑥骨骼变形、成长迟缓及骨髓纤维化，导致贫血；⑦心脏病变，心脏前壁增厚，心肌细胞间质纤维化，心脏长大，收缩无力；⑧失眠等中枢脑神经病变、周围神经病变、性功能异常等；⑨免疫功能下降，容易感冒及感染；⑩脂肪代谢异常，出现甘油三酯(TG)及低密度脂蛋白(LDL)升高，高密度脂蛋白(HDL)下降等。

值得注意的是钙磷乘积及血磷浓度是决定是否会有转移性软组织钙化的关键，软组织钙化如造成心脏血管钙化，会导致病死率上升。Black 等报道血磷大于 2.1mmol/L(6.5 mg/dL)，则病死率升高 27%。

同样的，钙磷乘积大于 65 mg^2/dL^2，则病死率升高 34%。事实上，透析患者尸检结果显示，高达 60% 的患者已有心脏血管钙化的现象。甚至钙磷乘积在 55～60 mg^2/dL^2 时，就可出现心血管钙化。最近的研究也证实钙磷乘积越高，心脏血管病死率越高。因此，须维持钙磷乘积小于 55 mg^2/dL^2。

3.治疗

(1)美国肾脏科医学会 1994 年建议，维持血中 i-PTH 浓度在 60～200 pg/mL。其治疗措施包括：①轻度到中度 2-HPT。i-PTH 浓度在 200～600 pg/mL，可口服活性维生素 D_3，每周 3 次，每次 0.5～2.0 μg。注意睡前空腹口服活性维生素 D_3，可以减少高血钙或高血磷发生。②中度到重度 2-HPT。i-PTH 浓度在 600～1 200 pg/mL，可用注射活性维生素 D_3，每周 3 次，每次 2.0～4.0 μg。此时可使用活性维生素 D_3 脉冲式治疗每周 2 次或口服活性维生素 D_3 的同形物(paricalcitol, doxercalciferol)，以减少高血钙或高血磷发生。③重度到极重度 2-HPT。i-PTH 浓度在 1 200～1 800 pg/mL，可用注射活性维生素 D_3，每周 2～3 次，每次 4.0～6.0 μg。④极重度以上 2-HPT。i-PTH 浓度在 1 800 pg/mL 以上，可用注射活性维生素 D_3，每周 2～3 次，每次 6.0～8.0 μg。可考虑手术或局部甲状旁腺乙醇注射治疗。

在活性维生素 D_3 治疗时，要特别注意维持钙磷乘积仍须小于 60 mg^2/dL^2，以预防组织血管钙化发生；如果超过 65 mg^2/dL^2，则须暂时停药一周，直到其下降至 60 mg^2/dL^2 以下时，再继续用药。

(2)手术及局部乙醇注射适应证：①甲状旁腺素非常高或骨切片已经有纤维囊状骨炎变化；②排除铝中毒引起骨病变的可能；③符合下列任何一项，有任何持续性高血钙、钙磷乘积大于 70 mg^2/dL^2、严重皮肤瘙痒、骨折、骨变形或皮肤因血管钙化坏死，都可考虑手术治疗；④局部甲状旁腺乙醇注射较手术的危险性低。虽然手术的方法差异很大，但是否成功主要决定于外科医师的技术，而非使用的方式。

(3)甲状旁腺功能亢进的患者手术后，因骨大量吸收钙质，经常会发生骨吸收饥饿症候群，出现严重低血钙(<1.75mmol/L(7.0 mg/dL))、抽搐、心律失常等。故常在术前 5 d，给予活性维生素 D_3，每天口服 0.5～1 μg 或每次透析后注射 1.5～2.0 g。手术后，持续使用到血钙恢复正常为止。同时也可以饭前或饭后 1 h 口服钙元素 1～2 g。无论是手术还是局部乙醇注射法治疗，约有 1/3 的患者复发，故仍须做好钙磷的控制。

4.预防

(1)预防性的给予活性维生素 D_3，维持 i-PTH 小于 200 pg/mL，但应大于 60 pg/mL。i-PTH水平有异常波动，则须追踪检查。

(2)维持血磷小于 $5.0 \sim 5.5$ mmol/L,但大于 2.5 mmol/L。

(3)钙磷乘积小于 55 mg^2/dL^2 以下。

(4)限制高磷食物,使用新的磷树脂结合剂(Renagel)或铁、镁磷结合剂。

四、慢性炎症反应的治疗方法及预防

(1)使用生物相容性好的透析器及超纯透析液,使用生物相容性好的腹膜透析液,都可以减少炎症反应发生,而降低 CRP 值。

(2)给予口服维生素 E 或维生素 E 附着的透析器,以中和氧化应激的毒害作用。有研究发现,每天服用维生素 E 500 mg 可以提升患者的血红蛋白,改善动脉硬化,并能减少心脏血管疾病的发生。维生素 E 可减少氧化产物的发生及 IL-6 的生成,因此口服维生素 E,可能是一有效的抑制炎症反应的方法。最近有人将维生素 E 附着于透析膜上,做成透析器,此种透析器对透析膜引起的氧化反应,应该有所助益。

(3)给予血管紧张素转换酶抑制剂(ACEI),以减少血管的收缩、降低 IL-6 浓度及增强一氧化氮(NO)的扩张血管的生物活性。患者使用 ACEI 要注意预防高钾血症。另外,给予他汀类降脂药也有助于减轻炎症反应。

(4)切除有潜伏感染的残留人工血管,尽量避免长期使用导管及人工血管透析治疗,都可以减少炎症反应发生,而降低 CRP 值。

第六章　儿科护理

第一节　早产儿的特点

一、早产儿的生理特点

(1)早产儿体温调节中枢发育不成熟,体温调节功能差。由于糖原贮备差,皮下脂肪少,体表面积相对较大,故产热不足,且易散热,使早产儿体温易随环境温度的变化而变化,不能维持正常体温稳定。

(2)呼吸中枢发育未成熟,容易出现呼吸不规则、呼吸暂停,常见青紫发作,甚至发生呼吸暂停(呼吸停止在 20 s 以上,伴心率减慢,<100 次/分钟,并出现发绀)。肺部发育不成熟,肺泡表面活性物质少,易患肺透明膜病。

(3)心率偏快,安静时,平均心率为 120~140 次/分钟,血压也较足月儿低。

(4)胎龄愈小,吸吮能力愈差,甚至无吞咽反射,贲门括约肌松弛,胃内容积小,易产生溢乳、呛咳。消化力弱,易发生呕吐、腹胀、腹泻。除淀粉酶发育差外,其他消化酶均接近于成熟儿,对脂肪吸收差。缺氧或喂养不当等因素易引起坏死性小肠结肠炎。肝脏发育也不成熟,葡萄糖醛酸转移酶不足,生理性黄疸持续时间长且较重,常引起高胆红素血症,有时甚至发生胆红素脑病。此外,肝合成蛋白质的功能不足,易致水肿、低蛋白血症和低血糖。

(5)血小板数略低于足月儿,血管脆弱,易出血,同时,维生素 K 缺乏而使凝血因子Ⅰ、Ⅶ、Ⅸ、Ⅹ 合成障碍。

(6)早产儿的肾小球滤过率低,浓缩功能差,易造成水肿或脱水症状。肾小管对醛固酮反应低下,肾排钠增多,易产生低钠血症。肾小管排酸能力差,易发生代谢性酸中毒。

(7)胎龄愈小,各种反射愈差,肌张力低下。早产儿脑室管膜下存在着发达的胚层生发组织,因而易导致脑室管膜下及脑室内出血,有时伴有脑实质或蛛网膜下隙出血。

(8)胎龄愈小,其 IgG 含量越少;IgA 和 IgM 不能通过胎盘;其他免疫功能均较差,因此易发生感染。

二、早产儿的护理措施

1.保暖

应根据早产儿的体重及病情,给予不同的保暖措施。早产儿室温应保持在 24 ℃~26 ℃,晨间护理可提高到 27 ℃~28 ℃,相对湿度 55%~65%。出生后即擦干婴儿,放在保温床上处理。体重低于 2 000 g 者,应置于暖箱中,维持中性温度,一般在 32~35 ℃,根据婴儿体温及日龄随时调节,使其腋温保持在 36 ℃~37 ℃。

2.合理喂养

以母乳喂养或用早产儿配方奶为宜。能协调地吸吮和吞咽及临床情况稳定者,可予直接由母亲抱喂婴儿。不会吸吮和吞咽者可用滴管、小匙喂乳或用胃管喂养,体重过低或一般情况差者,可推迟喂养,予静脉营养。早产儿喂养须耐心,开始阶段喂乳量根据早产儿的耐受能力,以不发生呕吐为原则,待喂乳量增加后则需注意热量和蛋白质的供给。早产儿对热量和水分的需要量有较大的差异,不可硬性规定。准确记录 24 h 出入量,每日晨起空腹测体重 1 次(理想者每日增长 15～30 g)。

3.供氧

勿常规使用,仅在发生呼吸困难和青紫时才予吸氧,且不宜长期持续使用。氧浓度以 30%～40%为宜,间歇给氧。当浓度过高,吸氧时间过长,容易引起眼部晶状体后纤维组织增生,导致视力障碍。

4.预防感染

严格执行消毒隔离制度,工作人员相对固定,室内物品及用物定期更换消毒,强化洗手意识,防止交叉感染。加强对脐部、皮肤皱褶及臀部的护理,一旦出现微小感染灶,即应引起重视,并认真处理。

5.预防出血

为预防出血症,生后应肌内注射维生素 K_1,每日 1 次,每次 1～3 mg,连用 3 d。

6.密切观察病情

早产儿病情变化快,常出现呼吸暂停等,故应监护生命体征,还应注意观察患儿的进食情况、精神状态、哭声、面色、皮肤颜色、反射、肢体末梢的温度等情况。在输液过程中,严格控制补液的速度,最好使用输液泵,定时巡回记录,防止发生高血糖、低血糖等。

第二节　新生儿颅内出血

一、概述

新生儿颅内出血是新生儿期常见的一种严重的脑损伤,主要因缺氧或产伤引起,临床上以颅内压增高、呼吸不规则、中枢神经系统的兴奋或抑制症状为主要特征。早产儿多见,病死率高,存活者常留有神经系统后遗症,是造成新生儿死亡的主要原因之一。

(一)发病机制

新生儿尤其是早产儿血管壁脆弱,脑血管自主调节功能差,缺血、缺氧、窒息时低氧血症、高碳酸血症形成压力被动性脑血流,当动脉压力升高时,可因脑血流量增加引起毛细血管破裂出血;当动脉压力降低时,脑血流量减少引起毛细血管缺血性损伤而出血;低氧、高碳酸血症还可引起脑血管扩张,血管内压增加,毛细血管破裂出血;或静脉淤滞、血栓形成,脑静脉血管破裂出血。

(二)治疗原则

防止继续出血;支持疗法;控制惊厥;降低颅内压;使用恢复脑细胞功能药物;止血及对症处理。

二、护理评估

1. 健康史

(1)缺氧。以早产儿多见，可引起室管膜下生发层基质出血，还可引起脑实质点状出血或蛛网膜下隙出血。

(2)产伤。以足月儿多见，因胎头过大、头盆不称、急产、产程过长、高位产钳，用吸引器助产等。上述情况使胎儿头部挤压而导致小脑天幕撕裂而致硬脑膜下出血，大脑表面静脉撕裂常伴有蛛网膜下隙出血。

(3)其他。高渗液体快速输入、机械通气不当，血压波动过大，操作时对头部按压过重均可导致毛细血管破裂，引起颅内出血。

2. 身体状况

颅内出血的症状和体征主要与出血部位及出血量有关。一般出生后 1～2 d 内出现。常见表现如下。

(1)意识状态改变。如激惹、过度兴奋或表情淡漠、嗜睡、昏迷等。

(2)颅内压增高表现。如脑性尖叫、前囟隆起、抽搐、惊厥等。

(3)眼部症状。如凝视、斜视、眼球上转困难、眼球颤动、两侧瞳孔大小不等、对光反射消失等。

(4)肌张力。早期增高，以后减低。

(5)呼吸改变。如呼吸增快、减慢、不规则或暂停等。

(6)其他。出现黄疸及贫血。

(7)后遗症。发生率高，可发生脑积水、脑瘫、癫痫、智力低下等。

重症和早产儿可无兴奋症状而仅表现抑制状态。一般损伤型颅内出血较缺氧性的症状出现得早而重，少数病例在生后 2～3 d，才显症状，个别维生素 K 缺乏导致的颅内出血可到生后 1～2 个月才出现症状。

3. 辅助检查

(1)脑脊液检查。蛛网膜下隙及脑室内出血，脑脊液呈血性，镜检可见均匀血性和皱缩红细胞。

(2)头颅影像学检查。CT 和 B 超扫描等可提供出血部位和范围，有助于判断预后。

三、护理诊断及合作性问题

(1)潜在并发症:颅内压增高。

(2)不能维持自主呼吸与颅内出血致颅内压增高压迫呼吸中枢有关。

(3)窒息与惊厥、昏迷有关。

(4)体温调节无效与感染、体温调节中枢受损有关。

(5)营养低于机体需要量，与摄入量减少和呕吐有关。

(6)焦虑与家长担心患儿预后有关。

四、护理目标

(1)患儿住院期间无脑疝发生。

(2)患儿住院期间能保持呼吸道通畅。

（3）患儿未发生窒息。

（4）患儿意识逐渐恢复，神志清楚。

（5）患儿体重不减或有所增加。

（6）家属焦虑缓解，能按指导方法护理患儿。

五、护理措施

1. 保持患儿安静

保持绝对静卧，使患儿头肩部抬高 15°～30°，侧卧位；减少噪声；一切必要的治疗、护理操作要轻、稳、准，尽量减少对患儿移动和刺激，静脉穿刺最好用留置针保留，减少反复穿刺，避免头皮穿刺，以防止加重颅内出血。

2. 严密观察病情

注意生命体征改变，如意识形态、眼症状、囟门张力、呼吸、肌张力和瞳孔变化。仔细注意惊厥发生的时间、部位，避免漏诊。定期测量头围，及时记录阳性体征并与医生取得联系。

3. 维持体温稳定

体温过高时应予松开包被，通风降温；体温过低时用远红外辐射床、暖箱或热水袋保暖。

4. 保持呼吸道通畅，改善呼吸功能

及时清除呼吸道分泌物，避免物品压迫胸部，影响呼吸。根据缺氧情况合理用氧。

5. 合理营养

病情重者喂养时间延迟至生后 72 h，禁食期间按医嘱静脉输液，液体量 60～80 mL/kg，输液速度宜慢，应在 24 h 内均匀输入。病情稳定后可先喂糖水，再喂乳，吸吮力差者可用滴管喂养，喂乳时不宜抱喂。保证患儿热量及营养物质的供给，准确记录 24 h 出入量。

6. 对症处理

烦躁不安、抽搐可促使出血加重，应给氯丙嗪每次 2 mg/kg 和苯巴比妥钠每次 5～8 mg/kg 交替肌内注射，3～4 h 1 次。症状控制后逐渐减量。亦可用负荷量苯巴比妥钠 20 mg/kg 静脉注射，以后用维持量 25 mg/kg，每 12 h 1 次。颅内压增高时首选利尿剂呋塞米（呋噻米）时，严重者可用 20% 甘露醇。对于给氧仍有青紫，呼吸微弱、不规则者，需辅以人工呼吸机，并注意纠正酸中毒。遵医嘱给予维生素 K_1、酚磺乙胺（止血敏）、卡巴克络（安络血）等止血剂，控制出血。贫血患儿可输少量新鲜血浆或全血，静脉应用维生素 C 改善毛细血管的通透性。

六、健康教育

向家长讲解颅内出血的严重性，可能会出现的后遗症。给予安慰，减轻家长的焦虑，鼓励坚持治疗和随访。有后遗症时，尽早带患儿进行功能训练和智力开发，减轻脑损伤影响，教会家长对患儿进行功能训练，增强战胜疾病的自信心。遵医嘱服用脑复康、脑活素等营养神经细胞的药物，协助脑功能恢复。加强围生期保健工作，减少异常分娩所致的产伤和窒息。

七、护理评价

评价患儿是否无脑疝发生；住院期间患儿能否保持呼吸道通畅；患儿是否未发生窒息；患儿意识能否逐渐恢复，神志清楚；体重不减或有所增加；家长是否能缓解焦虑，能按指导方法护理患儿。

第三节　新生儿败血症

一、概述

新生儿败血症指新生儿期致病菌经各种途径侵入新生儿血循环并在其中生长繁殖、产生毒素而造成的全身感染性疾病。是新生儿期常见的严重感染性疾病，其发病率和病死率较高，发生率占活产婴儿的0.1%～1%，早产儿中发病率更高。

（一）发病机制

新生儿免疫系统功能不完善，皮肤黏膜屏障功能差，血中补体少，白细胞在应激状态下杀菌力下降，T细胞对特异抗原反应差，细菌一旦侵入易导致全身感染。病原菌随地区和年代不同而异，我国以葡萄球菌最常见，其次是大肠埃希菌。近年由于极低体重儿的存活率提高和各种导管、气管插管技术的广泛应用，表皮葡萄球菌、克雷伯杆菌、铜绿假单胞菌（绿脓杆菌）等条件致病菌致病增多。

（二）治疗原则

及时选用合适的抗菌药物（早期、足量、足疗程、静脉联合用药）；处理局部病灶如脐炎、脓疱疮等；处理严重并发症；对症治疗和支持疗法；免疫疗法。

二、护理评估

1.健康史

（1）凡有以下危险因素均要考虑细菌感染的可能：①羊膜早破大于12～24 h；②母孕后期有发热和绒毛膜炎病史；③出生时Apgar评分低并有抢救史；④早产、双胎。

（2）致病菌：以葡萄球菌最常见，其次是大肠埃希菌；近年来表皮葡萄球菌、克雷伯杆菌、铜绿假单胞菌（绿脓肝菌）等条件致病菌致病增多。

（3）感染的途径：①宫内感染。母亲孕期有感染（如败血症等）时，细菌可经胎盘血行感染胎儿。②产时感染。产程延长、难产、胎膜早破时，细菌可由产道上行进入羊膜腔，胎儿可因吸入或吞下污染的羊水而患肺炎、胃肠炎、中耳炎等，进一部发展成为败血症。也可因消毒不严、助产不当、复苏损伤等使细菌直接从皮肤、黏膜破损处进入血中。

（3）产后感染。最常见，脐部是细菌最易侵入的门户，此外，细菌还可从皮肤、黏膜、呼吸道、消化道、泌尿道等途径侵入血循环。新生儿的皮肤、黏膜薄嫩，容易破损，更主要的是新生儿免疫功能低下，感染不易局限，当细菌从皮肤、黏膜进入血液循环后，极易向全身扩散而致败血症。

2.身体状况

（1）根据发病时间分早发型和晚发型。

早发型：①生后7 d内起病；②感染发生在出生前或出生时，常由母亲垂直传播引起，与围生因素有关，病原菌以大肠埃希菌等革兰氏阴性杆菌为主；③常呈暴发性多器官受累，病死率高。

晚发型：①出生7 d后起病；②感染发生在出生时或出生后，由水平传播引起，病原菌以葡萄球菌、机会致病菌为主；③常有脐炎、肺炎或脑膜炎等局灶性感染，病死率较早发型低。

(2)早期症状、体征常不典型,缺乏特异性表现。一般表现为反应差、精神食欲不佳、哭声弱、体温异常等,转而发展为精神萎靡、嗜睡、不吃、不哭、不动,面色欠佳和呼吸异常。出现以下表现时应高度怀疑败血症:①黄疸:表现为黄疸迅速加重或退而复现;②肝脾大:出现较晚,一般为轻至中度肿大;③出血倾向:皮肤黏膜淤点、淤斑、针眼处渗血不止、消化道出血、肺出血等;④休克:面色苍灰,皮肤呈大理石样花纹,血压下降,尿少或无尿,硬肿症出现常提示预后不良;⑤其他:呕吐、腹胀、中毒性肠麻痹、呼吸窘迫或暂停、青紫;⑥可合并肺炎、脑膜炎、坏死性小肠结肠炎、化脓性关节炎和骨髓炎等。

3.辅助检查

(1)外周血常规。白细胞计数$<5\times10^9$/L 或$>20\times10^9$/L,中性粒杆状核细胞比例$\geqslant0.2$提示有细菌感染、出现中毒颗粒和空泡、血小板计数$<100\times10^9$/L。

(2)细菌培养。①血培养:应在使用抗生素前作血培养,抽血时必须严格消毒,以免培养出污染菌;②脑脊液、尿培养:脑脊液除培养外,还应涂片找细菌;尿培养最好从耻骨上膀胱穿刺取尿液,以免污染,尿培养阳性有助于诊断;③其他:可酌情进行外耳道分泌物、咽拭子、皮肤拭子、脐残端等细菌培养。阳性仅证实细菌感染或定植但不能确立败血症的诊断。

(3)急相蛋白。C-反应蛋白、触珠蛋白等在急性感染期即可增加,其中 C-反应蛋白反应最灵敏,感染控制后可迅速下降。

(4)病原菌抗原检测。如对流免疫电泳、乳胶凝集试验等方法。

(5)鲎试验。用于检测血和体液中细菌内毒素,阳性提示有革兰氏阴性细菌感染。

三、护理诊断及合作性问题

(1)低于或高于正常体温与全身感染有关。

(2)皮肤完整性受损与局部化脓性感染如脐炎、脓疱疮有关。

(3)营养低于机体需要量与拒乳、摄入不足、吸吮无力有关。

(4)潜在并发症:化脓性脑膜炎等。

四、护理目标

(1)患儿住院期间体温恢复正常。

(2)患儿住院期间恢复皮肤完整性。

(3)患儿能获得足够的营养素,食欲恢复正常。

(4)患儿住院期间不发生化脓性脑膜炎等并发症。

五、护理措施

(1)维持体温稳定:当体温过高时,可调节环境温度,打开包被等物理方法或多喂水来降低体温,不宜用药物、酒精擦浴、冷盐水灌肠等刺激性强的降温方法。体温不升时,及时给予保暖措施;降温后,30 min 复测体温 1 次,并记录。

(2)保护性隔离,避免交叉感染。

(3)保证抗生素有效进入体内:病原菌未明前,可选择氨苄青霉素抗感染治疗,病原菌明确后根据药敏选择用药。早期、联合运用有效抗生素,足量、足疗程、静脉给药,但应注意保护血管,有计划地更换穿刺部位。

(4)保证营养供给:喂养时要细心,少量、多次给予哺乳,保证机体的需要。为增加机体抵抗力,可经口喂养,吸吮无力者,可鼻饲喂养或结合病情考虑静脉营养。早产儿可静脉注射免疫球蛋白。

(5)清除局部感染灶:如脐炎、鹅口疮、脓疱疮、皮肤破损等,促进皮肤病灶早日痊愈,防止感染继续蔓延扩散。

(6)严密观察病情变化:加强巡视,每 4 h 监测体温、心率、呼吸、血压的变化,如出现面色发灰、哭声低弱、尖叫、呕吐频繁等症状时,及时与医生取得联系,并做好抢救准备。

六、健康教育

做好家长的心理护理,减轻家长的恐惧及焦虑,讲解与败血症发生有关的护理知识、抗生素治疗过程长的原因,取得家长合作。要重视孕期保健,实行住院分娩,掌握科学育儿知识做到防患于未然。

七、护理评价

评价患儿是否体温正常;住院期间患儿能否精神、食欲恢复正常,症状及体征消失;患儿白细胞计数及分类是否正常;血培养是否无细菌生长;患儿住院期间感染灶是否治愈;家长是否能掌握与败血症有关的护理知识。

第四节 腹 泻

一、概述

(一)概念

小儿腹泻也称腹泻病,是一组由多病原、多因素引起的以大便次数增多和性状改变为特点的消化道综合征,是我国婴幼儿最常见的疾病之一。6 个月至 2 岁婴幼儿发病率高,一年四季均可发病,但夏秋季多见。严重者可引起脱水和电解质紊乱。是造成小儿营养不良、生长发育障碍的主要原因之一。

(二)发病机制

小儿腹泻的病因较复杂,发病机制也各不相同。

1.感染性腹泻

大多数病原微生物通过污染的水、食物或通过污染的手、玩具及日用品等进入消化道。当机体的防御功能下降、大量的微生物侵袭并产生毒力时可引起腹泻。如轮状病毒侵入肠道后,使小肠绒毛细胞受损,小肠黏膜回收水、电解质能力下降引起腹泻;同时,继发的双糖酶分泌不足,使肠腔内的糖类消化不完全,并被肠道内细菌分解,使肠液的渗透压增高,进一步造成水和电解质的丧失,加重腹泻。细菌感染所致腹泻包括肠毒性肠炎、侵袭性肠炎。而致病性大肠埃希菌不产生肠毒素及侵袭力,发病机制尚不清楚。

2.非感染性腹泻

主要是由饮食不当引起,以人工喂养的患儿为主。当摄入食物的量、质突然改变超过消化道的承受能力时,食物不能被充分消化吸收而堆积于小肠上部,使局部酸度减低,肠道下部细菌上移和繁殖,造成内源性感染和消化功能紊乱,肠蠕动增加,引起腹泻及水、电解质紊乱。

(三)治疗原则

腹泻的治疗原则为调整饮食;纠正水、电解质紊乱和酸碱失衡;合理用药,控制感染;预防并发症的发生。

二、护理评估

(一)健康史

1.易感因素

(1)婴幼儿消化系统发育不成熟。消化酶分泌少,活性低,对食物质和量变化的耐受性差。

(2)生长发育快。所需营养物质相对较多,胃肠道负担重,容易发生消化道功能紊乱。

(3)机体防御功能差。婴儿胃酸偏低,对进入胃内的细菌杀灭能力较弱;血清免疫球蛋白和胃肠道分泌型 IgA 均较低。

(4)肠道菌群失调。新生儿出生时尚未建立正常肠道菌群,或因使用抗生素等导致肠道菌群失调,使正常菌群对入侵肠道的致病菌的拮抗作用丧失,而引起肠道感染。

(5)人工喂养。不能从母乳中获得 SIgA、乳铁蛋白、巨噬细胞和粒细胞等抗肠道感染作用的物质,且食物和食具易受污染。

2.感染因素

肠道内感染的诱因多是食物污染、饮食不卫生、长期应用广谱抗生素或糖皮质激素致肠道菌群失调或机体免疫力低下继发感染等,感染可由病毒、细菌、阿米巴原虫、寄生虫等引起,以前两者多见,尤其是病毒。

(1)病毒感染。寒冷季节的婴幼儿腹泻 80％ 由病毒感染引起,病毒性肠炎最常见的病原体是轮状病毒,是引起秋季腹泻的主要病原体。

(2)细菌感染(不包括法定传染病)。大肠埃希菌为主,包括致病性大肠埃希菌、产毒性大肠埃希菌、侵袭性大肠埃希菌、出血性大肠埃希菌和黏附—集聚性大肠埃希菌,其次是弯曲杆菌、耶尔森菌、金黄色葡萄球菌等。

(3)其他。真菌和寄生虫也可引起肠炎,如白色念珠菌、蓝氏贾第鞭毛虫和阿米巴原虫等。肠道外感染有时亦可发生腹泻症状,如患中耳炎、上呼吸道感染、肺炎或急性传染病时,可由于发热和病原体的毒素作用而导致腹泻。

3.非感染因素

(1)饮食因素。常因喂养不定时,饮食量不当,或食物成分不适宜等引起;含高果糖或山梨醇的果汁可引起高渗性腹泻;对牛奶或某些食物成分过敏或不耐受,也可引起腹泻。

(2)气候因素。腹部受凉使肠蠕动增加;天气过热使消化液分泌减少,均可诱发腹泻。

(二)身体状况

1.轻型腹泻

轻型腹泻多由饮食因素或肠道外感染引起。起病可急可缓,以胃肠道症状为主,食欲缺乏,偶有恶心、呕吐或溢乳。大便次数增多及性状改变,一天大便可达 10 次左右,每次大便量少,呈黄色或黄绿色,有酸味,粪质不多,常见白色或黄白色奶瓣和泡沫。一般无脱水及全身中毒症状,多在数日内痊愈。

2.重型腹泻

重型腹泻多为肠道内感染所致。起病常比较急,也可由轻型逐渐加重而致。除有较重的胃肠道症状外,还有明显的脱水、电解质紊乱及全身中毒症状,如发热、烦躁、精神萎靡、嗜睡甚至昏迷、休克。

(1)胃肠道症状。食欲低下,常伴有呕吐,有时甚至进水即吐,严重者可吐咖啡样液体,大便次数明显增多,每天10次至数十次,多呈黄绿色水样便或蛋花汤样便,量多,可有少量黏液,少数患儿也可有少量血便。

(2)全身中毒症状。如发热、烦躁、精神萎靡或嗜睡,甚至昏迷、休克等。

(3)水、电解质和酸碱平衡紊乱。主要表现为脱水、代谢性酸中毒、低钾及低钙、低镁血症等。

3.不同原因所致腹泻的临床特点

(1)轮状病毒肠炎。是秋、冬季小儿腹泻最常的原因,又称秋季腹泻。多发生在6～24个月婴幼儿,潜伏期1～3 d,起病急,常伴发热和上呼吸道感染症状,无明显感染中毒症状。病初1～2 d发生呕吐,随后出现腹泻。大便每日10次以上、量多,呈黄色或淡黄色,水样或蛋花汤样,无腥臭味。常出现脱水和酸中毒症状。本病为自限性疾病,数日后呕吐渐停,腹泻减轻,一般3～8 d后自行恢复。

(2)大肠埃希菌肠炎。以5～8月份气温较高季节多见。致病性和产毒性大肠埃希菌肠炎大便呈蛋花汤样或水样,混有黏液,常有呕吐,重者有发热、脱水、酸中毒及电解质紊乱。侵袭性大肠埃希菌肠炎大便呈黏液样,带脓血,有腥臭味,常伴恶心、呕吐、腹痛和里急后重,可出现严重的中毒症状如高热、意识改变,甚至感染性休克,大便镜检有大量白细胞及数量不等的红细胞。出血性大肠埃希菌肠炎大便开始呈黄色水样,后转为血水便,有特殊臭味,常伴腹痛,大便镜检有大量红细胞。

(3)金黄色葡萄球菌肠炎。多继发于使用大量抗生素后。表现为发热、呕吐、腹泻、不同程度中毒症状、脱水和电解质紊乱,甚至发生休克。典型大便为暗绿色,量多带黏液,少数为血便。大便镜检有大量脓细胞和成簇的G$^+$球菌,培养有葡萄球菌生长,凝固酶阳性。

(4)真菌性肠炎。多为白色念珠菌感染所致,2岁以下小儿多见。与患儿免疫力低下或长期用抗生素有关。病程迁延,常伴鹅口疮。主要表现为大便次数增多、稀黄,泡沫较多,带黏液,有时可见豆腐渣样细块(菌落)。大便镜检可见真菌孢子和假菌丝,真菌培养阳性。

(5)生理性腹泻。多见于6个月以内婴儿,外观虚胖,常有湿疹,生后不久即腹泻,除大便次数增多外,无其他症状,精神、食欲好,体重增长正常,不影响生长发育。可能为乳糖不耐受的一种,不需特殊治疗,添加辅食后,大便即逐渐转为正常。

4.迁延性、慢性腹泻

迁延性、慢性腹泻由于病程较长,常伴慢性营养紊乱、体重不增、消瘦、苍白、贫血及多种维生素缺乏,易继发细菌、真菌感染,消化酶缺乏,菌群失调。病因复杂,感染、过敏、酶缺陷、免疫缺陷、药物因素、先天性畸形等均可引起。以急性腹泻未彻底治疗或治疗不当、迁延不愈最为常见。人工喂养、营养不良小儿患病率高。

(三)辅助检查

1.大便检查

大便内无或偶见白细胞者常为侵袭性细菌以外的病因引起,大便内有较多白细胞者,多由于各种侵袭性细菌感染引起。大便细菌培养和 PCR(聚合酶链式反应)检查有助于明确病原。

2.血液生化检查

血钠测定可提示脱水性质,血钾测定可反映体内缺钾的程度。血气分析及测定二氧化碳结合力可了解酸碱平衡紊乱状况。重症患儿应同时测尿素氮,必要时查血钙和血镁。

3.尿比重测定

脱水时尿比重增加。

三、护理诊断及合作问题

(1)腹泻与感染、喂养不当、肠道功能紊乱有关。

(2)体液不足与腹泻、呕吐引起胃肠道液体丢失过多有关。

(3)营养低于机体需要量,与腹泻、呕吐的丢失和摄入不足有关。

(4)体温过高与微生物侵入消化道有关。

(5)皮肤黏膜完整性受损的危险与频繁大便刺激皮肤有关。

(6)焦虑/恐惧与环境陌生、与父母分离、害怕操作有关及家长缺乏对本病的正确认识。

四、护理目标

(1)患儿排便次数减少至正常。

(2)患儿的脱水被纠正。

(3)患儿能获得与年龄相适应的营养。

(4)患儿体温维持正常。

(5)患儿的皮肤保持完整;患儿舒适,情绪稳定。

(6)患儿及家长情绪稳定,家庭能够面对患儿的疾病及治疗,并能参加护理。

五、护理措施

1.补充液体,纠正水、电解质紊乱及酸碱失衡

脱水及电解质紊乱往往是急性腹泻死亡的主要原因,合理的液体疗法是降低病死率的关键。根据病情可选择口服或静脉补液。

2.调整饮食,供给足够营养

适宜的营养对促进恢复、减少体重下降和生长停滞的程度、缩短腹泻病程、预防营养不良非常重要。故腹泻脱水患儿除严重呕吐者暂禁食 4~6 h(不禁水)外,均应继续进食。

(1)母乳喂养儿继续哺乳,暂停辅食。

(2)人工喂养者,可喂以等量稀释的牛奶或其他代乳品,腹泻次数减少后,可给予半流质,少量多餐,逐渐过渡到正常饮食。

(3)病毒性肠炎多有乳糖酶缺乏,不宜用蔗糖,并暂停乳类喂养,改为豆制代乳品、发酵乳或去乳糖配方奶,以减轻腹泻,缩短病程。

(4)观察并记录喂食后的反应以评估对喂养的耐受情况。

3.控制腹泻

除调整饮食外,还应按医嘱针对病原菌应用抗生素控制感染,严格消毒隔离,防止交叉感染。对感染性腹泻患儿应施行消化道隔离,注意会阴部卫生,丢弃污染的尿布,阻止患儿的手和物品放到尿布区。护理患儿前后认真洗手,防止交叉感染。适当消毒处理食具、衣物、尿布、

大便、标本。并可使用胃肠黏膜保护剂及采用微生态制剂减轻腹泻。

4.加强病情观察

密切观察患儿的生命体征：如神志、体温、脉搏、呼吸及血压等，当体温过高时应给患儿多饮水及头枕冰袋等降温措施。还要特别注意观察大便的变化，记录排便次数、粪便颜色、性状及量，做好动态比较，为调整治疗方案提供依据。

5.加强臀部皮肤护理

(1)由于腹泻频繁，大便呈酸性或碱性，含有大量肠液及消化酶，对皮肤有很强的刺激性，故每次便后用温水清洗臀部并吸干，可涂氧化锌软膏；选用柔软、吸水性好的布类尿布，勤更换，保持臀部及会阴部皮肤干燥、清洁，防止尿布皮炎发生。

(2)对已发生臀红者，局部皮肤发红处可涂以氧化锌软膏、尽可能暴露于空气中，避免使用含酒精的面巾纸以防刺激破损处皮肤，局部可用红外线灯照射(注意照射时要有专人看护，避免烫伤)，每次 15～20 min。

6.提供情感支持，减轻焦虑

患儿入院时可能患病几天或突然发病，儿童和家长通常焦虑，及时向他们说明病情及介绍腹泻的有关知识，为患儿提供安静的休息环境，鼓励家长陪住，鼓励家庭成员探视并参加护理；尽可能触摸、拥抱患儿，与患儿交谈，以减轻焦虑。为婴儿提供口腔护理及安慰奶嘴，促进舒适。对需静脉穿刺的患儿，可采取治疗性游戏技术，如允许患儿触摸仪器以减轻焦虑。促进信任关系，如操作会引起疼痛，应对患儿诚实。鼓励患儿将生气、害怕和疼痛的情绪表达出来，以减轻压力。

六、健康教育

(1)向家长介绍腹泻的病因、潜在并发症、有关患儿病情及治疗措施等，指导家长及时报告脱水的表现及口服补液中出现的问题。

(2)帮助家长采取促进患儿舒适及支持患儿的措施，允许家庭成员参加护理患儿。

(3)指导家庭成员关于防止感染传播的措施。清洁处理排泄物，注意食物新鲜、清洁和食具消毒，喝安全的饮用水，避免肠道内感染。进行入厕训练，教育儿童饭前、便后洗手，勤剪指甲。

(4)安排出院后的健康护理：①宣传母乳喂养的优点，指导合理喂养，避免在夏季断奶，按时逐步添加辅食，防止过食、偏食及饮食结构突然改变。注意食物的新鲜、清洁和食具的消毒等；②及时治疗营养不良、佝偻病等，加强体格锻炼，适当户外活动；③气候变化时防止受凉或过热，夏天多喝水；④避免长期应用广谱抗生素。

七、护理评价

护理措施是否有效，取决于不断地再评估患儿的液体丢失情况、食物尤其热量的摄入情况、观察并发症的表现、家庭参加护理的范围和有效性，以确定经治疗和护理患儿是否达到：脱水是否被纠正，能否获得与年龄相适应的营养，达到理想的体重；家长是否知道洗手对减少感染性腹泻传播的重要性，感染是否传染给其他儿童；皮肤是否有破损的表现；是否有身体和情绪方面的压力，家庭是否能参加到孩子的护理中来；家长是否能说出脱水的表现，家长是否能表现出有能力护理患儿，尤其在家里。

第五节　急性支气管炎患儿的护理

一、护理评估

1.健康史

感染为最主要的原因。病原体是各种病毒或细菌,或为混合感染。凡能引起上呼吸道感染的病原体均可引起支气管炎。营养不良、佝偻病、免疫功能低下、特异性体质和支气管局部结构异常等均为本病的危险因素。气候变化、空气污染、化学因素的刺激等可为本病的诱发因素。

2.身体状况

发病可急可缓,大多先有流涕、鼻塞、发热、咽痛等上呼吸道感染症状,以咳嗽为主要症状,初为刺激性干咳,以后加重转为有痰性咳嗽,可咳出白色黏痰或黄色脓痰。婴幼儿全身症状较重,常有发热、精神不振、乏力、呕吐、腹泻等症状。年长儿一般症状较轻,有时可诉头痛、胸痛。体检肺部呼吸音粗糙,可闻及痰鸣音、不固定的散在的干啰音或中粗湿啰音,啰音常在体位改变或咳嗽后减少甚至消失。婴幼儿还可发生一种特殊类型的支气管炎,称为哮喘性支气管炎,又称喘息性支气管炎,系指婴幼儿时期以喘息为突出表现的急性支气管炎,除具有上述临床表现外,其主要特点:①多见于有湿疹或其他过敏史的婴幼儿;②有类似哮喘症状与体征,如咳嗽、气喘、呼气性呼吸困难,肺部叩诊呈鼓音,听诊两肺满布哮鸣音及少量粗湿啰音;③大多数病例有反复发作倾向;④近期预后大多良好,一般随年龄增长而发作逐渐减少,3~4岁后发作次数逐渐减少,大多在6岁自愈,但少数可发展成为支气管哮喘。

3.辅助检查

病毒感染者血白细胞计数正常或偏低;细菌感染者血白细胞总数及中性粒细胞均增高。胸部X线检查多无异常改变或有肺纹理增粗、肺门阴影增深。

二、护理诊断及合作性问题

(1)清理呼吸道无效与分泌物过多、痰液黏稠不易咳出有关。

(2)体温过高与感染有关。

三、护理目标

(1)患儿咳嗽、痰液消失,呼吸道通畅。

(2)患儿体温恢复正常,无并发症发生。

(3)家长能掌握急性支气管炎的基本知识、护理要点及增强小儿机体抵抗力的方法。

四、护理措施

1.保持呼吸道通畅

(1)保持室内空气清新,温度、湿度适宜,避免对流风,减少对支气管黏膜的刺激,利于排痰。

(2)减少活动,保证充足的睡眠和休息,保证充足的水分及营养的供给。

(3)卧位时可抬高头胸部,经常变换患儿体位,指导并鼓励患儿有效咳嗽,定时为患儿拍背以利痰液排出。

(4)采用超声雾化吸入或蒸汽吸入,每天1～2次,每次20 min,湿化呼吸道,促进排痰。

(5)按医嘱使用抗生素、止咳化痰及平喘,并注意观察用药后反应。

(6)对哮喘性支气管炎的患儿,注意有无缺氧症状,必要时吸氧。

2.维持正常体温

密切观察体温变化,超过38.5 ℃时采取物理降温或按医嘱给予药物,防止发生惊厥。

五、健康指导

向家长介绍急性支气管炎的护理要点,阐述哮喘性支气管炎与支气管哮喘的关系,说明哮喘性支气管炎多数是可以痊愈的,消除其恐惧与担忧。指导患儿及家长加强营养,适当开展户外活动和体格锻炼,积极预防营养障碍性疾病和传染病,按时预防接种,增强免疫。根据气温变化增减衣服,避免受凉或过热。在呼吸道疾病流行期间,不要让小孩到公共场所,以免交叉感染。避免吸入刺激性气体和有害粉尘等也可起预防作用。

第六节 肺 炎

一、概述

(一)概念

肺炎系指不同病原体或其他因素所致的肺部炎症。以发热、咳嗽、气促、呼吸困难和肺部固定性中、细湿啰音为共同临床特征。肺炎是我国儿童常见的疾病,尤其多见于婴幼儿,占我国住院小儿死因的第一位,是我国儿童保健重点防治的"四病"之一。肺炎一年四季均可发生,以冬春寒冷季节及气候骤变时多见,多由急性上呼吸道感染或支气管炎向下蔓延所致。

(二)发病机制

病原体多由呼吸道入侵,也可经血行入血,引起支气管、肺泡、肺间质的炎症。支气管管腔因黏膜充血水肿而变窄,肺泡壁因充血水肿而增厚,肺泡腔内充满炎性渗出物,从而造成通气和换气功能障碍,导致低氧血症与高碳酸血症。为代偿缺氧,患儿呼吸与心率加快,出现鼻翼扇动和三凹征。由于病原体毒素的作用,重症患儿常伴有毒血症,引起不同程度的感染中毒症状。缺氧、二氧化碳潴留及毒血症可导致循环系统、神经系统、消化系统的一系列症状及水、电解质与酸碱平衡紊乱。随病情的进展,肺换气功能严重障碍,影响到二氧化碳排出时,可导致呼吸衰竭。

1.循环系统

病原体和毒素侵袭心肌,引起心肌炎;缺氧使肺小动脉反射性收缩,肺循环压力增高,形成肺动脉高压,使右心负担增加。肺动脉高压和中毒性心肌炎是诱发心力衰竭的主要原因。重症患儿常出现循环障碍、休克甚至弥散性血管内凝血。

2.中枢神经系统

缺氧和二氧化碳潴留及病原体毒素可以引起脑毛细血管扩张,通透性增加,引起脑水肿、颅内压增高及中毒性脑病。

3.消化系统

低氧血症和病原体毒素作用,使胃肠黏膜糜烂、出血、上皮细胞坏死脱落等,导致黏膜屏障功能破坏,使胃肠功能紊乱,出现厌食、呕吐及腹泻症状,严重者可引起中毒性肠麻痹和消化道出血。

4.水、电解质紊乱和酸碱平衡失调

肺炎患儿因为严重缺氧,体内需氧代谢障碍,无氧酵解增加,酸性代谢产物增多,加上高热、吐泻、进食少等因素,常有脱水和代谢性酸中毒;而 CO_2 潴留, H_2CO_3 增加,又可导致呼吸性酸中毒。因此,重症肺炎者常出现不同程度的混合性酸中毒。

(四)治疗原则

主要为控制感染、改善肺的通气功能、对症治疗、防治并发症。

二、护理评估

(一)健康史

引起肺炎常见的病原体为病毒和细菌。发达国家小儿肺炎以病毒为主,以呼吸道合胞病毒常见,其次为腺病毒、流感病毒等。发展中国家则以细菌为主,以肺炎链球菌多见,其次为金黄色葡萄球菌、革兰氏阴性杆菌等。近年来肺炎支原体、衣原体和流感嗜血杆菌肺炎有增加趋势。营养不良、维生素 D 缺乏症、先天性心脏病、免疫缺陷等小儿易患本病,且病情严重,迁延不愈。病原体常由呼吸道入侵,少数经血行入肺。

(二)身体状况

1.支气管肺炎

(1)轻症肺炎。以呼吸系统症状为主,大多起病较急,主要表现为发热、咳嗽和气促。①发热:体温可达 39 ℃～40 ℃,热型不定,多为不规则发热,亦可为弛张热或稽留热,新生儿、重度营养不良儿可不发热或体温不升;②咳嗽:较频繁,初为刺激性干咳,以后有痰,新生儿则表现为口吐白沫;③气促:多于发热、咳嗽之后发生,呼吸增快,达 40～80 次/分钟,严重者出现鼻翼扇动、唇周发绀、点头呼吸、三凹征(即胸骨上窝、肋间隙和剑突下吸气时凹陷);④体征:肺部可闻及较固定的中、细湿啰音,以背部两肺底部脊柱旁较多,吸气末较为明显。小婴儿症状、体征可不典型。

(2)重症肺炎。由于严重的缺氧及毒血症,除呼吸系统症状和全身中毒症状加重外,还累及循环、神经和消化系统,出现相应的临床表现。①循环系统:常见心肌炎、心力衰竭及循环障碍。心肌炎表现为面色苍白、心动过速、心音低钝、心律不齐,心电图显示 ST 段下移或 T 波低平、倒置。心力衰竭的表现为安静时呼吸突然加快,大于 60 次/分钟;安静时心率突然加快,婴儿>180 次/分钟,幼儿>160 次/分钟;肝脏肋下>3 cm 或在短期内迅速增大>2 cm;突然极度烦躁不安,明显发绀,面色发灰,指(趾)甲微血管充盈时间延长;心音低钝,奔马律,颈静脉怒张,心脏扩大;尿少或无尿,颜面眼睑或双下肢水肿。具备前 5 项即可诊断为心力衰竭。②神经系统:脑水肿时表现为烦躁或嗜睡、意识障碍、惊厥、前囟隆起、瞳孔对光反应迟钝或消失,呼吸节律不齐甚至呼吸停止、脑膜刺激征等。③消化系统:轻症常有食欲缺乏、吐泻、腹胀等;重症可引起中毒性肠麻痹,出现明显腹胀,呼吸困难加重。胃肠道出血可吐出咖啡样物、大便隐血阳性或排柏油样便。

2.几种不同病原体所致肺炎

(1)呼吸道合胞病毒肺炎:多见于2岁以内,尤以2～6个月婴儿多见。起病急,干咳,低中度发热,喘憋为突出表现,很快出现呼吸困难及缺氧症状。临床上有两种类型。①毛细支气管炎:以喘憋为主,全身中毒症状不重。②合胞病毒肺炎:除喘憋外,伴有全身中毒症状。肺部听诊以哮鸣音为主,肺底部可听到中、细湿啰音。胸部X线:小点片状、斑片状阴影;不同程度的梗阻性肺气肿和支气管周围炎。血常规检查:白细胞总数正常或降低。

(2)腺病毒肺炎:多见于6个月至2岁婴儿。起病急,高热持续时间长,全身中毒症状重;咳嗽频繁,呈阵发性喘憋,呼吸困难和发绀等。肺部体征出现较晚,高热4～6 d后才开始出现湿啰音,以后病变融合而呈现肺实变体征。胸部X线:①X线改变早于肺部啰音,与临床表现一致;②大小不等的片状阴影或融合成大病灶,肺气肿多见;③病灶吸收缓慢。血常规检查:白细胞总数正常或降低。

(3)金黄色葡萄球菌肺炎:多见于新生儿、婴幼儿。起病急、病情严重、进展快,全身中毒症状重。多呈弛张热型或稽留热,有荨麻疹或猩红热样皮疹,易并发脓胸、脓气胸等肺部体征出现较早,双肺可闻及中、细湿啰音。胸部X线:小片浸润阴影,很快出现多发性肺脓肿、肺大疱、脓胸、脓气胸。易变性是其特征。血常规检查:白细胞总数及中性粒细胞明显增高,伴核左移。

(4)肺炎支原体肺炎:多见于学龄儿童及青少年。常发热,热型不定,热程1～3周,刺激性咳嗽为突出表现,有的酷似百日咳样咳嗽,常带黏稠痰,偶带血丝。肺部体征不明显,少数可闻及干、湿啰音。胸部X线4种改变:①肺门阴影增浓;②支气管肺炎改变;③间质性肺炎改变;④均一的实变影。血常规检查:白细胞总数正常或增高。

(三)辅助检查

1.血常规检查

病毒感染者白细胞计数正常或偏低;细菌感染者白细胞计数增高,中性粒细胞增高,并有核左移。

2.胸部X线检查

支气管肺炎早期肺纹理增粗,以后在双肺下野、心膈角及中内带出现大小不等的斑片状阴影或融合成片,可伴有肺不张或肺气肿。

3.病原学检查

取鼻咽拭子或气管分泌物做病毒分离和鉴别;取气管分泌物、深部痰液、胸腔穿刺液及血液等作细菌培养或免疫学方法进行细菌抗原检测可以明确致病菌。

三、护理诊断及合作性问题

(1)气体交换受损与肺部炎症致通气、换气功能障碍有关。

(2)清理呼吸道无效与呼吸道分泌物过多、黏稠、不易排出有关。

(3)体温过高与肺部感染有关。

(4)潜在并发症:心力衰竭、中毒性脑病、中毒性肠麻痹、脓胸、脓气胸、肺大疱等。

四、护理目标

(1)患儿无气促、发绀,呼吸正常。

(2)患儿痰液能及时清除,痰鸣音消失,呼吸道通畅。

(3)患儿体温恢复正常。

(4)患儿住院期间不发生并发症或发生时能及时发现,得到及时治疗。

五、护理措施

(一)改善呼吸功能

(1)保持室内空气新鲜,定时通风换气(应避免对流),室温18 ℃～22 ℃,湿度以55％～65％为宜。各种操作应集中进行,尽量使患儿安静,以减少氧的消耗。不同病原体肺炎患儿应分室居住,以防交叉感染。

(2)凡有低氧血症,有呼吸困难、喘憋、面色灰白、口唇发绀等情况应立即给氧。新生儿或鼻腔分泌物多者可采用面罩给氧、鼻导管给氧、头罩给氧或氧罩等方法。采用鼻导管时,氧流量0.5～1 L/min(即滤过瓶中气泡每分钟出现100～200个),氧浓度不超过40％,氧气要湿化,以免损伤呼吸道黏膜。重症肺炎缺氧严重者应用面罩给氧,氧流量为2～4 L/min,氧浓度为50％～60％。若出现呼吸衰竭,则使用人工呼吸器。

吸氧注意事项:①操作前应先清除鼻腔内分泌物;②吸氧过程中应经常检查导管是否通畅(可取出鼻导管将其插入水中观察有无气泡);③每日应更换鼻导管1次,两侧鼻孔宜交替使用,以免一侧长时间吸入冷空气,使鼻黏膜干燥出血;④湿化瓶内蒸馏水应每日更换1次,将湿化液加温至37 ℃,使氧气加温、加湿;⑤氧浓度不宜过高,持续时间不宜过长,以免发生晶状体后纤维增生而造成失明。

(3)正确留取标本,以指导临床用药;按医嘱给予抗生素或抗病毒药物,消除肺部炎症,促进气体交换,并注意观察疗效及药物不良反应。

(二)保持呼吸道通畅

(1)调节室内空气的湿度,并嘱患儿多饮水,避免呼吸道干燥。

(2)协助患儿取合适体位并经常更换,约每2 h更换1次,并用手轻拍患儿背部,促使痰液排出,防止坠积性肺炎的发生。具体方法是:五指并拢,稍向内合掌,由下向上、由外向内轻拍背部,边拍边鼓励患儿咳嗽,使分泌物借助重力和震动排出。若呼吸道分泌物较多而排出不畅时,在病情允许的情况下可进行体位引流。

(3)对痰液黏稠不易咳出者,可给予超声雾化吸入,以稀释痰液利于咳出。雾化吸入器中可加入庆大霉素、利巴韦林、地塞米松、糜蛋白酶等药物,每日2次,每次20 min。因雾化吸入必须深呼吸才能达到最佳效果,故应对患儿进行指导。

(4)必要时给予吸痰,注意勿损伤黏膜,吸痰不能过频和过慢(过频可刺激黏液产生增多,过慢可妨碍呼吸使缺氧加重)。吸痰不宜在哺乳后1 h内进行,以免引起呕吐。吸痰时患儿多因刺激而咳嗽、烦躁,吸痰后宜立即吸氧。

(5)给予患儿营养丰富、易消化的半流质饮食,少量多餐,防止过饱而影响呼吸。哺喂时应耐心,每次喂食时将患儿头部抬高或抱起,防止呛入气管发生窒息。重症患儿不能进食时,给予静脉营养,保证液体的摄入量,以湿润呼吸道,有利于痰液排出。

(6)遵医嘱给予解痉、祛痰等药物,促进排痰。

(三)降低体温

密切观察患儿体温变化并警惕热性惊厥的发生。保证患儿摄入充足水分,若体温超过

38.5 ℃时应采取物理降温或遵医嘱给予退热剂。

(四)密切观察病情

(1)如患儿出现烦躁不安、面色苍白、气喘加剧、呼吸＞60 次/分、心率幼儿＞160 次/分钟、婴儿＞180 次/分钟、肝在短时间内急剧增大等心力衰竭的表现,应及时报告医生,立即给予氧气吸入并减慢输液速度,遵医嘱给予强心、利尿等药物进行治疗。若患儿口吐粉红色泡沫样痰,应考虑为肺水肿,可给患儿吸入经 20%～30%酒精湿化的氧气,间歇吸入,且每次时间不宜超过 20 min。

(2)密切观察意识、瞳孔等变化,如患儿出现烦躁或嗜睡、惊厥、昏迷、呼吸不规则等,提示颅内压增高,可能发生了中毒性脑病,应立即报告医生并共同抢救。

(3)密切观察有无腹胀、肠鸣音减弱或消失以及呕吐的性质、有无便血等。若腹胀明显伴低钾者,及时补钾。若有中毒性肠麻痹,先用腹部热敷、肛管排气等方法处理,无效时遵医嘱给予禁食、胃肠减压、皮下注射新斯的明。

(4)若患儿病情突然加重,出现烦躁不安、剧烈咳嗽、呼吸困难、胸痛、发绀、患侧呼吸运动受限,提示并发了脓胸或脓气胸,应立即报告医生,积极配合医生进行胸腔穿刺术或胸腔闭式引流的准备工作,并做好术后护理。

六、健康指导

(1)向家长介绍患儿病情,安慰其不要过于紧张,协助观察患儿病情变化。介绍肺炎治疗要点、药物的不良反应,说明早期规律服药的重要性。讲解肺炎的护理要点,如保持患儿正确舒适的体位,注意经常更换体位,患儿咳嗽时应轻拍背部协助排痰。使患儿保持安静,喂养时应少食多餐,避免呛咳。对年长儿应说明住院和积极治疗对疾病痊愈的重要性,鼓励患儿克服暂时的痛苦,与医护人员合作。

(2)积极宣传肺炎预防的相关知识,如保护环境和家庭卫生、不随地吐痰以及养成良好的个人卫生习惯。在冬春季节注意室内通风,尽量避免带小儿到公共场所,必要时用食醋熏蒸进行房间空气消毒,每日 1 次,连续 3～5 d。出院后给患儿加强营养,增强体质;加强体格锻炼,多晒太阳,进行户外活动,增强抗病能力;尽量避免到人多的公共场所;天气变化时应注意随时增减衣服,防止上呼吸道感染,定期进行健康检查及预防接种。

第七节　先天性心脏病

一、概述

(一)概念

先天性心脏病简称先心病,是胎儿时期心脏及大血管发育异常而致的心血管畸形,是小儿最常见的心脏病。

(二)病因及发病机制

先天性心脏病的病因尚未完全明确,在胎儿心血管发育阶段,任何影响胎儿心血管发育的因素都可使心脏的某一部分出现发育停滞或异常,即可造成先天性畸形。如遗传、孕早期宫内病毒性感染、接触大量放射线,以及服用某些药物等。总之,目前认为先天性心血管畸形的发生可能是胎儿周围环境因素与遗传因素相互作用的结果。

(三)分类

先天性心脏病的种类很多,临床上根据血流动力学改变和有无青紫表现,将先天性心脏病分为 3 类。

(1)左向右分流型(潜伏青紫型)是临床最常见的类型。

(2)右向左分流型(青紫型)是临床病情重、病死率高的类型。

(3)无分流型(无青紫型)指左、右心或大血管间无异常通路和血液分流,临床上不出现青紫。常见的有肺动脉狭窄、主动脉缩窄等。

(四)治疗原则

本病有内科治疗和外科治疗,根治有赖于外科手术治疗。内科治疗的主要措施是对症治疗,控制感染,防止并发症,及时治疗心力衰竭等。手术分姑息性手术和根治性手术。较大的室间隔缺损、房间隔缺损应于学龄前期手术治疗;缺损小者可不必手术,但应定期随访。动脉导管未闭者可口服或静脉注射吲哚美辛。如药物治疗仍未关闭者,应于学龄前期手术治疗。法洛四联症患儿宜于 2～3 岁以上进行手术;若重度青紫、显著肺血管发育不良,新生儿期应先做姑息性分流术,待一般情况好转,肺血管发育好后再行根治术。

二、护理评估

(一)健康史

1.遗传因素

如家族遗传、染色体变异等。

2.环境因素

(1)孕母在妊娠最初 3 个月内曾感染过风疹病毒、流行性感冒病毒、流行性腮腺炎病毒和柯萨奇病毒等。

(2)孕母接触过大量放射线,尤其是腹腔和盆腔部位。

(3)孕母服用过某些药物,如抗肿瘤药、甲糖宁、抗癫痫药物等,及孕早期吸毒、酗酒等。

(4)孕母患代谢性疾病(如糖尿病、高钙血症等)及某些造成宫内缺氧的慢性疾病等。

(二)身体状况

1.左向右分流型

(1)症状。①乏力、气促:因体循环血量减少和低氧,患儿活动缺乏耐力,易疲乏、多汗、活动后气促;②反复呼吸道感染:由于肺循环血量增加,易患呼吸道感染,且病情反复;③声音嘶哑:有时因扩大的肺动脉压迫喉返神经引起声音嘶哑;④青紫:当患儿屏气、剧烈哭闹、患肺炎或心力衰竭时可见暂时性青紫。当有肺动脉高压时,出现持续性青紫。动脉导管未闭的患儿青紫只见于下半身,称差异性青紫。

(2)体征。可见生长发育落后,消瘦,心前区隆起,心界扩大及心脏杂音。室间隔缺损在胸骨左缘第 3～4 肋间有Ⅲ～Ⅳ级粗糙的全收缩期杂音,向四周传导,可扪及收缩期震颤;房间隔缺损在胸骨左缘第 2～3 肋间有Ⅱ～Ⅲ级喷射性收缩期杂音,肺动脉瓣区第二音增强和固定分裂;动脉导管未闭在胸骨左缘第 2 肋间或左锁骨中线处有连续机器样杂音,向颈部传导,有震颤,肺动脉瓣区第二音亢进,并可见周围血管征如枪击音、水冲脉、毛细血管搏动征。

(3)并发症。常见的并发症有支气管肺炎、充血性心力衰竭、亚急性感染性心内膜炎等。

2.右向左分流型

法洛四联征是存活婴儿中最常见的右向左分流型的先天性心脏病。法洛四联征由4种畸形联合组成:肺动脉狭窄、高位室间隔缺损、主动脉骑跨及右心室肥厚,其中肺动脉狭窄对患儿病理生理和临床表现的影响最为显著。

(1)症状。①青紫:为患儿最主要表现,其出现早晚和严重程度与肺动脉狭窄程度有关。多于生后3～6个月逐渐出现青紫,见于唇、指(趾)甲床、球结膜等处,重者出生后即有;因血含氧量下降,活动耐力差,稍一活动,如啼哭、情绪激动、活动过度、寒冷时出现气急,青紫即加重;②蹲踞现象:患儿常于行走或活动时出现蹲踞现象。因蹲踞既能减轻心脏负荷,又增加体循环阻力,使右向左分流减少,缺氧暂时得以缓解,是患儿采取的一种被动体位和自我保护性动作;③阵发性缺氧发作:表现为阵发性呼吸困难,青紫加重,严重时可因大脑缺氧而突发昏厥、抽搐、意识丧失甚至死亡。

(2)体征。多数患儿生长发育落后,重者影响智力发育,全身皮肤发绀,心前区隆起,胸骨左缘2～4肋间可闻及Ⅱ～Ⅲ级收缩期喷射性杂音,肺动脉瓣区第二心音减弱或消失。同时可见杵状指(趾)。

(3)并发症。常见的并发症有脑血栓形成、脑脓肿及亚急性细菌性心内膜炎。

(三)辅助检查

1.胸部X线检查

左向右分流型先天性心脏病,可见肺动脉段凸出,肺门血管影增粗、搏动增强,称为"肺门舞蹈征"。此外,室间隔缺损时,可见左心房、左心室、右心室增大;房间隔缺损时,可见右心房、右心室增大;动脉导管未闭时,可见左心房、左心室增大。法洛四联征可见右心室增大、肺动脉段凹陷、心尖上翘呈"靴形"心、肺门血管影缩小、肺纹理减少、透亮度增加。

2.心电图

能反映心房、心室有无增大,以及心脏传导系统的情况。

3.超声心动图

包括M型超声心动图、二维超声心动图心脏扇形切面显像、三维超声心动图及多普勒彩色血流显像等,能显示心脏内部结构的精确图像,诊断正确率高,是一项无痛、非侵入性的检查方法,为诊断先天性心脏病的主要手段。

4.其他

心导管检查、心血管造影、磁共振成像、放射性核素心血管造影等诊断技术,均能从不同的角度精确反映心脏的情况,为外科手术提供客观的资料。

三、护理诊断及合作性问题

(1)活动无耐力与体循环血量减少、氧供给不足、心功能受损有关。
(2)营养低于机体需要量,与喂养困难、体循环血量减少、组织缺氧有关。
(3)感染与肺血量增多致肺部抵抗力下降、心内结构缺损易致心内膜损伤有关。
(4)潜在并发症:亚急性感染性心内膜炎、心力衰竭、脑血栓形成、缺氧发作等。

四、护理目标

(1)学会掌握活动量,能耐受活动,活动后无心悸、气促等表现。

(2)获得足够的营养和能量,生长发育状况改善。

(3)不发生感染。

(4)家长及年长患儿能说出本病的有关知识和保持情绪稳定。

五、护理措施

1. 建立合理的生活制度

保持环境安静,保证患儿充分休息与睡眠,根据病情安排适当活动量,减少心脏负担。轻症和无症状患儿与正常儿童一样生活;有症状患儿应限制活动,避免情绪激动和哭闹,以免加重心脏负担;重症患儿应卧床休息,妥善照顾生活。各种诊疗、护理操作动作宜轻、快,并应集中完成,以避免多次扰动患儿。

2. 合理饮食与喂养

应提供高蛋白质、高维生素、多纤维素及含钾、铁丰富的食物,以增强体质。应适当限制食盐的摄入。注意食物的色、香、味及品种的调换,以增进患儿的食欲。患儿宜少量多餐,防止因饱食致膈抬高,影响肺扩张,加重缺氧。小婴儿喂乳前最好先吸氧,斜抱位间歇喂乳,每次喂乳时间适当延长,必要时可适当加大乳头孔或采用滴管滴入。同时应防止呛咳、窒息。

3. 预防感染

先天性心脏病患儿抵抗力弱,易发生感染性疾病,除严重心力衰竭外,应按时进行预防接种;做好病房管理,应与感染性疾病患儿分室居住,避免交叉感染;应避免到人群集中的公共场所;根据气温变化随时增减衣服,避免受凉,预防感冒,防止肺部感染;做好皮肤及黏膜的清洁护理;在接受小手术(如拔牙、扁桃体切除术)时,术前、术后均应按医嘱给予足量的抗生素,避免发生感染性心内膜炎。

4. 密切观察病情,防止并发症

(1)防止法洛四联征患儿在哭闹、活动、吸吮及排便等氧耗增加时引起脑缺氧发作。一旦发生应立即将患儿的四肢屈曲或取胸膝卧位,同时吸氧。备好急救用品,配合医生给予吗啡及普萘洛尔抢救治疗。

(2)预防心力衰竭,患儿保持安静,避免哭闹,严格控制输液速度和量;如出现心率(脉率)加速、节律改变,或突然出现面色苍白、烦躁不安、呼吸困难、水肿等,应立即置患儿于半卧位,吸氧,并通知医生。

(3)预防脑血栓,法洛四联征患儿因血液黏稠度高,夏天出汗、高热或吐泻等可引起脱水,应注意及时补充足够的液体,避免脱水致血液黏稠度增高而并发脑血栓。

5. 心理护理

由于对疾病缺乏认识和疾病带来的种种问题,家长和年长患儿易产生焦虑、悲观情绪。医护人员应热情地关心爱护患儿,帮助他们积极应对,以减轻其精神负担。

六、健康教育

(1)向患儿及家长讲解先天性心脏病的知识和心外科手术的进展,以及同类疾病治愈的护理个案,使患儿及家长增强治愈疾病的信心,积极配合治疗。

（2）指导家长合理安排患儿的饮食，讲明给予高蛋白、高维生素、高能量的饮食，如牛乳、鸡蛋和豆类等，有助于患儿的生长发育，满足营养需要。要强调多食含膳食纤维较多的蔬菜、水果等，以保证大便通畅，避免用力排便，从而减轻心脏负担，一般若 2 d 未排便，应给予开塞露通便。指导家长对喂养困难的乳儿进行正确的喂乳。指导家长合理安排患儿的生活作息时间和活动量，做到劳逸结合，教会家长掌握限制活动的指征。

（3）做好用药指导。强调预防各种感染及并发症。

（4）定期复查，使患儿能安全到达手术年龄。

第八节　新生儿疾病筛查

一、新生儿疾病筛查的目的和意义

人体内生化代谢是处于一个非常完善的代谢体系中，犹如一副集成电路板，各个部位控制着不同的代谢，有着不同的功能，相互之间又具有一个非常巧妙的衔接关系。如糖代谢、氨基酸代谢、脂肪酸代谢、三羧酸循环、尿素循环等，一旦哪个环节受损，就会导致系统性的紊乱，紊乱的病态统称为遗传代谢性疾病（inborn error of metabolism，IEM），是一类涉及氨基酸、有机酸、脂肪酸、尿素循环、糖类、类固醇、金属等多种物质代谢障碍的疾病。患儿在新生儿期通常没有症状，可是一旦出现异常临床表现就表明疾病已进入晚期，身体和智力的损害已不可逆转，失去了治疗机会，是导致儿童残疾或夭折的主要病因之一。

在众多的出生缺陷疾病中，先天性甲状腺功能低下症（congenital hypothyroidism，CH）和苯丙酮尿症（phenylketonuria，PKU）是引起儿童智能发育落后的重要原因之一。先天性甲低的发病率在世界各地为 1∶4 000。PKU 的发病率各国不同，美国、加拿大和法国发病率平均为 1∶15 000；中欧多国为 1∶10 000；日本较低，为 1∶80 000。我国每年出生的新生儿约 2 000 万，仅高苯丙氨酸血症（包括 PKU）这一类疾病，每年就新增患儿 1 600～1 800 例。这类严重危害儿童健康的疾病，如果未能早期诊断和治疗，将导致患者智能发育严重落后，给患者、家庭、社会带来严重的伤害，并为此付出巨大的代价。随着现代医学水平的发展，这类疾病可在其发病前得到及时诊断和干预。

在新生儿尚未出现临床症状前，或者症状尚未明显时，能早期明确诊断，并得到及时而有效的治疗，从而避免患儿重要脏器出现不可逆的损害，进而保障儿童正常的体格发育和智能发育。

开展大规模的新生儿疾病筛查，从而可能做到对每一位出生的新生儿及时诊断和治疗。21 世纪在世界范围内这项工作已得到了积极的推广，与疫苗预防接种一起，成为现代预防医学的极其重要措施，成为人类卫生保健的重要内容之一。国内外大量的资料均表明，开展新生儿疾病筛查，可以避免和降低残疾儿童的发生，对于提高出生人口素质，推动国民经济的发展发挥了重大的意义。

二、新生儿疾病筛查发展概况

(一)筛查的发展史及覆盖率

1934 年挪威生化学家 Folling 首次报道苯丙酮尿症这种疾病,1963 年 Guthrie 首先发明了用细菌抑制法(BIA)对滤纸干血样中的苯丙氨酸进行半定量测定,检测苯丙酮尿症,揭开了新生儿筛查的序幕。此后欧美一些国家利用相同方法对同型胱氨酸尿症、糖尿病等疾病进行了筛查。1973 年加拿大 Dussault 等采用干滤纸血片法测量 T_4 筛查先天性甲状腺功能减退,1975 年日本 Irle 等采用同样方法进行促甲状腺激素(thyroid stimulating hormone,TSH)筛查。1988 年在美国成立国际新生儿疾病筛查协会。我国新生儿疾病筛查起步于 20 世纪80 年代初,在 1998 年以前,我国 CH 筛查以放射免疫分析法(RIA)为主,1998 年以后,CH 筛查主要采用灵敏度较高的时间分辨免疫荧光分析法(DELFIA)。1985 年我国使用细菌抑制法筛查 PKU,截至目前荧光定量法已经被大部分地区采用。筛查技术向着简单易行、结果精确、费用低廉方向发展。

全球每年有近千万新生儿进行疾病筛查,西方和经济发达国家已建立并完善行之有效的筛查体系,有些国家把新生儿筛查列入国家卫生法,或者通过行政手段实施,新生儿筛查覆盖率达到了 100%。我国新生儿疾病筛查始于 1981 年,目前地区筛查率全国并不均等,上海、北京、山东、浙江、四川等省、市的新生儿疾病筛查在卫生局(厅)大力支持下,筛查覆盖率达到90%以上。新生儿疾病筛查项目在中等城市正在发展,但是在小城市和广大农村,许多地区还是空白,偏远落后地区不足 20%。迄今为止,全国各地(除西藏)均建立了新生儿疾病筛查中心,规范新生儿疾病筛查的管理,保证了新生儿疾病筛查工作质量。依据《中华人民共和国母婴保健法》和《中华人民共和国母婴保健法实施办法》,卫生部予 2004 年颁发《新生儿疾病筛查技术规范》文件,予 2008 年发布《新生儿疾病筛查管理办法》,2009 年发布《全国新生儿疾病筛查工作规划》,各省市也根据本地特点制订了相应的筛查常规及执行文件,使新生儿疾病筛查持续向良好健康方向发展。

随着社会的发展和人民生活水平的提高,新生儿疾病筛查越来越受到社会和家庭的重视,国家加大投入和建立完善筛查质量控制系统,部分地区启动了筛查免费,并实行网络信息化管理,建立了有效的评估督导机制,从而提高了新生儿筛查的覆盖率、召回率、治疗率。

(二)新生儿疾病筛查与法律、伦理、社会问题

新生儿疾病筛查是一个集组织管理、实验技术、临床诊治及宣传教育为一体的系统工程。经过多年的探索,我国新生儿疾病筛查经历了自发开展到有序和系统规划的组织过程。目前新生儿疾病筛查由国家卫生和计划生育委员会(简称卫计委)统一规划,各省、市自治区卫生厅(局)基层卫生与妇幼保健处具体实施。开展新生儿疾病筛查工作的机构和人员要根据《中华人民共和国医师法》《中华人民共和国母婴保健法实施办法》和《中华人民共和国医疗机构管理办法》的规定进行严格审批。全国多数省、直辖市、自治区卫生厅(局)已下发文件,对筛查的组织管理、实验室技术以及临床治疗、随访工作等进行了规范。

在我国,新生儿疾病筛查具有法律约束及遵循非强制性、知情选择的原则。医疗机构在实施新生儿疾病筛查前,通过各宣传手册、讲解等方式将新生儿疾病筛查的意义、项目、条件、方式、灵敏度和费用等情况如实报告新生儿的监护人,并取得签字同意。

建立新生儿疾病筛查的质量保证体系十分必要,除实验室内的质控外,每个筛查实验室每

年须定期接受卫计委临床检验中心组织的实验室能力对比检验,以保证实验检测质量。此外,从伦理、法律角度,父母有权得到筛查结果(包括阴性结果),故建立、健全互联网系统以完善筛查结果的报告形式也是十分必要的。成立分级监督机构,包括筛查中心、产婴医院、儿保所及地区卫生服务中心,提高召回率及随访率,使新生儿筛查诊断的患者得到早期诊治及长期随访、评估。依法做好新生儿疾病筛查工作,扩大新生儿疾病筛查网络建设,提高覆盖率,逐步使每个新生儿都能享受新生儿疾病筛查,使每一例患者能得到及时的治疗,从而提高我国的人口素质。

三、新生儿疾病筛查的对象、内容、方法

(一)筛查对象

所有出生 72 h(哺乳至少 6～8 次)的活产新生儿。

(二)筛查内容

开展新生儿疾病筛查,疾病选择应符合以下标准:①疾病危害严重,可导致残疾或致死,已构成公共卫生问题;②有一定发病率,筛查疾病在人群是相对常见或流行的疾病;③疾病早期无特殊症状,但有实验室指标能显示阳性;④可以治疗,特别通过早期治疗,能取得良好效果;⑤筛查方法简单可靠,假阳性率和假阴性率均较低,能被家长接受,适合大规模开展。⑥筛查费用低廉,筛查、诊断和治疗所需费用应低于发病后的诊断、治疗支出费用,即投入、产出比的经济效益良好。故筛查疾病的种类依种族、国家、地区而别,还与各国的社会、科学技术的发展、经济、教育水平及疾病危害程度有关。

卫计委根据需要对全国新生儿疾病筛查病种进行调整,各省、自治区、直辖市人民政府卫生行政部门可以根据本行政区域的医疗资源、群众需求、疾病发生率等实际情况,制订相应的筛查常规及执行文件,增加本行政区域内新生儿疾病筛查病种。在我国,因 PKU 和 CH 发病率较高,治疗效果好,筛查疾病仍以 PKU、CH 为基础项目,但在南方,增加了对葡萄糖－6－磷酸脱氢酶(G-6-PD)酶缺乏及先天性肾上腺皮质增生症(CAH)的筛查。

(三)筛查实施管理方法

(1)专职质控员负责:专职质控员对筛查的整个流程进行质控,负责数据收集统计与上报。

(2)积极开展筛查健康宣教:医疗机构应将筛查的项目、条件、方式、费用等情况如实告诉监护人,并遵循知情自愿选择的原则,签署知情同意书。

(3)严格掌握筛查采血时间:采血时间为生后 72 h 至生后 20 d,并有充分的哺乳。

(4)严格执行采血技术程序:采集足跟血,制成滤纸干血片,置于塑料袋中,在规定时间内送达筛查中心,或暂时保存在 2 ℃～8 ℃的冰箱中。

(5)认真填写采血卡片:填写字迹清楚,登记完整,卡片内容包括采血单位、母亲姓名、住院号、居住地址、联系电话、新生儿姓名、出生日期及采血日期等。

(6)及时处理未按期采血者:因特殊情况未按时采血患儿,应及时预约或追踪采集血片,对退回不合格血片做到及时重新采集送检。

(7)复查:对可疑阳性病例做到协助追访机构,及时通知复查,以便确诊或采取干预措施。确诊后的患儿要及时给予长期、正确的药物治疗或饮食控制,以保证新生儿疾病筛查的社会效果。

(8)做好资料登记和存档保管工作:保持筛查相关资料以备查,包括活产数、筛查数、新生

儿采血登记信息等资料,保存时间至少 10 年。

四、我国新生儿疾病筛查现状及展望

(一)不同地区筛查率存在较大差异

在经济发展较快地区,尤其是中等以上城市,国家投入资金较多,筛查率相对较高。而某些偏远落后地区,筛查仍属于收费项目,新生儿家长的依从性低,对筛查意义理解不够,筛查率仍处于较低水平。随着国家立法规定,各项筛查制度的完善,对新生儿筛查相关知识的宣教及人口教育及素质水平的提高,我国的新生儿疾病筛查率已日益提升。

(二)筛查病种相对较少

目前已发现的遗传代谢病约有 600 余种,常见的就有 30 余种,总发病率约占出生总人口的 1%,可导致小儿智力发育异常和生长发育障碍。由于受制于经济与技术的发展,目前国内大部分地方只对 2~4 种遗传代谢性疾病进行筛查。由于遗传代谢病诊断学、治疗学的进展,由于社会经济的发展,符合进行新生儿疾病筛查标准的疾病谱在不断增加,期待有更多的病种纳入常规筛查中。特别提到近年来感染性疾病引起出生缺陷逐渐引起重视,如人类免疫缺陷病毒感染(human immunodeficiency virus,HIV)、先天性弓形虫感染的新生儿疾病筛查已经在部分国家和地区开展。

(三)筛查技术相对落后

长期以来,新生儿疾病筛查主要采用细菌抑制法、放射免疫分析法、时间分辨荧光免疫法、酶免疫分析法等,均是"一项实验检测一种疾病"的方法,远不能满足家庭日益增长的健康需求与国家对提高出生人口素质的要求。目前最有效筛查技术为串联质谱技术,可以实现"一项实验检测多种疾病",可检测其他氨基酸、有机酸、脂肪酸等少见遗传代谢病的新生儿筛查,但因设备价格昂贵,仅用于少数地区的少数高端实验室。

第九节 社区儿童保健与护理

儿童是社区卫生保健的重点人群之一,其健康状况是衡量一个国家或地区社会发展、经济状况及卫生水平的重要指标。我国社区儿童保健的重点人群是 0~6 岁儿童。

一、儿童保健的概念与意义

开展社区儿童保健,通过对儿童群体和个体采取有效的干预措施,提高儿童生命质量、减少发病率,是社区护理工作的重要内容,其意义如下。

(一)促进生长发育及早期教育

通过提供新生儿家庭访视、定期体检、生长发育监测、预防接种等服务,积极引导儿童及其家长提高自我保健的意识及能力,早期发现儿童生长发育过程中的问题,给予及时有效的干预。

(二)降低发病率和病死率

广泛推行儿童计划免疫的同时,积极宣传科学育儿知识并开展安全教育,筛查和防治儿童

常见病及多发病,有效降低儿童各种疾病及意外伤害的发生率和病死率。

(三)依法保障儿童权益

依据国家颁布实施的《中华人民共和国母婴保健法》《中华人民共和国未成年人保护法》等法律法规,积极协调配合有关部门,早期发现并有效制止社区内儿童被虐待、忽视或使用童工等侵害儿童权利的事件,依法保障儿童的生存、发展、受保护和参与等权利。

二、社区儿童保健的内容

(一)社区儿童保健方法

1. 新生儿家庭访视

家庭访视是新生儿保健的重要方法,访视应在出院后 1 周内进行。访视内容包括如下。

(1)观察:新生儿的家居环境(温度、湿度、通风、卫生、安全状况等)、一般情况(皮肤颜色、呼吸节律、吸吮能力、精神状态、反应情况等)。

(2)询问:母亲妊娠分娩情况、新生儿生活情况(喂养、睡眠、大小便等);疫苗接种情况等。

(3)检查:新生儿体格发育(体重、身长、头围、黄疸指数、囟门大小等)、脐部(有无出血、感染)、口腔(有无畸形、口炎)等。

(4)教育:母乳喂养方法、保暖、卫生护理、婴儿抚触方法、新生儿窒息的预防等。

(5)处置:对发现的问题给予及时处理,并做好记录,预约下次访视时间。视情况对具有低出生体重、早产、双多胎或出生缺陷等高危因素的新生儿适当增加家庭访视次数。访视结束后,认真填写新生儿家庭访视记录表,建立《母子健康手册》。

2. 健康管理

对 0~6 岁的散居儿童和已入托幼机构的集居儿童进行健康管理。通过连续纵向观察可获得个体儿童生长发育和健康状况的信息,使问题能够被早期发现,及时干预。检查的频率根据儿童生长发育的规律可归纳为"421",即出生后第一年检查 4 次,分别为 1、3、6、8 月龄;出生后第二、三年每年 2 次,即 12、18、24、30 月龄;3 岁及以后每年检查 1 次。有条件的地区,建议结合儿童预防接种时间增加随访次数。

(1)新生儿满月健康管理:新生儿出生后 28~30 d,结合接种第二针乙肝疫苗,进行新生儿满月健康管理。重点询问和观察新生儿的喂养、睡眠、大小便、黄疸等情况,测量体重、身长、头围等,开展母乳喂养、生长发育、防病教育等健康指导。

(2)婴幼儿健康管理:满月后婴幼儿共接受 8 次健康管理服务。服务内容包括询问婴幼儿喂养及患病等情况,进行体格检查,开展生长和心理行为发育评估,进行科学喂养(合理膳食)、生长发育、疾病及伤害预防、口腔保健等健康指导。在婴幼儿 6~8、18、30 月龄时均进行血常规检测,判断是否存在贫血情况。在 6、12、24、36 月龄时均使用行为测听法进行听力筛查,判断听力功能。

(3)学龄前儿童健康管理:学龄前儿童每年接受一次健康管理服务,服务内容包括询问膳食及患病等情况,进行体格检查和心理行为发育评估,开展血常规检测和视力筛查,进行合理膳食、生长发育、疾病与伤害预防、口腔保健等健康指导。

3. 生长发育监测

生长发育监测是应用生长发育监测图,对儿童体重、身长(高)进行定期、连续测量和评价的过程,是一项重要的婴幼儿保健方法,可在家庭、社区卫生服务中心及托幼机构开展。具体做法是由社区护士、托幼机构医务人员或儿童家长定期、连续为儿童测量体重、身长(高),然后把体重、身长(高)值标记在儿童生长发育监测图上,观察曲线的增长趋势,可以早期发现生长缓慢的儿童,分析原因并采取相应措施。

(二)儿童计划免疫与预防接种

1.计划免疫程序

根据国家免疫规划疫苗免疫程序,对辖区内 0～6 岁儿童和其他重点人群进行常规接种。

2.预防接种的实施方法

(1)建立儿童预防接种证(卡、簿):预防接种证(卡、簿)实行属地化管理,应及时为辖区内所有居住满 3 个月的 0～6 岁儿童建立预防接种证(卡、簿)等儿童预防接种档案。

(2)接种前的工作

1)确定接种对象:根据免疫程序确定接种对象。接种对象包括:本次应种者、上次漏种者和流动人口等特殊人群中的未种者。在安排接种对象时应注意:①各种疫苗的第一次接种的起始月龄不能提前,如脊髓灰质炎疫苗必须在婴儿出生后满 2 个月、麻疹疫苗必须满 8 个月才能接种;②接种的针次间隔不能缩短,如百白破疫苗前三剂之间间隔时间不能少于 28 d;③达到相应疫苗的起始接种年(月)龄时,应尽早接种。在推荐的年龄之前完成国家免疫规划疫苗相应剂次的接种。如未按期完成接种的 14 岁以下儿童,应根据疫苗补种通用原则和每种疫苗的具体补种要求尽早进行补种。

2)通知儿童监护人:采取预约、通知单、电话、手机短信、网络、广播通知等适宜方式,通知儿童监护人接种疫苗的种类、时间、地点和相关要求。嘱其携带预防接种证(卡、簿),带儿童按时到指定地点进行接种。

3)领取疫苗及准备接种场所:为了保障疫苗质量,疫苗从生产企业到接种单位,均应在规定的温度条件下储存、运输和使用,进行严格的冷链管理。接种单位根据各种疫苗接种人数计算领取疫苗数量,做好疫苗领取登记。接种场所要宽敞明亮、通风、清洁,冬季应设有保暖设施,装饰需符合儿童心理特点,减少恐惧。按照登记、咨询、接种、记录、观察等功能进行区域划分,使接种工作有序进行。接种日前做好室内清洁卫生工作,进行消毒液或紫外线消毒,并做好消毒记录。

(3)接种时的工作

1)查对确定接种对象:仔细查验儿童预防接种证(卡、簿)或电子档案,核对受种者姓名、性别、出生日期及接种记录,确定本次受种对象、接种疫苗的品种。询问受种者的健康状况以及是否有接种禁忌等,告知受种者或其监护人所接种疫苗的品种、作用、禁忌、不良反应及注意事项,可采用书面和(或)口头告知的形式,并如实记录告知和询问的情况。

2)接种操作:护士穿戴工作服、帽、口罩,洗净双手。再次进行"三查七对",无误后给予预防接种。"三查"是指检查受种者健康状况和接种禁忌证,检查对预防接种证(卡、簿),检查疫苗、注射器外观与批号、有效期;"七对"是指核对受种对象的姓名、年龄、疫苗品名、规格、剂量、接种部位、接种途径。使用注射法接种时必须严格执行无菌操作,应注意活疫苗或活菌苗易被碘酊杀死,只能用 75% 乙醇消毒注射部位皮肤。

3)登记、观察:接种完成应及时在预防接种证(卡、簿)上记录接种准确时间及疫苗的批号。受种者需留在接种现场观察 30 min,如出现不适,及时通知接种护士处理。护士应告知注意事项,如:①注射当日不洗澡;②保持接种部位清洁;③多饮水,避免剧烈运动。依据接种程序与儿童监护人预约下次接种疫苗的种类、时间和地点。

(4)接种后的工作：整理用物，处理剩余疫苗。废弃已开启的疫苗瓶的疫苗；将冷藏设备内未开启的疫苗做好标记，放冰箱保存，于有效期内在下次预防接种时首先使用。

3.预防接种的禁忌证

(1)一般禁忌证

1)患自身免疫性疾病和免疫缺陷者不予接种减毒活疫苗。

2)有急性传染病接触史而未过检疫期者暂不接种。

3)有活动性肺结核、较重的心脏病、风湿病、高血压、肝肾疾病、慢性病急性发作者、哮喘及过敏史者、严重化脓性皮肤病者或发热者不宜接种。

(2)特殊禁忌证：各疫苗的特殊禁忌证可参照疫苗使用说明书。

1)结核菌素试验阳性、中耳炎者禁忌接种卡介苗。

2)对酵母过敏或疫苗中任何成分过敏者不宜接种乙型肝炎疫苗。

3)在接受免疫抑制剂治疗期间的患儿、腹泻患儿禁忌服用脊髓灰质炎疫苗糖丸。

4)百日咳菌苗偶可产生神经系统严重并发症，故儿童及家庭成员患癫痫、神经系统疾病和有抽搐史者禁用百日咳菌苗。

5)对鸡蛋过敏者禁接种麻疹疫苗。

4.预防接种反应及处理

(1)一般反应及处理：一般反应是指预防接种后由疫苗本身固有特性引起的，对机体只造成一过性生理功能障碍的反应。主要有发热和局部红肿，同时可能伴有全身不适、倦怠、食欲缺乏、乏力等综合症状。

1)全身反应：一般在接种灭活疫苗后 24 h 内，接种减毒活疫苗在 6～10 d 内出现发热，常伴头痛、头晕、乏力、全身不适等情况，持续 1～2 d。嘱家长给儿童多饮水、注意保暖、适当休息、密切观察，如发热超过 37.5 ℃，或伴有其他全身症状、异常哭闹等情况，应及时到医院就诊。

2)局部反应：接种后数小时至 24 h 或稍后，注射局部出现红、肿、热、痛，可持续 1～2 d。轻度局部反应一般不需任何处理。较严重的可先冷敷，出现硬结者可热敷，每日数次，每次 10～15 min。但要注意卡介苗的局部反应属于正常反应，不能热敷，以免影响接种效果。

(2)异常反应及处理：异常反应是指合格的疫苗在实施规范预防接种过程中或者接种后造成受种者机体组织器官功能损害，相关各方均无过错的药品不良反应。是由疫苗本身所固有的特性引起的相对罕见、严重的药品不良反应。

1)过敏性休克：常于接种后数秒至 30 min 内发生，患儿出现面色苍白、口周青紫、四肢湿冷、恶心呕吐、大小便失禁、惊厥甚至昏迷。表现为血压明显下降、脉细速。此时应立即使患儿平卧、吸氧、保暖，按医嘱予皮下注射 1：1 000 盐酸肾上腺素 0.5～1 mL，配合医生进行抗过敏性休克的抢救。

2)晕针：常由于儿童空腹、恐惧、疲劳或室内闷热等原因，在接种时或接种后数分钟内出现头晕、心慌、面色苍白、出冷汗、手足冰凉、心跳加快等表现。一旦发生应立即放患儿平卧，头部放低，解衣扣，给予少量温糖水。如经上述处置后不见好转者可按过敏性休克处理。

第七章 胸外科护理

第一节 肋骨骨折

肋骨骨折在胸部伤中最为常见,占 61%～90%。多发生在第 4～7 肋;不同的外界暴力作用方式所造成的肋骨骨折病变可具有不同的特点。作用于胸部局限部位的直接暴力所引起的肋骨骨折,断端向内移位,可刺破肋间血管、胸膜和肺,产生血胸和(或)气胸。间接暴力如胸部受到前后挤压时,骨折多在肋骨中段,断端向外移位,刺伤胸壁软组织,产生胸壁血肿。枪弹伤或弹片伤所致肋骨骨折常为粉碎性骨折。按肋骨骨折的根数和每根肋骨折断的处数,可将肋骨骨折分为单根单处肋骨骨折、单根多处肋骨骨折、多根单处肋骨骨折、多根多处肋骨骨折。仅有 1 根肋骨骨折称为单根肋骨折。2 根或 2 根以上肋骨骨折称为多发性肋骨骨折。每肋仅一处折断者称为单处骨折,有两处以上折断者称为双处或多处骨折。骨折部位的多少决定了患者的临床表现。

一、临床表现

肋骨骨折常见临床表现如下。

1.疼痛

局部疼痛是肋骨骨折最明显的早期症状,主要由肋骨骨折断端刺激肋间神经引起,在咳嗽、深呼吸或身体转动时加重。

2.呼吸困难

因疼痛以及胸廓稳定性受损可使呼吸变浅、咳嗽无力,继而造成呼吸道分泌物增多、滞留,引起下呼吸道分泌物梗阻、肺湿变或肺不张导致呼吸困难。特别是当多根多处肋骨骨折时,因肋骨前后端均失去骨性连接,胸痛和胸廓稳定性破坏更为严重,使呼吸运动受限,肺活量及功能残气量(FRC)减少,肺顺应性和潮气量降低,使呼吸困难加重并出现低氧血症。

3.压痛和胸廓挤压试验阳性

查体时,骨折处有明显的压痛,有时可触及到骨擦音。

骨折错位明显时可以触到骨折断端。胸壁疼痛处与其局部压痛点一致,即可确诊为单处肋骨骨折。当用双手分别在胸廓前后部位同时对内挤压时,可引起骨折处胸壁疼痛为胸廓挤压试验阳性,胸部软组织挫伤时试验为阴性。

4.反常呼吸运动

当多根多处肋骨骨折时,受累胸壁因失去支持而不稳定形成胸壁软化。当吸气时,胸腔负压增加,软化部分胸壁向内凹陷;呼气时,胸腔压力增高,损伤的胸壁浮动凸出,这与其他胸壁的运动相反,称为"反常呼吸运动"(连枷胸)。反常呼吸的程度与呼吸的深度相关。让患者做深呼吸即可确定是否存在反常呼吸。

5.低氧血症

严重的胸部创伤多合并有肺挫伤,这种肺实质损害的病理生理改变与其他不同原因引起的急性呼吸衰竭基本相似,包括肺毛细血管损伤及其渗透性增加,间质出血、水肿,肺顺应性降低,潮气量及功能残气量减少;肺泡表面活性物质代谢障碍致肺泡萎陷;肺内通气分布不均引起通气血流比失调,肺内动静脉分流,肺静脉血氧饱和度不足,形成低氧血症。

二、辅助检查

1.影像学检查

胸部 X 线检查可显示肋骨骨折线及其断端有无移位而明确肋骨骨折的部位、性质、有无气胸、血胸或肺萎陷等。若骨折位于胸肋软骨交接处,X 线检查可能阴性。

2.血气分析

对于多发肋骨骨折,或伴有严重低氧血症者,应进行动脉血气分析,有助于评估病情,以明确有无低氧血症与二氧化碳潴留及其严重程度,诊断是否存在呼吸衰竭并决定进一步治疗。

3.诊断性穿刺

行胸膜腔或心包腔诊断性穿刺,可对是否存在气胸、血胸或心包积血有诊断意义。

三、治疗要点

肋骨骨折的治疗目的在于减少疼痛,清理呼吸道分泌物、改善肺通气,固定胸廓和防治并发症。

1.镇痛

镇痛是治疗肋骨骨折的重要环节。给予足够的对呼吸无抑制的镇痛药物,可缓解疼痛,有利于排痰,促进患者呼吸的改善。

镇痛的方法包括:①口服或肌内注射镇痛药;②使用镇痛泵;③肋间神经阻滞或硬膜外置管。

肋间神经阻滞或痛点封闭有较好的镇痛效果,且能改善呼吸和有效咳嗽功能。可用 1% 普鲁卡因 5 mL 注射于脊柱旁 5 cm 处的骨折肋骨下缘,注射范围包括骨折肋骨上、下各一根肋骨。痛点封闭是将普鲁卡因直接注射于肋骨骨折处,每处 10 mL。必要时阻滞或封闭可每 12～24 h重复 1 次,也可改用长效镇痛药。

2.清理呼吸道分泌物,改善肺通气

可给予一定量的祛痰药物、雾化吸入、鼻导管甚至纤维支气管镜吸痰等方法帮助排痰,以维持呼吸道畅通。

3.固定胸廓

胸廓固定方法可根据伤情使用不同方法。

(1)多头胸带予以固定:对于单根单处肋骨骨折,由于周围组织完整,骨折端少有错位、活动及重叠者,可采用多头胸带予以固定,以减少肋骨断端活动,减轻疼痛。

(2)牵引固定法:对于反常呼吸运动可采用牵引固定法,局麻消毒后用无菌布巾钳夹住软化胸壁中央处的肋骨,再固定于牵引支架上,使浮动胸壁复位。对于有开胸探查指征的病例,在术中以钢丝贯穿缝合肋骨断端,效果更佳。

4.呼吸机维护呼吸

对于呼吸困难严重患者需立即做气管插管或气管切开,施行呼吸器机械通气。通过间歇正压合并呼气末正压通气(PEEP),可以保持呼吸道畅通、维持患者血氧,同时为胸廓提供机械支持,可抑制反常呼吸运动。

5.并发症的预防

肋骨骨折发生气胸、血胸时应予以适当的处理。有些患者伤后即来急诊,气胸、血胸均极轻微,但绝不能轻视,应密切观察,根据患者的症状和体征定时进行胸部 X 线片复查,必要时安置胸腔闭式引流。

四、护理

由于引发肋骨骨折的原因、作用方式的不同,所造成的病变部位、性质以及其引发的临床表现和并发症各有不同,因此,对于肋骨骨折患者应根据骨折患者的具体特点,采取如下护理措施。

1.密切观察患者病情,做好各项抢救准备工作

(1)密切观察患者的血压、脉搏、呼吸及全身状态的变化,并做好记录。

(2)密切观察患者胸部运动情况,及时发现有无呼吸困难和反常呼吸。如有严重的呼吸困难,可能已造成血胸或气胸;如出现呼吸困难、咳嗽、吐血时,就应考虑有可能是肺部受到损伤。上述症状如不及时处理,都会因呼吸和循环功能衰竭而导致死亡。因此,应及时通知主管医生并做好抢救准备。

(3)观察患者有无皮下气肿,并记录气肿范围,如气肿蔓延迅速,应立即告知医生。使用弹力胸带外固定时要注意松紧适宜,必要时予以调整。

2.保持患者呼吸道通畅,防止发生肺部感染

(1)鼓励患者自行咳嗽排痰。鼓励患者深呼吸,通过有效的主动咳嗽排出痰液。可在患者咳嗽时指导或协助患者用双手按住骨折部位,减少咳嗽时胸壁震动引起的疼痛。

(2)痰多黏稠不易咳出时,可采用雾化或口服镇咳化痰的药物,使痰液稀释后,再通过咳嗽动作排出痰液。

(3)对咳痰无力的患者及时给予鼻导管或纤维支气管镜下吸痰的方法帮助排痰。

3.密切观察患者疼痛变化,做好疼痛管理

肋骨骨折患者均有不同程度的疼痛,肋骨骨折断端可刺激肋间神经产生局部疼痛,在深呼吸、咳嗽或转动体位时加剧。有效的镇痛措施,对提高患者舒适度、保持患者呼吸道的通畅,防止发生肺部感染等并发症、提高患者配合治疗信心有积极作用。但在为患者提供镇痛治疗的同时不同方法也会伴随不同程度和性质的不良反应,故使用镇痛治疗过程中,除密切观察患者疼痛变化外,还要做好并发症的观察,出现嗜睡、呼吸减弱、恶心、呕吐、便秘、精神异常等问题时,要及时请示医生,给予及时处理。

4.预防便秘

患者常常因为疼痛或限制性治疗使活动量减少,造成便秘的发生,可通过鼓励患者早日下床活动、顺肠蠕动的方向环形按摩腹部、给予高纤维饮食,同时多饮水、多食水果蔬菜等方法,促进肠蠕动,以预防便秘。

5.心理护理

护士应加强与患者的沟通,做好心理护理及病情介绍,解释各种症状和不适的原因、持续的时间及预后,关心体贴安慰患者,使患者消除紧张情绪,帮助患者树立信心,配合治疗。

第二节 气 胸

气胸(pneumothorax)是指胸膜腔内积气。胸膜腔由胸膜壁层和脏层构成,是不含空气的密闭的潜在性腔隙。

任何原因使胸膜破损,空气进入胸膜腔,称为气胸。此时胸膜腔内压力升高,甚至负压变成正压,使肺压缩,静脉回心血流受阻,产生不同程度的肺、心功能障碍。最常见的气胸是因肺部疾病使肺组织和脏层胸膜破裂,或者靠近肺表面的肺大疱、细小气泡自行破裂,肺和支气管内空气逸入胸膜腔,称为自发性气胸。根据气胸的性质,气胸可分为闭合性气胸,张力性气胸及开放性气胸。

一、临床表现

1.闭合性气胸

闭合式气胸是指在呼气肺回缩时使脏层胸膜破口自行封闭,空气不再漏入胸膜腔。

此时,胸膜腔内测压显示压力有所增高但仍低于大气压。其临床表现则根据胸膜腔积气量多少以及出现肺萎陷程度而有所不同。胸膜腔内积气量可分为小量(肺萎陷在 30% 以下)、中量(肺萎陷在 30%~50%)和大量(肺萎陷在 50% 以上)。小量积气时,患者呼吸、循环系统所受影响较小,常无特殊症状。随着胸膜腔积气量的增多,肺萎陷面积逐渐增加,继而影响肺的通气和换气功能,使通气/血流比失调。患者可出现胸闷、胸痛、呼吸困难等临床表现。查体可见气管向健侧移位,伤侧胸部叩诊呈鼓音,呼吸音明显减弱或消失,少部分患者可出现皮下气肿,位置与受伤部位相关。

2.开放性气胸

开放性气胸是指胸壁破口持续开启,患者在吸气和呼气时,空气自由进出胸膜腔。患侧胸膜腔内压力为 0 上下。双侧胸腔压力失衡,进而出现纵隔摆动,患者症状可表现为呼吸困难、发绀和休克。体格检查时可见胸壁有明显创口通入胸腔,并可听到空气随呼吸进出的"嘶一嘶"声音。伤侧叩诊鼓音,呼吸音消失,有时可听到纵隔摆动声。

3.张力性气胸

张力性气胸是指胸膜破口形成活瓣式阻塞,吸气时开启,空气漏入胸膜腔,呼气时关闭、胸膜腔内气体不能再经破口返回呼吸道而排出体外。其结果是胸膜腔内气体愈积愈多,形成高压,使肺受压。由于肺萎陷严重,纵隔向健侧移位,循环受到影响。

患者常表现有严重呼吸困难、发绀,伤侧胸部叩诊高调鼓音,听诊呼吸音消失。若用注射器在第 2 肋或第 3 肋间穿刺,针栓可被空气顶出。查体可发现脉搏细弱,血压下降,气管显著向健侧偏移,伤侧胸壁饱满,肋间隙变平,呼吸动度明显减弱。患者可出现皮下气肿,多见于胸部、颈部和上腹部,严重时可扩展至面部、腹部、阴囊及四肢。

二、辅助检查

1.影像学检查

胸部 X 线检查是诊断气胸的主要方法,可以显示肺萎缩的程度,肺内病变情况以及有无胸膜粘连、胸腔积液和纵隔移位等。气胸线以外透亮度增高,无肺纹可见。大量气胸时,肺脏向肺门回缩,外缘呈弧形或分叶状。纵隔旁出现透光带提示有纵隔气肿。

2.诊断性穿刺

胸腔穿刺既能明确有无气胸存在,同时通过抽出气体达到减轻胸膜腔内压、缓解症状的目的。

三、治疗要点

根据气胸的不同类型适当进行排气,以解除胸腔积气对呼吸、循环所造成的障碍,使肺尽早复张,恢复呼吸功能。

1.闭合性气胸

小量气胸一般可在1～2周自行吸收,不需特别处理,但应注意观察其发展变化。中、大量气胸需行胸腔穿刺,或放置胸腔闭式引流,促使肺尽早膨胀。

2.开放性气胸

须尽快封闭胸壁创口,变开放性气胸为闭合性气胸。可用多层清洁布块或凡士林纱布,在患者深呼气末敷盖创口并使用胶布或绷带包扎固定。要求封闭敷料够厚以避免漏气,但不能往创口内填塞;范围应超过创缘5 cm以上包扎固定牢靠。进一步处理需根据患者的不同情况给予输血、补液和吸氧等治疗,纠正呼吸和循环功能紊乱。待患者呼吸循环稳定后,在气管内插管麻醉下进行清创术并留置胸腔闭式引流管。如果怀疑有胸内重要脏器、血管损伤、活动性出血或异物留存,应尽早剖胸探查处理。

3.张力性气胸

张力性气胸最首要的急救在于迅速行胸腔排气解压。可用大号针头在锁骨中线第2肋间刺入胸膜腔,即刻排气减压。将针头用止血L钳固定后,在其尾端接上乳胶管,连于水封瓶,若未备有水封瓶,可将乳胶管末端置入留有100～200 mL盐水的输液瓶内底部,并用胶布固定于瓶口以防滑出,做成临时胸腔闭式引流。紧急时可在穿刺针尾端缚一橡皮指套、气球或避孕套等,其顶端剪一约1 cm的小口制成活瓣排气针,以阻止气体进入,便于气体排出。

经急救处理后,置患者于斜坡半坐位,在胸腔最高位置放入胸腔引流管接水封瓶持续排气减压,如有需要可接负压吸引。若肺已充分复张,可于漏气停止后24～48 h拔除胸腔引流管。若肺不能充分复张,应追查原因。疑有严重的肺裂伤或支气管断裂者,应进行开胸探查手术。

四、护理

护理人员要积极与医生配合,在现场暂无医生的情况下,护理人员要进行及时有效的处理。

(1)急性期应嘱患者绝对卧床休息,保持情绪稳定以减少心、肺脏器的活动强度。同时给予吸氧、补充血容量、纠正休克等措施缓解并改善临床症状。

(2)密切观察患者有无气促、呼吸困难、发绀和缺氧等症状,观察患者的呼吸频率、节律和幅度有无异常,观察患者有无皮下气肿和气管移位等情况,早期发现异常,早报告、早治疗。

(3)胸腔闭式引流的观察和护理

1)保持管道的密闭:①随时检查引流装置各个连接处是否连接完好,有无松脱或脱落现象;②定期观察并保持水封瓶长玻璃管在水下3～4 cm处,防止空气进入胸腔;③在患者活动或被搬移以及需要更换胸引流瓶时,应双重夹闭引流管。

2)保持管道通畅:①定期观察引流管内的水柱波动情况,正常的水柱上下波动4～6 cm,若引流管内的水柱随呼吸上下移动,或在深呼吸或咳嗽时有气泡逸出或液体流出,则表明管道通畅。若停止了波动可能提示患者肺组织复张或胸腔引流管被堵塞。如出现气胸或张力性气胸的早期症状,首先应怀疑引流管被血块堵塞,设法捏挤引流管使其通畅,并立即报告医师处理;②定期挤压引流管:初期每 30～60 min 就要向水封瓶方向挤压引流管一次,及时检查管路是否有打折、受压、扭曲、滑落及堵塞等现象;③鼓励患者多活动,增加呼吸强度,也可依靠重力作用促进引流。

3)妥善固定好引流管:将引流管留出足够长的一段以方便患者翻身活动,避免因体位变化时牵拉引流管,发生引流管的移位或脱落。

4)严格无菌操作,防止逆行感染:①观察伤口有无渗血和液体,如果伤口渗出较多,应及时通知医生及时更换敷料;②引流瓶不应高于患者胸部,必须处于患者胸腔以下 60～100 cm 的位置,尽可能靠近地面或是贴紧床边放稳妥。移动时一定夹闭管路,严防瓶内液体倒流到胸腔;③更换引流瓶时要严格各接头的消毒。

5)密切观察并准确记录引流液的颜色、量及性质。做好交接班工作。

6)做好心理护理和健康教育,消除患者紧张情绪,积极配合治疗:①指导患者适当地运动翻身,并进行深呼吸和咳嗽,或者吹气球,有利于促进肺组织的扩张;②指导患者不食辛辣刺激性强的食物,多进粗纤维的食物,如芹菜、竹笋、蔬菜、水果等易消化食物,避免便秘的发生;③在气胸痊愈的 1 个月内,不要剧烈运动,如打球、跑步、抬提重物、剧烈咳嗽、屏气等。

第三节 血 胸

胸膜腔积血称为血胸,与气胸同时存在称为血气胸。

血胸可由于胸腔内任何组织结构的损伤出血所引起。血胸对肺和纵隔的压迫更加严重。胸膜腔积血后,首先同侧肺受压而萎陷,大量血胸时将纵隔推向健侧,使对侧肺也受压而萎陷,导致呼吸困难和循环功能紊乱,严重者可呈现休克症状。另外,当胸腔内迅速积聚大量血液,超过肺、心包和膈肌运动所起的去纤维蛋白作用时,胸腔内积血发生凝固,形成凝固性血胸(coagulating hemothorax)。血液凝固后,附在胸膜上的纤维素和血凝块逐渐机化,形成纤维组织,覆盖束缚肺和胸壁,限制胸壁活动幅度。

再者,血液是细菌繁殖的良好培养基,若血胸未经及时处理,从胸壁或胸内器官创口进入的细菌,易引致胸膜腔感染形成脓胸。

一、临床表现

血胸的临床表现与出血量、出血速度以及个人的体质有关。肺组织出血大多数由于肋骨骨折断端刺破胸膜和肺所致,由于破裂的血管小,肺循环血压低,出血处常能被血块所封闭而自行停止,一般出血量不多。肋间动脉或胸廓内动脉破裂,由于体循环动脉血压高,出血不易自行停止,出血量较多。心脏或胸内大血管如主动脉及其分支,上、下腔静脉和肺动静脉破裂,出血量大,伤情重,患者常在短时间内因大量失血死于休克。

血胸的临床表现随出血量、出血速度、胸内器官创伤情况和患者体质而有所不同。一般来讲,成人血胸出血量<500 mL 为少量血胸,500～1 000 mL 为中量血胸,>1 000 mL 为大量血胸。

对于少量血胸患者,临床上可不呈现明显症状,查体也常无异常体征。中等量以上血胸,出血速度快,短时间即超过 1 000 mL 者,则呈现面色苍白、脉搏快而弱、呼吸急促、血压下降等低血容量休克症状。当胸膜腔大量积血压迫肺和纵隔引起呼吸困难和缺氧等。查体可呈现气管、心脏向健侧移位,伤侧肋间隙饱满,叩诊呈实音,呼吸音减弱或消失。出现以下征象应考虑患者可能存在进行性出血:①持续出现低血容量休克症状,经补充血容量仍不缓解;②胸腔引流血量每小时超过 200 mL 并持续 3 h 以上;③胸腔引流出的血液很快凝固。

二、辅助检查

1.影像学检查

(1)胸部 X 线检查是最常用的检查:积留在肋膈窦的小量血胸,胸部 X 线检查可能不易被发现,有时可见到肋膈角消失。血胸量较多者,则显现伤侧胸部密度增大。大量血胸则显示大片浓密的积液阴影和纵隔向健侧移位征象。血、气胸病例则显示液平面。

(2)胸部 B 超检查可明确积血的位置与量。

2.实验室检查

胸膜腔积血可引起低热,但如患者出现寒战、高热,应穿刺抽液送做细菌涂片和培养检查。若红细胞、白细胞计数比例明显增加达 100∶1,提示可能的化脓性感染。

3.胸膜腔穿刺

胸膜腔穿刺抽得血液则可确定诊断,抽出血性液体时即可诊断为血胸。

若演变形成纤维胸,如范围较大者可出现病侧胸廓塌陷,呼吸运动减弱,气管、纵隔向病侧移位,肺通气量减少。X 线检查显示纤维板造成的浓密阴影。

三、治疗要点

血胸的治疗原则,为应及时排出积血,促使肺复张,改善肺功能和预防感染。

1.密切观察

血胸量很少且无活动性出血倾向时,积血常能迅速被吸收而不残留后遗症,故无需特殊处理。

2.留置胸腔闭式引流

中等量以上血胸(1 000 mL 以上),应早期安置胸腔闭式引流,可以尽快排出积血和积气,使肺及时复张,也是预防胸内感染的有力措施,同时有监测漏气及活动性出血的作用。

3.手术治疗

对于胸膜腔进行性出血,应在输血补液等抗休克治疗的同时,及时施行剖胸探查术,清除血块和积血,寻找出血来源。对胸壁血管出血者,可分别在血管破口的近远端缝扎止血。肺裂伤出血绝大多数可缝合止血,但如为广泛裂伤,组织损伤严重,则须做肺部分切除术。凝固性血胸可在创伤后 2～3 d,胸膜纤维层形成后施行剖胸探查术,剥除胸壁和肺表面胸膜上纤维组织板,使胸壁活动度增大,肺组织扩张,改善呼吸功能。

4.其他

血胸并发胸膜腔感染者,按脓胸进行治疗。

四、护理

1.备好急救用物

血胸患者多以急诊方式入院,且病情较重,因此,护理人员在患者入院时应准备好抢救用物,如胸腔穿刺包、气管切开包、胸腔闭式引流瓶、吸氧管、吸痰管、输液器及各种检测及抢救药品等。

2.密切监测生命体征及尿量

血胸患者常常会出现低血容量休克症状,因此生命体征监测尤为重要。患者入院后,立即给予鼻导管吸氧(一般 4 L/min),测量血压,接好心电监护,观察心率,有无心律失常。有条件者监测手指脉搏氧饱和度。开始每 15 min 记录 1 次生命体征,平稳后改为每 30 min 1 次,以后视病情变化遵医嘱执行。同时开放静脉通道,便于抢救用药。

若患者出现休克症状,应平卧。生命体征平稳后可改用半卧位,头部及上身抬高 30°~45°。这种体位使膈肌下降在正常位置,有利于通气及胸腔引流。每 1~2 h 给患者常规翻身一次或卧气垫床。但严重胸外伤则不宜翻身。

3.密切观察胸腔引流液的颜色、量和性质

若引流量每小时超过 200 mL 并持续 3 h 以上且引流出的液体颜色鲜红很快凝固,说明有活动性出血的可能,应积极做好开胸手术的准备。

4.保持呼吸道通畅,维护呼吸功能

由于胸腔内大量积血压迫患侧肺和纵隔,而影响呼吸。因此,护士应在患者入院后及时给予雾化吸入等方法,及时清除口腔和呼吸道分泌物,以保持呼吸道通畅。

5.其他

对安置胸腔闭式引流的患者,应做好相应的专科护理。

第四节　心脏损伤

心脏损伤分为闭合性损伤和开放性损伤两大类。

一、闭合性心脏伤

心脏是一个空腔脏器,在心动周期中心肌张力处于不断变化过程中,直接或间接暴力如前胸受重物、驾驶盘等撞击、从高处坠落、突然加速或减速猛将心脏推压于胸骨和脊柱之间或心脏碰撞胸骨。

外力突然不同方向作用于躯体后,可直接传至心脏,或通过心腔内液压传导,作用到心脏的不同部位,造成心脏不同程度的损伤或撕裂。这种强而迅速的间接外力,胸壁外有时可无明显损伤而心脏却严重受损,甚至破裂。由于右心室紧贴胸骨,最易挫伤。约有 10% 的病例并发急性心脏压塞。

闭合性损伤包括心脏挫伤、心包损伤、心脏脱位,急性心脏压塞症、心脏破裂、外伤性室间隔穿孔、外伤性瓣膜损伤、外伤性室壁瘤。

1.临床表现

轻者无明显症状,较重者出现心前区疼痛,大多数表现为心绞痛和心律失常,可伴有心悸、呼吸困难或休克等,偶可闻及心包摩擦音,常不为扩张冠状动脉的药物所缓解。心律失常多为心动过速、期前收缩和阵发性房颤。

心脏破裂患者快速出现低血容量征象:面色苍白、呼吸浅弱、脉搏细速、血压下降快速出现休克、甚至死亡。

2.辅助检查

(1)心电图:可有 ST 段抬高,T 波低平或倒置,且常示心动过速、房性或室性心律失常。

(2)血液生化检查:肌酸激酶-同工酶(CPK-MB)以及乳酸脱氢酶(LDH1 和 LDH2)值明显升高。

(3)二维超声心动图显示心脏结构和功能的改变,如腱索断裂、室间隔穿孔、瓣膜反流、室壁瘤形成。

3.治疗

(1)心肌挫伤的治疗在于对症处理,控制心律失常和防治心力衰竭,并观察有无室壁瘤发生:①卧床休息,密切观察心电监护。②纠正低氧血症,补充血容量维持动脉压。③如出现心律失常,给予抗心律失常药物。治疗非低血容量低血压性心脏损伤时须滴注多巴胺、肾上腺素等。④治疗心力衰竭:心力衰竭分左侧心力衰竭、右侧心力衰竭和全心衰竭,是心脏病后期发生的危急症候。药物治疗主要起强心和减轻心脏负荷两方面的作用,在应用选择性地作用于心脏、增强心肌收缩力的药物的同时,正确使用利尿药。

(2)手术治疗:在全麻体外循环下实施房、室间隔缺损修补术、瓣膜替换术、腱索或乳头肌修复术、冠状动脉旁路移植术、室壁瘤切除术等。

(3)心脏破裂的抢救:立即施行手术,抢救急性心脏压塞可先做心包腔穿刺减压缓解同时输血补液,争取手术时间。

二、开放性心脏损伤

心脏开放性损伤大多是由于枪弹、弹片、尖刀等锐器穿入所致,少数可因胸骨或肋骨折断猛烈向内移位穿刺所引起,包括急性心脏压塞、穿透性心脏伤、冠状动脉损伤、心脏异物、室壁瘤、冠状动脉瘘。近年来有报道医源性损伤,如心血管外科手术、侵入性导管检查或造影等,也可引起心肌损伤。根据损伤程度可为单纯心包伤、心壁表浅裂伤、穿入或贯通一个心腔、穿过间隔伤及两个心腔,以及较为罕见的心内结构、传导束和冠状动脉损伤。心脏穿透伤患者可分为四类:①死亡:入院前已无生命体征;②临床死亡:送院途中有生命体征,入院时无生命体征;③濒死:半昏迷、脉细、测不到血压、叹息呼吸;④重度休克:动脉收缩压<10.7 kPa(80 mmHg),神志尚清。

1.临床表现

心脏穿透伤的病理和临床表现,一方面取决于受伤机制,即穿透物的性质、大小和速度。另一方面,主要取决于损伤的部位、伤口的大小以及心包裂口的情况。主要表现为心脏压塞和(或)出血性休克,两者有所侧重。

(1)心脏压塞:心包裂口小,或被周围组织或血块所堵塞,心脏出血可引起急性心脏压塞,使心脏舒张受限,腔静脉回心血流受阻和心排出量减少。心脏压塞有利于减少心脏出血,患者生存机会反而较有出血但无心脏压塞者为多,然而,如不及时解除,则很快导致循环衰竭。Beck 三联征即静脉压升高、心搏微弱血压下降、心音遥远,是典型的心包压塞综合征。

(2)失血性休克表现:当心包裂口足够大时,心脏的出血可通畅流出体外或流入胸腔、纵隔或腹腔,心包内积血量不多,临床上主要表现为失血性休克,甚至迅速死亡。有明确的外伤史,有体表伤口和伤迹,呼吸急促、心慌、失血、低血压,多有贫血貌。

(3)听诊异常:若有室间隔损伤,则可闻及收缩期杂音,若有瓣膜损伤,可闻及收缩期或舒张期杂音,心包穿刺和(或)胸腔穿刺有积血即可诊断。

2.辅助检查

(1)X 线检查:X 线检查对心脏穿透伤的诊断帮助不大,但胸部 X 线片能显示有无血胸、气胸、金属异物或其他脏器合并伤。胸片上有心脏气液平面具有诊断意义。

(2)超声心动图:超声心动图对心脏压塞和心脏异物的诊断帮助较大,有助于异物定位,可显示异物的大小、位置,且能估计心包积血量。但应注意不能因做过多的检查而延误抢救时间。

3.治疗要点

心脏开放性损伤均应立即手术抢救,抢救要点如下。

(1)已经心搏停止者须行开胸心脏复苏,胸外按压不仅无效,且能加重出血和心脏压塞。护理上在密切观察生命体征的同时,做好复苏的准备,包括:①迅速气管内插管,机械通气;备好除颤器及开胸急救设备;②建立两处以上快速静脉扩容通道,快速加压输血补液,以提高心脏充盈压,积极抗休克治疗;③建立中心静脉压测量装置,正确判断有无心包压塞;④如有血气胸,准备行闭式引流术;⑤疑有心脏压塞者配合立即行心包穿刺。

(2)术前准备以快速大量输血为主,适量给予多巴胺和异丙肾上腺素以增强心肌收缩力。刺入心脏并仍留在胸壁上的致伤物(如尖刀)在开胸手术前不宜拔除。如疑有大血管损伤或心内结构损伤等情况,做建立体外循环准备。

(3)心包穿刺:即使抽出 30 mL 积血就能显著使心包腔减压,病情立即改善,血压可由听不到转而能听到,神志可由不清转而清醒。

(4)心包开窗探查术:若心包穿刺未抽出血液,临床上又高度怀疑心脏压塞,可紧急在局麻下从剑突下进入行心包开窗,以手指探查心包腔,放入减压引流管。

(5)即使心脏停搏约 10 min 之内亦应积极手术抢救,可取得较理想的抢救成功率。

(6)术中有条件,应采集自体胸血并回输,术毕大剂量联合应用有效抗生素预防感染。

(7)细致地检查有无复合损伤。

第五节　创伤性窒息

创伤性窒息是闭合性胸部伤中一种较为少见的综合病症,其发生率占胸部伤的 2%~8%。是由钝性暴力作用于胸部的瞬间,伤者声门突然紧闭,气管及肺内空气不能外溢,引起胸膜腔内压骤然升高,压迫心脏及大静脉。由于上腔静脉系统缺乏静脉瓣,这一突然高压使右心血液逆流而引起静脉过度充盈和血液淤滞,并发广泛的毛细血管破裂和点状出血,甚至小静脉破裂出血所致的上半身广泛皮肤、黏膜的末梢毛细血管淤血及出血性损害。

一、临床表现

创伤性窒息多见于胸廓弹性较好的青少年和儿童,多数不伴胸壁骨折。主要临床表现为面、颈、上胸部皮肤以及口腔、球结膜、鼻腔黏膜出现针尖大小蓝紫色淤斑,以面部与眼眶部为明显。眼球深部组织内有出血时可致眼球外凸,视网膜血管破裂时可致视力障碍甚至失明。鼓膜破裂可导致外耳道积血,进而引起耳鸣及听力障碍。

颅内轻微的点状出血和脑水肿产生缺氧可引起暂时性意识障碍、烦躁不安、头晕、头胀,甚至四肢抽搐、肌张力增高和腱反射亢进等,瞳孔可扩大或缩小。若有颅内静脉破裂,患者可发生昏迷,甚至死亡。

二、辅助检查

1. 胸部 X 线

胸部 X 线是诊断肺挫伤的重要手段,其改变约 70% 病例在伤后 1 h 内出现,30% 病例可延迟到伤后 4～6 h,范围可由小的局限区域到一侧或双侧,程度可由斑点状浸润,弥散性或局部斑点融合浸润、以致弥散性单肺或双肺大片浸润或实变阴影。

2. CT 检查

CT 检查显示肺实质裂伤和围绕裂伤周围的一片肺泡积血而无肺间质损伤。

3. 其他检查

①检查心肌酶系统变化,了解心肌挫伤程度;②心电图检查了解心电情况;③眼底检查:了解玻璃体、视网膜、视神经出血情况。

三、治疗要点

对于出血点及淤斑,一般 2～3 周可自行吸收消退,不需特殊处理。仅须在严密观察下给予对症治疗,包括半卧位休息、维持呼吸循环系统稳定、适当镇痛和镇静等。创伤性窒息本身并不引起严重后果,其预后取决于胸内、颅脑及其他脏器损伤的严重程度。对于有合并伤者,应针对具体伤情采取相应的急救和治疗措施。

四、护理

1. 一般护理

(1)密切观察:①对于症状典型的创伤性窒息患者应高度警惕有无合并损伤。②在复苏和抢救休克的同时观察患者的神志、瞳孔、肌张力和各种病理反射,并将患者迅速转移到病房。③每 30 min 测血压、脉搏、呼吸 1 次,必要时随时测量。有异常情况及时通知医生,并配合医生妥善处理。

(2)保持呼吸道通畅,维持足够的通气量:①及早给氧:对于重症患者,在呼吸道通畅情况下,及早经鼻导管给氧,5～7 L/min,以避免发生脑和其他组织缺氧;②对于呼吸困难者应保持呼吸道通畅,行气管插管或气管切开,使用机械通气,纠正低氧血症。

(3)做好心理护理及对症处理:因为突然受伤,加上外观上的显著改变,往往使患者感到紧张、害怕,护理人员要热情、耐心做好安慰、解释工作,消除患者的恐惧心理,使其配合。

2.并发症的护理

(1)脑水肿的护理:创伤性窒息中枢神经系统症状主要是由于脑缺氧和脑水肿引起的颅内压升高所致,及时处理脑水肿能预防脑疝发生。①保持呼吸道通畅,清除呼吸道异物或切开气管,及时吸痰,预防脑缺氧;②正确使用脱水利尿药物,减轻脑水肿;③高压给氧;④给能量合剂,纠正代谢紊乱;⑤清除低渗性因素,必要时补充钠,限制水分输入;⑥护理人员要密切观察病情变化,注意有无反跳现象出现,及时通知医生,按不同病因及病情进行处理。

(2)心肌挫伤及肺挫伤:创伤性窒息在有肺挫伤时,常有心肌挫伤伴随存在。①使用呼吸机,用机械通气帮助呼吸的方法最为有效。早期应用不仅可以减轻自主呼吸时呼吸肌的工作量和耗氧量,并可增加肺泡通气量和给氧,有助于消除肺水肿,预防肺不张,并使已萎陷的肺泡重新膨胀。②给予雾化吸入,避免呼吸道干燥。③应用呋塞米等利尿药,同时提高血浆蛋白含量,使血浆胶体渗透压增高,以利于消除肺水肿。④心电图有改变者应用能量合剂。⑤护理人员要熟悉呼吸机和心电监护仪的使用和管理,了解治疗中可能出现的问题。

(3)视网膜及神经损伤:眼部症状是创伤性窒息的主要表现,约 20% 的患者因球后淤血、水肿而致眼球突出。多数伤后有视力障碍或丧失,是视网膜水肿、出血,视神经供血不足或神经鞘内出血等原因造成的。①早期使用糖皮质激素类药物控制感染;②患者绝对卧床休息,取一定的头高脚低位或根据医嘱用沙袋固定头部;③协助患者日常生活,但不要移动头部;④注意预防并发症,如感冒、咳嗽等。

第六节　自发性食管破裂

一、概述

自发性食管破裂(spontaneous rupture of esophagus)是指因管腔内压力骤增,致使邻近横膈上的食管左侧壁全层纵行撕裂。又称 Boerhaave 综合征、自发性食管撕裂综合征、食管压力性破裂等。

二、临床表现

自发性食管破裂男性多于女性,多数为青壮年。

1.主要症状

呕吐、恶心、上腹痛、胸痛为其主要症状。1/3~1/2 患者有呕吐。痛的位置多为上腹部,也可在胸骨后、两季肋部、下胸部及剑突下,有时放射至肩背部。症状严重时可伴有气短、呼吸困难、发绀、休克等,呈重病容,血压低,心率、呼吸增快。

2.辅助检查

(1)食管破裂患者早期无发热,血白细胞不升高;稍晚则有发热、寒战、血白细胞增高。

(2)胸部 X 线片可见到局限于纵隔的气肿,或表现有胸腔积液及液气胸。经口服亚甲蓝、胸腔穿刺或闭式引流后可予证实,穿刺液淀粉酶水平增高及 pH 低于 6.0 对诊断有帮助。

三、治疗原则

(1)对早期确诊的患者采取禁食、应用广谱抗生素、支持治疗等保守治疗。

(2)对于未穿破纵隔胸膜、脓肿局限在纵隔内的患者,在X线下于脓腔内置引流管,负压吸引,同时于十二指肠内置入营养管。

(3)对于穿破纵隔胸膜入胸腔者,若循环呼吸系统功能尚可,尽可能开胸行食管破裂修补术。

(4)对于胸腔污染重、循环呼吸系统功能差者,行胸腔闭式引流术及胸腔冲洗引流术。

四、护理评估

(1)健康史,家族中有无自发性食管破裂发病者。

(2)相关因素,初步判断发生的时间,发病特点(有无诱因)。

(3)局部情况,裂口的长度。

(4)全身重要脏器功能状况。

五、护理要点及措施

1.术前护理

(1)按胸外科疾病术前护理常规。

(2)全面评估患者,如生命体征、血生化指标、精神状态、行动自理能力等。

(3)术前禁饮食、备皮、配血、置胃管、尿管。

(4)应用镇痛药以减轻疼痛,应用广谱抗生素控制感染。

(5)心理护理:①自发性食管破裂病情急、症状重,治疗手段以手术为主。护士应解除其恐惧和紧张的情绪,理解和安慰患者。②对于胸腔发生感染,需长期放置胸腔闭式引流管及造瘘口进食的患者,进行心理疏导,及时了解患者各病程的顾虑、困难需求,合理解决。与患者及亲属建立良好的护患关系,使患者保持积极的心态,充满康复的信心。

2.术后护理

(1)常规护理:按胸外科一般护理常规及全麻手术后护理常规护理。

(2)生命体征变化:严密观察、记录患者生命体征的变化,包括体温、血压、脉搏、呼吸。

(3)呼吸道护理:患者手术创伤大,鼓励咳嗽咳痰,通过按压胸骨上窝处的气管,刺激诱发咳嗽、排痰。预防肺不张、肺炎等并发症的发生。术后及时进行雾化吸入,每日3次,每次20 min,利于排痰。合理使用祛痰振肺仪。听诊呼吸音的变化,及时报告医师。

(4)引流管的护理

1)胃管:胃管持续负压吸引。及时观察引流液的量、颜色、性质并及时记录,防止胃管堵塞和脱出。待肛门有排气后,口服水溶性造影剂行食管造影,证实修补处无泄漏后拔除胃管。

2)胸腔闭式引流管:保持引流管通畅,避免漏气及滑脱。①患者取半坐卧位,以利于引流。②鼓励患者咳嗽及深呼吸,使胸腔内的食物残渣、脓液排出,促进肺复张。③防止引流管受压、折曲、阻塞。④定期自上而下两手交替挤捏引流管,以免管腔被血块、脓液、食物残渣阻塞。⑤水封瓶内液面层低于引流管胸腔出口平面60 cm以上,以防液体倒流入胸膜腔;遵医嘱更换水封瓶,注意无菌操作。⑥密切观察引流液的量、性状、水柱波动范围等,并准确记录,发现异常应及时通知医生。

（5）深静脉护理：自发性食管破裂患者以深静脉营养为主，掌握补液的速度和量，防止滴速过快，引起心力衰竭。①隔日在无菌操作下更换贴膜；②输完液体以后，用0.5％肝素溶液封管。

（6）空肠造口护理：部分患者因胸腔发生感染，采用空肠造口术及时补充营养，增强体质保证康复：①详细介绍造瘘口管饮食的重要性、方法、量、温度、间隔时间、注意事项。②注意维持水、电解质平衡。管喂饮食多以营养乳剂、混合奶、肉汤、鱼汤、牛奶，以营养米粉、菜汁、油、盐等相互搭配，配制合理，易于吸收。保证每日总热量为6 270～8 360 kJ(1 500～2 000 kcal)。从流质、半流质、糊状饮食循序渐进，保持营养液的温度为41 ℃～42 ℃，配好的营养液应放在4 ℃以下保存，在24 h之内用完。③饮食应缓慢注入，给予半卧位，观察有无腹胀、腹痛、腹泻等症状，注意保持饮食容器清洁，营养液注入前后均用温水冲管，避免残渣潴留，防止堵塞，防止引起肠道感染。注入或滴入完毕，用无菌纱布包好接头，别针别在适当位置，避免牵拉使营养管脱出。

（7）基础护理：①患者术后清醒后，可改为半卧位，以利于伤口引流及减轻疼痛；②患者卧床期间，应协助其保持床单位整洁和卧位舒适，定时翻身，桥式运动，防止皮肤发生压疮；③满足患者生活上的合理需求；④晨晚间护理，尤其是口腔护理，协助患者刷牙、洗脸3次/日，擦背1次/日；⑤女性患者会阴冲洗1次/日。

六、健康教育

（1）指导患者术后早期注意少量多餐，细嚼慢咽，防止进食量过多，速度过快。避免生、冷、硬食物(包括质硬的药片和花生、豆类、带骨刺的肉类等)。

（2）告诉患者注意保暖，避免受凉以引起上呼吸道感染。

（3）指导患者睡觉时尽可能将头颈部垫高，采取斜坡卧位。

（4）告诉患者戒烟酒、避免腹压骤增，便秘时及早使用缓泻药，处于生育期妇女尽量避免妊娠。

（5）告诉患者保持良好的营养状况，合理安排生活，劳逸结合，保证充分的休息与运动，术后6个月内避免提举重物。

（6）告诉患者如有伤口疼痛、剧烈咳嗽及咯血等症状，或有进行性倦怠情形，应返院追踪治疗。

第七节　心脏瓣膜病

心脏瓣膜病(valvular heart disease)是临床上最常见的三大心脏病之一，严重者可明显降低生活质量，且致残率较高，长期药物治疗预后差，往往需要通过手术治疗来提高生存质量，改善长期预后。目前，我国以风湿性和感染性瓣膜病变为主，仍居后天性心脏瓣膜病的首位。西方国家已极为少见，取而代之的是二尖瓣、主动脉瓣退行性及老年钙化性病变，以及缺血性二尖瓣病变。本节重点介绍以风湿性心脏病为主的瓣膜置换围术期护理。

一、解剖生理

正常人体心脏有 4 个瓣膜,即主动脉瓣、肺动脉瓣、二尖瓣、三尖瓣。主动脉瓣位于左心室与升主动脉之间,在心脏收缩期主动脉瓣的开放使左心室的射血通过主动脉瓣瓣口进入升主动脉,而后进入体循环的动脉系统。二尖瓣和三尖瓣均位于心房与心室之间统称为房室瓣,它们分别位于左心房与左心室的交通口及右心房和右心室的交通口上,其功能是在心室舒张期开放,使心房内的血液顺畅地流向心室,而在心室收缩期则关闭,阻止心室内的血液反流入心房。

二、病因

心脏瓣膜病是由于炎症、缺血性坏死、退行性改变、黏液样变性、先天性发育畸形、风湿性疾病及创伤等原因造成的心脏瓣膜(瓣叶)及其附属结构(包括瓣环、腱索及乳头肌等)的结构或功能异常,以瓣膜增厚、粘连、纤维化、缩短为主要病理改变,或伴有瓣环的扩张、腱索及乳头肌功能不全或断裂,以单个或多个心脏瓣膜狭窄和(或)关闭不全,导致血液前向流动障碍和(或)反流为主要临床表现的一组心脏疾病。

风湿性心脏瓣膜病是咽部甲组乙型溶血性链球菌感染后引起结缔组织的一种急性炎症性疾病,常累及心脏瓣膜,使瓣环肿胀,炎症侵蚀瓣叶以及在瓣膜上遗留下瘢痕的一种瓣膜疾病。心脏瓣膜易受风湿感染的顺序依次为:二尖瓣、主动脉瓣、三尖瓣及肺动脉瓣。其中二尖瓣病变居多。

三、病理生理

1.二尖瓣狭窄

二尖瓣狭窄使左心房排血受阻,左心房容量及压力增高及肺静脉压升高,导致肺淤血、肺血管阻力升高,肺动脉高压,因此右心室肥厚、扩大,严重者继发功能性三尖瓣关闭不全。

2.二尖瓣关闭不全

二尖瓣关闭不全产生二尖瓣反流,左心房容量负荷明显增加,左心房压力增高,肺淤血、肺动脉压力升高及右侧心力衰竭;左心室舒张末期容量及压力明显增加,持续的左心室容量超负荷,左心室收缩功能逐渐减弱。

3.主动脉瓣狭窄

主动脉瓣狭窄的左心室射血阻力增加,使左心室肥厚,致左侧心力衰竭;左心室舒张末压增高使左心房压力增高,肺静脉、肺毛细血管淤血、肺水肿产生呼吸困难;射入主动脉内的血量减少及左心室排血受阻,引起舒张末压升高,从而降低冠脉灌注压,冠脉血流量减少;主动脉瓣严重狭窄时导致心排出量减少,产生脑供血不足。

4.主动脉瓣关闭不全

主动脉瓣反流引发左心室容量负荷增加,左心室舒张末压升高,产生左心室肥厚、劳损及左侧心力衰竭。主动脉舒张压降低,使脉压增大,形成水冲脉,同时左心室舒张压升高使冠脉灌注压降低,心肌供血量减少,心肌氧供需失衡,表现为心绞痛。

四、临床表现

1.二尖瓣狭窄

患者呈二尖瓣面容,口唇发绀、两颧暗红。可出现呼吸困难(劳力性呼吸困难、阵发性夜间呼吸困难、急性肺水肿),咳嗽、咳痰、咯血、发绀等表现。右侧心力衰竭时可出现颈静脉怒张、肝大伴压痛、下肢可凹性水肿等症状。晚期可发生腹腔积液和心源性肝硬化。听诊时心尖部可闻及舒张期隆隆样杂音。

2.二尖瓣关闭不全

临床上,先出现的左侧心力衰竭表现是活动能力差,虚弱无力和心悸。到后期患者会出现一定程度的活动后呼吸困难。随病情的发展出现肝淤血、增大,下肢静脉水肿等右侧心力衰竭表现。心尖部可闻及响亮粗糙的收缩期吹风样杂音并向左腋下传导。

3.主动脉瓣狭窄

在心功能代偿期,多无明显的症状,病变加重时可出现劳力性呼吸困难和劳力性缺血性心绞痛。主动脉瓣狭窄患者另一个严重症状是突发性昏厥。主动脉瓣听诊区可闻及收缩期喷射性杂音。

4.主动脉瓣关闭不全

以充血性心力衰竭为主,可以表现为活动后的呼吸困难、端坐呼吸或夜间阵发性呼吸困难。部分患者还可表现有心肌缺血的症状及活动时的胸痛、昏厥。

患者可出现周围血管征:毛细血管搏动征阳性(轻压指甲,甲床下搏动更明显);水冲脉;听诊周围动脉有枪击音。主动脉瓣听诊区可闻及舒张期吹风样杂音。

五、辅助检查

风湿性心脏病的检查包括超声心动图、选择性右心导管及心血管造影检查、心电图、胸部X线检查。

六、治疗

1.一般治疗

(1)防治风湿热及感染性心内膜炎。

(2)防治上呼吸道感染。

(3)房颤的治疗。

(4)急性肺水肿及大咯血的治疗。

(5)改善全身及心功能状况。

2.介入治疗

对狭窄病变可行经皮球囊瓣膜成形术。

3.外科瓣膜手术

(1)瓣膜成形(包括瓣膜修复和放成形环)。

(2)瓣膜置换术(包括生物瓣、机械瓣、同种瓣、自体瓣)。

七、瓣膜置换围术期护理

1.术前准备

患者术前各项准备工作直接关系到术中及术后能否顺利康复。

(1)改善心功能:一般情况较差的患者,术前应用强心、利尿、补钾药及扩张血管药治疗。

(2)采取严格治疗措施预防上呼吸道及肺部感染。

(3)配合医生完成各项化验及检查。

（4）改善营养不良患者的营养状况。

（5）安全保护：主动脉瓣狭窄及关闭不全患者应注意观察有无心绞痛及昏厥等症状，特别应嘱咐主动脉狭窄的患者少活动，避免情绪激动，值班护士应特别巡视这类患者，以防跌倒甚至猝死发生。

（6）心理指导工作：帮助患者树立信心，消除恐惧感，认真讲解要求与护士合作、配合及术后要注意的问题，如术前配血、备皮及个人卫生清洁工作；术后身上带的各种管道，自己不能随意动更不能拔出管道；术后刀口会有一定疼痛，医生会根据情况给予镇痛药；术后因心功能恢复期不宜多饮水会有口渴感；护士要教会患者做深呼吸及有效咳痰，嘱咐患者练习床上大小便等。

2.术后护理

（1）按全麻、低温、体外循环、瓣膜置换术后护理常规。

（2）瓣膜置换术后监护重点：强心、利尿、补钾、抗凝、抗感染。

（3）瓣膜置换术后护理措施

1）维护左心功能：术后严密动态监测血压、心率及中心静脉压等血流动力学变化。根据病情适当地使用正性肌力药及扩血管药，维护心功能，准确记录出入量。术后早期注意单位时间内的液体入量，及时补充有效血容量，提高胶体渗透压，把组织间隙里多余的水分提供利尿排出体外。术后 24 h 出入量应基本呈负平衡。

2）预防心律失常的发生：瓣膜置换术后易出现心律失常。常见的心律失常有室性期前收缩、室性心动过速、心房颤动、室上性心动过速等。要熟悉上述心电图波形，术后严密监测心率、心律变化，发现异常及时上报医生。避免及消除易导致心律失常的隐患，如电解质酸碱失衡、低氧、容量过度充盈等。

3）维持电解质平衡：瓣膜置换患者因术前长期应用利尿药、营养不良、术后尿多等因素易导致水电解质紊乱。为预防低钾造成的室性心律失常，术后血清钾维持在 $4\sim5$ mmol/L，临床上常采用 30% 浓度补钾，一定要选用深静脉并用输液泵匀速补充（1 h 不超过 20 mmol），并及时复查血钾结果。补钾同时也要关注镁、钙水平。

4）术后出血的观察：术后密切观察引流液的性质及量，必要时进行 ACT 监测，如 ACT 大于生理值，遵医嘱给予鱼精蛋白中和肝素；如胸腔引流液>200 mL/h（持续 3 h），则需二次开胸止血。

5）术后观察有无心脏压塞征象：术后患者出现心率快、血压低且对升压药反应差，中心静脉压高，尿少等应及时通知医生，准备行床旁胸部 X 线片及超声检查。

6）预防肺部感染：术前伴有肺动脉高压及反复肺部感染的患者，术后肺功能都会受到不同程度的损害。术后做好呼吸道护理，防止肺部并发症是使患者恢复的关键之一。

7）术后注意监听瓣膜音质。

8）预防出血和栓塞：术后根据瓣膜置换的种类口服华法林进行抗凝治疗，每日测定凝血酶原时间及活动度，INR 比值，及时调整华法林的用量。二尖瓣置换 INR 值维持在 $1.8\sim2.2$；三尖瓣置换 INR 值维持在 $2.5\sim3.0$；主动脉瓣置换 INR 值维持在二尖瓣置换底线。观察患者有无异常出血发生，如皮下出血、鼻出血、血痰、月经量增多等出血现象或昏厥、偏瘫等栓塞倾向。

（4）巨大心脏瓣膜病的术后护理：根据不同的病理机制引发的不同心腔变化，有针对性地进行监护是非常重要的。

1）致左心室肥大瓣膜病的术后护理：严重室性心律失常及左心功能不全为主要特征。关键是预防并及时配合医生纠治恶性心律失常。术后早期强调控制好血压和心率,保持适宜的血容量,避免刺激引发的循环波动;维持电解质平衡,血钾控制在 4.5～5.0 mmol/L,同时注意补镁;加强左心功能维护,预防低心排出量的发生。

2)致左心房肥大瓣膜病的术后护理:术后以肺循环高压及易并发肺感染为主要特征。监护的重点是肺不张、肺感染、呼吸衰竭等肺部并发症。术后早期气管插管和拔除气管插管后2～3 d,注意结合床旁胸部 X 线片、血气、肺部听诊等,采取措施排除并发症隐患和加强肺部护理,预防肺动脉高压、肺部感染等措施。

3)致左心室缩小瓣膜病的术后护理:术后关键是预防右侧心力衰竭,严格控制出入量及维持最佳的血压、心率。

第八节　房间隔缺损

正常人的心脏分为左、右心房和左、右心室,其中左、右心房被一层称为房间隔的隔膜组织分开而互不相通。如果胎儿心脏发育时原始房间隔在发生、吸收和融合时出现异常,左、右心房之间仍残留未闭合的房间孔,称为房间隔缺损(atrial septal defect,ASD)。因症状轻,年幼时不易被发现,因而成为成人最常见的先天性心脏病,一般单独存在。女性多见于男性,男女比例为 1:(2～4)。

一、临床表现与诊断

(一)临床表现

1.症状

症状与缺损大小、有无合并其他畸形有关。若为单纯型且缺损小,常无症状。缺损大者多数病例由于肺充血而有劳累后胸闷、气急、乏力,婴幼儿则容易反复发作严重的肺部感染,表现为多咳、气急。原发孔缺损或共同心房患者症状出现早、程度重、进展快。由于左心血流量的减少,患者多有体力缺乏,容易怠倦和呼吸困难,活动后更易感到气急和心悸。长期的右心负荷加重可继发肺动脉高压和右心衰竭,可出现活动后晕厥、右心衰竭、咯血、发绀等,发展成为艾森曼格综合征。

2.体征

缺损大者可影响发育、心前区隆起,心尖冲动向左移位呈抬举性搏动。心界向左扩大,胸骨左缘第 2～3 肋间有 2～3 级柔和吹风样收缩期杂音,不伴细震颤,三尖瓣区有短促舒张期杂音,肺动脉瓣区第二心音亢进及有固定性分裂。若已有肺动脉高压,部分患者有肺动脉喷射音及肺动脉瓣区有因肺动脉瓣相对性关闭不全的舒张早期泼水样杂音(Graham-steell murmur)。若为原发孔缺损,在心尖部可听到全收缩期吹风样杂音。

(二)影像学诊断

1.X 线表现

右心房和右心室增大,但以右心房增大更为明显。肺动脉段及肺门阴影增大,肺纹理增粗呈充血表现。透视下常见肺门搏动增强呈"肺门舞蹈"征象。主动脉阴影较小,左心房、左心室一般不增大。

2.超声心动图

肺动脉增宽,右心房、右心室增大,房间隔连续中断。声学造影可见有异常分流。超声多普勒于房间隔右侧可测到收缩期左至右分流频谱。

3.心导管检查

右心导管检查发现右心房血氧含量高于上腔静脉 1.9% 容积,70% 病例心导管可通过缺损口由右心房进入左心房。通过右心导管可测量各部位压力及计算分流量。

二、房间隔缺损封堵术护理

(一)房间隔缺损封堵方法

房间隔缺损封堵术是指经导管在房间隔缺损的部位送入一个双盘结构的封堵器,双盘中的一个盘在左心房而另一个在右心房,两个盘由一腰相连,而该腰正好通过房间隔缺损口,双盘夹住房间隔,一方面关闭房间隔缺损,另一方面固定住封堵器。具体操作介入治疗的途径如下:穿刺股静脉→髂外静脉→髂总静脉→下腔静脉→右心房→房间隔→房间隔缺损部位→左心房→建立血管通道→封堵器通过血管通道送至体内→左心房找开封器大盘面→房间隔缺损部打开腰部→左心房打开小盘面→术中超声无残余分流→撤出导管→封堵成功。

(二)术前护理

(1)心理疏导:房缺封堵术是近几年国内开展的新介入治疗技术,患者对治疗的种种不信任容易产生紧张、焦虑的情绪,护理人员应主动与患者交流,讲解治疗的目的,手术的必要性、大致方法及术中、术后可能出现的不适,并告知术后的注意事项,做好患者的围术期护理,取得患者的信任,使其全面配合治疗。

(2)完善备皮(范围是脐以下,膝关节以上)、碘过敏试验和青霉素皮试,并向患者讲解术前过敏试验的意义。

(3)术前 1 d 嘱患者练习床上大小便,洗澡并更换病员服,术前嘱患者排空大小便。

(4)建立静脉通道,给予外周静脉留置。

(5)嘱患者术前 1 d 晚保证睡眠,如入睡困难,给予镇静药物口服。

(6)术前禁食 6 h,如为全麻的患儿,术前禁食、水 12 h。

(7)告知患者术后卧床、肢体制动、沙袋压迫的时间。

(8)详细了解病情,协助医生做好心电图、心功能、出凝血时间、血常规、生化等各种检查,及早预防患者水、电解质和酸碱平衡紊乱。

(三)术中护理

(1)麻醉方式:一般情况采用局麻,年龄较小不能配合者,通常采用静脉麻醉。

(2)手术体位:采用平卧位,臀部垫一软枕,双下肢分开并外展。

(四)术后护理

1.心理护理

房间隔缺损封堵术后由于患者肢体制动时间、卧床时间均较长,容易使患者产生不舒适感,有些患者主诉心脏出现异物感,多见于成年女性患者。护理人员应加强沟通,做好健康教育,缓解患者的紧张心理。

2.并发症的观察与护理

(1)封堵器脱落:患者封堵术后立即给予心电图监测,护理人员要密切观察心电图的变化,加强心电图的监护,经常听诊心脏有无杂音,并结合患者的主诉,正确判断有无病情变化。一旦出现房性期前收缩、室性期前收缩等心律失常,要引起高度重视,及时通知医生,复查心脏彩超,确定是否存在封堵器脱落。

(2)心律失常:封堵术后除了可能出现因为封堵器脱落而引起房性期前收缩、室性期前收缩等心律失常外,还可能出现房室传导阻滞,大多是因为封堵器盘面压迫了房间隔组织引起了房间隔组织的水肿造成的,这一情况多见于小儿和面积较大的房间隔缺损封堵术后。常规术后可给予地塞米松 5 mg 静脉推注,术后连用 3 d,并结合术后心电图的情况及时用药。

(3)血栓:术后血栓形成为导致脑梗死或其他脏器栓塞的主要原因,患者术后给予持续 24 h 肝素稀释液(生理盐水 100 mL+12500 U 的肝素注射液)微泵成人以 5 mg/h 速度、小儿以 2～3 mg/h 速度静脉推注,并予阿司匹林肠溶片以 5 mg/(kg·d)的剂量口服,在术后 24 h 后停用肝素稀释液静推,予低分子肝素注射液(速必凝、法安明、克赛注射液)皮下注射,2 次/天。并观察患者 ACT、KPTT 的变化,及时询问患者的病情变化,防止抗凝过度引起的牙龈、皮肤、胃黏膜出血,尤其注意尿液的颜色,以防溶血的发生。

3.感染

由于封堵介入治疗中置入 Amplatzer 封堵器,可能会引起置入物所致的热源反应,应与介入治疗感染所致的体温升高相鉴别。患者术后常规使用青霉素等抗生素治疗,术后至少连用 3 d,如体温正常可停用。在此期间观察患者的体温和血常规变化,如出现体温过高,按高热护理常规。

4.一般护理

术后患者需绝对卧床 12 h、肢体制动 6 h、沙袋压迫的时间 2～4 h。局麻患者术后 30 min 即可进食、水,并嘱患者多饮水,以利对比剂排空;如为全麻小儿,术后 6 h 或麻醉完全清醒后方可进食,进食前先喝一两口水,防止误吸的发生。嘱患者如有胸闷等不适主诉及时告知医护人员。

(五)健康教育

(1)保持心情舒畅,注意休息,避免剧烈活动,如长跑、打球等。

(2)坚持遵医嘱口服抗血小板药物阿司匹林 3～6 个月。因为 3～6 个月后,新的房间隔组织会爬升到封堵器的表面,完全生长好,表面光滑,表面不易发生血栓。

(3)出院后 3～6 个月到门诊复查心脏彩超。如有不适主诉,及时到医院就诊。

第九节　纵隔肿瘤

纵隔肿瘤可以发生在任何年龄,但以青、中年为多见。大多数肿瘤是在无症状的情况下常规胸部 X 线体检时被发现。纵隔肿瘤的诊断与治疗是纵隔外科的重要部分。

其中上、前纵隔中常见的肿瘤多为胸腺瘤、生殖细胞肿瘤、淋巴瘤以及胸内甲状腺、甲状旁腺肿瘤;中纵隔中占病变大多数是淋巴瘤或淋巴结的继发性肿瘤,发生于后纵隔的大多数为神经源性肿瘤,淋巴的病变也可发生在此。

一、胸腺瘤

胸腺是一具有内分泌腺功能并影响周身淋巴器官发生、发育的中枢性淋巴器官。也是具有免疫功能的重要器官。胸腺瘤是最常见的纵隔肿瘤之一。多数作者将成人胸腺瘤的发生率列在神经源性肿瘤的发生率之后,即纵隔肿瘤的第二位,胸腺瘤95%位于前纵隔。

(一)病理

1.肉眼检查表现

胸腺瘤的外形多呈圆形、椭圆形或不规则形,表面常为结节状。外有纤维包膜,50%以上包膜外附有残存退化胸腺脂肪组织。良性者包膜完整,与周围无粘连。恶性者浸润性生长,包膜不完整,表面粗糙,可累及胸膜、心包、大血管。肿瘤大小不一,为 1.5~25 cm,以 5~8 cm多见。肿瘤重量轻重不一,为 10~1 750 g,通常 20~200 g 为多。肿瘤多数为实质性,切面为分叶状灰红色或灰白色,呈粗或细颗粒状,常伴有出血或囊性变。

2.镜下结构

国内多数学者对胸腺瘤的细胞分型并未做明确数量概念的划分。只是根据细胞形态的特点与相对数量比例分为下述四种类型。

(1)上皮细胞型:占胸腺瘤的 27%~34%。该型以上皮细胞为主组成。

(2)梭形细胞型:占 2%~4%。不少学者认为其为上皮细胞的变异型。

(3)淋巴细胞型:占 20%~27%。主要成分为淋巴细胞,呈弥散性增生或结节状增生,有时见淋巴生发中心。

(4)混合型:占 40%~45%。

(二)临床表现

1.症状与体征

多数学者认为约 50%胸腺瘤患者明确诊断前无任何临床症状,仅偶尔在胸部 X 线体检时被查出。随着肿瘤增大对邻近器官的压迫或肿瘤的外侵,患者可陆续出现程度不等的胸闷、胸痛、心悸、咳嗽、气急或呼吸困难等症状。严重的胸痛、短期内症状迅速加重,上腔静脉梗阻、喉返神经受侵出现的声音嘶哑、严重刺激性咳嗽、膈神经受侵出现的膈肌麻痹,以及心包积液引起心慌气短、胸腔积液所致呼吸困难、周身关节骨骼疼痛等体征则常提示肿瘤为恶性病变,且可能伴有局部转移。据文献报道,18%胸腺瘤患者可出现体重下降、疲劳、发热、盗汗等临床症状。

2.胸腺瘤从属综合症状

(1)重症肌无力:15%的胸腺瘤患者合并重症肌无力。

(2)红细胞发育不全:5%的胸腺瘤可合并红细胞发育不全;红细胞发育不全的患者有近50%合并胸腺瘤。

(3)低丙种球蛋白血症:约 10%患有丙种球蛋白不足的患者常合并胸腺瘤。

(4)全身性红斑狼疮:约 2.5%的患者合并红斑狼疮,较少见。

(三)治疗

1.外科手术治疗

外科手术切除尤其是扩大胸腺切除术是目前国内外学者公认的治疗胸腺瘤之首选治疗方法,也是胸腺瘤综合治疗的关键。

2. 放射治疗

由于胸腺肿瘤的细胞对放射线较为敏感,因而放射治疗在胸腺瘤的治疗中占有相当重要的地位。

3. 化学药物治疗

随着以顺铂为主的化疗方案的不断发展,不少学者陆续报道了化学药物治疗Ⅲ期、Ⅳ期胸腺瘤的个案病例,并取得一定疗效。

二、胸腺癌

原发性胸腺癌是发生在胸腺的以恶性细胞学和结构为特征的上皮性肿瘤,其生物学行为不同于一般的恶性胸腺瘤,而与相同细胞类型的肺癌极为相似。在临床上较为少见。

(一)病理

根据不同病例的细胞组织学形态的不同,多数学者主张将胸腺癌细胞分型分为8个亚型:鳞状细胞癌、类淋巴上皮癌、基底细胞样癌、黏液表皮样癌、肉瘤样癌(癌肉瘤、梭型细胞癌)、腺鳞癌、透明细胞癌、未分化癌。其中以鳞状细胞癌为多,腺鳞癌及类淋巴上皮癌次之。

(二)临床表现

常见症状非常类似肺癌等恶性肿瘤的一些症状。大多数患者表现为胸痛或胸部不适,部分患者可有消瘦、盗汗、咳嗽、呼吸困难等症状。大多数胸腺癌患者在首次发现时已有外侵或转移表现。

(三)治疗

胸腺癌的治疗原则同恶性胸腺瘤的治疗。即首选外科手术切除,在外科切除(包括姑息性切除)的基础上可加用局部放疗与全身化疗。

三、胸腺类癌

胸腺类癌是来源于胸腺神经内分泌细胞的一种较为低度的恶性肿瘤,较为少见。

(一)病理

肿瘤多呈卵圆形或分叶结节状,可有包膜或包膜不完整。切面呈灰白色、质中等,小叶结构或有或无,常伴有出血坏死或囊性变。镜检肿瘤细胞多由规则的小圆形细胞组成,胞质极少,无嗜酸性,核为圆形或卵圆形呈分裂象。

(二)临床表现

约1/3胸腺类癌患者在手术确诊前常无任何临床症状与体征,而少数患者只有前胸部疼痛、咳嗽、呼吸困难等非特异性症状。个别者也可表现为疲劳、发热、盗汗等。若肿瘤侵犯上腔静脉则可出现上腔静脉综合征。30%～40%可发生胸外转移,最易转移的部位是皮肤、骨、肾上腺、肝和淋巴结。

(三)治疗

1. 手术切除

多数学者认为胸腺类癌无论瘤体大小,均以尽早手术切除为宜。

2. 再手术

复发率为20%左右,不少学者仍主张再次手术切除复发病灶,并认为部分病例仍有治愈的可能。

3.放射治疗

放疗对于手术切除不彻底者可有一定辅助治疗作用。

四、胸腺囊肿

纵隔胸腺囊肿属少见病，可为先天性或炎症性。

（一）病理

有关其来源，近年来多认为系胚胎发生上的异常。因此胸腺囊肿可出现在下颌角到颈中线以及纵隔内的任何部位。囊肿内含有浆液性液体，因退行性变可有囊内出血，上皮脱落后代之以纤维结缔组织，偶尔可见淋巴细胞浸润。

（二）临床表现

囊肿体积较小时无特殊主诉，有症状者则为囊肿增大压迫周围脏器并影响其功能所致。常见的主诉为胸闷、胸痛。压迫心脏时，可有心慌、气短，粘连并压迫肺时，可有咳嗽。

（三）治疗

胸腺囊肿一经发现应行手术治疗。手术一般不困难，术中多能发现此种囊肿来源于胸腺或有蒂连于胸腺，界限清楚，虽有粘连亦易于剥离。

五、畸胎瘤

畸胎瘤是遗留于纵隔内的残存胚芽和迷走的多种组织所发生的肿瘤。

（一）病理分类

1.成熟性囊性畸胎瘤

良性肿瘤，绝大多数位于前纵隔，偶见于后纵隔。

2.成熟性囊性畸胎瘤恶变

肿瘤切面多为单房性，囊内壁光滑或呈颗粒状，含有一至数个乳头状凸起，该处常为皮肤、脂肪、牙和小骨片。

3.成熟性实体性畸胎瘤

成熟性实体性畸胎瘤罕见，大体观肿瘤一般较巨大，卵圆形包膜完整，质地坚硬，为实体性。

4.未成熟性畸胎瘤

由内、中、外 3 个胚层组成，为较少见的恶性肿瘤。

（二）临床表现

主要症状有胸痛、咳嗽和呼吸困难。偶尔肿瘤破裂穿入气管支气管树，囊内容物可咳出，常为豆渣样皮脂甚至有毛发及牙齿。肿瘤穿破心包可造成急性心脏压塞。穿破纵隔胸膜造成胸腔积液。若肿瘤巨大会产生对周围组织的压迫症状，造成咳嗽、呼吸困难、肺不张、肺炎等症状。肿瘤压迫喉返神经出现声音嘶哑、压迫上腔静脉会出现上腔静脉综合征。

（三）治疗

完整切除良性畸胎瘤可获得几乎 100％的治愈率，而放化疗则并不能够取得上述疗效。

六、胸内甲状腺肿

胸腔内甲状腺肿的命名一直存在争议。有人根据病变是颈部甲状腺增大延续至胸腔而致,称为部分性胸内甲状腺肿大,病变完全在胸内而颈部未触及甲状腺,称完全性胸内甲状腺肿或胸骨后甲状腺肿,也有人泛称为纵隔内甲状腺肿或胸内甲状腺组织。另一种胸内甲状腺肿为胸内异位或迷走甲状腺。在临床上纵隔内异位甲状腺极少见。

(一)病理

胸内甲状腺肿,可由甲状腺组织增生而肿大或肿瘤所导致。良性肿瘤多数为球形结节状肿块,表面光滑或呈分叶状,外有完整的包膜,质坚韧,与周围正常甲状腺组织有明显分界。镜检:有胶样物质,有时可见坏死液化呈囊状,质变软,常有出血、纤维化、钙化。恶性肿瘤包膜不完整,向周围浸润,质较坚硬,可转移至附近淋巴结或侵入附近器官或引起静脉栓塞。

(二)临床表现

胸内甲状腺肿多见于女性。主要症状有咳嗽、憋气、气促、胸背部或胸骨后疼痛,仰卧位时胸部压迫感,一般甲状腺功能正常,合并甲状腺功能亢进时可有相应的症状。多数胸骨后甲状腺肿患者为 60 岁以上,有些患者常伴有不同程度的驼背、颈部粗短、肥胖,部分患者往往有甲状腺手术史。无症状病例约占 30%,单纯性胸内甲状腺肿明显增大时,才出现压迫症状,但因胸骨后间隙狭窄,故胸骨后甲状腺肿,即使肿瘤不大亦可在早期出现症状。

(三)治疗

胸内甲状腺肿一旦诊断明确应尽早行手术切除,以解除对周围脏器的压迫。手术方法可因肿块的部位、大小、形状、深度及与周围器官的关系而定。对有继发性甲状腺功能亢进者,术前应充分行抗甲状腺功能亢进药物治疗,待准备充分后方可行手术。

七、神经源性肿瘤

神经源性肿瘤包括神经鞘源性肿瘤、自主(自律)神经系统肿瘤、副神经节系统肿瘤。

1. 神经鞘源性肿瘤

良性者可分为两类:神经鞘瘤和神经纤维瘤。恶性者为恶性神经鞘瘤或神经源性肉瘤。神经鞘瘤来源于神经鞘细胞,最好发于脊神经后根和肋间神经,亦可发生于交感神经和迷走神经、喉返神经。

2. 自主(自律)神经系统肿瘤

自主(自律)神经系统肿瘤分为:①神经节细胞瘤:分化良好者皆有包膜,多数瘤体较大、质韧或硬。镜下主要为有髓神经纤维和胶原纤维。②神经节母细胞瘤:多数肿瘤包膜完整,少数不完全,切面色泽不一,以灰色或棕色为多。镜下可将其分为两种亚型:弥散型,见多种分化的细胞;第二亚型为混合型,以典型的神经节瘤为主。③神经母细胞瘤:肉眼下可全部或部分有包膜,但镜下常见瘤细胞穿越包膜。瘤体呈分叶或巨块。

3. 副神经节系统肿瘤

副神经节系统肿瘤起源于副交感神经节简称"副节",按其主细胞对铬盐的反应,副神经节瘤有嗜铬性与非嗜铬性之分。分为:①嗜铬性副神经节瘤:瘤细胞通常呈不规则多角形,体积较正常者稍大,胞质丰富,颗粒状,有时较空,界限不很分明;②非嗜铬性副节瘤:肉眼观察为卵圆形、略成分叶状、有弹性的肿块,表面光滑,常与大血管壁紧密相贴。

(一)临床表现

神经鞘源性良性肿瘤,多数无症状,而少数患者其症状常是由于机械原因引起的,如胸或背部的疼痛是由于肋间神经、骨或胸壁受压或被浸润。咳嗽和呼吸困难是因为支气管树受压,

Horner 综合征是颈交感链受累,声音嘶哑是肿瘤侵犯喉返神经。肿瘤侵入脊椎可出现脊髓受压症状,下肢麻木、活动障碍。肺受压后部分不张,可反复出现肺部感染,咳嗽、多痰、发热,有些可出现急性呼吸困难,并且可使气管移位。神经鞘源性恶性肿瘤因生长快,症状出现往往较早较重,常因肿瘤侵犯邻近的组织而出现剧痛。神经纤维瘤病伴发胸腔内神经纤维瘤时,因其有周身性神经纤维瘤的表现,故不难确定。纵隔神经纤维瘤恶变者很少见。

神经节母细胞瘤患者约 30％见于 2 岁以内,50％见于 3 岁以内,70％～80％见于 10 岁以内。除出现神经源性肿瘤相关的症状外,常可出现截瘫,慢性腹泻和某些部位的疼痛。嗜铬性副节瘤:多见于青壮年,主要症状为高血压和代谢的改变,高血压可有阵发性(突发)型和持续性两类。持续性与一般高血压并无区别。发作时患者可有心悸、气短、胸部压抑、头晕、头痛、出汗。

(二)治疗

神经源性肿瘤无论是良、恶性都以手术切除为好,在切除肿瘤时应将肿瘤瘤体及包膜全部切除。纵隔神经母细胞瘤,应力争彻底切除原发病灶,对无法切除而残留的肿瘤,术中应行标记,以供手术后行放射治疗。晚期神经母细胞瘤患者多采用化学疗法。对良性嗜铬性副神经节瘤与非嗜铬性副神经节瘤均应首选施行手术切除。对其恶性副神经节瘤在适当的时候施行外科手术切除是最理想的治疗。

八、上腔静脉阻塞综合征

上腔静脉阻塞综合征是由各种不同的病因引起的完全性或不完全性上腔静脉阻塞,导致血液回流受阻、静脉压升高而出现的一系列临床征象。

(一)病因

上纵隔的原发性或转移性肿瘤、上腔静脉内外的炎性病变等都可以造成不同程度的上腔静脉阻塞综合征。恶性肿瘤占全部上腔静脉阻塞综合征病例的 80％～97％。

(二)临床表现

由原发病变和上腔静脉阻塞两种原因所造成,取决于阻塞的部位和程度以及侧支循环建立的情况,发病急、进展快、阻塞重而侧支循环少者,其临床症状多较重。凡有颅内静脉压升高者,均可表现为程度不同的头痛、头晕、嗜睡及憋气等症状。低头、弯腰或平卧时症状往往加重。主要表现为颜面肿胀充血、水肿,舌下静脉怒张。侧支循环形成较差者,可见胸壁和腹壁静脉迂曲扩张。

(三)治疗原则

良性肿瘤引起的,应积极地给予手术治疗。良性病变引起的,应积极地给予内科治疗,内科治疗无效者,应手术治疗。恶性肿瘤引起的,原则上用以非手术为主的姑息性治疗。只有在估计能将原发病灶和受累的上腔静脉一并切除者,才考虑手术治疗。恶性肿瘤无法切除,姑息性治疗无效,而症状又很严重者,可以谨慎地考虑做静脉旁路手术。目的是减轻症状,延长生命。

1.非手术治疗

(1)常规内科治疗:包括限制盐分的摄入、利尿和应用皮质激素。其目的是减轻组织水肿。

(2)放射治疗:对于恶性疾病引起者,放疗以解除或缓解症状、改善生活质量为目的,具有较好的减轻肿瘤压迫、止痛、止血等姑息性治疗作用。

(3)化疗:对于恶性疾病引起者,化疗是一种姑息性治疗。

(4)上腔静脉腔内可扩张金属支架疗法。

2.手术治疗

手术包括肿瘤切除术、上腔静脉切除或上腔静脉切除加置换术、上腔静脉旁路分流术等。

九、护理

(一)护理要点

1.心理护理

纵隔肿瘤患者对疾病常有恐惧、焦虑心理,思想负担大。尤其是对采取有创方法诊断(如针吸、胸腔镜、纵隔切开、胸廓切开术)及手术、化疗、放疗其心理压力更大,因此护士应向患者解释各种治疗对挽救生命、缓解症状的重要意义,讲解有关诊断、治疗的知识,使其对自己的病情、治疗方法及治疗效果有初步的了解,从而取得患者的密切配合。

2.特殊症状的护理

(1)呼吸困难:当肿瘤压迫或侵入支气管时,常会引起咳嗽、气短、呼吸困难、发绀等。应给予舒适体位,吸氧(2~4 L/min),雾化吸入(加入糜蛋白酶及抗生素),应用祛痰药物。必要时吸痰,保持呼吸道的通畅。

(2)胸背部疼痛:纵隔肿瘤侵犯或压迫胸壁可引起胸背部疼痛,用一般止痛药物可缓解。但若是胸壁、胸骨受累,则止痛药无效,必须控制病因才有效。

(3)咳出异物(毛发等)症状:此种情况多发生于生殖细胞瘤中,患者咳出的多为畸胎瘤的内容物。除了抗炎及止咳措施外,需手术切除肿瘤才能控制。应做好患者的心理护理,减轻患者的恐惧、害怕情绪。

3.饮食护理

肿瘤患者的营养需求包括两部分:日常基本营养需要和因肿瘤生长、感染、贫血及治疗所需增加的营养需要。

肿瘤患者的日常基本营养需要:可用"四基膳食计划"得到基本满足,将膳食成分成以下4组。

(1)蛋白质类:包括鱼、蛋、肉类(猪、牛、羊肉和禽肉)及豆类和豆制品。该类食物是蛋白质和B族维生素的主要来源。每日2次,每次相当于2个鸡蛋、50~75 g肉食及豆制品若干,可基本满足患者蛋白质的需要。

(2)乳品类:包括各种形式的乳制品。该类食物是维生素A、B族维生素和维生素D及钙的主要来源,也可提供一定量的蛋白质。每日2次,每次相当于一杯牛奶(或酸奶)或半杯炼乳。

(3)蔬菜、水果类:主要提供维生素和矿物质,特别是柑橘类为维生素C的主要来源,深黄绿色蔬菜则可提供维生素A。

(4)谷物类:如米饭、面条、馒头、麦片粥等,可提供糖类、B族维生素及铁质。

此外,还应多采用增加免疫功能的食物,如香菇、蘑菇、木耳、银耳、黄花菜等,及具有抗肿瘤作用的食物,如芦笋、大蒜、洋葱、南瓜、胡萝卜、青萝卜、杏仁、无花果等。注意烹调方法,避免鱼、肉烧焦或直接熏烤;切忌进食过热、粗糙、辛辣、盐腌、霉变等食物;限制总脂肪和油类摄入;禁烟、酒。

4.影响营养摄入的常见症状及护理

由于肿瘤和肿瘤治疗所产生的许多症状会影响患者的营养摄入,通过膳食及药物手段可减轻这些症状带来的不良影响。

(1)畏食：是肿瘤和肿瘤治疗中最常见的症状之一，心理压抑、焦虑不安也可加重畏食症状。为减轻畏食，可采取下列措施：①向患者说明营养的重要性，鼓励患者自愿进食；②增进饮食的色、香、味、形来刺激食欲，也可在餐前半小时适当活动来增进食欲；③采取少量多餐法来保证摄入足够的蛋白质和热量；④尽可能使患者同家人和朋友一起进餐，创造良好的心理氛围。

(2)味觉迟钝：往往发生于化疗和放疗时，或由肿瘤本身引起。可少量多餐，或多进食新鲜水果、蔬菜，增加食物的色泽和香味，并避免可能引起异味的某些蛋白质食物，有可能部分克服味觉迟钝带来的不良影响。

(3)口干：往往出现于头颈部放疗之后，由于唾液腺分泌减少所致。可增加多汁的饮食和水果，固体食物可与汤汁共进，咀嚼无糖的口香糖也可增加唾液分泌，酸辣食物虽可减轻口干症状，但因有刺激性故应慎用。

(4)吞咽困难：常常是头颈部放疗或口腔手术的并发症。如症状不严重，可用进软食、切细煮烂固体食物，或进食时佐以汤汁的方法来克服，但不主张进流质饮食以避免食物吸入呼吸道。如症状严重，则需用管饲或静脉营养。

(5)腹胀：是因胃肠道消化能力下降和食物通过的时间延长所致，也与所进食物性质有关。可少量多餐，餐前餐后坐起或适当行走，避免进食肥腻、油炸、产气食物及牛奶和碳酸饮料。

(6)便秘：由于缺乏膳食纤维、活动减少和使用麻醉药品所致。膳食中应增加新鲜蔬菜、水果、全谷面包和麦片，也应增加进液量，必要时可用轻泻剂或灌肠。

(7)腹泻：因化疗、腹部放疗或肠道手术所致。可先进流食使肠道休息，之后逐步增加无渣或少渣食物，如米饭、面条、土豆泥、香蕉等，再过渡至低渣软食再至正常饮食。可采用家制口服补液(1 L 开水加 1 匙盐、1 匙半苏打和 4 匙食糖)，并适当补充钾。腹泻时应避免进食油腻、辛辣、刺激、过冷及含纤维素多的食物。必要时可用药物如洛哌丁胺止泻。

(8)食管炎：由化疗或头颈区放疗所致，往往造成吞咽疼痛和困难。吞服止痛液"生理盐水 500 mL＋2％利多卡因 15 mL＋维生素 B_{12} 4 000 μg 十庆大霉素 24 万 U"，每次 10 mL，于三餐前及临睡时缓慢吞服，可缓解疼痛和刺激；也可用自制的止痛液"1～2 茶匙苏打和 1 茶匙食盐溶于 1 L 温水中"，进食前咽下 2～4 汤匙，有助于缓和对食管黏膜的刺激。必要时可口服解热镇痛药或可待因来减轻痛苦。

5.放疗的护理

(1)监测血象变化：当白细胞计数＜$3×10^9$/L 时，应暂停放疗，并遵医嘱行升白细胞治疗；当白细胞计数＜$1×10^9$/L 时，应做好保护性隔离，病房限制探视，并每日酌情行房间空气消毒 2～3 次。

(2)放疗时应注意心脏区的保护，监测心功能；胸部照射时可出现肺水肿、肺炎、胸骨骨髓炎，表现为咳嗽、咳白色泡沫痰、呼吸急促、胸痛咯血等，应注意观察，并遵医嘱应用抗生素、肾上腺皮质激素、雾化吸入等。

(3)急性放射性食管炎是纵隔肿瘤放射治疗的常见并发症。向患者解释这只是暂时的症状，停止放疗后可逐渐消失。指导患者进清淡、易消化、无刺激的流质或半流质饮食，忌食粗、硬、烫、辛辣刺激性食物，进食速度宜缓慢，进食后漱口，并饮温凉开水以冲洗食管。症状严重者可用 2％利多卡因 15 mL、维生素 B_{12} 4 000 μg、庆大霉素 24 万 U 加入生理盐水 500 mL 中，每次取 10 mL 于三餐前及临睡前慢慢吞服;疼痛者可酌情给予止痛剂。

6.化疗的护理

(1)纵隔肿瘤常用的化疗药物有多柔比星类、丝裂霉素、长春新碱、顺铂、氟尿嘧啶等,由于这些药对血管的刺激性大,发生渗漏时有引起组织糜烂坏死的可能,而且化疗通常需要多个疗程,多次的化疗可引起化学性静脉炎,所以最好建议患者在化疗前进行经外周中心静脉(PICC)置管术。

(2)多柔比星等化疗药物可引起脱发,向患者解释脱发只是暂时性的,停止化疗后头发便可恢复生长。

指导患者在化疗前剪短头发或全部剃光,以免脱落的头发粘在衣服及被服上引起患者不舒适及心理上的刺激。指导患者购买适合自己的假发或帽子,以满足患者对美观的需求。

(二)健康教育

1.保持病房环境整洁

指导患者保持愉快心情。

2.戒烟

吸烟会增加支气管的分泌,会加重原发支气管炎,尤其是影响术后的咳痰,吸烟还影响肺功能,降低血氧饱和度,对手术及术后影响极大。对有长期吸烟者应作好耐心细致的说服工作,严格戒烟。

3.加强口腔卫生

指导患者每日早晚及餐后刷牙、漱口,预防术后肺部并发症的发生。

4.注意休息,适当进行体育锻炼

根据身体情况制定活动量,如散步、慢跑、打太极拳等。

5.定期复查

如出现胸闷、气促等情况,应立即就诊。

第十节　纵隔疾病

一、术前护理

1.协助患者做好术前常规检查

充分的术前准备是保证手术安全和术后康复的必要条件。胸腺瘤患者术前应接受详细的检查。胸部 CT 可以了解肿瘤浸润范围,如血管受侵和胸膜种植转移情况等;血管造影术也十分重要,上肢注射造影剂便于了解有无上腔静脉、无名静脉压迫及受侵情况。应做好碘过敏试验及解释工作。

2.症状护理

肿物压迫气管出现胸闷、气促、呼吸困难者严密观察呼吸频率、深浅度,遵医嘱给予低流量氧气吸入、对症治疗;气管偏移,颈静脉怒张,协助患者采取半卧位或舒适体位,密切观察患者有无头痛、头晕、嗜睡、憋气、头颈部及上肢有无肿胀等,嘱患者低头时宜慢,准确记录每日尿量;伴有重症肌无力症状者密切观察肌无力进展情况。服药期间密切观察肌力改善情况,若出现恶心、呕吐、出汗、手指抖动、肌肉颤动,或心率明显降低及大便次数过多时,应及时通知医生调整用量。

3.积极控制基础疾病,纠正水电解质及酸碱平衡紊乱

术前有明显心血管疾病、高血压、糖尿病,尤其心电图异常者是术后心律失常的高危因素。术前心电图检查,电轴左偏、左室高电压、T波改变及不完全房室传导阻滞等。应准确测量脉率、心率,倾听患者主诉,有不适症状者给予心电监测。观察血压、血糖的变化,遵医嘱应用敏感的抗心律失常及降压药物;糖尿病患者,入院后每日监测晨空腹及餐后 2 h 血糖,依据血糖结果,遵医嘱皮下注射胰岛素,指导患者适量运动以降低血糖,不可过度控制患者进食种类及量。对病情进展迅速、压迫食管致进食困难、血红蛋白低于 100 g/L 以及低钾、低钠、低镁,应给予饮食指导并行胃肠外营养治疗。

4.准确测定基础代谢率

可根据脉压和脉率计算,或用基础代谢率测定器测定。计算公式为:基础代谢率＝(脉率＋脉压)－111。测定基础代谢率要在完全安静、空腹时进行。正常值为此＋10%;增高至＋20%～30%为轻度甲状腺功能亢进,＋30%～60%为中度甲状腺功能亢进,＋60%以上为重度甲状腺功能亢进。

5.做好心理护理

胸腺瘤与重症肌无力的发病密切相关,手术切除胸腺是目前治疗重症肌无力主要方法,重症肌无力经胸腺切除治疗,症状好转和完全缓解者达 80%,但手术本身会导致一部分患者重症肌无力症状加重,甚至出现肌无力危象而导致死亡。因此患者对手术持有疑虑,应从关怀、鼓励出发,就病情、施行手术的必要性、对比非手术治疗的效果,术后恢复过程和预后等,耐心和患者交谈,使其增强对手术治疗的信心。

6.全麻术前常规准备

(1)做好手术区皮肤准备。术前 1 d 备皮并于 20:00 时消毒皮肤,并用无菌胸带包扎,更换清洁病服。

(2)消化道准备:按全麻术前消化道准备。术前 12 h 禁食,术前 6 h 禁水,以防止因麻醉手术过程中的呕吐而引起窒息或吸入性肺炎。

(3)呼吸道的准备:患者多病程长、消耗大,心肺功能及全身状况均有不同程度下降,因此术前 2 周鼓励并协助患者做好呼吸道的准备工作。

1)耐心说服患者于术前 2 周戒烟:在烟雾和有毒物质的刺激下,呼吸道黏膜内的腺体遭到破坏,分泌大量的黏液,纤毛运动受到限制;气道阻力增大、纤毛变短而不规则,引起纤毛运动障碍。因此嘱患者应及早戒烟,改善肺的呼吸功能。

2)指导患者进行呼吸功能锻炼:可以增强呼吸肌肌力和耐力,改善肺功能,加大呼吸幅度,减少解剖无效腔,提高肺泡通气量和血氧饱和度。包括腹式呼吸、缩唇呼吸、呼吸功能锻炼器。

腹式呼吸指吸气时腹部凸起,吐气时腹部凹入的呼吸法。让患者取坐位或平卧位、半卧位、屈膝,放松腹部肌肉,将双手分别放在上腹部和前胸部,来感觉胸腹部的运动。用鼻较慢、较深地吸气,此时膈肌松弛、腹部膨隆,坚持几秒钟,呼气时,腹肌收缩,腹部的手有下降感。患者可每天进行练习,每次做 5～15 min,每次训练以 5～7 次为宜,逐渐养成平稳而缓慢的腹式

呼吸习惯。需要注意的是，呼吸要深长而缓慢，尽量用鼻而不用口。训练腹式呼吸有助于增加通气量，降低呼吸频率，还可增加咳嗽、咳痰能力。

缩唇呼气法就是以鼻吸气、缩唇呼气，即在呼气时，收腹、胸部前倾，口唇缩成吹口哨状，使气体通过缩窄的口形缓缓呼出。吸气与呼气时间比为 $1:2$ 或 $1:3$。要尽量做到深吸慢呼，缩唇程度以不感到费力为适度。每分钟 $7\sim8$ 次，每天锻炼 2 次，每次 $10\sim20$ min。

指导患者正确使用呼吸功能锻炼器。训练时患者嘴紧紧含住吸气，吸气时进入三球仪的空气将 3 个球在各自的小室里向上推。首先靠近试管连接处的第 1 个球会向上走直达顶端，然后中间小室里的球会向上走，最后第 3 个球也会被吸起来。当吸气停止后，球会落下回到最初的位置。

二、术后护理

1. 按全麻术后护理常规进行护理

胸腺瘤患者严密观察生命体征、意识、瞳孔、血氧饱和度及动态心电监护，尤其注意呼吸的深度及频率变化，认真做好特护记录，防止发生肌无力危象，做好再次气管内插管的抢救准备工作。

2. 心律失常的观察护理

纵隔肿瘤手术创伤大、出血多，术中对心脏及心包的牵拉刺激，术后易发生心律失常。术后心律失常的发生与患者年龄、病变大小、术前肿瘤压迫时间、是否合并心血管疾病、麻醉及手术持续时间、术中出血量有关。术中失血量超过 600 mL 是术后心律失常的主要危险因素。

(1)持续心电监护，及时发现心律失常：特别是术前合并心血管疾病、麻醉及手术持续时间超过 3 h 者。Oka 等研究指出手术时间>3 h，术后心律失常的发生为≤2 h 手术组的 15 倍。应熟练掌握心电监护仪的性能，正确区分外来干扰与异常心电图形。对于异常心律者，遵医嘱给予普罗帕酮(心律平)、地高辛对症治疗，失血量超过 600 mL 者及时补充血容量，纠正心律失常引起的不适。

(2)选择输液方式，严格控制输液速度：纵隔肿瘤侵犯上腔静脉行上腔静脉血管置换或成形，选择下肢静脉输液，以减轻吻合口的张力。合并一侧全肺切除术者根据中心静脉压监测值调节输液速度，中心静脉压维持在 $0.588\sim0.981$ kPa($6\sim10$ cmH$_2$O)。当中心静脉压低于 0.49 kPa(5 cmH$_2$O)时，加快输液速度，尽快补充血容量；当中心静脉压高于 1.18 kPa (12 cmH$_2$O)时，减慢输液速度，避免因液量不足或过量造成的心律失常。一侧全肺切除术输液速度小于每分钟 40 滴，同时准确判断气管位置，如气管位置偏向健侧告知医生短时间开放胸腔闭式引流管，放液时速度不宜过快，防止纵隔摆动引起心律失常。输血时将血液放置常温下自然升温至 20 ℃或 37 ℃~38 ℃温水浴中加热 10 min 方可输入，以防输入低温血后诱发心律失常。

(3)及时纠正电解质紊乱：由于手术创伤大，术中大量枸橼酸库存血的输入，电解质紊乱是术后常见并发症。常见的电解质紊乱有低血钾、低血镁及低血钠。低血钾可引起肌无力、腹胀和麻痹性肠梗阻，诱发心律失常。而血镁降低常伴有钾和钙的缺乏，使心肌的自律性、传导性和兴奋性增强，同时增强心肌对缺氧的敏感性，从而引起难治性心律失常。故术后应及时纠正电解质紊乱。低血钾在临床上容易引起重视，当出现顽固性心律失常而补钾后未能得到纠正时，应注意低血镁的可能。术后第 1 天监测血常规及血生化，根据结果调整输入药物及输液量;根据患者的种族及口味与家属一起为其制订食谱,鼓励并协助患者进餐,进餐时为患者创造良好的进餐环境。

(4)充足供氧:剖胸术后心律失常的发生与术后低氧血症有密切关系,低氧血症致酸中毒。酸中毒使血管收缩,加重右心负荷,对血流动力学的直接影响可引起或加重心功能不全,重症可因心力衰竭、心律失常导致死亡。因此,低氧血症是造成术后心血管并发症的重要因素。术后给予有效的供氧、雾化吸入,保持呼吸道通畅,鼓励并协助患者有效咳嗽排痰,使血氧饱和度维持在96%以上。必要时经支气管镜吸痰或气管插管、气管切开行呼吸机辅助呼吸,解除患者的缺氧症状。

3.复张性肺水肿的观察护理

复张性肺水肿是指肺组织由于各种原因致长期受压萎陷,引起肺组织缺氧,毛细血管壁受损,当巨大肿瘤切除肺复张后,出现肺血管再灌注损伤,毛细血管通透性增加,使体液渗出到肺组织间隙,引起急性肺水肿,如抢救不及时,极易引起死亡。复张性肺水肿常发生于麻醉期(肿瘤切除膨肺后),也可见于术后4~72 h。应密切观察患者的呼吸、咳嗽咳痰情况,严格控制输液速度(每分钟40滴)和量(2 000 mL/d),随时观察尿量,同时遵医嘱应用人血清蛋白、血浆等以提高血浆胶体渗透压。

4.重症肌无力危象的观察与护理

有资料表明,胸腺瘤患者约15%并发重症肌无力,而重症肌无力患者约50%有胸腺瘤或胸腺增生。胸腺手术虽能使肌无力的症状得到改善,但多数患者症状不能立即缓解,同时手术、麻醉药物还可诱发重症肌无力。所以应密切观察并认真倾听患者的主诉,给予正确判断及处理。重症肌无力危象分为三种类型。

肌无力危象:主要表现为呼吸困难、烦躁不安、发绀、气管内分泌物增多而无力排出致严重缺氧,严重者引起急性呼吸衰竭,试验注射依酚氯铵(腾喜龙),肌力增强,支持此诊断。此型的特点是由于新斯的明用量不足所致。

胆碱能危象:是由于注射新斯的明过量所致。主要表现为呼吸道分泌物大量增加,注射本药后肌无力危象症状反而加重,停药后肌无力症状逐渐好转。因此应停用一切抗胆碱酯酶药物。

反拗危象:指应用大量抗胆碱酯酶药物或完全停用此类药物均不能缓解,患者呼吸肌麻痹逐渐加重。

5.静脉或口服抗凝药物,防止血栓的发生

上腔静脉阻塞综合征行血管成形或人工血管置换术的患者术后需行抗凝治疗。应准确测定凝血酶原时间,并与正常人对照,要求凝血酶原时间为正常人(11~13 s)的1.5~2倍为宜。根据结果由静脉泵入肝素或吉派林,2周后改为新抗凝片2 mg或阿司匹林50 mg口服,2次/天,防止血栓的发生。密切观察双上肢的颜色、温度、痛觉、肿胀及有无全身出血,准确测量双上肢周径并加以对比。

6.闭式引流的观察

纵隔疾病的手术多为胸骨正中切口,要特别注意有无两侧胸膜破裂。术后发现两肺呼吸音不对称,疑有继发性气胸时,应立即报告医生。胸腺瘤摘除+肺叶切除术及更复杂的手术,均同时放置纵隔引流管和胸腔引流管,应保持其通畅,避免脱出。

注意观察引流液的颜色、性质及量,伤口是否有出血,特别是应用抗凝药患者。如术后引流液量多,疑有渗血者,应根据出凝血时间,凝血酶原时间监测结果,遵医嘱调整肝素或鱼精蛋白的量。

7.用药护理

胸腺瘤切除术后患者应禁用肌松药和中枢抑制药物,如箭毒、吗啡、哌替啶、氯丙嗪及巴比妥类等,以免诱发重症肌无力。

8.甲状腺切除术患者应注意观察有无甲状腺危象的发生

甲状腺危象一般发生在术后 12~36 h。主要表现:高热(>39 ℃)、脉搏快而弱(>120 次/分钟),烦躁不安,谵妄甚至昏迷,常伴呕吐、腹泻,如不及时抢救可危及生命。

9.有效的术后镇痛

术后镇痛可采用硬膜外或静脉自控镇痛技术,给予 0.9%氯化钠注射液 10 mL＋舒酚太尼 0.25 mg,2 mL/h 速度泵入,疼痛时患者可按一下镇痛泵按钮,可泵入 0.5 mL,间隔时间至少 15 min。

何时用药及用药剂量控制权掌握在患者手中,保持了体内有效的镇痛药物浓度,减少了引起心律失常的因素。

第十一节　肺　癌

一、概述

肺癌是起源于支气管黏膜或腺体上皮细胞的恶性肿瘤,也称支气管肺癌。肺癌是目前全世界最常见的恶性肿瘤,也是增长率最快的恶性肿瘤,其发生率为全身恶性肿瘤总数的 15%,可以直接侵袭周围组织,也可以经血液、淋巴的外扩散和膈转移。

二、临床表现

1.肺癌

肺癌典型的临床表现是咳嗽、血痰和胸痛,但这三个症状一般只有到中晚期病变时才会出现,早期多无症状。

(1)咳嗽:约 75%的肺癌患者有咳嗽,也是最常见的症状,往往是肿瘤刺激或压迫支气管所致,主要表现为刺激性干咳,咳嗽的剧烈程度差别很大。

(2)血痰:25%~40%的患者有血痰,多见于中心型肺癌,是肿瘤侵袭周围支气管组织和形成溃疡而引起的,一般为痰中带血丝,有时为全口血痰,大量咯血极少见。

(3)胸痛:肿瘤累及到壁层胸膜而引起胸痛。有 30%~50%的患者出现肺性胸痛,但由于老年患者痛觉感受不敏感,故胸痛出现较晚,一般多为间歇性钝痛,常伴有胸闷,有时也为剧痛,且呈持续性和固定性。

(4)并发症表现:常因肿瘤侵犯胸膜、胸壁、膈肌及纵隔器官,而出现相关的胸内表现。如大量胸腔积液可造成气短;喉返神经受累引起声带麻痹表现为声音嘶哑;侵犯膈神经引起的反常呼吸运动;杵状指(趾)和增生性骨关节病。

2.辅助检查

(1)X线检查:是肺癌影像诊断的首选。标准后前位和侧位胸部 X 线片不但能发现病变的大小和范围,而且可避免遗漏心脏后的肺部异常阴影。

中央型肺癌:多为一侧肺门类圆性阴影,边缘大多毛糙、有时有分叶表现,或为单侧性不规则的肺门部肿块,癌与转移性肺门或纵隔淋巴结融合而成的表现;也可与肺不张或阻塞性肺炎并存,形成所谓"S"形的典型肺癌的 X 线征象。

周围型肺癌:早期常呈局限性小斑片状阴影,边缘不清、密度较淡,易误诊为炎症或结核。如动态观察肿块增大呈圆形或类圆形时,密度增高、边缘清楚常呈分叶状,有切迹或毛刺,尤其是细毛刺或长短不等的毛刺。

(2)CT 扫描:可发现一般 X 线检查隐藏区(如肺尖、膈上、脊柱旁、心脏后、纵隔等处)的早期肺癌病变,对明确纵隔淋巴结有无转移很有价值。如纵隔淋巴结直径>20 mm,肿瘤侵入纵隔脂肪间隙或包绕大血管,则基本不能手术。CT 还能显示肿瘤有无直接侵犯邻近器官,CT 对直径>3 mm 的病灶多能发现。

(3)MRI:胸部 MRI 扫描不但能从横断位、冠状位和矢状位等多个平面进行观察,而且可以有不同参数增进对疾病的检出率和鉴别能力。MRI 对身体无射线损伤,且不用造影剂即可直接显示血管。MRI 只适用于如下几种情况:临床上确诊为肺癌,需进一步了解肿瘤部位、范围,特别是了解肺癌与心脏大血管、支气管胸壁的关系,评估手术切除可能性者;疑为肺癌而胸片及 CT 均为阴性者;了解肺癌放疗后肿瘤复发与肺纤维化的情况。

(4)正电子发射体层摄影(PET)检查:以通过了解病变的葡萄糖代谢活性及其变化对肺癌进行诊断。比 CT 更能鉴别肺部肿块的良恶性及确定纵隔淋巴结转移分期,是一种较好的无创性肺癌诊断技术。

(5)痰脱落细胞学检查:是肺癌确诊的方法之一,可确定肿瘤的组织类型,准确率可达85%以上。

(6)纤维支气管镜检查:可在直视下了解肿瘤的部位、大小及范围,并可做活检,适用于中央型肺癌。

(7)经皮肺穿刺活检:检查周围型肺癌阳性率可达80%,但可能发生气胸、胸膜出血、感染等并发症以及癌细胞沿针尖扩散等,故应严格掌握检查适应证。

(8)其他检查:放射性核素肺扫描检查、转移病灶活组织、胸腔积液癌细胞检查、剖胸探查等,均有助于肺癌的诊断。

三、治疗原则

1.手术治疗

肺癌一经确诊,应尽早行肺癌切除术。手术切除范围包括患肺、肺周围的正常组织、纵隔淋巴结。手术入路取决于肿瘤分期和肿瘤部位等。近年开展了胸腔镜单操作孔肺叶切除术,此方法具有创伤小、出血少、患者术后恢复快等优点,已成为肺癌切除术的首选方法。

2.放射治疗

利用放射线对细胞的杀伤作用可达到消除肿瘤的目的。放疗可分为术前、术中、术后和单纯放射治疗。术前放射治疗可使瘤体缩小以提高手术切除率;术中放射治疗为一次性大剂量直接致死瘤床周围的亚临床病灶,以提高治愈率;术后放射治疗为清扫病灶,以确保手术效果,防止过早复发或转移;单纯放射治疗是为失去手术机会的晚期肺癌患者延缓肿瘤的发展与扩散及减轻疼痛等症状。

3.化学治疗

化学药物可杀伤不同类型的癌细胞,从而达到治疗的目的。小细胞肺癌应用化疗效果最好,鳞癌次之,腺癌效果最差。

四、护理评估

1.健康史及相关因素

健康史及相关因素包括家族中有无肺系列癌发病者,初步判断肺癌的发生时间,有无对生活质量的影响,发病特点。

(1)一般情况:患者的年龄、性别、职业、婚姻状况、营养状况等,尤其注意与现患疾病相关的病史和药物应用情况及过敏史、手术史、家族史、遗传病史和女性患者生育史等。

(2)发病特点:患者有无咳嗽、血痰、胸痛,咳嗽程度,有无痰中带血和经常性胸部疼痛。本次发病是体检时无意发现还是出现咳嗽、血痰、胸痛而就医。不适是否影响患者的生活质量。

(3)相关因素:家族中有无肺系列癌发病者,患者是否有吸烟的习惯等。

2.查体情况

(1)局部:肿块位置、大小、数量。

(2)全身:重要脏器功能状况,有无转移灶的表现及恶病质。

(3)辅助检查:包括特殊检查及有关手术耐受性检查的结果。

五、护理要点及措施

1.术前护理措施

(1)常规护理:按胸外科疾病术前护理常规。

(2)全面评估患者一般情况:包括健康史及其相关因素、身体状况、生命体征,以及神志、精神状态、行动能力等。

(3)心理护理:对患者给予同情、理解关心、帮助,告诉患者不良的心理状态会降低机体的抵抗力,不利于疾病的康复。解除患者的紧张情绪,更好地配合治疗和护理。部分咳血痰患者可出现紧张和焦虑情绪,应给予疏导。

(4)注意观察患者咳血痰的程度:可嘱患者平卧时头偏向一侧,防止血痰堵塞呼吸道。当大咯血时,血块梗阻呼吸道出现呼吸困难,应报告医师给予吸痰解痉处理。

(5)禁止吸烟:应对吸烟的患者讲清吸烟可使呼吸道黏膜纤毛运动减弱、迟缓,降低其对肺部的净化作用,增加气道阻力,为此要求患者在入院时停止吸烟,以减少分泌物,减轻术后痛苦,防止肺部并发症。

(6)饮食护理:指导患者多进食富有营养、易消化、口味清淡的膳食,以加强营养,增进机体抵抗力,纠正贫血,改善一般状态,必要时给予补液、输血。

(7)胃肠道准备:备皮,给患者口服泻药,术前 1 d 中午嘱患者口服 50% 硫酸镁溶液30 mL,30 min 内饮温开水 1 000~1 500 L,如果在晚 7:00 前大便尚未排干净,应于睡前进行清洁灌肠。

(8)做好术前指导:嘱患者保持情绪稳定,避免过度紧张焦虑,备皮后洗头、洗澡、更衣,准备好术后需要的各种物品,如一次性垫巾、痰杯等,术前晚 10:00 以后禁食水,术晨取下义齿,贵重物品交由家属保管等。

2.术后护理措施

(1)常规护理:按胸外科一般护理常规及全麻手术后护理常规护理。

(2)病情观察:严密观察患者生命体征的变化,尤其是血压、脉搏、呼吸、血氧饱和度的变化,术毕每 15 min 测 1 次血压,待平稳后改为 1~2 h 测 1 次,并做好记录。

(3)胸腔闭式引流管的护理:术后患侧留置胸腔引流管,活动、翻身时要避免引流管打折、受压、扭曲、脱出等。置管期间保持引流通畅,定时挤压引流管,避免因引流不畅而造成感染、积液等并发症。维持引流装置无菌状态,防止污染,引流管皮肤出口处必须按无菌操作技术换药。

(4)胸腔闭式引流液的观察:术后引流液的观察是重点,每日记录和观察引流液的颜色、性质和量,如在短时间内引流出大量血性液体(一般>300 mL/h,或持续>200 mL/h 持续 5 h),应警惕发生继发性大出血的可能,同时密切观察血压和脉搏的变化,发现异常及时报告医师给予处理。

(5)基础护理:①患者术后清醒后,可改为半卧位,以减轻膈肌对胸腔的压力,有利于呼吸及胸腔引流管引流;②患者卧床期间,应协助其保持床单位整洁和卧位舒适,定时翻身,按摩骨突处,防止皮肤发生压疮;③满足患者生活上的合理需求;④晨晚间护理;⑤雾化吸入 3 次/日,祛痰清肺仪治疗 2 次/日,会阴冲洗 1 次/日(女性患者)。协助叩背、有效咳痰。

(6)专科护理:术前从股动脉插管行动脉栓塞术者,术后应密切观察穿刺侧足背动脉搏动情况,防止因穿刺部位血栓形成影响下肢血供。同时行栓塞术后,患者可出现腹痛、恶心、腹胀、发热等症状,应密切观察,发现异常及时报告医师处理。全肺切除术后或心肺功能较差的患者,应长期低流量吸氧,准确记录出入量,严格控制输液速度,防止发生心力衰竭及急性肺水肿。

(7)增加患者的舒适感:术后会出现疼痛、恶心、呕吐、腹胀等不适,及时通知医生,对症处理,减轻患者的不适感。

(8)术后活动:一般术后 3~5 d 即可离床活动。但行全肺切除术的患者应绝对卧床 7~10 d,床上活动。

(9)心理护理:根据患者的社会背景、个性及不同手术类型,对每个患者提供个体化心理支持,并给予心理疏导和安慰,以增强战胜疾病的信心。

六、健康教育

(1)出院前向患者及其家属详细介绍出院后有关事项,并将有关资料交给患者或家属,告知患者出院后 3 个月来院复诊。

(2)嘱患者禁止吸烟、禁酒。

(3)告诫患者术后注意劳逸结合,避免过度劳累,适当进行户外活动及轻度体育锻炼,以增强体质,防止感冒及其他并发症。

(4)保持心情舒畅和充足的睡眠,每晚持续睡眠应达到 6~8 h。

(5)告诫患者如有剧烈咳嗽、伤口疼痛、咯血等症状,应及时来院就诊。

第十二节　胸壁肿瘤

一、概述

胸壁肿瘤指发生在胸壁深层组织的肿瘤,如骨骼、骨膜、肌肉、血管及神经等组织肿瘤,不包括皮肤、皮下组织及乳腺的肿瘤,约占全身肿瘤的1%。胸壁肿瘤有原发性和继发性、良性和恶性之分,任何年龄、性别均可发生。其组织来源复杂,病理类型众多,临床表现不一,临床确诊及治疗有一定的困难。

二、临床表现

1.症状的有无及程度

症状的有无及程度取决于肿瘤的部位、大小、组织类型、生长速度、与周围组织器官的关系。

(1)早期肿瘤:通常表现为逐渐增大的无症状性肿块,部分患者可感疼痛,也有仅在X线检查时发现胸壁肿瘤,疼痛一般为钝痛,侵犯肋间神经者可有刺痛,严重持续性疼痛多见于恶性,但无疼痛者不能排除恶性。胸壁肿块在前胸壁较易发现,在后胸壁者由于较厚软组织和肩胛掩盖,发现症状时已较晚。

(2)晚期肿瘤:肿块累及或压迫臂丛神经或颈胸交感干而引起相应表现;晚期的恶性肿瘤可有远处转移、胸腔积液或血胸,可出现气促、衰竭、贫血等;向胸内发展的恶性胸壁肿瘤可引起胸内压迫症状,如侵及胸膜可引起胸痛;骨骼受侵,可发生病理性骨折。

2.辅助检查

(1)实验室检查:实验室检查对某些肿瘤的诊断有重要意义。

1)尿Bence-Jones蛋白:肋骨骨髓瘤患者可呈阳性。

2)血清碱性磷酸酶:有广泛骨质破坏的恶性肿瘤,血清碱性磷酸酶增高。

3)恶性贫血:晚期可出现。

(2)特殊检查。

1)X线检查:所有软组织肿瘤在治疗之前均应拍胸部X线片;脂肪瘤可表现为脂肪密度病变;滑膜肉瘤、软骨肉瘤或血管瘤可见点状钙化;骨肉瘤或骨化性肌炎可见骨化;骨髓炎、原发性骨病或软组织肿瘤所致的骨膜反应等骨骼异常表现。

2)CT检查:显示骨受累及破坏范围,有助于诊断皮质下破坏及骨折钙化和骨化,对软组织病变不如MRI,但可发现直径≥5 mm的软组织包块,用于肿瘤分期,如肺部继发病变。

3)磁共振扫描:最有价值的影像学检查,但其仅限于较大病变或局限性病变;可清楚鉴别(恶性)骨病变引起的大范围软组织病变,还是原发的软组织肿瘤;T_1像和T_2像密度都低的病变提示为硬纤维瘤、广泛瘢痕组织、骨皮质或骨密质或是异物;T_1像密度高T_2像也高提示可能为脂肪瘤、低分化的脂肪肉瘤;偶可表现为T_1像低T_2像高,这种影像也见于任何胸壁病变、肿瘤或其他的良、恶性疾病。

4)骨扫描:骨肿瘤显示高密度影且影像延迟;炎性病变也可显示高密度影。

5)超声检查:有利于肿瘤囊性或实质性的判断。

三、治疗原则

（1）原发性胸壁肿瘤不论良性还是恶性，在身体条件许可下，均应早期进行手术切除。

（2）胸壁良性肿瘤，可行局部切除；恶性肿瘤以及不能确定良、恶性者，应行广泛的整块切除。

（3）少数对放射线敏感的恶性肿瘤，如 E-Wing 瘤、霍奇金病及淋巴肉瘤等，可行放射治疗，或采用手术、放疗或（和）化疗等综合治疗。

四、护理评估

1.病史询问要点

（1）是否有不同程度的胸壁疼痛，疼痛性质如何。

（2）局部肿块发现的部位、时间及生长速度。

（3）是否存在远处转移或直接侵犯邻近的组织器官的症状。

（4）既往是否有其他部位的恶性肿瘤病史。

2.体格检查要点

（1）一般情况：发育、营养、体重、血压和脉搏。

（2）局部检查：胸壁肿块的检查，应注意以下几点：①检查局部肿块发生部位，边界是否清楚，按之质地如何，是否存在压痛；②检查肿块是否单发或多发，肿块表面皮肤是否有改变。

（3）全身检查：检查是否有其他部位恶性肿瘤病灶存在，或肿块是否对邻近组织器官有所侵犯。

五、护理要点及措施

1.术前护理

按胸外科疾病术前护理常规。

2.术后护理

（1）按胸外科疾病术后护理常规。

（2）病情观察：严密观察患者生命体征的变化，并做好记录。

（3）引流管的护理：胸壁肿瘤切除术后患者均安放橡皮引流管或引流条，保持充分引流，密切观察，有外渗及时通知医师换药，活动时要避免胸腔引流管打折、受压、扭曲、脱出等。

（4）引流液的观察：术后引流液的观察是重点，每日记录和观察引流液的颜色、性质和量，如在短时间内引流出大量血性液体，应警惕发生继发性大出血的可能，同时密切观察血压和脉搏的变化，发现异常及时报告医师给予处理。

（5）较大的胸壁肿瘤护理：经过 Marlex 网等胸壁修补或肌瓣填塞术后，应尤其注意患者的呼吸运动状态，一旦发现反常呼吸运动，立即报告医师及时进行处理。密切观察加压包扎效果，有液体外渗和有包扎松动时，及时报告医师进行换药，重新加压包扎。不得擅自松解加压包扎的胸带及敷料。

（6）基础护理：做好基础护理。

六、健康教育

（1）出院前向患者及其家属详细介绍出院后有关事项，并将有关资料交给患者或家属，良性肿瘤术后 1 年复诊，恶性者定期随诊。

（2）指导患者术后注意劳逸结合，避免过度劳累，适当进行户外活动及轻度体育锻炼，以增强体质，防止感冒及其他并发症，戒烟，禁酒。

（3）告诉患者保持心情舒畅和充足的睡眠，每晚持续睡眠应达到 6～8 h。

（4）指导患者如有异常情况应及时来院就诊。

第十三节　食管癌

一、常见护理问题

（一）疼痛

1.相关因素

（1）手术后各种管道的刺激。

（2）手术造成的组织及神经末梢的损伤，物理切割等引起的炎症反应。

（3）手术后患者深呼吸、咳嗽及主动或被动变换体位等的基本活动牵拉震荡胸廓及胸壁伤口。

2.临床表现

患者自诉疼痛，一般在术后 1～3 d 内显著，以后逐日递减，疼痛性质多为刺痛或刀割样疼痛，呈持续性或阵发性加重，常在深呼吸、咳嗽或变换体位后加剧，疼痛剧烈时可放射到同侧的肩部或背部。

3.护理措施

（1）向患者及其家属解释疼痛原因、持续时间和治疗护理措施，解除患者顾虑，稳定其情绪。

（2）协助患者采取舒适卧位，并定时调整，协助患者进行呼吸训练和有效咳嗽。

（3）避免外界不良刺激，为患者提供安静、舒适的休息、睡眠环境。

（4）妥善固定胸腔闭式引流管，防止牵拉引起疼痛，患者有明显刺激疼痛时，应及时调整其位置。

（5）做各项治疗护理操作时，动作要轻柔，避免牵拉伤口引起疼痛。

（6）鼓励患者描述疼痛的部位、性质、程度、范围和自我耐受力，观察患者疼痛情况，正确评估疼痛，必要时遵医嘱应用镇静或止痛药物。

（7）教会并指导患者及其家属正确使用分散注意力的方法来降低患者对疼痛的敏感性。

（二）清理呼吸道无效

1.相关因素

①开胸手术后伤口剧烈疼痛致使患者惧怕咳嗽；②全麻后引起呼吸道分泌物增多，纤毛运动减弱；③全麻使膈肌受抑制，术后患者疲乏无力，排痰困难。

2.临床表现

患者呼吸急促、胸闷、发绀，听诊呼吸音减弱或消失并伴有干湿啰音；患者咳嗽无效或没有咳嗽。

3.护理措施

(1)戒烟。术前应戒烟 3 周以上,指导患者进行深呼吸训练,教会其有效咳痰的方法:咳嗽时让患者采取坐位,深吸气后屏气 3～5 s 再用力从胸部深处咳嗽,不要从口腔后面或咽喉部咳嗽,也可轻轻进行肺深部咳嗽,将痰引至大气管处,再用力咳出。

(2)术前雾化吸入。术前行雾化吸入能有效排除肺底部分泌物,预防术后肺炎、肺不张的发生。

(3)体位引流。对痰量多的患者,在病情许可的情况下可采用体位引流的方法,使患侧肺朝上,引流支气管开口朝下,2～3 次/天,每次 5～10 min,同时鼓励患者深呼吸及有效咳嗽,减少肺部并发症的发生。

(4)指导并协助患者深呼吸、有效咳嗽。有效咳痰方法如下:①叩拍胸背震动支气管内痰液,使其松动,以利排出:护士应协助患者采取坐位或患侧朝上的侧卧位,五指并拢,掌指关节屈曲,有节律地、由下至上、由外至内叩拍患者胸背部。叩拍时用力适度,避免在肋骨、伤口、乳房等处拍打,以免引起患者损伤或剧烈疼痛。②扶持前胸后背:护士站在非手术侧,从前后胸壁扶持术侧胸廓,轻压伤口,以不限制胸廓膨胀为宜。嘱患者深吸气后用力咳嗽。③腹部加压:护士站在手术侧,双手扶住患者的左上腹,在患者咳嗽的同时辅以压力,可增加膈肌作用力,促进排痰。

(5)术后雾化吸入:2～4 次/天,常用的雾化吸入药物有庆大霉素 8 万单位、糜蛋白酶 5 mg、地塞米松 5 mg、异丙托溴铵 500 μg 等加入生理盐水 5 mL。氧气驱动雾化吸入调节氧流量为 6～8 L/min,每次 15～20 min。

(6)合理止痛:准确评估患者的疼痛程度,主动及时给予止痛,减轻患者的疼痛和不适,有利于患者休息和恢复体力,主动咳嗽和排痰。

(7)保持病室内适宜的温湿度,防止患者黏膜干燥,注意保暖,防止上呼吸道感染引起呼吸道分泌物增多而影响痰液的排出。

(三)低效型呼吸形态

1.相关因素

①疼痛;②手术操作对肺部的牵拉;③麻醉后呼吸功能的障碍;④胸腔积液或积气。

2.临床表现

①呼吸浅快;②脉搏增快;③端坐呼吸。

3.护理措施

(1)评估患者的呼吸形态(频率、节律、幅度及呼吸音等情况),观察患者有无胸闷、气急、口唇发绀等缺氧症状。

(2)指导鼓励患者进行有效的呼吸、深呼吸及腹式呼吸,每 2～4 h 行有效咳痰,及时排除呼吸道分泌物,保持呼吸道通畅。腹式呼吸的方法:患者取仰卧位,双手置于腹部,吸气时保持胸部不动,腹部上升鼓起,呼气时尽量将腹壁下降呈舟腹状,呼吸缓慢均匀,频率 8～12 次/分钟。

(3)向患者解释低效型呼吸形态的原因、呼吸锻炼和有效咳嗽的重要性,解除顾虑,使其主动配合。

(4)移动体位或咳嗽时给予有效的胸部保护,减轻胸部疼痛,必要时应用镇静或止痛药物。

(5)遵医嘱给予吸氧 2～4 L/min,血压平稳后取半卧位。

(6)痰液黏稠不易咳出者,给予雾化吸入 2～4 次/天,以促进痰液排出。

(7)保持室内适宜的温湿度,定时开窗通风。

(8)必要时配合医师行胸腔穿刺或胸腔闭式引流,解除积液和积气。

(四)生活自理能力缺陷

1.相关因素

①疼痛;②手术创伤;③活动耐力下降;④术后留置多根管道。

2.临床表现

①自我进食缺陷;②沐浴自理缺陷;③穿衣自理缺陷;④如厕自理缺陷;⑤使用器具自理缺陷。

3.护理措施

(1)评估患者自理缺陷的项目、程度、范围,制订生活护理计划,满足患者需求。

(2)做好与患者的沟通工作,解释说明加强自我护理对促进康复的意义,鼓励患者主动参与自理活动。

(3)与患者及其家属共同讨论患者能够自理的范围、程度,制订自我护理计划,促进自理能力的恢复。

(4)妥善固定各引流管道,为患者活动提供方便。

(5)观察患者活动时有无呼吸困难、心悸、发绀等症状,掌握其自理能力的恢复情况,及时给予帮助和支持。

(五)潜在并发症:出血

1.相关因素

与手术创面大,患者凝血功能障碍或肿瘤破裂有关。

2.临床表现

引流液呈血性、量多,患者烦躁不安、皮肤黏膜苍白、末梢湿冷、脉搏快而细数、血压下降、尿量减少等血容量不足的表现。

3.护理措施

(1)观察胃肠减压引流液的颜色、性状及量,并做好 24 h 总结。食管癌术后一般 6～12 h 可从胃管内引流少量血性胃液,术后第一个 24 h 引流量 100～200 mL,术后 48 h 引流量约 300 mL,如引流大量血性液,应考虑有活动性出血,应减小负压吸引力,并及时报告医生,及时处理。

(2)观察胸腔闭式引流液的颜色、性状及量,并做好 24 h 总结。食管癌术后一般 24 h 引流量约为 500 mL,如术后胸腔引流液突然增多,呈鲜红色,超过 200 mL/h,且呈递增趋势,连续 3 h,患者表现为面色苍白、表情淡漠、心率加快,应考虑胸腔内活动性出血可能,应立即报告医生,遵医嘱给予止血及补充血容量等措施,必要时做好开胸止血的准备。

(3)严密监测生命体征,观察神志、皮肤黏膜、末梢情况,发现异常及时处理。

(4)定时观察切口渗血情况。

(5)保持引流管通畅,定时挤压,防止血凝块阻塞管道,影响病情观察延误抢救时机。

(6)妥善固定胃管,每日检查胃管固定情况,防止因胃管压迫鼻腔黏膜引起损伤或出血。

(六)潜在并发症:感染

1.相关因素

感染与手术创伤、呼吸道分泌物增加、使用侵入性插管、抵抗力降低、皮肤受损有关。

2.临床表现

①体温升高；②脉搏增快；③白细胞计数升高；④引流液浑浊；⑤胸痛、胸闷；⑥乏力、食量减退；⑦伤口感染可见脓性分泌物，局部红、肿、热、痛。

3.护理措施

(1)密切观察体温的变化。

(2)指导患者注意保暖,预防感冒。

(3)指导协助患者进行有效的深呼吸及咳痰,彻底清除呼吸道分泌物,预防肺部感染。

(4)术前当日认真备皮,切勿损伤皮肤,预防切口感染。

(5)注意保持伤口敷料清洁、干燥、定期换药,观察切口愈合情况,发现感染迹象及时处理。

(6)保持胸腔闭式引流管通畅,防止阻塞;妥善固定,防止引流管口及衔接处脱落;水封瓶液面应低于胸腔 60 cm 左右,搬动患者或更换胸腔闭式引流瓶时须夹闭胸管,防止引流液倒流引起逆行感染。胸腔闭式引流装置要求密闭、通畅、无菌。其装置组成:水封瓶的橡皮盖上插有两根长短不一的玻璃管,长管插入瓶内,并没入水面下 2～3 cm,上端接引流管排液或排气;短管一端通大气另一端插入引流瓶内 4～5 cm,将引流的气体排出。

目前临床上使用的一次性胸腔引流调压水封贮液瓶,由贮液仓、水封仓和调压仓三部分组成。该装置优点有:①密闭性能好,能有效防止脱管、倒吸、使用方便,可悬挂于床边,易于转运患者;②贮液仓容量大、标有刻度,便于护士临床观察和记录引流液量;③引流瓶只需每周更换一次,减少了感染机会,同时也大大减少了护理工作量。

(7)引流管一旦滑出或脱管,应立即用凡士林纱布封闭伤口,再做进一步处理。

(8)严格掌握拔管指征,术后 48～72 h,引流液<50 mL/d,且颜色变淡,无渗血倾向时,即可拔除。拔管时嘱患者深吸气并屏住呼吸后快速拔除胸管,用无菌凡士林纱布覆盖伤口;拔管后应注意观察患者呼吸情况,有无胸痛、呼吸困难等症状,观察局部伤口有无渗血、渗液和漏气,并定时更换敷料直至伤口愈合。

(9)严格各项无菌操作,遵医嘱合理使用抗生素。

(10)提供高蛋白、高热量、高维生素营养支持,提高机体抵抗力。

(七)潜在并发症:食管吻合口漏

1.相关因素

与感染、营养不良、手术操作不当、过早进食有关。

2.临床表现

①持续性的体温升高;②脉搏增快;③白细胞计数升高;④胸腔穿刺或胸腔引流液中可见浑浊、带臭味液体,混有食物残渣;⑤胸痛、胸闷、呼吸困难、频繁刺激性咳嗽;⑥听诊术侧肺呼吸音明显减弱或消失;⑦严重者出现黄疸、休克,甚至菌血症。

3.护理措施

(1)保持持续有效的胃肠减压,充分引流胃内液体及气体,降低吻合口张力,促进吻合口愈合。

(2)妥善固定胃管,并在胃管出鼻尖处做好标记,防止脱出。一旦脱出,不可盲目插入,以免损伤吻合口。

(3)指导并监督患者按规定正确饮食或禁食:胃肠减压期间禁食水,做好口腔护理。

胃肠功能恢复后可少量饮水,次日起进半量流质 3 d,再改为全量流质 3 d,然后给予半流饮食,2 周后可进软食。护士应注意观察患者进食后有无腹胀、腹痛、恶心、呕吐等不适。

(4)有颈部吻合口的患者避免过早采取半坐卧位,并限制颈部过早、过多活动。

(5)遵医嘱给予静脉高营养或空肠营养治疗,增加机体抵抗力。以往食管癌术后肠外营养应用比较广泛,但目前食管癌术后早期肠内营养越来越受到人们的重视。空肠营养的应用具体方法:将十二指肠营养管的顶端插入胃管的第一个侧孔,并用丝线做两处固定,术前留置胃管同时经鼻孔将双管送进胃内,术中切除食管后,分离胃管和营养管,用弯卵圆钳送入幽门以下。

(6)遵医嘱给予抗感染治疗。

(7)严密观察生命体征,胸腔闭式引流液的颜色、性质及量,认真听取患者主诉,如出现胸部剧痛及全身中毒症状时,应及时报告,加强护理。

(8)一旦确诊发生吻合口漏,应及早做闭式引流,应用大剂量抗生素控制感染及输血、输液等全身支持治疗。同时停止口服,改经胃管或做空肠造瘘供给营养。

(八)潜在并发症:胃动力障碍

1.相关因素

①手术切除迷走神经引起胃动力减弱;②手术使胃提入胸腔,解剖位置发生变化;③手术创伤抑制胃液分泌;④电解质紊乱、营养不良;⑤不完全性机械性幽门梗阻。

2.临床表现

①胸闷、气短;②上腹饱胀;③溢出性呕吐;④胃肠减压量>500 mL/d;⑤X 线检查示胃内有较高液平面;⑥透视胸胃无蠕动或蠕动微弱。

3.护理措施

(1)指导患者术后正确饮食,少量多餐,避免暴饮暴食,餐后保持半坐或站立位,并适当活动,借助重力加速胃排空。

(2)保持水、电解质平衡,避免电解质紊乱和营养不良等诱发因素;一旦出现胃动力障碍,应积极纠正水、电解质和酸碱紊乱。

(3)护士应注意观察患者进食后有无腹胀、腹痛、恶心、呕吐等不适,及时发现病情变化。

(4)及时禁食、水,留置胃管,充分胃肠减压,充分引流胃内液体及气体,解除胃潴留。

(5)加强营养,遵医嘱给予静脉高营养或空肠营养。

(6)遵医嘱给予胃动力药物的使用,如多潘立酮、甲氧氯普胺等以增强胃动力,促进胃排空。

(九)潜在并发症:胃食管反流

1.相关因素

与胃食管接合部解剖位置的改变、去神经化影响与体位不当有关。

2.临床表现

(1)胃灼热。

(2)进食后胸痛。

(3)反胃。

(4)间歇性吞咽困难(炎症刺激所致)。

(5)食管外症状(咽炎、声嘶、呛咳、吸入性肺炎)。

3.护理措施

(1)指导患者合理正确进食方法,少量多餐,忌食巧克力、咖啡等高脂、高糖饮食,戒烟,避免过量饮酒,餐后保持半坐或站立位,并适当活动,睡前 2~3 h 勿进食,尽量取低坡卧位(30°)睡眠。

(2)遵医嘱使用制酸和胃动力药如雷尼替丁、西咪替丁、奥美拉唑等。

(十)尿潴留

1.相关因素

(1)全麻的影响。

(2)尿道损伤。

(3)镇痛药物的使用。

(4)排尿习惯的改变。

(5)心理因素。

2.临床表现

患者主诉下腹胀痛、排尿困难,体检见耻骨上膨隆,叩诊呈实音。

3.护理措施

(1)做好心理护理,做好解释和安慰工作,解除患者的焦虑和不安。

(2)妥善留置尿管,避免损伤尿道引起排尿困难。

(3)术前 3 d 进行床上排尿的训练,以免因排尿姿势不习惯而导致尿潴留。

(4)拔除尿管前,予夹闭尿管 4～6 h,待膀胱充盈患者有尿意后开放,以训练膀胱收缩功能。

(5)病情许可的情况下应尽早拔除尿管,防止泌尿系统感染的发生,对留置导尿者应注意观察患者有无尿道口红、肿、痛、分泌物增多等感染的症状,发现异常,应及时处理。

(6)鼓励患者尽早床上活动或下床活动,对于不能下床者应协助患者抬高上身或采取坐位尽量以习惯的姿势进行排尿。

(7)对于术后使用镇痛泵的患者可适当延长留置尿管时间。

(8)注意私密性保护措施,为患者创造适合的排尿环境,消除患者窘迫和紧张情绪。

(9)热敷、按摩下腹部以放松肌肉,促进排尿。

(10)利用条件反射诱导排尿,让患者听流水声、温水冲洗会阴部诱导排尿。

(11)如采取各种方法仍不能排尿,应再次行导尿术。

(十一)废用综合征

废用综合征是指机体感受到或可能感受到因不能活动造成的负面作用,个体处于或有可能处于身体系统发生退化或功能发生改变的状态。

1.相关因素

手术使肋骨、胸骨、多处肌肉受损,手术创伤大,术后剧烈疼痛、疲乏无力,加上多根置管等因素造成患者体位和活动受限。

2.临床表现

主要表现在术侧肩关节强直、手臂活动受限、压疮、肺不张、腹胀等。

3.护理措施

(1)鼓励患者术后尽早床上活动或离床活动:早期活动有助于增加肺活量,改善呼吸功能,防止术后肺部并发症,促进肠蠕动,促进胃肠功能恢复,同时下床活动有助于全身肢体功能的锻炼,增强患者自信心,促进早日康复。

在患者麻醉清醒、生命体征平稳后给予半卧位,定时协助患者翻身,调整体位等适当的床上活动,术后第 1 天病情平稳即可指导患者进行抬臂、翻身或肩臂活动等床上运动;术后第 2 天可鼓励和协助患者床边活动,活动时应注意观察患者病情变化,若出现头晕、心慌、气急、出冷汗、面色苍白等情况,应立即停止活动,卧床休息,监测生命体征,做好相关处理。

(2)术侧手臂及肩部的活动:防止肩关节强直,预防肺不张。术侧手臂及肩膀的运动操:①手肘上举,将手肘靠近耳朵,固定肩关节将手臂伸直;②将手臂伸直由下往前向后伸展绕肩关节活动;③双手叉腰,将手肘尽量向肩关节靠拢;④将手臂高举到肩膀高度,将手肘弯成90°,旋转肩膀将手臂在前后划弧;⑤将手臂伸直,掌心向上,由旁往上划至头顶,然后再回复原来的位置;⑥将手术侧的手肘弯曲,手掌放在腹部,再用健侧手抓住手术侧手腕,拉离腹部划弧,并上举超过头顶,再回复原来的位置。

(3)鼓励患者自行进行日常活动,如刷牙、洗脸、梳头等。

(十二)心理问题(焦虑、恐惧)

焦虑是指个体或群体处于对模糊的、不具体的威胁感到不安或忧虑及自主神经系统受到刺激的状态。

1. 相关因素

(1)预感到个体健康受到威胁,担心疼痛,担心疾病的预后。

(2)创伤性的检查、手术对躯体的打击。

(3)环境的改变。

(4)基本生理需求得不到满足。

(5)角色功能和角色转换不适应。

2.临床表现

(1)生理方面,心率加快、血压增高、失眠、疲劳、虚弱、口干、肌肉紧张、疼痛、感觉异常、面色苍白或潮红。

(2)心理方面,忧郁、恐惧、无助感、神经紧张、控制力差、易激动、没有耐心、哭泣、抱怨、不能面对现实。

(3)认知方面,注意力不集中,缺乏对环境的认识。

3.护理措施

(1)建立良好的护患关系,鼓励患者主动表达自己的内心感受或疑问,耐心解释,给予正确及时的心理疏导,减少和消除患者的不良情绪,以积极的心态接受治疗和护理。

(2)评估患者的焦虑程度,观察患者的言行举止、身心状态有无异常,如心率加快、血压增高、失眠、疲劳、面色苍白或潮红等,做好相应的护理措施。

(3)对于有焦虑的患者,鼓励其倾诉原因,对于有手术顾虑的患者,护士应详细介绍术前准备的内容、各项检查的目的、手术时间、麻醉的方式、术后恢复的进程及患者配合的注意事项等;请其他患者做现身说法教育,尽可能地消除患者的顾虑。

(4)组织患者进行适当的活动或采取松弛疗法,分散患者的注意力。

(5)为患者创造良好的休息治疗环境,向患者详细介绍病区环境,安排与积极乐观的病友同住,尊重患者,保持病室安静整洁、减少灯光、噪声、疼痛的刺激。

(6)告知家属焦虑的原因和表现,请患者家属共同参与,及时给予患者心理安慰和支持。

二、康复与健康教育

(一)精神卫生指导

良好的心理状态可增强机体的抵御能力,疾病的康复与精神状态密切相关,术后应给予患者及时心理安慰、精神疏导、稳定患者情绪,有利于疾病的康复。

(二)功能锻炼的指导

1.呼吸功能的锻炼

让患者了解深呼吸及有效咳嗽的意义,指导患者进行有效咳嗽和咳痰,防止肺部并发症的发生。

2.术后活动指导

使患者知晓早期活动的意义。术后第 1 天指导患者进行抬臀、翻身或肩臂活动等床上运动;术后第 2 天鼓励和协助患者床边活动,逐渐增加活动范围,指导患者做患侧上肢功能锻炼。

(三)各引流管的指导

告知患者及其家属各引流管的作用及注意事项,妥善固定的重要性及方法,防止管道扭曲、阻塞、脱落或过度牵拉;防止引流液倒流,保持引流管通畅。

(1)胃肠减压管是食管癌手术后最重要的管道,保持胃肠减压持续负压吸引有利于吻合口愈合,防止吻合口漏、感染,于术后 5~7 d,胃肠蠕动恢复后拔除。

(2)十二指肠营养管可进行术后早期肠内营养的补充。早期肠内营养有助于维护肠黏膜结构和功能的完整性,防止肠源性感染的发生,迅速补充蛋白质及各种营养物质,可以部分或完全替代静脉输液和营养的补充,减少经济支出。营养管应妥善固定,避免打折,营养滴注液可选择无渣、低黏度液,以维持管道通畅。术后第 1 天滴注糖盐水 500 mL;术后第 2 天开始滴注营养液首次给予 500 mL,第 3 天加量至 1 000~1 500 mL,第 4 天改为 1500~2 000 mL,滴注时要求由慢到快,嘱患者一旦有腹痛、腹胀、恶心呕吐等症状,应立即告知医护人员。

(3)胸腔闭式引流管的作用是引流胸腔内积液及积气,平衡胸膜腔内压力,有利于肺膨胀。保持胸腔引流管的密闭性,如发生脱管、引流瓶损坏等意外情况应及时报告医生。

(四)饮食指导

胃管减压期间须绝对禁食,拔管后第 1 天可试饮水或糖水 50 mL,每 2 h1 次;第 2 天予糖水或米汤 50 mL,2 h 一次;第 3~6 天予糖水或米汤每天递增 50 mL 至每次 200 mL,每次间隔 2 h;第 7 天进半量流质饮食;若无发热、腹痛等不适次日进全量流质饮食;2 d 后改半流质,若无不适术后 2 周后可进软食。

由于食管癌手术术中切断迷走神经,使得胃张力下降,易造成腹胀及胃肠功能紊乱等症状。患者进食高蛋白、高热量、高维生素、易消化饮食,如鸡蛋、牛奶、新鲜水果、蔬菜等,禁吃坚硬、油炸、辛辣等刺激性食物,少量多餐,防止胃过度膨胀。进食后不宜马上卧床休息,应适当散步或保持半卧位,减少食物反流。

(五)生活指导

生活规律,劳逸结合。注意饮食卫生,忌暴饮暴食。戒烟、酒,保持心情舒畅。

(六)复查

术后患者均需定期复查,一般 3 个月至 6 个月复查 1 次,并确定是否需要进行放疗、化疗、免疫等综合治疗。

第十四节　食管平滑肌瘤

一、概述

食管平滑肌瘤是最常见的食管良性肿瘤,在食管良性肿瘤中占第一位,占所有食管肿瘤的0.5%～0.8%。食管平滑肌瘤一般都比较小,常无临床症状或症状较轻。食管平滑肌瘤在食管各段发生率差异较大,80%的食管平滑肌瘤发生于主动脉弓水平以下的食管中段和下段,颈段食管发生平滑肌瘤的病例罕见。食管平滑肌瘤可见于任何年龄段,以20～60岁多见。

二、临床表现

约50%平滑肌瘤患者完全没有症状,是因其他疾病行胸部X线检查或胃肠道造影时被发现。有症状的也多轻微,最常见的是轻度下咽不畅,很少影响正常饮食。

1. 症状和体征

(1)吞咽困难:是最常见的临床症状,其发展缓慢,成间歇性,多不严重,有别于食管恶性肿瘤引起的进行性吞咽困难。从无吞咽困难至出现吞咽困难的时间一般都很长。吞咽困难的严重程度与肿瘤的大小和部位无必然联系,主要取决于肿瘤环绕食管腔的程度。

(2)疼痛或不适:表现为各种各样的胸骨后、剑突下或上腹部的疼痛或不适,包括上腹部隐痛和饱胀感,疼痛可向后背部或肩部放射,与饮食无关。主诉多为上腹部饱胀、压迫感或者上腹部疼痛。

(3)其他消化道症状:包括食欲缺乏、反胃、嗳气、恶心及呕吐等。这些症状均属非特异性的消化道症状,也是食管平滑肌瘤比较常见的症状。

(4)呼吸道症状:有的食管平滑肌瘤患者偶有咳嗽、呼吸困难或哮喘等呼吸道症状,可能因肿瘤压迫气管或支气管,或巨大平滑肌瘤压迫肺组织所致。由于食管平滑肌瘤生长缓慢,上述各种症状可以持续长达数年。

2. 辅助检查

主要靠胸部X线及食管镜检查诊断。

(1)X线检查:向食管生长较大的平滑肌瘤顶出纵隔胸膜至肺叶中,可以从胸部X线片上见到软组织阴影,其可见率文献报道有8%～18%,在纵隔肿瘤的鉴别诊断上要考虑到本病。个别平滑肌瘤X线片上可见有钙化灶,文献报道达1.8%。

X线食管钡剂检查是本病的主要诊断方法,结合临床表现,往往可以一次造影确诊。钡剂造影所见取决于肿瘤的大小形态和生长方式。腔内充盈缺损是主要表现,缺损呈圆形或椭圆形,边缘光滑锐利,与正常食管分界清楚。充盈缺损上下端与正常食管交界角随肿瘤突入管腔多少而呈锐角或轻度钝角。正位时与食管长轴垂直的肿瘤轮廓由于钡剂的对比显示为半圆形阴影,出现"环形征"。肿瘤处黏膜被顶出,皱襞消失,该处钡剂较周围少,呈一薄层,形成"瀑布征"或"涂抹征"。肿瘤大的在充盈缺损所在部位可见软组织阴影,透视下观察钡剂通过情况,在肿物上方稍停一下,然后在肿瘤与对侧食管壁间呈带状通过,状如小沟。肿瘤附近的食管壁柔软,收缩良好,近端食管不扩张。多发性平滑肌瘤或马蹄形肿物环抱食管,使管腔凹凸不平,黏膜显示不清,要注意与食管癌的鉴别。食管癌管壁僵硬,充盈缺损不规则,有黏膜破坏及龛影等。食管平滑肌瘤与纵隔肿瘤处管壁受压改变不同,纵隔肿瘤处管壁充盈缺损较浅,切线位肿物与管壁间的钡影成钝角,食管双侧壁同时向一侧偏移。食管钡剂检查也可发现其他伴发症,如食管憩室裂孔疝等。

(2)纤维食管镜检查:大部分平滑肌瘤可经过食管钡剂诊断,加上纤维食管镜(实际上常用纤维胃镜)检查,检查准确率可达90%以上,该检查可了解肿瘤的部位、大小、数目及形状等。镜检能见到突出在食管腔中的肿物,表面黏膜完整,光滑平展,皱襞消失,呈淡红色半透明,肌瘤边缘隐约可见,吞咽活动时,可见肿物上下轻度活动,管腔狭窄的不多。如所见黏膜正常,则不应取组织检查,因取不到肿瘤组织,又损伤了正常食管黏膜,使黏膜与肿瘤粘连,以后行黏膜外肿瘤摘除时易致破损,甚至被迫行部分食管切除重建术。在黏膜表面有改变,不能除外恶性病变的,则应行活检。目前一般行超声胃镜检查。

(3)CT及磁共振(MRI)检查:食管钡剂及纤维食管镜检查后大部分诊断可以明确,少数病例,特别是中段平滑肌瘤,有时与主动脉瘤、血管压迫或畸形相混,行CT及MRI检查有助于鉴别诊断,CT还可以了解肿物向管外扩展的情况及准确部位,有助于手术方案及切口的设计,B超也能发现某些肿瘤。

三、治疗原则

手术治疗为主。平滑肌瘤虽为良性疾病,但有潜在恶性变的可能。一般生长缓慢,但病变不断进展,较大时可压迫周围组织产生一系列并发症,因此除了年龄较大、肿瘤较小、无明显症状、心肺功能差不能忍受手术或患者拒绝手术的可以进行追踪观察外,否则一旦诊断明确,都主张手术治疗。

1.切口的选择

根据肿瘤部位决定手术途径,因此术前应行详细的X线定位检查。息肉状平滑肌瘤蒂部多在颈部食管,取咽或颈斜切口;位于上段食管的行右侧前外或后外侧切口;位于中、下段的取左或右后外侧剖胸切口。

2.手术方法

大部分可行黏膜肿瘤摘除术。少数患者(国外大组病例报告占10%,我国522例中为13.2%)需行食管胃部分切除,适应证为:①瘤体大,不规则形,与食管黏膜严重粘连不易分离;②多发性平滑肌瘤而不易个别一一切除者;③虽有恶性倾向而术间又不能依靠冷冻切片排除恶性可能的(冷冻切片鉴别平滑肌瘤及肉瘤较困难,特别是高分化的平滑肌肉瘤);④肌瘤合并食管癌或巨大憩室;⑤术间肿瘤与黏膜粘连严重,黏膜破损较多而修补不易者。

3.手术疗效

黏膜外肿瘤摘除术并发症少,效果好。几乎无术后复发、食管狭窄或吞咽运动障碍的报道。

四、护理评估

(1)评估患者的一般情况,包括体温、脉搏、呼吸、血压、进食情况、体重、入院方式、行动能力、健康史、精神状态等。

(2)评估患者营养状况,是否进食困难、有无疼痛、疼痛性质及进食的质量、是否有体重下降明显、是否有营养失调等。

(3)评估患者是否有咳嗽或呼吸困难等呼吸道症状。

五、护理要点及护理措施

1. 术前护理

(1)常规护理:按胸外科疾病术前护理常规。

(2)口腔护理:①每日早晚各刷牙 1 次,饭后漱口;②治愈口腔内疾患:如义齿、齿槽感染、咽喉炎、扁桃体炎等以尽可能消除隐匿灶,减少术后食管内感染的机会;③有义齿及口臭者每 2 h 以 1:5 000 呋喃西林液漱口 1 次。

(3)预防肺部并发症:教会患者深呼吸及有效咳嗽的方法,以预防术后肺部并发症。

(4)饮食护理:①认真观察患者进食情况,对哽噎、呕吐者及时协助处理;②延长进食时间,增加进食餐数,进流食者可每日 6 餐;③改善进食环境,排除影响进食的心理压力,鼓励其尽量进食;④对哽噎呕吐严重者及时报告医师给予静脉补充液体、电解质或输血以维持水电平衡并改善营养状况,纠正贫血和低蛋白血症。

(5)消化道准备:①术前 1 d 进易消化饮食,14:00 口服 50%硫酸镁 30 mL,晚 9 时口服地西泮 5 mg 后禁食,晚 0 时后禁水;②3 d 未排便者,除常规口服泻药外,术前 1 d 晚上应以 0.2%肥皂水清洁灌肠,防止肠道内有干硬粪便块潴留,影响术后肠蠕动的恢复及胃排空;③食管内有食物滞留者,术前 1 d 晚上应给予饮水冲洗同时协助患者用体位排空法将滞留食物排干净,防止麻醉和手术过程中误吸或污染手术视野。

(6)做好术前介绍:①向患者讲清术后留置胃管的目的及重要性,嘱其切勿拔出;②饮水进食前勿吞咽唾液及痰液,以免吻合口感染影响其愈合;③术后饮水、进食要严格按照医嘱进行,以免造成吻合口瘘。

2. 术后护理

(1)常规护理:按胸外科疾病术后护理常规。

(2)病情观察:①了解手术过程及术中出血量,肿瘤浸润情况及切除情况,吻合部位等,使护理做到心中有数;②注意观察患者全身状况及血压、脉搏、呼吸并记录;③食管术后补液量较大,注意控制好速度,防止肺水肿;④密切注意各种并发症的早期症状,如吻合口瘘、乳糜胸、肺不张等;⑤加强体温监测,每日测量 3 次,连续监测 10 d 以上;⑥密切观察切口处有无红肿、渗出。

(3)胃管护理。

1)固定要牢固:如固定胶布有污染或松动时应及时更换。

2)观察:因手术部位和范围不同,胃液颜色亦不同,一般术后 2~3 d,胃液应由血性转为正常;如 2~3 d 后仍为血性液应报告医师并按医嘱用药。

3)冲洗:术后 4 h 开始,定时用无菌生理盐水冲洗管腔,防止凝血块堵塞,冲洗时注意压力不可太大,注入液体不可太多(不超过 100 mL),注入后及时抽出。

4)持续负压吸引。

(4)胸腔闭式引流护理:应严密观察胸腔引流液的颜色、性状、温度及量,高度警惕乳糜胸和吻合口瘘的发生。保持引流管通畅,定时挤压,勿打折、扭曲等。

(5)饮食护理:术后一般需禁食 4~5 d,如恢复顺利则第 5 d 开始饮水,每次 50 mL,每 2 h 1 次,共饮 6 次,第 6 d 改清流食 100 mL,每日 6 次,第 7 d 改流质 200 mL 每日 6 次,第 8 d 改食流质全量。术后 12 d 左右根据病情可食少渣半流质饮食。

（6）卧位及体位：患者尽量取平卧位，早期须尽力保持头部相对正、直、少转动，勿仰头、曲颈，使颈部吻合口有相对稳定的愈合环境。另外，防止过早坐起致重力牵拉吻合口影响吻合口的愈合。

（7）口腔护理：协助患者每日刷牙 3 次，应嘱患者勤漱口，必要时专用漱口液漱口。以防口腔有感染发生下行影响吻合口愈合。

（8）床上运动：因患者卧床时间长且不易多坐起，易发生坠积性肺炎。所以应多给患者翻身、叩背、按摩等。鼓励患者经常屈伸双腿、双踝关节、桥式运动、上肢的外展、外旋、抬高、上举运动。

（9）预防肺不张或肺部感染：督促有效咳痰，排痰困难者，雾化吸入每日 2～3 次。

（10）基础护理：卧床期间做好基础护理，保持床单位清洁、干燥，防止压疮发生。

（11）心理护理：树立良好心态，不良的心理状态会降低机体的抵抗力，不利于疾病的康复。

六、健康教育

（1）出院前应向患者及其家属详细介绍出院后有关事项，并将有关资料交给患者或家属，告知复诊时间及日常生活、锻炼中的注意事项。

（2）嘱患者遵医嘱继续免疫治疗。

（3）尽量避免到空气污浊、人员较多的公共场所，以免引起呼吸道感染。

（4）饮食要少量多餐，逐步过渡，保持口腔卫生。

（5）告诫患者术后注意劳逸结合，避免过度劳累，适当进行户外活动及轻度体育锻炼，以增强体质，防止感冒及其他并发症，戒烟，禁酒。

（6）保持心情舒畅和充足的睡眠，每晚持续睡眠应达到 6～8 h。

（7）遵医嘱按时用药，告诉患者如有异常及时来院就诊。

第十五节　贲门癌

一、概述

贲门癌在我国食管癌高发区的发病率也很高，据这些地区及肿瘤研治机构的统计，食管癌与贲门癌的比例约为 2∶1。正确的贲门癌定义是发生在胃贲门部，也就是食管胃交界线下约 2 cm 范围内的腺癌。是胃癌的特殊类型，也称为胃底贲门癌，应和食管下段癌区分。但是又与其他部位的胃癌不同，具有自己的解剖学组织学特性和临床表现，独特的诊断和治疗方法以及较差的外科治疗效果。

二、病因与发病机制

贲门癌与其他肿瘤一样，病因不详，可能与饮食因素、环境因素、遗传因素以及幽门螺杆菌感染有关。另外，存在诸如慢性萎缩性胃炎、胃溃疡、胃息肉、胃黏膜上皮细胞化生及胃黏膜上皮异型增生等癌前变化。

三、临床表现

1.贲门癌典型的临床表现

贲门癌早期没有任何症状或缺乏明确的早期症状,直至有明显狭窄时方呈现吞咽困难。据资料统计,早期主要表现有异物感或食物滞留感。

(1)哽噎感:较轻微,偶于咽下食物时出现,可自行消失或复发,不影响进食,也可于情绪波动时出现,易被误认为是神经功能性症状。

(2)异物感:常为较轻微的胸骨后紧缩感,闷胀感,与进食无明显关系,可为间歇性或持续性。或偶尔进食时有食物黏附于食管壁的感觉。

(3)其他症状:有些患者在进干燥食物时咽喉部有干燥感或紧缩感;少数患者有嗳气。

(4)晚期贲门癌的症状:主要表现有进行性吞咽困难,最后发展成饮水困难,甚至唾液也难通过。食物反流及胸背疼痛。如癌肿侵及气管、支气管,可形成食管—气管瘘和(或)食管—支气管瘘,而呈现剧烈咳嗽、呼吸困难及肺部感染症状。如癌肿坏死可引起出血,表示为呕血、便血,如侵及大血管,可呈现致命性大出血等症状。至于呈现脱水、无力、消瘦、低蛋白血症引起的周身性水肿和恶病质,均属贲门癌终末期表现;另外还可见到因癌肿转移到其他器官及脏器而出现的相应症状和体征。

2.辅助检查

贲门癌诊断在临床上主要有 X 线钡剂造影检查、内腔镜检查、B 超检查、CT 检查等几种常用的诊断方法,其中 X 线钡剂造影检查是贲门癌重要诊断方法。

(1)X 线钡剂造影检查:早期表现为细微的黏膜改变,可以发现溃疡龛影以及不很明显的充盈缺损;晚期贲门癌 X 线观察非常明确,包括软组织影、溃疡、充盈缺损、黏膜破坏、龛影、下段食管受侵、贲门通道扭曲狭窄以及胃底大小弯,胃体都有浸润、胃壁发僵、胃体积缩小。

(2)内腔镜检查:纤维食管镜或胃镜均可以作为诊断贲门癌的重要检查方法。可以了解病灶发生的部位、长度、食管狭窄程度等。贲门癌没有确诊时应在短期内做内腔镜复查。

(3)B 超检查:贲门部 B 超检查可以发现贲门癌的位置、形态、大小与周围组织关系以及癌肿浸润食管深度及附近淋巴结是否肿大并能清楚显示,有助于贲门癌和食管癌的早期诊断。

(4)CT 检查:贲门癌的 CT 检查能够了解贲门部与食管及周围脏器的关系。肿瘤浸润的情况、大小、部位、食管壁的增厚,上段食管扩张,淋巴结及远处脏器转移等情况。有利于贲门癌与食管癌的诊断和鉴别诊断。

(5)细胞学检查:细胞学检查又称拉网细胞学检查。贲门癌的细胞学检查的阳性率低于食管癌。对具有反复使用钡剂透视及纤维镜检查未能发现病灶或有可疑病灶而未能确诊者,进行拉网细胞学检查,能提高检出率,拉网细胞学检查可为诊断提供很好的依据。

四、治疗原则

1.手术治疗

贲门癌手术适应证如下。

(1)经 X 线、细胞学及内镜确诊。

(2)超声检查、腹部 CT 扫描或腹腔镜检除外淋巴结、肝、肾上腺、网膜、腹膜及盆腔转移,无腹腔积液。

(3)一般情况中等以上,无重大心肺或其他脏器并发症。

2.中医药治疗

贲门癌中医中药治疗配合贲门癌手术治疗有着很好的疗效。由于贲门癌对放射治疗几乎无效,化学治疗效果也不很理想,所以术后采用贲门癌中药治疗,在临床上广泛应用。

中医中药治疗不但可以起到减轻贲门癌手术后或化学治疗后身体虚弱,还能增强抵抗力、使化疗后毒性反应降低,可以防止肿瘤的复发和转移,起到辅助手术治疗肿瘤的目的。

五、护理评估

1.健康史及相关因素

健康史及相关因素包括家族中有无贲门癌发病者,初步判断贲门癌的发生时间,有无对生活质量造成影响,发病特点。

(1)一般情况:患者的年龄、性别、职业、婚姻状况、营养状况等,尤其注意与现患疾病相关的病史和药物应用情况,过敏史、手术史、家族史、遗传病史和女性患者生育史等。

(2)发病特点:患者有无哽噎感、异物感、其他不适症状及程度如何。不适是否影响患者的生活质量。

(3)相关因素:家族中有无贲门癌发病者。

2.身体状况

(1)局部:肿块位置、大小、数量,进食时肿块有无疼痛情况。

(2)全身:重要脏器功能状况,有无转移灶的表现及恶病质。

(3)辅助检查:包括特殊检查及有关手术耐受性检查的结果。

六、护理要点及措施

1.术前护理措施

(1)常规护理:按胸外科疾病术前护理常规。

(2)全面评估患者一般状况:包括健康史及其相关因素、身体状况、生命体征,以及神志、精神状态、行动能力及饮食情况等。

(3)心理护理:患者有进行性吞咽困难,日益消瘦,对手术的耐受能力差,对治疗缺乏信心,同时对手术存在着一定程度的恐惧心理。因此,应针对患者的心理状态进行解释、安慰和鼓励,建立充分信赖的护患关系,使患者认识到手术是彻底的治疗方法,使其接受手术。

(4)加强营养:尚能进食的患者,应给予高热量、高蛋白、高维生素的流质或半流质饮食;不能进食者,应静脉补充水分、电解质及热量。低蛋白血症的患者,应遵医嘱输血或给予纠正血浆蛋白。

(5)胃肠道准备:①术前安置胃管;②术前禁食,有食物潴留者,术前1d晚用等渗盐水冲洗食管,有利于减轻组织水肿,降低术后感染和吻合口瘘的发生率;③拟行结肠代食管者,术前须按结肠手术准备护理。

(6)术前练习:教会患者深呼吸、有效咳嗽排痰、床上排便等活动。

(7)术前检查:协助患者做好术前相关检查工作,如胃镜、影像学检查、心电图检查、胸部X线片、血液检查、尿便检查等。

(8)做好术前护理:备皮,给患者口服泻药,术前1 d 14:00嘱患者口服50%硫酸镁溶液30 mL,2 h内饮温开水1500~2 000 mL。如果在晚19:00前大便尚未排者,应于睡前进行清洁灌肠。

(9)做好术前指导:嘱患者保持情绪稳定,避免过度紧张焦虑,备皮后洗头、洗澡、更衣,准备好术后需要的各种物品如一次性垫巾、痰杯等,术前晚 21:00 以后禁食水,术晨取下义齿,贵重物品交由家属保管等。

2.术后护理措施

(1)常规护理:按胸外科一般护理常规及全麻手术后护理常规护理。

(2)严密观察患者生命体征的变化:包括体温、血压、脉搏、呼吸。观察并记录生命体征每 4 h 1 次。

(3)保持胃肠减压管道通畅:术后 24~48 h 引流出少量血性液,应视为正常,如引出大量血液应立即报告医师处理。胃肠减压管应保留 3~5 d,以减少吻合口张力,以利愈合。注意胃管连接准确,固定牢靠,防止脱出,引流通畅。

(4)胸腔闭式引流管的护理:胸腔引流液如发现有异常出血、混浊液、食物残渣或乳糜液排出,则提示胸腔内有活动性出血、食管吻合口瘘或乳糜胸,应采取相应措施,明确诊断,予以处理;如无异常,术后 1~3 d 拔出引流管。活动、翻身时要避免引流管打折受压、扭曲、脱出等。引流期间保持引流通畅,定时挤压引流管,避免因引流不畅而造成感染积液等并发症。维持引流装置无菌状态,防止污染,引流管皮肤出口处必须按无菌操作换药。

(5)严格控制饮食:此类手术后,患者食管、胃缺乏浆膜层,故吻合口愈合较慢,术后应严格禁食、水。禁食期间,每日由静脉补液。安放十二指肠滴液管者,可于手术后第 2 d 肠蠕动恢复后,经导管滴入营养液,减少输液量。手术后第 5 d,如病情无特殊变化,可经口进食水,每次 50 mL,每 2 h 1 次,每日 6 次;间隔期间可给予测量体温,如无不适,可逐日增量。术后第 10~12 d 改无渣半流质饮食,但应注意防止进食过快及过量。

(6)观察吻合口瘘的症状:食管吻合口瘘的临床表现为高热、脉快、呼吸困难、胸部剧痛、不能忍受;患侧呼吸音低,叩诊浊音,血白细胞升高甚至发生休克。处理原则:①胸膜腔引流,促使肺膨胀;②选择有效的抗生素抗感染治疗;③补充足够的营养和热量。目前多选用完全胃肠内营养(TEN)经胃造口灌食治疗,效果确切、满意。

(7)基础护理:①患者术后清醒后,可改为半卧位,以利于伤口引流及减轻腹压,减轻疼痛;②患者卧床期间,应协助其保持床单位整洁和卧位舒适,定时翻身,按摩骨突处,防止皮肤发生压疮;③满足患者生活上的合理需求;④晨晚间护理;⑤雾化吸入 3 次/日,女性患者留置导尿管期间给予会阴冲洗每晚 1 次。

(8)增进患者的舒适感:术后会出现疼痛、恶心、呕吐、腹胀等不适,及时通知医师,对症处理,减少患者的不适感。

(9)术后活动:一般术后 72 h 即可离床活动。但要根据具体身体情况决定离床活动时间。

(10)心理护理:根据患者的社会背景、个性及不同手术类型,对每个患者提供个体化心理支持,并给予心理疏导和安慰,以增强其战胜疾病的信心。

七、健康教育

(1)出院前向患者及其家属详细介绍出院后有关事项,并将有关资料交给患者或家属,告知患者出院后 3 个月来院复诊。

(2)嘱患者遵医嘱继续后续治疗。

(3)嘱患者出院后可继续半流质饮食,如藕粉、蒸蛋、麦片粥、大米粥、烂糊面等,逐渐由稀变稠,术后 1～2 个月可过渡到软食乃至正常饮食。注意少食多餐,根据需要每天可进餐 5～8 顿,进食时要细嚼慢咽。不要忌口,各种食物只要是清淡新鲜、富于营养、易于消化的都可以吃,不吃辛辣刺激的食物,禁烟酒。

(4)指导患者术后注意劳逸结合,避免过度劳累,适当进行户外活动及轻度体育锻炼,以增强体质,防止感冒及其他并发症。

(5)保持心情舒畅和充足的睡眠,每晚持续睡眠应达到 6～8 h。

(6)告诫患者如有异常情况应及时来院就诊。

第十六节　贲门失弛缓症

一、概述

食管-贲门失弛缓症(esophageal achaiasia)又称贲门痉挛、巨食管,是由食管神经肌肉功能障碍所致的疾病,其主要特征是食管缺乏蠕动,食管下端括约肌(LES)高压和对吞咽动作的松弛反应减弱。

临床表现为咽下困难、食物反流和下端胸骨后不适或疼痛。本病为一种少见病(估计每 10 万人中仅约 1 人),可发生于任何年龄,但最常见于 20～39 岁。儿童很少发病,男女发病大致相等,较多见于欧洲和北美。

二、临床表现

1.无痛性咽下困难

无痛性咽下困难为本病最常见且最早出现的症状,占 80%～95%。起病多较缓慢,但亦可较急,初起可轻微,仅在餐后有饱胀的感觉。咽下困难多呈间歇性发作,常因情绪波动、发怒、忧虑、惊骇或进食过冷和辛辣等刺激性食物而诱发。病初咽下困难时有时无,时轻时重,后期则转为持续性。少数患者咽下液体较固体食物更困难,有人以此征象与其他食管器质性狭窄所产生的咽下困难相鉴别。但大多数患者咽下固体比液体更困难,或咽下固体和液体食物同样困难。

2.疼痛

疼痛占 40%～90%,性质不一,可为闷痛、灼痛、针刺痛、割痛或锥痛。疼痛部位多在胸骨后及中上腹;也可在胸背部、右侧胸部、右胸骨缘以及左季肋部。疼痛发作有时酷似心绞痛,舌下含硝酸甘油片后可获缓解。疼痛发生的机制可能由于食管平滑肌强烈收缩,或食物滞留性食管炎所致。随着咽下困难的逐渐加剧,梗阻以上食管的进一步扩张,疼痛反可逐渐减轻。

3.食物反流

食物反流发生率可达 90%,随着咽下困难的加重,食管的进一步扩张,相当量的内容物可潴留在食管内达数小时或数日之久,而在体位改变时反流出来。从食管反流出来的内容物因未进入过胃腔,故无胃内呕吐物的特点,但可混有大量黏液和唾液。在并发食管炎、食管溃疡时,反流物可含有血液。

4.体重减轻

体重减轻与咽下困难食物的摄取有关。对于咽下困难,患者多采取慢食、进食时或食后饮汤水将食物冲下,或食后伸直胸背部、用力深呼吸或屏气等方法以协助咽下动作,使食物进入胃部,保证营养摄入。病程长久者仍可有体重减轻,营养不良和维生素缺乏等表现,呈恶病质者罕见。

5.出血和贫血

患者常可有贫血,偶有由食管炎所致的出血。

6.其他症状

由于食管下端括约肌张力的增高,患者很少发生呃逆,为本病的重要特征。在后期病例,极度扩张的食管可压迫胸腔内器官而产生干咳、气急、发绀和声音嘶哑等。

7.辅助检查

(1)钡剂检查:对本病的诊断和鉴别诊断最为主要。钡剂常难以通过贲门部而潴留于食管下端,显示为1~3 cm长、黏膜纹鸟嘴状狭窄,其上段食管呈现不同程度的扩张与弯曲,无蠕动波。如予热饮,舌下含服硝酸甘油片或吸入亚硝酸异戊酯,可见食管贲门弛缓;如予冷饮,则使贲门更难以松弛。潴留的食物残渣可在钡剂造影时呈现充盈缺损,故检查前应做食管引流与灌洗。

(2)胸部 X 线片:本病初期,胸部 X 线片可无异常。随着食管扩张,可在后前位胸片见到纵隔右上边缘膨出。在食管高度扩张、伸延与弯曲时,可见纵隔增宽而超过心脏右缘,有时可被误诊为纵隔肿瘤。当食管内潴留大量食物和气体时,食管内可见液平面。大部分病例可见胃泡消失。

(3)醋甲胆碱(Mecholyl)试验:正常人皮下注射醋甲胆碱5~10 mg 后,食管蠕动增加、压力无显著增加。但本病患者则注射后1~2 min,即可产生食管强力收缩,食管内压力骤增,从而产生剧烈疼痛和呕吐,X 线征象更加明显(做此试验时应准备阿托品,以备反应剧烈时用)。

食管极度扩张对此药不起反应,以致试验结果为阴性;胃癌累及食管壁肌间神经丛者以及某些弥散性食管痉挛者,此试验也可为阳性。可见,该试验缺乏特异性。

(4)内镜和细胞学检查:内镜和细胞学检查对本病的诊断帮助不大,但可用于本病与食管贲门癌等病之间的鉴别诊断。

8.诊断

咽下困难、食物反流和胸骨后疼痛为本病的典型临床表现。若再经食管吞钡剂 X 线检查,发现具有本病的典型征象,即可做出诊断。

9.鉴别诊断

(1)假性失弛缓症:患者有吞咽困难症状,X 线检查食管体部有扩张,远端括约肌不能松弛,测压和 X 线检查均无蠕动波。这种情况发生在食管接合部的黏膜下层及肠肌丛有浸润性病变存在的疾病。最常见的原因是胃癌浸润,其他少见疾病如淋巴瘤及淀粉样变,肝癌亦可发现相似的征象。内镜检查中未经预先扩张,器械不能在该段通过,因为浸润病变部位僵硬。

大多数情况下活检可确诊,有时须探查才能肯定诊断。

(2)迷走神经切断后吞咽困难:经胸或腹途径切断迷走神经后能发生吞咽困难。经高选择性迷走神经切断术后约75%的患者可发生暂时性吞咽困难。大多数情况下术后6周症状可以逐渐消失。X 线及测压检查中,可见到食管远端括约肌不能松弛及偶然无蠕动,但很少需要扩张及外科治疗。根据病史可以鉴别。

（3）老年人中食管运动功能紊乱：是由于器官的退行性变在食管上的表现。大多数老年人在测压检查中发现食管运动功能不良，原发性及继发性蠕动均有障碍，吞咽后或自发的经常发生无蠕动性收缩。食管下端括约肌松弛的次数减少或不出现，但食管内静止压不增加。

（4）Chagas 病：可以有巨食管，为南美局部流行的锥虫寄生的疾病，并同时累及全身器官。其临床表现与失弛缓症不易区别。由于继发于寄生虫感染使肠肌丛退化，在生理学、药物学及治疗反应上与原发性失弛缓症相似。Chagas 病除食管病变外，尚有其他内脏的改变。诊断前必须确定患者曾在南美或南非居住过，用荧光免疫及补体结合试验可确定锥虫病的过去感染史。

（5）食管、贲门癌贲门失弛症：是 LES 不能松弛，仅表现食管下端紧闭不开放，贲门食管黏膜无明显异常，食管下端及贲门壁被动扩张良好，因此在内镜通过时除稍有阻力外，均能顺利进入胃腔。食管贲门癌造成的狭窄是由于癌组织浸润管壁所致，黏膜有破坏，可形成溃疡、肿块等改变，病变多以管壁的一侧为主，狭窄被动扩张性差，内镜通过阻力较大，狭窄严重者，常无法通过，强力插镜易造成穿孔。

三、治疗原则

1. 内科疗法

宜少食多餐、饮食细嚼，避免过冷过热和刺激性饮食。对精神神经紧张者可予以心理治疗。部分患者采用 Valsalva 动作，以促使食物从食管进入胃内，解除胸骨后不适。舌下含硝酸甘油可解除食管痉挛性疼痛，加速食管排空。前列腺素 E 能降低患者 LES 的静止压力，对本病有一定疗效。1978 年 Weiser 等首先发现钙通道阻滞药硝苯地平（Nifedipine）10 mg，每天 4 次，数周后可缓解症状，且食管动力学测定也可证实本品能降低 LES 的静息压、食管收缩的振幅和频率，同时也能改善食物在食管中的排空。其后，相继发现钙通道阻滞药维拉帕米（Isoptin）和硫氮䓬酮（Ditiazem）也具类似降低 LES 静息压作用，但后者的临床疗效不甚显著。食管极度扩张者应每天在睡前做食管引流灌洗，并予禁食、输液，及时纠正水、电解质和酸碱代谢紊乱。

2. 食管扩张疗法

应用气囊或探条扩张，使食管与胃的连接处松弛。在透视下经口插入以探条为前导的气囊，使探条进入胃口，而气囊固定于食管与胃的连接处，注气或注液，出现胸痛时停止注气或注液。留置 5～10 min 后拔出。一次治疗后经 5 年随访，有效率达 60%～80%。

有效标准为吞咽困难消失，可以恢复正常饮食。但本疗法的食管破裂发生率达 1%～6%，应谨慎操作。

3. 外科手术疗法

手术方法较多。以 Heller 食管下段肌层切开术为最常用。食管过度扩张，食管在膈裂孔处纤维增生严重或食管下段重度萎缩者，宜做贲门和食管下段切除和重建术。手术治疗后症状好转率为 80%～85%，但可能发生食管黏膜破裂、裂孔疝和胃食管反流等并发症。

四、护理评估

1. 术前评估

（1）了解简要病史，病变位置。

（2）评估重要器官功能，有无伴随疾病，如糖尿病、冠心病、高血压等。

（3）评估营养状况、体重下降情况，有无贫血、脱水或衰竭。

（4）了解饮食情况，有无吞咽困难或呕吐，目前进食状况。

(5)疼痛部位、性质,是否影响睡眠。

(6)患者对疾病的认识程度,有何不良心理问题。

(7)亲属对患者的关心程度、支持力度,家庭对手术治疗的经济承受能力。

2.术后评估

(1)手术情况:手术方式、术中发现、病变组织是否切除,术中出血情况、输血、补液情况。

(2)生命体征:生命体征是否平稳、麻醉是否完全苏醒、呼吸状况是否良好、血氧饱和度是否满意、肺部呼吸音是否清晰。

(3)伤口和各管道:伤口有无渗血,各管道是否通畅,胸腔闭式引流及胃肠减压引流液的量和性状。

(4)心理情况:心理状况与认知程度。

五、护理要点及措施

1.术前护理措施

(1)常规护理:按胸外科疾病术前护理常规。

(2)心理护理:使患者在了解手术的基础上,解除焦虑情绪、恐惧心理,镇定地接受手术治疗;术后需转入 ICU 者,向其介绍 ICU 的环境、医生、护士姓名,并在术前带患者参观 ICU,消除陌生感,使患者了解术后的配合事项,明确咳嗽排痰、留置胃管、早期活动的目的。

(3)营养支持:术前保证患者的营养摄入。①口服:能口服者,指导患者合理进食高热量、高蛋白、含丰富维生素的流质或半流食;②深静脉营养支持:由于营养不良和禁食,患者常有低蛋白血症,故给予深静脉营养对手术和术后康复有利。留置套管针遵医嘱给予完全胃肠外营养,20～40 滴/分钟匀速滴入,维持 16～20 h,以免发生低血糖。

(4)口腔卫生:口腔内细菌可随食物或唾液进入食管、贲门,在梗阻或狭窄部位停留、繁殖,易造成局部感染,故应保持口腔清洁,进食后漱口,并积极治疗口腔疾病。

(5)呼吸道准备:对吸烟者,术前应劝其戒烟。指导并训练患者有效咳嗽和腹式深呼吸,以利术后减轻伤口疼痛,主动排痰,达到增加肺部通气量、改善缺氧、预防术后肺炎和肺不张并发症的目的。

(6)胃肠道准备:术前留置胃管。

2.术后护理

(1)按胸外科一般护理常规及全麻手术后护理常规护理。

(2)常规监测:术后患者连续监护 72 h,24 h 内监测神志、心率、心律、呼吸、血压每小时 1 次,监测体温、中心静脉压每 4 h 1 次,并做记录,神志转清醒后抬高床头 15°～30°,24 h 后酌情减少监测频率。全麻未清醒前给予呼吸机辅助呼吸,明确呼吸机的潮气量、氧浓度、频率、吸呼比等,观察患者的呼吸与呼吸机工作是否协调,有无对抗呼吸机现象,听诊患者两肺呼吸音是否清晰,有无湿啰音,定时吸痰,保持呼吸道通畅,监测血氧饱和度情况。在患者神志清醒、血流动力学平稳、胸部摄片肺膨胀良好的前提下,建议医师及早拔除气管插管,拔管后要注意患者呼吸情况,给予吸氧,半卧位,定时翻身拍背,必要时雾化吸入,预防术后并发肺不张、肺部感染。严密观察有无胃内容物反流吸入呼吸道和窒息现象。

(3)胸腔引流的观察和护理:保持引流管的通畅,定时挤压,观察引流液量、性状并记录,若 3 h 内胸腔闭式引流量为每小时 200 mL,呈鲜红色并有较多血凝块,患者出现烦躁不安、血压下降、脉搏增快、尿少等血容量不足的表现,应考虑有活动性出血;若引流液量多,由清亮转变为混浊,则提示有乳糜胸,应及时报告医师,协助处理。术后 2～3 d,胸腔闭式引流出的暗红色血性液逐渐变淡,量减少,24 h 量<50 mL 时,可拔除引流管。拔管后注意伤口有无渗出,有无胸闷、气促,是否有胸腔内较多残留积液的征象,若有异常及时报告医师给予处理。

(4)胃肠减压的护理:术后 3～4 d 持续胃肠减压保持胃管通畅,每 4～6 h 用生理盐水冲洗胃管 1 次,少量多次,妥善固定胃管,防止脱出。严密观察引流液的量、性状、气味并准确记录。

(5)体位与早期活动:给予舒适的半卧位或斜坡卧位,使膈肌下降,有利于呼吸,并能减轻切口张力,使疼痛缓解,必要时遵医嘱使用镇痛药。拔除胸腔引流管后,可取健侧卧位,使切口减少受压,有利于切口愈合。术后第 2 天鼓励患者早期床上活动,被动锻炼与主动锻炼相结合,护士要协助患者活动肢体、翻身、按摩下腹部等。病情许可的情况下,遵医嘱协助患者下床活动,在护士搀扶下先坐于床边,再站立慢慢在病房内行走,逐步增加活动量,以促进恢复胃肠蠕动。

(6)并发症:拔除胃管后观察有无胃液反流,经典 Heller 手术,其术后胃—食管反流发生率为 22%～50%;患者可表现为嗳气、反酸、胸骨后烧灼样疼痛、呕吐等症状。在患者进食时注意观察患者有无咽下困难等进食梗阻症状复发。如有上述症状出现,及时告知医师给予制酸药和胃动力药。

(7)饮食护理:①术后 3～4 d 伤口处于充血水肿期,需禁饮禁食;②禁食期间持续胃肠减压,注意经静脉补充水分和营养;③术后 3～4 d 待肛门排气、胃肠减压引流量减少后拔出胃管;④停止胃肠减压 24 h 后,若无呼吸困难、胸痛等症状,可遵医嘱行饮水试验,术后 5～6 d 可给予清流食每次 100 mL,6 次/日,患者无不适症状,次日给予流食每次 200 mL,6 次/日,第 8 天给予流食全量,逐渐过渡到口腔半流食、普食。

六、健康教育

1.解释病情

说明手术治疗的必要性,明确必要的术前检查和准备是手术成功的重要保证。医护人员会尽力从患者的实际情况考虑,制订出周密的手术计划以及治疗、护理计划。

2.禁食的目的

术前禁食是防止因麻醉或术中呕吐而引起吸入性肺炎或窒息;防止术后胃胀满,减轻吻合口张力,利于吻合口的愈合。

3.禁食的原则

少量多餐,由稀到干,食量逐渐增加,注意观察禁食后的反应。避免刺激性食物与碳酸饮料,避免进食过快过量及硬质食物,质硬的药片可碾碎后服用,避免进食花生、豆类、带骨刺的肉类等,以免导致吻合口瘘。

4.半卧位的意义

防止进食后呕吐,利于肺膨胀,利于引流。

5.深呼吸、咳嗽排痰的意义

利于肺膨胀,预防肺部并发症的发生。

6.出院准备

做好详细的出院指导。

第十七节 膈 疝

一、概述

膈疝是指膈肌存在缺损致使腹腔脏器疝入胸腔。疝囊由腹膜构成,最多见食管裂孔疝。

1.病因及发病机制

长期腹内压增高,如肥胖、慢性咳嗽和便秘等,使食管裂孔逐渐扩大,致贲门及胃经食管裂孔向上疝入胸内,膈疝形成后胃液反流导致食管炎、溃疡、出血和食管瘢痕狭窄。

2.分型

(1)先天性膈疝:包括胸腹膜疝、胸骨旁疝和通过膈部分缺损的疝。

(2)创伤性膈疝:包括膈肌非穿透伤或穿透伤所造成的手术后并发症,或膈下感染引起的。

(3)食管裂孔疝:①滑疝:疝可上下滑动,占90%;②食管旁裂孔疝:贲门位置正常,胃经食管裂孔在食管旁疝入胸腔;③混合性疝:兼有上述两型特点。

三、临床表现

1.症状和体征

(1)部分患者无症状,仅在X线检查时发现。共同特点是进食时过早感到饱胀,大量进食后呕吐、上腹不适、吞咽困难、胸内"咯咯"作响。

(2)主要症状为胸骨后或上腹饱胀感,消化不良,胃烧灼感。多数有嗳气、反酸。合并食管炎时,出现呕血、黑粪和贫血。食管下段瘢痕形成后导致吞咽困难。

2.辅助检查

(1)X线:先天性膈疝的胸部X线检查可显示患侧胸部充气的胃泡和肠曲,肺组织受压和心脏纵隔移位。

创伤性膈疝指一些裂口较小并被肝脏、大网膜堵塞或疝入脏器极少者,早期的胸部X线片可能正常或基本正常,但随着病情进展,75%的患者可有异常改变。其常见的异常X线改变有:①左侧膈肌升高;②膈肌水平之上出现异常阴影,如胸腔内出现胃肠道阴影、胃泡、肠道气液平面或致密阴影;③心脏、纵隔影像向健侧移位;④肺萎陷、盘状肺不张;⑤患侧胸内出现液平面;⑥部分患者可有肋骨骨折征象。

由于疝入胸腔的腹腔脏器不同,创伤性膈疝的X线表现比较复杂:①膈肌裂口大、胃突入胸腔者,有时可表现为假膈肌升高影像。但只要透视检查或阅片时仔细辨明脾脏和结肠脾曲的位置,一般能明确膈肌真正位置及有无膈疝的发生。②疝入的脏器为横结肠并发生嵌顿和绞窄时,膈下可因结肠的扩张积气而出现类似胃泡的影像,应与胃泡相鉴别。通常结肠扩张积气形成的假胃泡影距膈肌较远,而真正的胃泡影紧靠膈下。③右侧膈肌破裂肝脏疝入胸腔,X线征象有3种类型:第一种整个肝脏疝入胸腔,肝脏膈面呈一高位平滑弓形影像,与右半膈肌升高相似,极易误诊为膈膨升。第二种肝脏部分疝入右胸腔,右膈上方有一凸出的影像。

第三种除肝脏外尚伴有胃肠部分疝入右胸腔,其X线征象除肝脏阴影外尚有胃、肠道的影像,并有不同程度的肺不张和胸腔积液。

(2)上消化道造影:急性期患者,如疑有创伤性膈疝、无禁忌时,可从鼻腔插入胃管,X线透视下见胃管在膈肌正常平面以上并呈盘旋状,或经胃管注入 60~90 mL 泛影葡胺

(Gastrografin)显示胃在胸腔内,即可确定诊断。

(3)内镜检查:对判断食管裂孔疝病理改变及胃食管反流的轻重十分重要,可直接观察食管黏膜外观状态,充血、水肿、糜烂、出血、狭窄等,还能观察食管内潴留情况;贲门口的松弛程度,胃黏膜疝入食管腔的多少;食管黏膜与胃黏膜的交界线上移至食管裂孔的距离。

四、治疗原则

1. 症状较轻的患者

症状较轻的患者采取内科治疗,如调节饮食,衣着宽松,减肥,服用制酸药、胃动力药。避免弯腰或抬举重物,治疗便秘和慢性支气管炎。

睡眠时采取高枕位、左侧卧位等。

2. 手术治疗

(1)适应证:大型疝尤其是食管裂孔旁疝;症状严重,经内科治疗无效者;并发反流性食管炎,溃疡形成,狭窄及出血或胃扭转及嵌顿等并发症者;反复发作吸入性肺炎或疑有恶变者。

(2)手术方式:收缩扩大的裂孔、切除疝囊;修补疝。还纳食管和胃的适当固定,有反流者行各式抗反流术,必要时行幽门成形术。

五、护理评估

(1)评估患者的一般情况,包括体温、脉搏、呼吸、血压、进食情况、体重、入院方式、行动能力、健康史、精神状态等。

(2)评估患者消化状况,是否进食困难、有无疼痛、疼痛性质及进食的质量、是否有体重下降明显的症状,是否有营养失调等。

(3)评估患者是否有上腹饱胀感、胃烧灼感等典型症状。

六、护理要点及护理措施

1. 术前护理措施

(1)常规护理:按胸外科一般护理常规及胸部手术前护理常规。

(2)口腔护理:每天早晚各刷牙 1 次。

(3)预防肺部并发症:教会患者深呼吸及有效咳嗽的方法,以预防术后肺部并发症。

(4)饮食护理。

1)认真观察患者进食情况。

2)延长进食时间,增加进食餐数,进流食者需每日 6 餐。

3)改善进食环境,排除影响进食的心理压力,鼓励其尽量进食。

4)给予静脉补充液体、电解质或输血以维持水电平衡并改善营养状况,纠正贫血和低蛋白血症。

(5)消化道准备:术前 1 d 进易消化饮食,14:00 口服 50% 硫酸镁 30 mL,21:00 口服地西泮 5 mg 后禁食,晚 0 点后禁水。

(6)做好术前介绍。

1)向患者讲清术后留置胃管的目的及重要性,嘱其切勿拔出。

2)饮水进食前勿吞咽唾液及痰液,以免吻合口感染影响其愈合。

3)术后饮水、进食要严格按照医嘱进行,以免造成吻合口瘘。

2.术后护理措施

(1)常规护理:按胸外科术后护理常规。

(2)病情观察。

1)了解手术过程及术中出血量,切除情况,吻合部位等,使护理做到心中有数。

2)注意观察患者全身状况及生命体征。

3)注意控制好输液速度,防止肺水肿。

4)密切注意各种并发症的早期症状,如乳糜胸、肺不张等。

5)加强体温检测,每日测量3次。

6)密切观察伤口有无红肿、渗出。

(3)胃管护理。

1)胃管固定:固定要牢固,如固定胶布有污染或松动时应及时更换。

2)观察:因手术部位和范围不同,胃液颜色亦不同,一般术后2~3 d,胃液应由血性转为棕黄或白色;如2~3 d后仍为血性液应报告医师并按医嘱用药。

3)冲洗:术后4 h开始,定时用无菌生理盐水冲洗管腔,防止凝血块堵塞,冲洗时注意压力不可太大,注入液体不可太多(不超过100 mL),注入后及时抽出。

4)持续负压吸引。

(4)胸腔闭式引流护理:应严密观察胸腔引流液的颜色、性状、温度及量,高度警惕乳糜胸和吻合口瘘的发生。保持引流管通畅,定时挤压,勿打折、扭曲等。

(5)饮食护理:术后一般需禁食4~5 d,如恢复顺利则第5 d开始饮水,每次50 mL,每2 h 1次,共饮6次;第6 d改清流食每次100 mL,每日6次;第7 d改流质每次200 mL每日6次;第8 d改食流质全量。术后12 d左右根据病情改食少渣半流质饮食。饭后2 h内避免平卧,睡眠时应将头部垫高,使膈肌下降。

(6)卧位及体位:患者尽量取平卧位,早期须尽力保持头部相对正、直、少转动、勿仰头、曲颈,使颈部吻合口有相对稳定的愈合环境。另外,防止过早坐起,致重力牵拉吻合口,影响吻合口的愈合。

(7)呼吸道的护理:术后防止用力咳嗽,使用腹带扎紧腹部,避免过度弯腰或抬举重物,以免增加腹压。气管内麻醉后排痰困难者,雾化吸入每日2~3次。

(8)口腔护理:协助患者每日刷牙3次,应嘱患者勤漱口,必要时专用漱口液漱口,以防口腔发生的感染下行影响吻合口愈合。

(9)床上运动:因患者卧床时间长且不易多坐起,易发生坠积性肺炎。应多给患者行翻身、叩背、按摩等。鼓励患者经常屈伸双腿,双踝关节桥式运动、上肢的外展外旋、抬高、上举运动。

(10)基础护理:卧床期间做好基础护理,保持床单位清洁、干燥、防止压疮发生。

(11)心理护理:树立良好心态,不良的心理状态会降低机体的抵抗力,不利于疾病的康复。

七、健康教育

(1)出院前应向患者及其家属详细介绍出院后有关事项,并将有关资料交给患者或家属,告知复诊时间及日常生活、锻炼中的注意事项。

(2)嘱患者遵医嘱继续免疫治疗。

(3)尽量避免到空气污浊、人员较多的公共场所,以免引起呼吸道感染。

（4）饮食要少量多餐,逐渐过渡,保持口腔卫生。

（5）告诫患者术后注意劳逸结合,避免过度劳累,适当进行户外活动及轻度体育锻炼,以增强体质,防止感冒及其他并发症,戒烟,禁酒。

（6）保持心情舒畅和充足的睡眠,每晚持续睡眠应达到 6~8 h。

（7）遵医嘱按时用药,告诉患者如有异常及时来院就诊。

第十八节　脓　胸

一、概述

脓胸是指胸膜腔内感染积脓,临床上以发热、胸痛、食欲缺乏、咳嗽、咳脓痰为主要特征。按感染受累范围,其可分为局限性脓胸和全脓胸;按致病菌种类,可分为化脓性脓胸、结核性脓胸和特异性脓胸;按病程长短可分为急性脓胸和慢性脓胸。急性脓胸多为继发性感染,最常见的原发感染灶在肺部。

主要致病菌为金黄色葡萄球菌,其次是肺炎双球菌、链球菌等。常见感染途径:肺部病灶(肺炎、肺脓肿)直接侵入胸膜或破溃至胸膜腔;邻近器官感染(膈下脓肿)侵入胸膜腔;全身化脓性感染时,致病菌随血流侵入胸膜腔;胸部开放性损伤或胸膜腔内手术时,致病菌直接经伤口侵入胸膜腔。

慢性脓胸主要因急性脓胸治疗不及时、不恰当所引起,一般急性脓胸的病程不超过 3 个月,否则即进入慢性脓胸期。此外,手术后合并有支气管胸膜瘘或食管瘘、胸腔内有慢性感染灶、肺结核灶破溃、胸腔内异物存留等也可引发。

二、护理评估

（一）健康史

了解胸膜腔细菌来源、感染途径及胸部创伤史或胸膜腔手术史。

（二）身心状况

1.躯体表现

（1）急性脓胸:患者出现高热、脉速、呼吸急促、食欲减退、咳嗽、胸痛、乏力等全身中毒症状。胸膜腔积液较多时可有胸闷、咳嗽、咳痰症状,重者可出现发绀和休克。查体:患侧呼吸运动减弱,肋间隙饱满,语颤减弱,气管移向健侧,叩诊浊音,听诊呼吸音减弱或消失。

（2）慢性脓胸:患者常有长期低热、食欲缺乏、消瘦、贫血、低蛋白血症等慢性全身中毒症状,可伴有气促、咳嗽、咳脓痰。查体:患侧胸廓内陷,肋间隙变窄,呼吸运动减弱,气管移向患侧,叩诊浊音,呼吸音减弱或消失。可有杵状指(趾),重者脊柱侧凸。

2.心理－社会状况

急性脓胸患者因起病急,全身中毒症状明显,常有焦虑、不安等情绪。慢性脓胸患者因病情反复、时间长,常对疾病治疗丧失信心,产生悲观、抑郁等情绪。

（三）辅助检查

1.急性脓胸

X 线显示患侧有积液影，合并气胸者有气液面。B 超探及积液部位及积液量。胸腔穿刺可抽出脓液，可做细菌培养和药敏试验。

2.慢性脓胸

X 线显示胸廓内陷，肋间隙变窄，气管移向患侧。CT 显示脓腔的位置和范围。

3.胸膜腔穿刺

抽得脓液即可确诊。将脓液做细菌培养和药敏试验，可为细菌定性和选用抗生素提供依据。

（四）治疗要点与反应

1.急性脓胸

为了控制感染及改善呼吸，应尽早行胸膜腔穿刺抽脓。

2.慢性脓胸

主要是去除病因，常用纤维板剥脱术、胸廓成形术等促使肺复张，恢复呼吸功能，做好手术前后护理。

三、护理诊断与合作性问题

1.低效性呼吸形态

低效性呼吸形态与脓胸压迫肺组织、胸廓运动受限有关。

2.营养失调：低于机体需要量

营养失调、低于机体需要量与营养摄入不足、消耗增加有关。

3.体温过高

体温过高与感染有关。

四、护理目标

患者呼吸功能改善，呼吸平稳；患者营养状况得到改善；患者体温逐渐恢复正常。

五、护理措施

（一）一般护理

患者取半卧位，鼓励并协助患者咳嗽、排痰，有利于呼吸和引流，必要时给予吸氧。加强营养，鼓励患者进食高蛋白、高热量和富含维生素的饮食。慢性脓胸患者若行胸廓成形术，应取术侧卧位，用厚棉垫、胸带加压包扎，并根据肋骨切除范围，在胸廓下垫一硬枕或加 1～2 kg 沙袋压迫，以控制反常呼吸。

（二）病情观察

严密观察病情变化，若出现高热、谵妄或意识不清，要警惕感染性休克。急性脓胸经过抗感染治疗 3 个月以上，肺内病变无明显吸收，表明已转入慢性期。慢性脓胸若行胸膜纤维板剥脱术，术后易发生大量渗血，应严密观察生命体征及引流液的性状和量。

若血压下降、脉搏增快、尿量减少、烦躁不安且呈贫血貌，或胸腔闭式引流术后 3～5 h 内每小时引流量大于200 mL且呈鲜红色，应立即快速输血，酌情给予止血药，必要时准备再次开胸止血。

（三）配合治疗护理

1. 急性脓胸

①遵医嘱使用抗生素；②协助医师及早进行胸膜腔穿刺抽脓，每日或隔日一次，抽脓后根据药物敏感试验注入合适的抗生素，若脓液较多，每次抽脓不超过 1 000 mL。穿刺过程中注意观察患者有无不良反应。脓液稠厚、抽吸困难或伴有支气管胸膜瘘者应行胸腔闭式引流。

2. 慢性脓胸

①加强口腔护理：咳脓痰时每天用生理盐水漱口，减轻口臭。②胸腔引流的护理：引流管不能太细，位置要恰当，勿插入过深，以免影响脓液的排除。若脓腔明显缩小，脓液不多，纵隔已固定，可改为开放式引流。用氧化锌软膏涂抹引流口周围皮肤，防止发生皮炎。③功能锻炼：胸廓成形术后容易引起脊柱侧弯及手术侧肩关节活动障碍。故练习头部的回旋运动；上半身的前屈及左右弯曲运动，使之恢复到健康时的活动水平。

（四）心理护理

关心、安慰患者，告知疾病治疗的相关知识，以减轻或消除患者的焦虑情绪，让患者积极配合治疗、护理工作。

（五）健康指导

告知患者要多进食高热量、高蛋白及高维生素饮食，多进行深呼吸锻炼和吹气球训练。

胸廓成形术后教会患者正确进行头部及上半身的功能锻炼。

六、护理评价

患者呼吸功能是否改善，呼吸是否平稳；患者营养状况是否得到改善；患者体温是否恢复正常。

第十九节　胸腔闭式引流的护理

胸腔闭式引流是根据胸腔生理性负压机制设计的，即依靠水封瓶中的液体使胸腔与外界隔离。

一、目的

(1)引流胸膜腔内的积气、积液和渗液。

(2)重建胸膜腔内负压，维持纵隔的正常位置。

(3)促进肺的膨胀。

二、适应证

(1)中量、大量血胸，开放性气胸，张力性气胸。

(2)胸腔穿刺术治疗后肺无法复张者。

(3)剖胸手术后引流。

三、闭式引流装置

传统的胸腔闭式引流有单瓶、双瓶和三瓶三种。目前临床广泛使用的是一次性硅胶胸腔引流装置。

(一)单瓶水封式系统

一个容量 2 000~3 000 mL 的广口瓶,瓶内盛无菌生理盐水约 500 mL,水封瓶橡胶瓶塞上有 2 个孔,分别插入长、短玻璃管。长管的下端插至水平面下 3~4 cm,短管下口在水面以上。

胸腔引流管接水封瓶的长玻璃管,接通后即见管内水柱上升,高出水平面 8~10 cm,并随呼吸上下波动。

(二)双瓶水封式系统

双瓶水封式系统包括一个空瓶收集引流瓶,而另外一个是水封瓶。空引流瓶介于患者和水封瓶之间,引流瓶的橡皮塞上插入两根短管,一根管子与患者胸腔引流管连接;另一根管子用一短橡皮管连到水封瓶的长管上。

四、护理措施

(一)保持管道的密闭性

(1)保持管道的密闭、固定,随时检查。

(2)水封瓶的长玻璃管没入水中 3~4 cm,并始终保持直立。

(3)引流管周围用油纱布包盖严密。

(4)搬动患者或更换引流瓶时,需用双重钳夹闭引流管。

(5)引流管连接处脱落或引流瓶损坏,应立即双钳夹闭胸壁引流导管。若引流管从胸腔滑脱,立即用手捏闭伤口处皮肤,并协助医师做进一步处理。

(二)严格无菌操作

(1)保持装置无菌。

(2)保持胸壁引流口处敷料清洁干燥,若渗湿应及时更换。

(3)引流瓶应低于胸壁引流口平面 60~100 cm,防止逆流。

(4)按时更换引流瓶,严格无菌操作。

(三)保持引流管通畅

(1)患者取半坐卧位。

(2)定时挤压引流管,防止阻塞、扭曲、受压。

(3)鼓励患者咳嗽、深呼吸和变换体位,以促进肺膨胀。

(四)观察和记录

(1)注意观察长玻璃管中的水柱波动。因为水柱波动的幅度反映无效腔和胸膜腔内负压的大小。

一般情况下水柱随呼吸上下波动 4~6 cm;波动过高,可能肺不张;若无波动,则表示引流管不畅或肺已完全扩张;但若患者出现胸闷、气促、气管向健侧移位等肺受压的症状,应疑为引流管被血块堵塞,挤压并立即通知医生处理。

(2)观察引流液体的量、性质和颜色,并准确记录。

(五)拔管指征、方法及注意事项

1.拔管指征

引流管无气体逸出或引流量明显减少且颜色变淡,即 24 h 引流液＜50 mL,脓液＜10 mL,胸部 X 线片示肺膨胀良好无漏气,患者无呼吸困难,即可拔出引流管。

2.拔管方法

患者坐在床边缘或躺向健侧,嘱患者深吸气后屏气迅速拔管,并立即用凡士林纱布覆盖引流管口,再盖上纱布后用胶布固定。对于引流管放置时间长、放置粗引流管者,拔管前留置缝合线、去管后结扎、封闭引流管口。

3.注意事项

拔管后观察患者有无呼吸困难,引流管口有无渗液、漏气,管口周围有无皮下气肿等,若发现异常应及时告知医生处理。

第八章 骨科护理

第一节 股骨骨折骨不连

一、概述

根据 FDA 1986 年的定义,股骨骨折未能在其平均时间内愈合(通常 3～6 个月)称为延迟愈合;损伤和骨折 9 个月后,并且没有进一步愈合倾向已经有 3 个月的称为股骨骨不连。

二、护理

(一)术前护理

1.病情观察

(1)全身情况:密切观察患者意识及生命体征。

(2)局部情况:①观察患肢的肿胀、畸形、疼痛情况;②观察肢体神经功能情况,包括感觉和运动;③观察肢体血液循环情况,包括皮肤温度和足背动脉搏动情况;④了解首次手术时间、骨不连的原因及是否存在感染。

2.体位

平卧位时,抬高患肢,保持外展中立位。

3.饮食

给予高纤维素、高蛋白饮食,保证每日足够的热量,如有合并症给予相应的饮食;指导患者多饮水,如无禁忌每日液体入量(含饮水)至少在 2000 mL 以上,预防泌尿系感染和深静脉血栓的形成。

4.术前准备

(1)完善术前常规检查及化验。感染患者查红细胞沉降率及 CRP、血清降钙素原测定,骨不连部位穿刺活检,细菌学检查。

(2)皮肤准备:术前 3 d 开始每日清洗患肢及会阴部,手术切口周围毛发术日剃除。

(3)女性患者如在月经期应通知医生。

(4)术前禁食水时间:术前 8 h 禁食、4 h 禁水。

(5)术前宣教:入院后戒烟戒酒;术前晚保持良好睡眠。如伤口有感染保持该部位清洁。

5.并发症的预防及护理

卧床期间预防肺部感染、泌尿系感染、下肢深静脉血栓、脂肪栓塞、压疮、便秘等并发症。

6.用药观察及指导

注意观察用药的效果及不良反应;评估患者有无使用阿司匹林、氯吡格雷、华法林、利血平等影响手术麻醉的药物,并通知医生;应用抗凝药物时应注意观察有无出血倾向(女性患者使用时询问是否为月经期)。如存在感染,按规定使用抗生素,如使用抗生素注意患者有无过敏史。

7.疼痛

做好疼痛健康教育;评估患者疼痛程度,给予相应镇痛措施并观察镇痛效果。

8.心理护理

评估患者的心理状态及需求,患者一般因二次手术心理压力很大,向患者讲解疾病及手术相关知识,减轻患者焦虑紧张情绪,积极配合手术。

(二)术后护理

1.病情观察

(1)同术前。

(2)观察尿量:留置尿管者观察每小时尿量至术后 6 h,无留置尿管者回房后评估膀胱充盈情况,4 h 未排尿者及时查找原因并记录。

2.术后体位

(1)全麻术后去枕平卧,头偏向一侧,意识清醒后头下垫枕头或抬高床头。椎管内麻醉去枕平卧位 6 h。

(2)患肢抬高保持外展中立位。

3.饮食

全麻完全清醒、椎管内麻醉者 6 h 可饮少量的温开水,如无呛咳、恶心、呕吐、腹胀再给予流质饮食,以后逐渐过渡到半流食或普食。

4.并发症的预防及护理

同术前。特别注意脂肪栓塞:如患者行股骨干骨折带锁髓内钉固定术,特别是扩髓后,应特别注意患者有无呼吸困难、发绀、心率快、血压下降等肺栓塞的症状。注意有无意识障碍,如烦躁、谵妄、昏迷、抽搐等脑栓塞的症状。发现异常立即报告医生,采取紧急措施进行处理。注意患者感染情况。

5.伤口及引流管护理

观察伤口渗出情况,如有引流管保持引流管的通畅,观察并记录引流液的颜色、性质和量。如果引流量短时间内增多,每小时超过 100 mL 或总量超过 400 mL,测量生命体征及时通知医生处理。每 3 d 伤口换药 1 次,如伤口渗液明显,即时换药。

6.用药观察及指导

注意观察用药的效果及不良反应;应用抗凝药物时应注意观察有无出血倾向。感染患者合理应用抗生素。

7.疼痛护理

根据患者手术方式,评估患者疼痛程度,提前给予相应的镇痛措施并观察镇痛效果。

8.心理护理

多与患者沟通交流,解除患者的疑虑。

第二节 桡骨远端骨折

一、概述

桡骨远端骨折是指距桡骨远端关节面 3 cm 以内的骨折。

二、护理

(一)术前护理

1.病情观察

(1)全身情况:密切观察患者意识及生命体征。

(2)局部情况:①观察患肢的肿胀、畸形、疼痛情况;②观察肢体神经功能情况,包括感觉和运动;③观察肢体血液循环情况,包括皮肤温度和桡动脉搏动情况;④观察有无开放伤,有无血管神经的损伤。

2.体位

平卧位时,抬高患肢。

3.饮食

给予高纤维素、高蛋白饮食,保证每日足够的热量;指导患者多饮水,如无禁忌每日液体入量(含饮水)至少在 2 000 mL 以上。

4.术前准备

(1)完善术前常规检查及化验。

(2)皮肤准备:术前 3 d 开始每日清洗患者的患肢及腋窝部位;手术切口周围的毛发应于术日进行剃除。

(3)女性患者如在月经期应通知医生。

(4)术前禁食水时间:术前 8 h 禁食、4 h 禁水。

(5)术前宣教:入院后戒烟戒酒;术前晚保持良好睡眠。

5.并发症的预防及护理

有外周血管神经功能障碍的风险,腕关节僵硬,警惕骨筋膜室综合征。

6.用药观察及指导

使用消肿药物,注意观察用药的效果及不良反应。

7.疼痛护理

做好疼痛健康教育;评估患者疼痛程度给予相应镇痛措施,并观察镇痛效果。

8.心理护理

向患者讲解疾病及手术相关知识,减轻患者焦虑紧张情绪,积极配合手术。

(二)术后护理

1.病情观察

(1)同术前。

(2)观察尿量:留置尿管者观察每小时尿量;无留置尿管者回房后评估膀胱充盈情况,4 h 未排尿者及时查找原因并记录。

2.体位

全麻术后去枕平卧头偏向一侧,意识清醒后头下垫枕头或抬高床头;臂丛麻醉抬高患肢。

3.饮食

全麻完全清醒、臂丛麻醉者2 h后可饮少量的温开水,如无呛咳、恶心、呕吐、腹胀再给予流质,以后逐渐过渡到半流质或普食。

4.并发症的预防及护理

同术前。

5.伤口护理

出血短时间内每小时超过100 mL或总量超过400 mL,测量生命体征后及时通知医生。

6.用药观察及指导

注意观察用药的效果及不良反应;应用抗凝药物时应注意观察有无出血倾向。

7.疼痛护理

根据患者手术方式,评估患者疼痛程度,提前给予相应的镇痛措施并观察镇痛效果。

8.心理护理

多与患者沟通交流,讲解早期活动的重要性,解除患者思想顾虑。

第三节　肩关节脱位

一、概述

(一)定义

肩关节脱位是指盂肱关节脱位。

(二)分类

根据损伤机制、脱位方向,分为前脱位、后脱位、上脱位。肩关节前脱位最常见,常见的暴力形式为间接外力。

肘或手撑地摔倒时,肩关节处于外展、外旋和后伸位,肱骨头突破关节囊,发生肩关节前脱位。肩关节前脱位分为盂下脱位、喙突下脱位、锁骨下脱位及胸内脱位。肩关节脱位常合并肱骨大结节撕脱骨折和肩袖损伤。

二、护理

(一)术前护理

1.病情观察

(1)全身情况:密切观察患者意识及生命体征。

(2)局部情况:①观察患肢肿胀、疼痛、活动情况;②观察患肢神经功能情况,包括感觉和运动;③观察肢体血液循环情况,包括肢体温度和桡动脉搏动情况;④观察是否开放性骨折、骨折合并肩部皮肤撕脱伤或其他合并伤。

2.体位

平卧位时,外展患肢,侧卧时取健侧卧位。

3.饮食

给予高纤维素、高蛋白饮食,保证每日足够的热量,如有合并症给予相应的治疗饮食;指导患者多饮水,如无禁忌每日液体入量(含饮水)至少在 2 000 mL 以上,预防泌尿系感染和深静脉血栓的形成。

4.并发症的预防及护理

卧床期间预防压疮、肺部感染、深静脉血栓、便秘等并发症的发生。

5.外展架的护理

维持肩关节外展位。

6.用药观察及指导

注意观察用药的效果及不良反应;评估患者有无使用阿司匹林、氯吡咯雷、华法林、利血平等影响手术麻醉的药物,并通知医生;应用抗凝药物时应注意观察有无出血倾向。

7.术前准备

(1)完善术前常规检查及化验。

(2)皮肤准备:术前 3 d 开始每日清洗患者的患肢及腋窝部;手术切口周围毛发应于术日剃除。

(3)女性患者如在月经期应通知医生。

(4)术前禁食水时间:术前 8 h 禁食、4 h 禁水。

(5)术前宣教:入院后戒烟戒酒;术前晚保持良好睡眠。

8.疼痛护理

做好疼痛健康教育;评估患者疼痛程度,给予相应镇痛措施,并观察镇痛效果。

9.心理护理

评估患者的心理状态及需求,向患者讲解疾病及手术相关知识,减轻患者焦虑紧张情绪,积极配合手术。

(二)术后护理

1.病情观察

(1)同术前。观察患者的意识、生命体征及病情变化,必要时给予吸氧、心电监护。老年人常合并有心、脑血管疾病和糖尿病,密切观察患者的意识、血压、脉搏、呼吸等变化,发现异常及时处理。同时注意观察其患肢的感觉、运动及血液循环情况。

(2)观察尿量:留置尿管者观察每小时尿量至术后 6 h,无留置尿管者回房后评估膀胱充盈情况,4 h 未排尿者及时查找原因并记录。

2.术后体位

全麻术后去枕平卧,头偏向一侧,意识清醒后头下垫枕头或抬高床头;6 h 后可给予适当摇高床头,术后 1～2 d 可根据情况考虑下床活动;术后患肢用外展支架固定,使伤肩呈 60°,前屈 30°～40°,一般需 3～4 周。

3.饮食

全麻完全清醒、椎管内麻醉者 6 h 后可饮少量的温开水,如无呛咳、恶心、呕吐、腹胀再给予流食,以后逐渐过渡到半流食或普食。

4.并发症的预防及护理

同术前。术后发生神经损伤并不多见，但如果出现患肢的无力，肩关节外展功能丧失，要考虑有臂丛神经损伤，应及时通知医生，给予神经营养药物，局部理疗，加强手指各关节及腕关节的主、被动活动，防止肌肉萎缩和关节僵硬。

5.伤口及引流管护理

观察伤口渗出情况，如有引流管保持引流管的通畅，观察并记录引流液的颜色、性质和量。如果引流量短时间内增多，每小时超过 100 mL 或总量超过 400 mL，测量生命体征及时通知医生处理。

6.用药观察及指导

注意观察用药的效果及不良反应；应用抗凝药物时应注意观察有无出血倾向。

7.疼痛护理

根据患者手术方式，评估患者疼痛程度，提前给予相应的镇痛措施并观察镇痛效果。

8.心理护理

多与患者沟通交流，解除患者的疑虑。

9.康复锻炼

协助患者进行康复功能锻炼，康复锻炼以肩周软组织的生理性恢复及患者康复锻炼时对疼痛的耐受程度为标准。术后早期在医生的指导下，开始肩关节各方向适应的被动活动、主动活动，以防止肌肉纤维化、粘连、关节僵硬。

(1)手部锻炼：术后 0～1 d 用力握拳，持续几秒，然后用力伸手指。

(2)腕关节锻炼：术后 2 d 起，用双手对掌练习背伸活动，以不感到疲劳为宜。

(3)肘关节锻炼：术后 3～5 d 起，患肢在外展架固定肩关节的情况下，做伸肘、屈肘活动。

(4)肩关节锻炼 3～4 周后去除外展支架固定，开始在健肢的帮助下行患肢的外展、内收、外展、上举运动等训练。

第四节　股骨头缺血性坏死

一、概述

股骨头缺血性坏死(avascular necrosis of femoral head,AVN)又称股骨头坏死(osteonecrosis of the femoral head,ONFH)，是骨科常见且难治性疾病。ONFH 分为创伤性和非创伤性两大类。ONFH 系指股骨头血供受损或中断，导致骨髓成分及骨细胞死亡，紧接着发生随后的修复并导致股骨头结构改变，甚至塌陷的系列病理改变与临床表现。ONFH 的高危人群如下。

(1)髋部创伤：股骨头、颈骨折；髋臼骨折；髋关节脱位；髋部严重扭伤或挫伤。

(2)大剂量长时间应用糖皮质激素。

(3)长期大量饮酒。

(4)高凝低纤溶倾向和自体免疫性疾病。

(5)有增/减压舱工作史。

(6)其他不明原因。

二、护理

(一)术前护理

1.病情观察

(1)全身情况:密切观察患者意识及生命体征。

(2)局部情况:观察髋部及腹股沟区的疼痛情况。

2.体位

自主体位。

3.饮食

指导患者高蛋白、高纤维素饮食,保证每日患者的热量足够,多饮水。糖尿病、高血压等患者给予相应饮食指导。术前晚进食清淡、易消化饮食。

4.并发症的预防及护理

预防呼吸系统、泌尿系统、深静脉血栓、压疮、便秘等并发症。

5.用药观察及指导

注意观察用药的效果及不良反应;评估患者有无使用阿司匹林、氯吡格雷、华法林、利血平等影响手术及麻醉的药物,并通知医生;应用抗凝药物时应注意观察有无出血倾向。

6.术前准备

(1)完善术前常规检查及化验。

(2)皮肤准备:患者入院后开始每日清洁患肢,手术日晨剃除手术切口周围的毛发。

(3)女性患者如在月经期应通知医生。

(4)术前禁食水时间:术前8 h禁食、4 h禁水。

(5)术前宣教:入院后戒烟酒;术前晚保持良好睡眠。备丁字鞋、T型枕、备血、术前用药。

(6)指导患者正确使用拐杖。练习床上大小便。

7.疼痛

做好疼痛健康教育,评估患者疼痛程度给予相应镇痛措施,并观察镇痛效果。

8.心理护理

评估患者的心理状态及需求,向患者讲解疾病及手术相关知识,减轻患者焦虑紧张情绪,积极配合手术。

(二)术后护理

1.病情观察

(1)同术前。

(2)观察尿量:留置尿管者观察每小时尿量;无留置尿管者回房后评估膀胱充盈情况,4 h后未排尿者及时查找原因并记录。

2.体位

(1)全麻术后未清醒者取平卧位,头偏向一侧;意识清醒后头下垫枕头或抬高床头。椎管内麻醉去枕平卧6 h。

(2)患肢外展中立位,双腿间夹T型枕,必要时丁字鞋固定。

3.饮食

全麻完全清醒和椎管内麻醉者 6 h 后可饮少量的温开水,如无呛咳、恶心、呕吐、腹胀再给予流质饮食,以后逐渐过渡到半流质饮食或普通饮食。

4.并发症的预防及护理

同术前,尤其注意深静脉血栓的预防。

5.伤口及引流管护理

观察切口有无渗血,如有引流管应保持通畅,观察并记录引流液的颜色、性质和量,如果引流量短时间内增多,每小时超过 100 mL 或总量超过 400 mL,测量生命体征及时通知医生处理,给予冰袋冷敷。

6.用药观察及指导

注意观察用药的效果及不良反应;应用抗凝药物时应注意观察有无出血倾向。

7.疼痛

根据患者手术方式,评估患者疼痛程度,提前给予相应的镇痛措施,并观察镇痛效果。

8.心理护理

多与患者沟通交流,解除患者的疑虑。

9.康复锻炼

术后麻醉未消退时给予被动进行踝泵锻炼,麻醉消退后主动进行股四头肌及踝泵运动。第二天进行直腿抬高训练,术后 1~3 d,患者可酌情扶双拐下地活动。

第五节　脊柱结核

一、术前护理

1.专科护理

胸椎结核的患者,应加强深呼吸有效咳嗽及吹气球的训练,促进肺膨胀,增加肺活量;颈椎结核的患者,术前 3~5 d 行气管、食管牵拉训练,训练中防止用力过猛,以免发生呛咳、疼痛或喉头水肿。

2.术前准备

(1)完善术前常规检查及化验。

(2)皮肤准备:患者入院后开始每日清洁患处,手术日晨剃除手术切口周围的毛发。

(3)女性患者如在月经期应通知医生。

(4)术前禁食水时间:术前 8 h 禁食、4 h 禁水。

(5)术前宣教:入院后戒烟戒酒;术前晚保持良好睡眠。

二、术后护理

1.伤口及引流管护理

观察切口有无渗血,如有引流管应保持通畅,观察并记录引流液的颜色、性质和量,如果引流量短时间内增多,每小时超过 100 mL 或总量超过 400 mL,测量生命体征及时通知医生处理。

2.康复锻炼

术后麻醉未消退时给予被动踝泵锻炼,麻醉消退后主动进行股四头肌及踝泵运动。第二天屈髋屈膝活动练习。颈椎结核患者术后一般 2~3 d 后,就可以戴颈托下床活动。胸椎或腰椎结核患者术后,一般卧床一个半月后,可遵医嘱戴腰围下床活动。

第六节 髋关节结核

一、概述

髋关节结核占全身骨与关节结核发病率的第三位,儿童多见,单侧性的居多。

二、护理

(一)术前护理

1.术前准备

(1)完善术前常规检查及化验。

(2)皮肤准备:患者入院后开始每日清洁患肢,手术日晨剃除手术切口周围的毛发。

(3)女性患者如在月经期应通知医生。

(4)术前禁食水时间:术前 8 h 禁食,4 h 禁水。

(5)术前宣教:入院后戒烟戒酒;术前晚保持良好睡眠。备 T 形枕、丁字鞋、备血、术前用药。

2.疼痛

做好疼痛健康教育,评估患者疼痛程度给予相应镇痛措施,并观察镇痛效果。

3.心理护理

评估患者的心理状态及需求,讲解疾病相关知识,减轻患者焦虑紧张情绪。

(二)术后护理

1.体位

全麻术后未清醒者取平卧位,头偏向一侧;意识清醒后头下垫枕头。椎管内麻醉去枕平卧 6 h。患肢外展中立位,丁字鞋固定,双腿间夹 T 形枕。

2.并发症的预防及护理

同术前,尤其注意深静脉血栓的预防。

3.伤口及引流管护理

观察切口有无渗血,如有引流管应保持通畅,观察并记录引流液的颜色、性质和量,如果引流量短时间内增多,每小时超过 100 mL 或总量超过 400 mL,测量生命体征及时通知医生处理。

4.心理护理

多与患者沟通交流,解除患者的疑虑。

第九章　口腔科护理

第一节　口腔炎患儿的护理

一、护理评估

1. 健康史

引起口炎的主要有细菌、病毒及真菌,因受伤感染或全身抵抗力下降而诱发。细菌感染性口炎常以链球菌和葡萄球菌为主要致病菌。

这些细菌在急性感染、长期腹泻、长期使用广谱抗生素及糖皮质激素、有全身性疾病等机体抵抗力低下的状况下,若口腔不洁、奶具消毒不严格、饮食过热等则可致细菌大量繁殖,从而引起的急性口腔黏膜损伤。

(1)鹅口疮。又名雪口病,为白色念珠菌感染在黏膜表面形成白色斑膜的疾病。多见于新生儿和婴幼儿,营养不良、腹泻、长期应用广谱抗生素或激素的患儿易发生本病。使用污染的奶具或新生儿在出生时经产道均可导致感染。

(2)疱疹性口腔炎。亦称疱疹性牙龈口炎,为单纯疱疹病毒感染所致。多见于1~3岁小儿。终年可发生,传染性强,常在集体托幼机构引起小流行。

(3)溃疡性口炎。主要致病菌有链球菌、金黄色葡萄球菌、肺炎球菌等。多见于急性感染、长期腹泻等抵抗力降低,口腔不洁情况下发病。

2. 身体状况

(1)鹅口疮。口腔黏膜表面覆盖白色乳凝块样小点或小片状物,可逐渐融合成大片,不易擦去,强行剥离后,局部黏膜潮红、可有渗血。患处不痛、不流涎、不影响吃奶,一般无全身症状。最常见于颊黏膜,其次是舌、齿龈和上腭,重症则整个口腔均被白色斑膜覆盖,甚至可蔓延到咽、喉头、食管、气管、肺等处而危及生命。重症患儿可出现低热、拒食、呕吐、吞咽困难或呼吸困难。

(2)疱疹性口炎。起病时发热,体温可达 38 ℃~40 ℃,1~2 d后,齿龈、舌、唇内、颊黏膜处出现散在或成簇的黄白色小疱疹,直径 2~3 mm,周围有红晕,迅速破溃后形成浅溃疡,上面覆盖黄白色纤维渗出物,有时累及上腭及咽部,口角及唇周皮肤亦常发生疱疹。局部疼痛、拒食、流涎、烦躁、颌下淋巴结肿大。体温在 3~5 d后恢复正常,病程约1~2周。

本病应与由柯萨奇病毒引起的疱疹性咽峡炎相鉴别。后者疱疹主要在咽部和软腭,有时见于舌,但不累及齿龈和颊黏膜,颌下淋巴结不肿大,多发生于夏秋季。

(3)溃疡性口炎。多见于婴幼儿,常发生于急性感染、长期腹泻等机体抵抗力降低时,口腔不洁更利于细菌繁殖而致病。口腔各部位均可发生,常见于舌、唇内及颊黏膜处,可蔓延到唇及咽喉部。开始时口腔黏膜充血水肿,随后形成大小不等的糜烂或溃疡,上有纤维素性炎性渗出物形成假膜,常呈灰白色,边界清楚,易拭去,遗留溢血的创面,但不久又被假膜覆盖。局部疼痛、流涎、拒食、烦躁,常有发热,可达 39 ℃~40 ℃,局部淋巴结肿大。饮食甚少者可出现脱水和酸中毒。

二、护理诊断及合作性问题

(1)口腔黏膜受损与护理不当、理化因素刺激、抵抗力低下及病原体感染有关。

(2)疼痛与口腔黏膜炎症和破损有关。

(3)体温过高与感染有关。

三、护理目标

(1)患儿的口腔黏膜受损症状减轻或消失。

(2)患儿的疼痛能有所缓解。

(3)患儿体温未升高,或升高后能及时缓解。

(4)患儿家长能掌握正确的口腔清洁和涂药方法以及家庭护理方法。

四、护理措施

1. 促进口腔黏膜愈合

(1)保持口腔清洁。鼓励患儿多饮水,进食后漱口,保持口腔黏膜湿润和清洁。用 3% 过氧化氢溶液或 0.1% 利凡诺溶液清洗溃疡面,较大儿童可用含漱剂,适用于各种口炎。鹅口疮患儿宜用 2% 的碳酸氢钠溶液清洁口腔,每日 2~4 次,以餐后 1 h 左右为宜。对流涎者,及时清除流出物,保持皮肤干燥、清洁,避免引起皮肤湿疹及糜烂。

(2)按医嘱正确涂药。鹅口疮患儿局部可涂 10 万~20 万单位/mL 制霉菌素鱼肝油混悬溶液,每日 3~4 次。疱疹性口炎患儿局部可涂疱疹净抑制病毒,也可喷洒西瓜霜、锡类散、冰硼散等;溃疡性口炎可涂 5% 金霉素鱼肝油、锡类散等。涂药前先清洗口腔,然后用无菌纱布或干棉球放在颊黏膜腮腺管口处或舌系带两侧,以隔断唾液;再用干棉球将病变部黏膜表面吸干净后方能涂药;涂药后嘱患儿闭口 10 min,然后取出隔离唾液的纱布或棉球,不可立即漱口、饮水或进食;小婴儿不配合时可直接涂药。在清洁口腔及局部涂药时应注意手法,用棉签在溃疡面上滚动式涂药,切不可摩擦,以免患儿疼痛加重。

2. 减轻疼痛

饮食以温凉流质或半流质食物为宜,避免酸、辣、热、粗、硬等刺激性食物,利于减轻疼痛。清洁口腔及局部涂药时,动作要轻、快、准,以免使患儿疼痛加重。对由于疼痛影响进食者,可按医嘱在进食前局部涂 2% 利多卡因。对不能进食者,应给予肠道外营养,以确保能量与水分供给。

3. 维持正常体温

对发热患儿,可遵医嘱给予物理降温,必要时药物降温。

五、健康指导

(1)向家长解释勤喂温开水的意义,给家长示教清洁口腔及局部涂药的方法,为患儿做口腔护理前、后要洗手。

(2)告诉家长患儿的食具、玩具、毛巾等要及时消毒,哺乳妇女的内衣要及时更换、保持乳头清洁。鹅口疮患儿使用过的乳瓶及乳头,应放于 5% 碳酸氢钠溶液浸泡 30 min 后再煮沸消毒。疱疹性口炎具有较强的传染性,应注意隔离,以防传染。

（3）指导家长应纠正患儿吮指、不刷牙等不良习惯，年长儿进食后漱口，培养儿童良好的卫生习惯。宣传均衡营养对提高机体抵抗力的重要性，避免偏食、挑食，培养良好的饮食习惯。食具专用，做好清洁消毒工作。

第二节 急性牙髓炎

急性牙髓炎是指牙髓组织的急性炎症，是临床上引起患者剧烈牙痛的主要原因。感染是急性牙髓炎的主要病因，主要来自深龋。牙髓的感染亦可通过根尖孔引起根尖周炎。

一、病因

1.细菌感染

牙髓炎多继发于深龋，主要是细菌、毒素或其他理化因素，通过牙本质小管、暴露的牙髓和牙周途径刺激牙髓，造成牙髓组织的炎症。此外，亦可由血源性感染所引起。

2.物理、化学因素

创伤性咬合、充填物过高等引起的慢性咬合创伤和牙的急性创伤可影响牙髓的血供，引起牙髓病变。牙体治疗时温度过高、电流及机械压力等物理刺激可引起牙髓充血，转化成牙髓炎。

二、发病机制

由于牙髓腔四壁坚硬，当牙髓急性炎症时，血管扩张充血、渗出无缓解的余地，导致髓腔内压力急剧增高，使牙髓神经受压，加上炎性渗出物的刺激而使疼痛极为剧烈。

三、治疗原则

主要是应急开髓减压及药物止痛，以缓解症状，减轻患者痛苦。专科治疗时应尽量保存活髓或保存患牙。

四、护理评估

（一）健康史

了解患者有无龋病、牙周病史，有无外伤史、疼痛史，有无牙齿遇冷、热、酸、甜疼痛史，牙齿有无受理化因素的刺激。了解疼痛发作的方式、性质、持续时间、缓解方式等情况。

（二）临床表现

1.症状与体征

急性牙髓炎的临床特征是发病急，疼痛剧烈，具有以下特点。

（1）自发性、阵发性：即使没有外界因素的刺激，牙齿也会产生剧烈疼痛。疼痛常呈间歇性发作，在牙髓炎早期，发作时间短，间歇时间长；而到晚期，发作时间长，间歇时间短。

（2）夜间比白天重：尤其在平卧时更明显，患者经常于夜间来就诊。

（3）温度刺激可使疼痛加重：无论在发作时或间歇期，遇冷、热刺激可引起疼痛加剧。一般牙髓炎早期对冷刺激较为敏感，而晚期对热刺激较为敏感，冷刺激反而使疼痛减轻。因此，患者就诊时常口含冷水以减轻疼痛。

（4）疼痛不能定位：牙髓炎疼痛发作时，患者常不能准确指出患牙的位置。疼痛常可沿三叉神经放射至同侧头面部。

检查时可发现牙体、牙周组织有病变，如龋病、楔状缺损、深牙周袋等，患牙可有叩击痛，冷、热试验可诱发牙痛。

2.心理－社会状况

很多患者认为牙痛不算什么大病，只要能忍得住就不去就医，对疾病不重视，等病情发展到疼痛难以忍受，以至于不能进食和入睡，才意识到疾病的严重性，求治心切，但又畏惧牙钻。

（三）辅助检查

X线片可显示牙体、牙周组织有损坏。

五、护理诊断

（1）疼痛与牙髓感染引起血管扩张和渗出物增多、髓腔内压力增大有关。

（2）睡眠形态紊乱与疼痛有关。

（3）焦虑与疼痛反复发作有关。

（4）缺乏有关急性牙髓炎早期防治的知识。

六、护理措施

（一）应急处理

1.开髓减压

开髓减压是止痛最有效的方法。先稳定患者情绪，解释钻牙的目的，消除患者的紧张情绪。局麻下开髓后可见脓血流出，用温热生理盐水协助冲洗髓腔，将丁香油棉球置于龋洞内。

2.药物止痛

用丁香油、樟脑酚、牙痛水棉球置于龋洞，同时口服镇痛类药物，可收到暂时止痛作用。

3.针灸止痛

针刺合谷穴、下关穴、牙痛穴、颊车穴等穴位。

（二）保存牙髓治疗的护理

牙痛缓解后，应行专科治疗。对年轻恒牙或炎症只波及部分冠髓者常做直接盖髓术或活髓切断术。术前护士应准备好各种器械、药物及调制材料。

（三）保存牙体治疗的护理

无条件保存活髓的牙齿可视不同情况行干髓、塑化或根管治疗。若治疗效果不良或患牙无保留价值，可予以拔除。术前护士应向患者说明治疗方式，备好器械及药物，准备失活剂。

七、健康教育

向患者及其家属介绍急性牙髓炎的发病原因、止痛方法、防治方法和治疗目的等知识。让患者了解急性牙髓炎若不及时治疗，可导致牙髓坏死，甚至发展为根尖周炎，最后牙齿松动脱落。如果及时发现并给予正确处理，则可保留牙体或活髓。故应做到早发现、早治疗。养成早晚刷牙的良好习惯，以保持口腔卫生，避免牙齿受到冷、热或外伤刺激。

第十章 肿瘤科护理

第一节 肿瘤放射治疗

人体组织对放射线的敏感性与其增生能力成正比,与其分化程度成反比。同等剂量下,放射反应性与照射面积有关,身体受照射面积越大,反应越大。正常组织分成早反应组织和晚反应组织,一般认为更新快的组织在放疗中是早反应组织,而更新慢的组织属于晚反应组织,肿瘤基本属于早反应组织。

一、早反应组织受照射后的表现

皮肤、黏膜、骨髓、精原细胞等属于早反应组织,在放疗过程中其存活干细胞的再增生是主要现象,在照射期间或照射后几天即会发生克隆源细胞的补偿性增生。再增生的出现取决于损伤发展的速度及其严重程度,适当延长治疗时间,有利于细胞的补偿性增生,以减轻放射反应。

(一)皮肤反应和损伤

1.急性反应

一般分为三度。Ⅰ度:发生红斑、潮红、有烧灼和刺痒的感觉,最后逐渐变成暗红,表皮脱落,称干性皮炎。Ⅱ度:充血、水肿、水疱形成,发生糜烂,有渗出液,称为湿性皮炎。Ⅲ度:放射性溃疡,表现为灰白色坏死组织覆盖,边界清楚,底部较光滑,呈火山口型形成痂下溃疡,有剧痛。

2.慢性反应

放疗后数日、数年出现的反应。表皮萎缩变薄,浅表毛细血管扩张,有时有色素沉着、脱屑、皮肤瘙痒、易受损破溃。高能射线可致皮下组织纤维化,有时成板样坚硬,纤维化的程度与早期皮肤反应的严重性无关。有皮下组织纤维化的患者常可合并感染,发生放射性蜂窝织炎,有高热,局部红肿热痛,可用抗生素治疗但易复发,晚期慢性放射性皮炎,其溃疡可向深部组织发展,甚至累及骨组织,并发坏死性骨髓炎。

3.处理

放射治疗时,保持皮肤干燥、清洁;从放疗开始,放射野使用放射治疗皮肤保护剂;一旦出现湿性皮炎,可外用松花六一散。避免理化刺激,放疗中禁用湿敷、热敷、化妆品及有刺激的药膏,避免烈日暴晒和严寒冷冻,不要剃须,衣服要柔软,禁忌搔抓、按摩,避免外伤(数年后仍应注意)。

(二)口腔黏膜反应

1.临床表现

口腔黏膜反应出现时间较皮肤早,一般在放疗后2~3周最为严重,以后可自行缓解,表现为充血、白点、融合成片和浅表溃疡,可有伪膜形成。

2.处理

放疗中嘱患者戒烟酒,避免吃过热、过硬及刺激性食物,保持口腔清洁。反应明显时,可服清热解毒药、消炎镇痛类药,也可用口腔溃疡糊、锡类散等局部涂拭及维生素 B_{12} 含服。维生素 B_{12} 含服对口腔黏膜溃疡有较好的疗效,能促进愈合并有镇痛作用。疼痛严重者,进食前可用 2% 普鲁卡因或 1% 丁卡因(地卡因)含服,以缓解疼痛。

(三)造血系统

造血系统受照射后,干细胞减少,常常表现为外周血的白细胞和血小板下降。红细胞寿命较长,故贫血出现较晚。当白细胞数量低于 $3.0\times10^9/L$,血小板低于 $80\times10^9/L$ 时,要考虑暂停放疗。放疗中要注意患者的营养,对已有血常规下降者可用中医药治疗。白细胞过低者可使用细胞生长刺激因子等生物制剂,并谨防感染。

(四)小肠、结肠和直肠

(1)小肠对放射线较敏感,常规放疗 40~50 Gy 可有 1%~5% 的患者出现小肠放射反应,甚至会发生肠坏死、溃疡、穿孔及梗阻,照射剂量如达 65 Gy 以上,可升到 25%~50%,故腹腔照射时剂量不宜过高,特别是有肠粘连者更应注意。另外,全小肠照射 30 Gy/(3~4 周)时,往往发生吸收不良综合征、水样腹泻等,可按肠炎处理,严重者暂停照射。在照射腹部时应尽量避开小肠,以减轻小肠反应,可用压迫器推开小肠或改变体位(头低足高、侧卧水平)照射等方法。

(2)结肠、直肠因盆腔肿瘤接受放疗者,多数患者的直肠会发生组织学变化,大多数患者放疗后症状轻微,但 2.5%~15% 的患者可有显著的结、直肠炎症表现。这些患者接受放疗数天、数周后,可出现里急后重、黏液血便、腹泻(多系肠功能障碍所致)、便秘及肛管疼痛等症状,放疗后数月或数年,可因肠壁血管损伤(闭塞或狭窄)引起广泛黏膜溃疡、肠腔狭窄、出血甚至肠穿孔、坏死,直肠、乙状结肠、阴道、膀胱及邻近肠管之间形成瘘道等。

(3)放疗所致结直肠损伤目前尚无特效的治疗,多数学者主张改变时间—剂量关系,即增加治疗的间隔时间,或减少剂量及每次照射量,以减轻放射反应,放疗中应避免吃刺激性、不易消化的食物。放射性结直肠炎的治疗主要是对症治疗,包括使用镇静药,肛管应用麻痹性膏剂以舒缓肠痉挛。对里急后重严重者,可试用氢化可的松、氢氧化铝直肠乳剂及抗生素等灌肠治疗,对慢性放射性直肠炎的出血可用止血药、局部烧灼、激光等治疗,对失血过多或危及生命的大出血则需输血及手术治疗。

(五)睾丸、卵巢

睾丸精原细胞对放射线敏感,睾丸照射 1.06 Gy 就可能发生不育,照射 2 Gy 后几个月才能开始再产生精子。因此放射时应尽量保护睾丸。卵巢照射 1.5~2.0 Gy,月经即可受抑制,2~3 Gy 就可能发生不育。30 Gy 左右可使卵巢功能完全停止。因此,对年轻、需生育的妇女患者应尽可能保护卵巢。

二、晚反应组织受照射后的表现

无再增生能力,仅有修复功能的一类组织,如脊髓、肾、肺、皮肤、骨、纤维、脉管系统等均属晚反应组织。

(一)肺

肺部照射 20 Gy 即可产生永久性损害,因而肺癌放疗时,肺的放射性纤维化是不可避免的,若范围不大则影响轻微,常无明显症状,但治疗胸外肿瘤时应尽量减少肺的照射。重点注意的是预防和及时处理放射性肺炎。放射性肺炎是否发生与照射面积、部位、心肺功能等有关;照射部位位于肺门纵隔附近时易发生,肺尖部较少发生;慢性气管炎、肺气肿患者易发生。放疗前或放疗中并用化疗药如环磷酰胺、多柔比星、丝裂霉素等可降低肺的耐受量。放射性肺炎分为急性和慢性两个阶段。

1.急性放射性肺炎

急性放射性肺炎发生在治疗后的 3 周,4～6 周达到高峰,2～3 个月消退。常见症状是刺激性干咳,可能有低热、盗汗及呼吸困难。若伴有感染则症状明显加重,有突然高热、胸痛、发绀及气急等,治疗主要使用大量的皮质激素、抗生素和吸氧等。

2.慢性放射性肺炎

主要因肺纤维化而造成,表现为持续性、刺激性干咳及肺功能减退,通常于治疗后的 2～3 个月出现,可持续多年。治疗主要是消炎、止咳祛痰及大剂量维生素支持治疗,对重患者则要加用皮质激素、抗生素、吸氧等措施。

(二)脊髓和脑

(1)放疗可导致脑脊髓充血、水肿(无菌性坏死),可加重颅内、椎管内高压。有些人在放疗后数周至 3～4 个月可出现中枢神经系统症状和体征,表现为嗜睡、头晕、脑脊液中细胞数和蛋白增高,有时有低热,不作处理,2 周左右亦能自愈,用皮质激素治疗有效,不要认为肿瘤复发而急于再次手术。

(2)在放疗后数月到数年内可发生放射性脊髓炎、放射性脑坏死。放射性脊髓炎,一般在放疗后数月到 1 年后发生,其早期症状可表现为一侧或双侧肢体的感觉异常,低头时颈有触电样感觉即 Lhermitte 征,多数可自愈,少数以后发展为典型的脊髓半切综合征,一侧痛、温觉障碍和对侧运动障碍,双侧痛温觉障碍,单侧运动障碍。也可能发展为脊髓横贯性损伤或梗死,表现为截瘫。放射性脑坏死,临床表现为逐渐加重的嗜睡、记忆力及智力减退、脑神经麻痹及头痛、恶心呕吐等颅内压增高症状。放射性脑坏死有时很难与肿瘤复发鉴别。

(3)放射性脊髓、脑病,临床治疗主要采用大剂量皮质激素、维生素 C 和 B 族维生素、能量合剂和脱水剂,高压氧舱仅对感觉异常者有效,对已有运动障碍者无效。

(三)肝脏、肾脏

(1)肝脏的耐受量与受照的肝体积有关。全肝照射大于 30 Gy,则可能发生放射性肝炎,表现为肝大、腹腔积液、黄疸及肝衰竭。治疗主要是卧床休息,高热量、低脂肪饮食及中西药保肝治疗。轻者肝功能在 1 个月内可恢复正常,严重者可因肝衰竭致死。

(2)肾脏的耐受量较低,常规全肾照射 20 Gy,5 年内有 1%～5%的患者发生放射性肾炎。急性放射性肾炎,常发生在放疗后 6～8 周,出现蛋白尿、高血压、贫血和心脏肥大等症状。治疗方法同肾小球肾炎,必要时使用人工肾渡过急性期,部分患者可发展为慢性肾炎、肾萎缩及肾衰竭。

(四)心血管系统

(1)心脏损伤的临床剂量阈值为 45～50 Gy。在乳腺癌、食管癌、肺癌等放疗时均可并发心脏损伤,心脏损伤可分为以下四类。

1)急性心包炎。

2)迟发性慢性心包炎。

3)心肌炎或全心炎(包括心包、心肌和心内膜纤维变)。

4)冠状动脉粥样硬化和心肌梗死。

在并用化疗时(如多柔比星),低剂量放射也可造成损害。大血管和周围血管也可发生损害,表现为血管狭窄甚至闭塞,类似动脉粥样硬化的外形改变。

(2)辐射引起心脏损伤最显著特征是心包积液。急性期呈现发热、胸闷、胸痛、心包摩擦音、心电图异常。慢性期呈现缩窄性心包炎表现,常有呼吸困难、干咳、颈静脉压升高、肝脏肿大或周围性水肿、心电图肢导电压下降,有些患者临床症状虽不明显,但心电图检查可见异常。心包损伤的治疗主要是对症性支持疗法,如皮质激素应用、心包穿刺或心包切除。

(五)骨骼系统

生长期的骨、骺软骨经较低剂量(20 Gy)照射即可能发生损害,表现为发育障碍、畸形。成熟完整的骨及软骨即使经高剂量(70~80 Gy)照射,也很少发生改变。剂量过高或多次反复照射可发生放射性骨炎或骨坏死(脱钙或骨质增生,病理性骨折),尤其是 X 线治疗时,因骨吸收量高,故较易发生。过量照射也可引起骨骼肌萎缩、硬化。放射性骨炎、骨坏死多在放疗后 2~3 年发生,但若伴有创伤或合并感染时可提早发生,且发生率增高,故头颈部肿瘤放疗后应保持口腔清洁,3~5 年内避免拔牙,以防颌骨坏死,偶见放射性骨肉瘤。

三、全身性放射反应

(1)消化道反应:主要为食欲缺乏、恶心、呕吐及腹泻等,腹腔肿瘤照射时难免,非腹腔肿瘤治疗时出现消化道反应,可能是对肿瘤破坏时的毒性代谢产物的反应,对症处理,嘱患者多饮水及补充大量维生素,适当用些镇静药,同时应解除患者顾虑,增强患者与疾病作斗争的信心。

(2)造血系统抑制:常见为白细胞和血小板下降。白细胞低于 $3.0×10^9/L$,血小板低于 $80×10^9/L$ 要考虑暂停放疗。放疗中要注意患者的营养,对已有下降者可用药物治疗,必要时给予成分血输入,白细胞过低时应谨防感染。

(3)皮肤变态反应(过敏反应):有时表现为皮肤瘙痒、丘疹样荨麻疹等,也是对肿瘤破坏的毒性代谢产物过敏所致。

(4)免疫功能抑制:低剂量电离辐射与高剂量电离辐射对免疫功能有完全不同的效应。低剂量照射时有刺激作用,高剂量照射则有抑制作用。单次照射 75 cGy 和 500 cGy 后出现 NK 细胞活性增高峰,4~18 Gy 引起 NK 细胞活性明显抑制。恶性肿瘤患者免疫功能处于不同程度的抑制状态,电离辐射作用于机体后,其免疫功能也可进一步受到抑制。推测除由于辐射诱致癌症患者的淋巴细胞数减少外,还可能与淋巴细胞质膜成分变化等因素有关。因此放疗患者辅以免疫增强剂可增加机体免疫功能,以提高疗效。

四、放射治疗患者的护理

(一)放疗前的护理

放疗前的准备工作包括患者的生理及心理准备,护士应首先了解该患者的治疗时间、疗程、射线种类、照射部位、患者的病情及放疗的预期效果等情况,并要掌握患者的心理状态,有的放矢做好准备工作。

1.心理护理

多数患者对"放疗"缺乏正确的认识,护士应在治疗前简明扼要地向患者及其家属介绍有关放疗知识、放疗可能出现的不良反应及需要配合的事项,介绍患者阅读有关放疗的知识手册,内容应通俗易懂,图文并茂。开始放疗前,陪同患者到放疗操作室参观,解释放疗过程,使患者消除紧张恐惧心理,积极配合治疗。

2.了解并调整患者的身体状况及营养状况

放疗开始前即给予高蛋白、高维生素饮食,以增强体质。一般情况较差者应设法调整,如纠正贫血、脱水以及水、电解质紊乱等,并应做肝功能、肾功能及血常规等检查。

3.口腔护理

头颈部病变特别是照射野通过口腔时,应做好口腔卫生,如洁齿、用朵贝尔液漱口等,并应先拔除龋齿,对牙周炎或牙龈炎者也应采取相应治疗后再进行放射治疗。

4.伤口护理

如有切口,应在放射治疗前,将切口妥善处理,尤其是接近软骨及骨组织的切口,必须在其愈合后方可进行照射野皮肤的护理放疗,以防出现放射性骨炎或骨坏死。其他部位切口除非特殊急需外,一般也应待切口愈合后再进行放疗为宜,如全身或局部有感染情况,须先控制感染后再行放疗。

(二)放疗期间的护理

(1)照射野皮肤的护理:放疗过程中,根据所用放射源、照射面积及部位会出现不同的皮肤反应。所以照射前应向患者说明保护照射野皮肤对于预防皮肤反应的重要作用。如选用全棉柔软内衣,避免粗糙衣物摩擦;照射野可用温水和柔软毛巾轻轻蘸洗,局部禁用肥皂擦洗或热水浸浴,局部皮肤禁用碘酒、酒精等刺激性消毒剂,避免冷热刺激如热敷、冰袋等;照射区禁止剃毛发,如需剃毛发宜用电动剃须刀,防止损伤皮肤造成感染;照射区皮肤禁做注射点,外出时防止日光直射,应予遮挡;局部皮肤不要挠抓,皮肤脱屑切忌用手撕剥;多汗区皮肤如腋窝、腹股沟、外阴等处保持清洁干燥。

(2)营养和饮食护理:放疗在杀伤肿瘤细胞的同时,对正常组织也有不同程度的损害,加强营养对促进组织的修复,提高治疗效果,减轻毒、不良反应有重要意义。因此在食品的调配上,注意色、香、味、少量多餐,饭前应当控制疼痛,并为患者创造一个舒适的进食环境。加强对患者及其家属营养知识宣教,鼓励家属送一些可口的食品,为患者提供丰富的营养。对全腹或盆腔放疗引起的腹泻,宜进少渣、低纤维饮食,避免吃产气食品如糖、豆类、鲜牛奶、碳酸类饮料。严重腹泻时,要暂停治疗并给要求素膳或完全肠外营养。放疗期间鼓励患者多饮水,每日3 000 mL,以增加尿量,使因放疗所致大量肿瘤细胞破裂、死亡而释放的有害物质排出体外以减轻全身放疗反应。

(3)密切观察、定期检查血常规变化:放疗期间患者常有白细胞下降、血小板减少,对机体免疫功能造成一定影响,因此应密切观察血常规变化并注意患者有无发热现象,一般体温超过38 ℃应暂停治疗,并给予相应处理,预防继发性感染发生。常规每周检查血常规1～2次,如果发现白细胞及血小板有降低情况或出现血常规骤降,应及时通知医生,并禁用对血常规有影响的药物。

(4)腹腔、盆腔照射前应排空小便,减少膀胱反应。

(5)进放射治疗室不能带入金属物品,如手表、钢笔等。

(6)注意观察患者情况,如有全身或局部反应宜及时处理,并报告医师。

(三)放疗后的护理

(1)放疗结束后,应做一次全面体格检查及肝、肾功能检查。

（2）照射野皮肤仍需保护至少1个月，因照射区皮肤在多年以后仍可发生放射性溃疡，故应一直注意放射区皮肤的保护，避免摩擦和强烈的理化刺激。

（3）随时观察患者局部及全身反应消退情况。脊髓或其他重要脏器受照后的远期反应亦应观察和处理。

（4）向患者告知照射后，局部或全身仍可能出现后期的放射反应，以免患者届时惊慌。

（5）口腔受照射后3～5年内不能拔牙，特别是当出现放射性龋齿所致的牙齿颈部断裂时，牙根也不能拔除，平时可用含氟类牙膏预防，出现炎症时予以止痛消炎。

（6）加强照射区的功能锻炼，如头颈部放疗后练习张口，乳腺癌放疗后练习抬臂锻炼等。

（7）嘱患者按时复查。一般放疗后1个月应随诊检查一次，以后每3月一次，1年后可半年一次。放疗结束后一般至少休息2～3个月。

第二节　肿瘤介入治疗

简单地说，介入治疗就是在医学影像设备（血管造影机、透视机、CT、MRI、B超）的引导下，将穿刺针直接插入人体病变区，或将特制的导管、导丝等精密器械引入人体，对体内病灶进行局部治疗。介入治疗具有不开刀、针对性强、全身毒副作用小等优点，对很多肿瘤患者，尤其是不能耐受手术或不愿行手术治疗的患者提供了又一个可供选择的有效治疗途径。

介入治疗的对象涉及全身各个部位的许多疾病。其中主要包括以下疾病。

1.肿瘤性疾病

如肝癌、肺癌、肾癌、盆腔肿瘤，以及肝血管瘤、肝肾囊肿等。

2.血管性病变

各种原因引起的血管狭窄、阻塞，动脉瘤和动静脉瘘等。

3.心脏疾病

瓣膜狭窄、某些先天性心脏病、冠状动脉狭窄或急性血栓性闭塞等。

4.神经系统疾病

脑动脉瘤、脑血管畸形（AVM）、颈动脉海绵窦瘘和颈动脉、椎动脉狭窄、颅内静脉窦血栓等。

5.非血管性疾病

良恶性食管癌、气管狭窄和食管瘘、良恶性胆道梗阻（梗阻性黄疸）以及输尿管、鼻泪管狭窄等。

6.出血性疾病

动脉或静脉性消化道出血（呕血、便血），肺部疾病引起的咯血，各种原因引起的肝、脾、肾等脏器出血及顽固性鼻出血等。

一、介入治疗的分类

介入治疗包括血管性和非血管性两大方面。

（一）血管性介入治疗

血管性介入治疗包括经动脉灌注化疗和动脉栓塞疗法。即经导管直接向肿瘤供血动脉内灌注抗癌药物或血管堵塞性物质，通过药物直接作用于病灶，或阻断肿瘤的营养供应，而达到杀灭肿瘤的目的。治疗中也可行双介入，即将抗癌药物和栓塞剂有机结合在一起注入靶动脉，既阻断供血，又起到局部化疗的作用。

（二）非血管性介入治疗

非血管性介入治疗包括两个主要方面：一是经皮穿刺直接瘤内注药、消融或放射粒子植入，达到直接杀灭肿瘤的目的；二是通过人体与外界相通的腔道或穿刺技术，对肿瘤引起的腔道狭窄或闭塞进行治疗，包括内外引流、管腔扩张和内支架成形术等。其中，经皮肿瘤消融又分为化学消融和物理消融。前者是将化学物质直接注入瘤体内，通过化学作用使肿瘤细胞灭活，常用化学物质包括无水乙醇及常用化疗药物。后者则通过穿刺针传递微波、电磁波、激光等，通过热效应使肿瘤组织细胞凋亡坏死。

二、主要的治疗方法

（一）经动脉灌注抗癌药

经肿块供血动脉灌注抗肿瘤药物，使肿瘤内药物浓度比通过周围静脉给药高得多，化疗效果明显提高，而全身的不良反应轻。可用于外科手术不能切除的肿瘤患者进行姑息治疗；也可以通过此法使肿瘤缩小，再行外科手术切除；还可以对肿瘤切除术后患者进行预防复发的动脉内灌注化疗。动脉内灌注抗肿瘤药物常用于治疗肝癌、肺癌，也用于治疗头颈部肿瘤、胃癌、胆管肿瘤、胰腺癌、盆腔肿瘤及四肢恶性肿瘤等。

（二）动脉栓塞疗法

其原理是将某种物质通过导管注入某一血管内，并使之阻塞，这种疗法现已较广泛地应用于肿瘤的治疗中，它能够选择性地阻断肿瘤组织局部的动脉血液供给，可达到姑息治愈的目的。另外，可用于术前控制出血，所注入的物质称为栓塞剂。目前栓塞疗法在临床上可用于肝癌、肾癌、盆腔肿瘤及头颈部肿瘤等治疗。

（三）经导管减压术

经导管减压术主要是用于缓解肿瘤对胆管或泌尿道的压迫所造成的梗阻症状。由于这种方法比外科手术创伤小，尤其适于年老体弱的患者，因而受到较广泛的应用，若能配合其他抗癌治疗则效果更好。肿瘤的介入疗法近年来发展较快，随着影像技术的不断提高以及介入疗法在临床使用经验的不断积累，它将日趋完善，成为不可缺少的肿瘤治疗新方法。

三、护理要点

（一）术前护理

（1）详细了解病情：包括患者既往史和有无药物过敏。

（2）完善相关检查、治疗：做好影像学、心电图等检查，术前进行血常规、肝功能、肾功能、凝血功能检查，进行护肝治疗或营养支持治疗，高血压病患者给予降压处理。

（3）饮食护理：一般患者高蛋白、高热量、高维生素、低脂易消化饮食，戒烟酒。术前 4 h 禁食、禁饮，特殊患者按特殊患者饮食护理。

（4）心理护理：使患者保持良好的心态，积极配合医务人员做好治疗。

（5）术前一日备皮，根据需要做皮试，指导个人卫生，如沐浴、修剪指甲、更换清洁衣裤、准备好吸水管、尿壶或大便器等。

（6）术前 30 min 执行术前用药，留置静脉针，并备好术中用药。

（7）练习床上大小便，进手术室前嘱患者排空膀胱。

（二）术后护理

1.血管性介入治疗（如肝动脉插管栓塞治疗）术后护理

（1）穿刺点压迫止血

1）穿刺点局部沙袋加压 6 h。

2）观察穿刺点有无渗血和血肿，有活动性渗血时应重新加压包扎。

（2）卧位：穿刺侧肢体伸直制动 12 h，卧床休息 24 h。

（3）观察下肢血运情况：观察足背动脉搏动及下肢皮肤颜色和温度，如有肢体麻木、发冷、苍白、足背动脉搏动不明显或消失时应及时报告医生处理，24 h 后鼓励患者尽早下床活动。

（4）小便：术后饮温开水 2 000～2 500 mL，观察小便颜色、量、性状。

（5）栓塞后综合征

1）发热：一般体温在 37.5 ℃～38.5 ℃，持续 1 周左右，无不适者不需用药处理，多饮水，如体温超过 38.5 ℃时，可给予冰敷、酒精擦浴等物理方法降温，或遵医嘱给予药物降温。

2）上腹部胀痛：持续 1 周左右，疼痛较重，影响休息者，遵医嘱使用镇痛药。

3）胃肠道反应：恶心、呕吐、食欲减退、胃部烧灼感等，遵医嘱保护胃黏膜、止吐等对症治疗。

4）肝功能损害：遵医嘱护肝治疗 3～5 d。

（6）骨髓抑制的护理

1）定期查血常规，了解各项指标。

2）遵医嘱给予升血常规治疗。

3）保持口腔卫生，给予温盐水含漱，每天饮温开水 2 000～2 500 mL。

4）预防感冒，如有乏力、发热、口腔溃疡等症状应及时报告医生或就诊。

5）重度骨髓抑制时，进行保护性隔离。

（7）穿刺点出血或血肿：严密观察穿刺部位有无渗血渗液，保持敷料清洁干燥，避免感染。如有血肿，除观察肢体功能外，还应观察局部包块有无动脉搏动，防止假性动脉瘤形成。协助患者床上使用大小便器，必要时可留置导尿管，防止过早活动。

（8）饮食指导：治疗 4 h 后，给予清淡易消化软食，少量多餐，保证蛋白质和碳水化合物的供给。

2.非血管性介入（如射频消融、微波消融、酒精消融等）治疗术后护理

（1）卧位及休息：治疗后卧床休息 12～24 h，床旁大小便。

（2）观察腹部及穿刺点情况：观察腹部有无疼痛，穿刺点有无渗血、烫伤。

（3）饮食：治疗后 2～4 h 进流质食物，以后遵医嘱进食，增加高蛋白和高热量食物，保证营养供给。

（4）并发症

1）发热：一般体温 37.5 ℃～38.5 ℃，持续 1 周左右，一般不需要处理，超过 38.5 ℃（腋温），遵医嘱给予物理降温或药物降温。

2)疼痛:轻度疼痛持续一周左右,一般不需要处理,疼痛突然加重时,报告医生及时处理。

3)出血:穿刺点渗血或内脏出血,局部出血可加压包扎法止血,内脏出血者需要严密观察血压、脉搏等生命体征变化,遵医嘱止血,必要时需要紧急处理。

4)误伤其他脏器:如肠穿孔、膈肌穿孔,应对症处理。

第三节　肿瘤核素治疗

放射性核素治疗是将放射性核素或其标记物靶向运送到病变组织、细胞,病变的组织与细胞能主动摄取放射性药物,使放射性核素在病变部位大量凝聚,使得照射剂量主要集中于病灶内,利用核素发出的 β-粒子的电离辐射生物效应,直接或间接作用于生物大分子,如核酸和蛋白质等,使其化学键断裂,导致其分子结构和功能改变,起到抑制或杀伤病变细胞的作用,达到治疗的目的。一般情况下,正常细胞、核病变细胞对核素的敏感性不同,细胞分裂活性越大,凝聚放射性核素能力越强,对射线越敏感,所受的放射损伤越大。而射线在破坏或抑制病变组织的同时,对正常组织的损伤较轻微。

此种治疗方法具有疗效好、无创伤、不损伤正常组织或损伤轻微等优点,可用于多种恶性肿瘤的治疗,尤其是治疗不能手术切除或不能完全切除或多发性转移肿瘤等,可反复应用以达到最佳的治疗效果。

一、射线的种类和能量

目前多选用 β 射线的核素,因 α 射线在组织中难以控制,故用于治疗的药物种类较少。射线的能量决定其在组织中的射程。

中程 β^-:200 μm 至 1 mm,如 ^{131}I、^{153}Sm、^{186}Re 等。

远程 β^-:>1 mm,如 ^{99}Y、^{188}Re、^{32}P、^{89}Sr 等,杀伤半径大、约超过 50 个细胞的半径。

二、放射性核素治疗方法

(一)^{131}I 治疗功能性甲状腺癌转移灶

1.原理

摄入体内的 ^{131}I 主要聚集在有甲状腺功能的组织里,当正常甲状腺组织被去除后,分化好的甲状腺癌组织(甲状腺乳头状癌及滤泡状癌)能够摄取足量的 ^{131}I,利用 ^{131}I 衰变发生的射线破坏肿瘤细胞,达到抑制复发或转移灶生长的目的。

2.适应证

除所有直径<1 cm 且无腺外浸润、无淋巴结和远处转移的分化型甲状腺癌(DTC)外,均可考虑 ^{131}I 清甲治疗;对无法手术切除的摄碘性 DTC 转移灶,可选择性应用 ^{131}I 清灶治疗;WBC>$3.0×10^9$/L;一般状况良好。

3.禁忌证

妊娠和哺乳期患者;甲状腺术后创面未完全愈合者;WBC 在 $3.0×10^9$/L 以下的患者;肝

肾功能严重损害的患者。

(二)转移性骨肿瘤的核素治疗

1.原理

用于治疗转移性骨肿瘤的放射性药物与骨组织具有良好的亲和性,骨组织代谢活跃的部位可摄取更多的亲骨性放射性药物。骨转移肿瘤病灶部位因骨组织受破坏,成骨修复过程非常活跃,故能凝聚大量放射性药物。放射性药物在衰变过程中发射 β 射线,对病灶进行内照射而产生电离辐射效应破坏肿瘤细胞达到止痛、抑制或破坏骨转移灶的作用,目前临床中经常使用的是^{89}氯化锶(^{89}SrCl$_2$)和^{153}钐-乙二胺四甲基膦酸(^{153}Sm-EDTMP)。

2.适应证

(1)经临床及骨显像确诊的骨转移肿瘤,骨显像显示病灶呈放射性浓聚。

(2)转移性骨肿瘤伴骨痛。

(3)原发性骨肿瘤未能手术切除或残留者,或伴骨转移者。

(4)WBC$\geqslant 3.5\times 10^9$/L,血小板$\geqslant 80\times 10^9$/L。

3.禁忌证

骨显像显示转移灶呈放射性"冷区"的溶骨性改变;严重的骨髓、肝功能、肾功能障碍的患者;近期(6 周内)进行过细胞毒素治疗的患者。

(三)放射性粒子植入治疗

1.原理

放射性粒子治疗是具有一定活度的放射性核素标记在胶体、微球或金属丝上,封闭在钛合金外壳中制成体积很小的颗粒状粒子,经手术或借助影像学的引导将粒子植入到肿瘤实体内或受肿瘤侵袭的组织中,利用放射性核素的射线杀死肿瘤细胞或抑制肿瘤生长。目前常用的放射性核素为^{125}I粒子。

2.适应证

多种原发性恶性肿瘤;肿瘤范围广泛而入侵周围组织不能完全切除;局部或区域性癌的延伸扩散部分,特别是侵入重要组织难以手术切除;经外照射治疗因剂量或耐受等原因仍残留局部病灶;孤立的转移或复发癌灶。

3.禁忌证

侵犯大血管或靠近大血管并有感染的肿瘤;处于溃疡性恶化的肿瘤;质脆、血管丰富而又多源供血的肿瘤及某些肉瘤;发生广泛转移或蛛网膜下隙种植及伴有颅内高压的颅脑肿瘤;不能耐受治疗的患者。

三、放射性核素治疗的一般护理

(一)治疗前

(1)病室环境:选择远离普通病房的位置作为隔离病房,病房外悬挂辐射警示牌,以提示周围人群在患者治疗期间尽量与隔离病房保持有效距离。房间必须有良好的通风设备,放置可以移动的铅防护屏,设有独立的卫生间、坐式马桶,室内配有冰箱、电视机、可视电话、电脑、呼叫系统、报纸杂志,为患者创造一个安全、舒适的就医环境。病房内放置营养餐厅的菜谱和订餐电话号码,保证患者在住院期间有丰富的营养餐。

(2)督促患者做好放射性核素治疗前禁忌证的排查工作,准备好一般药品和核素药品。向患者及其家属讲解放射性核素相关知识,使患者充分了解核素治疗的安全可靠性,消除患者顾虑,缓解患者紧张情绪,从而接受并配合放射性核素治疗。治疗前需要签署相关知情同意书,理解和配合治疗。

(3)治疗前检查:核素治疗前注意检查血常规,了解白细胞及血小板计数,同时进行肝、肾功能检查。

(二)治疗期间

1. 放射护理

^{131}I治疗的患者在住院期间,大量^{131}I从尿液、汗液、唾液排出,患者成了一个开放性的活体放射源,与之接近的人群都将不可避免地接受辐射。为了避免对周围环境的污染,确保周围人群的安全和环境清洁,应将患者安置在专门的同位素单间病房限制其社交活动范围,严禁患者间的近距离接触。个人物品不得带入病房,无特殊原因不得探视。告知患者不能随地吐痰。刷牙、漱口、清洁餐具都必须在专用的洗涤池进行。配置坐式马桶,排便后及时冲洗厕所。

2. 静脉注射放射性核素治疗的注意事项

(1)根据医嘱选择合适的核素药物、溶剂,准确计算、监测放射性活度,准确抽吸。

(2)穿刺部位选择较大且易固定的静脉,先将生理盐水5~10 mL推入,局部无肿胀,确定穿刺成功并固定稳妥后,方可将药液静脉推入。拔针时,应先抽少许回血,再用生理盐水5~10 mL冲管,再拔出针头。

(3)尽量使用7号针头,药物在2 min内推入。

(4)操作中遇有异常情况应立即解决,如泼洒和外溅等明显污染者应在处理的同时立即报告医生,并在处理后进行探测。

(5)静脉注射后3 h,约40%核素药物经尿排出体外,须防止尿液污染。

(三)治疗后

(1)放射性核素治疗后密切观察患者全身及局部反应消退情况,如有异常情况需及时报告给主治医师。告知患者及其家属在放射性核素治疗后的一段时间内,患者可能会出现迟发症状,提醒早期治疗效果不佳的患者坚持服药,悉心开导,为患者建立战胜疾病的信心。

(2)根据病情,嘱患者不要进行大幅度的肢体运动,避免负重。骨质破坏严重的患者应使用护腰或护颈,睡硬板床,使用坐便器入厕,以防止病理性骨折。

(3)用药后第一天,尿及粪便中含有微量放射性核素,患者应在指定卫生间入厕,应使用大量清水冲刷;患者贴身衣物应单独洗涤,不能与婴幼儿及孕妇接触。

(4)核素治疗有效镇痛期一般为3~6个月;如有必要遵医嘱可接受再次治疗,间隔须在3个月以上。

(5)进行核素治疗的患者避免与婴幼儿、孕哺期妇女密切接触,女性患者半年内、男性患者一年内应采取避孕措施。

(6)粒子脱落观察与护理:因粒子脱落常发生在植入术后的第1天或第2天,故植入术后1周内应进行尿液过滤和稀释粪便溶液检查,以防粒子丢失污染环境。当发现粒子滤出后,立即穿戴屏障防护铅围裙,使用长镊子将粒子夹起放入特制铅盒内,并立即送核医学科妥善处理,及时发现后给予处理。

(7)饮食护理

1)一般来讲患者治疗后可以常规饮食,如果食物中富有氨基酸和酸性食物,增加膀胱刺激症状和减少尿流出,因此,患者应调节饮食习惯,术后 $2\sim3$ d 给予高蛋白、高维生素、易消化、低脂普食,建议患者少吃或不吃含胡萝卜素的食物,多吃新鲜蔬菜、水果,多饮水,防止便秘。如出现便秘,必要时给予灌肠或缓泻剂,协助排便。

2)特殊饮食护理:一些食物或药物可以影响病灶摄取放射性核素的功能,因此治疗前应避免食用。^{131}I 治疗前禁食富含碘的食物(如海带、紫菜等海产品)和含碘药物(如碘伏、碘造影剂、甲状腺素片和部分中药如昆布、贝母等)$4\sim6$ 周以上。行 ^{89}Sr 治疗患者治疗后一周内应禁止食用含钙食品,患者口服 ^{131}I 溶液前应空腹 $2\sim3$ h,服药后继续空腹 $2\sim3$ h,禁碘饮食 2 周。如核素治疗骨转移瘤前应停止化疗或放疗至少 $2\sim4$ 周,并予低钙饮食 1 周。

(8)用药后不良反应及处理方法

1)胃肠道反应:部分患者可在治疗后出现周身乏力、食欲不佳等,少数患者可发生呕吐、头痛等症状,一般情况下无需特殊处理会自行消失。不过服药后呕吐会令 ^{131}I 摄取量达不到预期效果,所以 ^{131}I 治疗时预防呕吐是重点。

2)骨髓抑制:少数患者可观察到白细胞和血小板一过性降低,因此建议治疗后应每周监测外周血常规变化,直至恢复正常。

3)局部反应:服用大剂量放射性 ^{131}I 可引起颈部肿胀、喉头水肿、唾液腺肿痛等,嘱患者不要挤压颈部;治疗后可含服维生素 C 或酸性糖果,勤嚼口香糖,促进唾液分泌,减少唾液腺照射;遵医嘱服用泼尼松减轻喉头水肿、颈部胀痛等局部反应;服药后多喝水,保持每天排大便一次,减少盆、腹腔照射。

4)疼痛加重:核素治疗骨转移癌后的初期可出现短暂的疼痛加重现象,持续 $2\sim4$ d,称为"反跳现象"或"骨痛闪烁"现象。应告知患者,这是治疗后的正常反应,并解释疼痛加剧产生的应激反应,消除其恐惧和焦虑,必要时给予镇痛处理。放射性 ^{125}I 粒子植入术后,少数患者会出现疼痛,可予镇痛等对症处理,还可让家属陪患者聊天等分散患者注意力,以减轻患者症状。

5)发热:粒子植入术后及核素治疗骨转移癌后少数患者出现发热,多数为低热和中等热,经对症处理后一般能恢复正常,密切注意患者体温变化,嘱患者多饮水,密切观察生命体征的变化,必要时给予物理降温、药物降温等处理。

6)肺栓塞:放射性粒子植入术不良反应较少,肺栓塞是粒子植入术后最严重的并发症,粒子浮出可进入种植器官附近较大的血管内,随血液流动,进入肺部。因此,术后应密切观察患者的呼吸等,嘱患者术后尽量避免揉捏植入区域,若有呼吸困难、胸痛等不适,绝对卧床休息,勿深呼吸,避免剧烈咳嗽、用力活动等,及早报告医师或就诊处理。

四、放射性核素治疗的特殊护理

(一)^{131}I 治疗的特殊护理

1.治疗前

(1)治疗前检查:放射性 ^{131}I 治疗前除一般检查外还要注意检查甲状腺功能及颈部 B 超等。

(2)^{131}I 治疗前应停止食用或服用含碘类药物、食物 $3\sim6$ 周,食用无碘盐以增加病灶的摄碘能力。治疗后仍需禁食含碘物质 1 周左右。

(3)嘱患者准备凉开水 500 mL 以上,口香糖或微酸食品。

(4)治疗开始前须禁食 $2\sim3$ h,服 ^{131}I 后仍需禁食 $2\sim3$ h,防止胃肠道反应呕吐物引起室息。若出现呕吐,将患者头偏向一侧,防止误吸,注意口腔卫生。

2.治疗期间

(1)治疗期间多进食高蛋白、高热量、低钠、易消化食物,提高机体耐受力,禁食含碘食品,避免影响碘的吸收。每日饮水 1 500～3 000 mL。

(2)开放型放射性^{131}I 的防护:服碘期间实行严密隔离,服药后一周左右,患者必须在规定的时间和规定的地点进行户外活动。患者相互之间不在病室内"串门"。探视患者必须在规定时间和指定地点进行。

(3)服^{131}I 患者应使用指定卫生间,患者的呕吐物、排泄物等,须加入相关的药液后密闭存放或排入放射性物质衰变池处理后方可排入下水道。

(4)不得随地吐痰。要将痰液吐于指定容器,待衰变后处理。

(5)对已污染的地面由工作人员协助处理。

(6)在用药期间与健康人接触保持 3 m 以上交谈,不让孕妇和幼儿接触患者,贴身衣服单独清洗等。

3.治疗后

(1)^{131}I 治疗患者服药后成了特殊的辐射源,对外发出射线形成外照射,为避免对他人及环境的辐射必须采用隔离病房严密隔离观察 1 周左右。

(2)治疗后立即少量多次喝温开水。

(3)服药一周后进行全身显像检查,观察体内射线分布情况。

(4)观察^{131}I 治疗不良反应。

(5)出院指导

1)隔离观察 1 周左右后方可出院。出院后与孕妇和 10 岁以下儿童需隔离一个月左右。

2)根据医嘱终身服用甲状腺片,并定期复查 FT$_3$、FT$_4$、TSH 调整甲状腺片剂量。服药期间,出现性情急躁、容易激动、失眠、怕热、多汗、食欲亢进但却消瘦、心悸、脉快有力(脉率常在每分钟 100 次以上,休息及睡眠时仍快)、脉压增大、内分泌紊乱(如月经失调)、无力、易疲劳或怕冷、体重增加、记忆力减退、反应迟钝、嗜睡、厌食等,请及时就诊。

3)遵医嘱按时复查。

4)女性患者一年内,男性患者半年内均须避孕。

(二)骨转移瘤核素治疗的特殊护理

(1)向患者进行详细的健康教育,强调注射放射性药物后多饮水的重要性,充分水化以促进游离放射性核素的排泄,减少对腔内脏器的照射。

(2)认真核对核素药品名称和化学形式及其活度,注射给药时防止药液渗漏,注射结束后在注射部位盖上棉垫和弹性绷带。如有意外立即通知主治医师。

(3)注射亲骨性核素治疗一周内禁食含钙饮食。

(4)部分患者可能在注射后 2～3 d 出现疼痛暂时加重现象,称为"闪烁反应"。一般在注射后一周左右开始缓解,最大缓解程度一般发生在注射后 3～4 周,应鼓励患者逐步减少服用镇痛药物的剂量。

(5)注意防止排泄物污染衣物。嘱患者排泄物及时冲洗,防止放射性核素对周围环境造成污染。

第十一章　手术室护理

第一节　概　述

手术是利用刀、剪等器械在活体上所完成的局部操作,是治疗及诊断疾病的一种重要的外科手段。应用手术帮助诊治疾病的同时,也给机体造成了机械性损伤,甚至发生意外,所以要做好围手术期护理。围手术期是指从确定手术时起,至手术后患者痊愈为止的一段时间。围手术期包括三个阶段,即手术前、手术中和手术后期。围手术期护理的目的,是增强患者对手术的耐受力,防止手术后并发症的发生,尽快地促进康复。按照时限性,手术可分为以下三种类型。

一、急症手术

需要在最短时间内,进行必要的术前准备后迅速实施手术,及时挽救患者生命,如器官破裂、穿孔或坏死、严重损伤、大血管破裂等。

二、限期手术

术前准备的时间,由于病情的影响而受到一定的限制,不应延迟过久,在尽可能短的时间内做好术前准备,进行适时手术,如恶性肿瘤根治术。

三、择期手术

术前准备时间的长短,基本上不影响病情的变化,可在充分的术前准备后进行手术,如一般良性肿瘤切除术、易复性腹外疝修补术等。

第二节　手术室规章制度

随着科技的不断发展,外科手术也日益更新,不断完善,新技术新设备不断投入临床使用,对手术室提出了更高的要求,手术室必须建立一套科学的管理和严密的组织分工,健全的规章制度和严格的无菌技术操作常规,创造一个安静、清洁、严肃的良好工作环境。由于手术室负担着繁重而复杂的手术医疗和抢救患者的工作,具有工作量大、各类工作人员流动性大等特点,造成手术室工作困难。因而,要求各类工作人员务必严格贯彻遵守手术室各项规章制度。

一、手术室管理制度

(一)手术室基本制度

(1)为严格执行无菌技术操作,除参加手术的医疗人员和有关工作人员外,其他人员一律不准进入手术室(包括直系家属)。患有呼吸道感染,面部、颈部、手部有创口或炎症者,不可进入手术室,更不能参加手术。

(2)手术室内不可随意跑动或嬉闹,不可高声谈笑、喊叫,严禁吸烟,保持肃静。

(3)凡进入手术室人员,必须按规定更换手术室专用的手术衣裤、口罩、帽子、鞋等。穿戴时头发、衣袖不得外露,口罩遮住口鼻。外出时更换指定的外出鞋。

(4)手术室工作人员,应坚守工作岗位,不得擅离、接私人电话和会客,遇有特殊情况必须和护士长联系后,把工作妥善安排,方准离开。

(二)手术室参观制度

如无教学参观室,必须进入手术室者,应执行以下制度。

(1)外院来参观手术者,须经医务科同意;院内来参观者征得手术室护士长同意后,方可进入手术室。

(2)学员见习手术须按计划进行,由负责教师联系安排。

(3)参观及见习手术者,先到指定地点,更换参观衣裤、帽子、口罩及拖鞋。

(4)参观及见习手术者,手术开始前在更衣室等候,手术开始时方可进入手术间。

(5)参观及见习手术者,严格遵守无菌原则,接受医护人员指导,不得任意走动和出入。

(6)每一手术间参观人员不得超过2人,术前1d手术通知单上注明参观人员姓名。

(7)对指定参观手术人员发放参观卡,持卡进入,用后交回。

(三)更衣管理制度

(1)手术人员包括进修医生进入手术室前,必须先办理登记手续,如科室、姓名及性别等,由手术室安排指定更衣柜和鞋柜,并发给钥匙。

(2)进入手术室先换拖鞋,然后取出手术衣裤、帽子和口罩到更衣室更换,穿戴整齐进入手术间。

(3)手术完毕,交回手术衣裤、口罩和帽子,放入指定衣袋内,将钥匙退还。

(4)管理员必须严格根据每日手术通知单、手术者名单,发给手术衣裤和更衣柜钥匙,事先未通知或未写入通知单内的人员,一律不准进入手术室。

(四)更衣室管理制度

(1)更衣室设专人管理,保持室内清洁整齐。

(2)脱下的衣裤、口罩和帽子等放入指定的袋内,不得随便乱扔。

(3)保持淋浴间、便池清洁,便后立即冲净,并将手纸丢入筐内,防止下水道阻塞。

(4)除参加手术人员在工作时间使用淋浴外,任何人不得随意使用淋浴并互相监督。

(5)参加手术人员应保持更衣室清洁整齐,严禁吸烟,谨防失火,随时关紧水龙头和电源开关,爱护一切公物。

二、手术室工作制度

(一)手术间清洁消毒制度

(1)保持手术间内医疗物品清洁整齐,每日手术前后,用固定抹布擦拭桌面、窗台、无影灯及托盘等,擦净血迹,拖净地面,通风消毒。

(2)手术间每周扫除1次,每月彻底大扫除1次,扫除后空气消毒,并做空气细菌培养。手术间拖把、敷料桶等应固定使用。

(3)每周室内空气培养 1 次,细菌数不得超过 500 个/m²。如不合格,必须重新关闭消毒,再作培养,合格后方可使用。

(4)污染手术后,按不同类型分别按消毒隔离制度处理。

(二)每日手术安排制度

(1)每日施行的常规手术,由手术科负责医生详细填写手术通知单,一式 3 份,于手术前 1 d 按规定时间送交手术室指定位置。

(2)无菌手术与污染手术应分室进行,若无条件时,先做无菌手术,后做污染手术。手术间术后须按消毒隔离制度处理后方可再使用。

(3)临时急诊手术,由值班负责医生写好急诊手术通知单送交手术室。如紧急抢救危重手术,可先打电话通知,手术室应优先安排,以免延误抢救时间,危及患者生命。

(4)夜间及节假日应有专人值班,随时配合进行各种急诊手术。

(5)每日施行的手术应分科详细登记,按月统计上报,同时经常和手术科室联系,了解征求工作中存在的问题,研究后及时纠正。

(三)接送患者制度

(1)接送患者一律用平车,注意安全,防止坠床。危重患者应有负责医生陪送。

(2)接患者时,严格查对制度,对床号、住院号、姓名、性别和年龄,同时检查患者皮肤准备情况及术前医嘱执行情况,衣裤整洁,嘱解便后携带患者病历和输液器等,随时推入手术室。患者贵重物品,如首饰、项链、手表等不得携入手术室内。

(3)患者进入手术室后必须戴手术帽,送到指定手术间,并与巡回护士当面交接,严格做好交接手续。

(4)患者进入手术间后,卧于手术台上,防止坠床。核对手术名称和部位,防止差错。

(5)患者步行入手术室者,更换指定的鞋、帽后护送到手术间,交巡回护士做好病历物品等交接手续。

(6)危重和全麻患者,术后由麻醉医生和手术医生送回病房。

(7)护送途中,注意保持输液通畅。至病房后详细交代患者术后注意事项,交清病历和输液输血情况及随带的物品,做好交接手续并签名。

(四)送标本制度

(1)负责保存和送检手术采集标本,放入 10% 甲醛溶液标本容器内固定保存,以免丢失。

(2)病理申请单填写不全、污染、医生未签字,通知医生更正,2 d 内不改者按拒收处理。

(3)负责医生详细登记患者姓名、床号、住院号、科室、日期在登记本上签名,由手术室专人核对,每日按时与病理科交接,查对后互相签名。

(五)借物制度

(1)凡手术室物品、器械,除抢救外一律不准外借,特殊情况需经医务科批准方可外借。

(2)严格执行借物登记手续,凡经批准或经护士长同意者,应登记签字。外借物品器械如有损坏或遗失,及时追查,照价赔偿。

(3)外借物品器械,应消毒处理后方可使用。

(六)安全制度

(1)手术室电源和蒸气设备应定期检查,手术后应拔去所有电源插销,检查各种冷热管道是否漏水漏气。

（2）剧毒药品应标签明确，专柜存放，专人保管，建立登记簿，经仔细检对后方能取用。

（3）各种易燃药品及氧气筒等，应放置指定通风阴暗地点，专人领取保管。

（4）各手术间无影灯、手术床、接送患者平车等应定期检查其性能；检查各种零件、螺丝、开关等是否松解脱落，使用时是否正常运转。

（5）消防设备、灭火器等，应定期检查。

（6）夜班和节假日值班人员交班后，应检查全手术室水电、门窗是否关紧，手术室大门随时加锁。非值班人员不得任意进入手术室。

（7）发生意外情况，应立即向有关部门及院领导汇报。

第三节　患者的体位和变换

卧位就是患者卧床的姿势。临床上常根据患者的病情与治疗的需要为之调整相应的卧位，对减轻症状、治疗疾病、预防并发症，均能起到一定的作用。如妇科检查可采取截石位，灌肠时可采取侧卧位，呼吸困难时可采取半坐卧位等，护士应根据患者的病情需要，协助和指导患者采取正确卧位。正确卧位应符合人体生理解剖功能，如关节应维持轻度的弯曲，不过度伸张等，可使患者舒适、安静。

一、卧位的性质

（一）主动卧位

患者身体活动自如，体位可随意变动，称主动卧位。

（二）被动卧位

患者自身无变换体位能力，躺在被安置的体位，称被动卧位，如极度衰弱或意识丧失。

（三）被迫卧位

患者意识存在，也有变换体位的能力，由于疾病的影响被迫采取的卧位，称为被迫卧位，如支气管哮喘发作时，由于呼吸困难而采取端坐卧位。

二、患者的各种体位

临床上为患者安置各种不同的体位是便于检查、治疗和护理。

（一）站立位

当患者站立时，重心高，支撑面小，身体稳定性差。故要求头部不可太向前，下颌收进不可上翘，胸部挺起，下腹部内收而平坦，脊柱保持其正常曲线。即颈椎前凸，胸椎后凸，腰椎前凸，骶椎后凸。而不宜加大或减少这些凸度，可适当地将两脚前后或左右分开，扩大支撑面，增加稳定度。

（二）仰卧位

仰卧位患者重心低，支撑面大，为稳定卧位。病床以板床加厚垫为宜，因仰卧位时，能保持腰椎生理前凸,侧位时不使之侧弯,故脊柱受的压力最小。软床垫虽能使身体表面的皮肤肌肉受力均匀,但因仰卧时,腰椎后凸增加,易使腰部劳损。采用仰卧位时应注意如下几点:①患者的头部不可垫得过高,在垫起头部时,要使肩部同时也垫起,以免发生头向前倾,胸部凹陷的不良姿势;大腿要加以支撑,避免外翻。②可在股骨大转子、大腿侧面以软枕支撑,小腿轻微弯曲,可在窝的上方垫一小枕,不宜直接垫于窝内以免影响血液循环、损伤神经。③仰卧位时,患者的脚会轻微地向足底弯曲,长期受压,可形成足下垂,可使用脚踏板,帮助患者维持足底向背侧弯曲,并解除了盖被的压力,同时鼓励患者做踝关节运动。④昏迷或全身麻醉的清醒患者,要采用去枕仰卧位,应将患者头转向一侧,以免呕吐物吸入呼吸道。⑤脊髓麻醉或脊髓腔穿刺的患者,采用此卧位,是预防颅内压增高而致头痛。⑥休克采用仰卧中凹卧位,即抬高头部 10°～20°,下肢抬高20°～30°,以利于增加肺活量,促进下肢静脉血液回流,保证重要器官的血液供应。

1. 去枕仰卧位

(1)适应证:①昏迷或全身麻醉未清醒患者,采用此卧位可以防止呕吐物流入气管而引起窒息及肺部并发症;②施行脊椎麻醉或脊髓腔穿刺后的患者,采用此卧位 4～8 h,可避免因术后脑压降低而引起的头痛及脑疝形成。

(2)要求:去枕仰卧,头偏向一侧,两臂放在身体两侧,两腿自然放平。需要时将枕头横立置于床头。

2. 休克卧位

(1)适应证:休克患者。抬高下肢有利于静脉血回流,抬高头胸部有利于呼吸。

(2)要求:患者仰卧,抬高下肢 20°～30°,或抬高头胸部及下肢各 20°～30°。

3. 屈膝仰卧位

(1)适应证:①胸腹部检查,放松腹肌,便于检查;②妇科检查或行导尿术。

(2)要求:患者仰卧,头下放枕,两臂放于身体两侧,两腿屈曲或稍向外分开。

(三)侧卧位

1. 适应证

侧卧位常用于变换受压部位,或做肛门检查。

(1)灌肠、肛门检查、臀部肌内注射、配合胃镜检查等。

(2)侧卧位与仰卧位交替,以减轻尾骶部压力,便于擦洗和按摩受压部位,以预防压疮等。

(3)对一侧肺部病变的患者,视病情而定患侧卧位或健侧卧位。患侧卧位可阻止患侧肺部的活动度,有利于止血和减轻疼痛。健侧卧位,可改善换气,对咳痰和引流有利。

2. 要求

患者侧卧,头下放枕,臀部后移靠近床沿。两臂屈肘,分别放在前胸与枕旁。两腿屈髋屈膝,下面髋关节屈度较上面为小。头部垫高与躯干成一直线,并防止脊柱扭曲,上面的手臂用枕垫起,勿使其牵拉肩胛带或妨碍呼吸;上面的腿以枕垫起防止髋内收。这种卧位较仰卧位支撑面扩大,使患者感到舒适安全,对昏迷瘫痪的患者,背部应置一枕,以支撑背部。

(四)半坐卧位

1. 适应证

(1)常用于心肺疾病所引起的呼吸困难,这种卧位,因重力作用,使膈肌下降,扩大胸腔容积,可减轻对心肺的压力。

(2)对于腹部手术后有炎症的患者,可使渗出物流入盆腔,使感染局限化,同时可以防止感染向上蔓延而引起膈下脓肿,也可减轻腹部切口缝合处的张力,避免疼痛,有利于伤口愈合。

(3)面部或颈部手术后,此卧位可减少局部出血。

(4)恢复期体质虚弱患者,采用半坐卧位可使患者有一个逐渐适应站立起来的过程。

2.要求

将患者抬高 30°～60°的斜坡位,扶患者坐起,使两腿自然弯曲,上肩垫软枕。抬高床头后,患者卧于倾斜的床面上,这时上身的重力在平行于斜面的方向有一个分力,使患者沿斜面下滑,因此须将患者由双膝所产生的力来抵抗下滑力。根据平行四边形法则,这种姿势便于形成一近乎垂直向下的合力。这样下滑力较小,比较稳定,患者感到舒适省力。

(五)坐位

坐位又名端坐位。

1.适应证

坐位适用于心力衰竭、心包积液、支气管哮喘发作,以及急性左心衰竭患者。

2.要求

扶患者坐起,床上放一跨床桌,上放软枕,患者可伏桌休息;若用床头支架或靠背架,将床头抬高,患者背部也能向后倚靠,适用于心力衰竭、心包积液、支气管哮喘发作患者。当用于急性左心衰患者时,患者两腿向一侧床沿下垂,由于重力作用,使重返心脏的回流血量有所减少,出现呼吸困难时患者身体靠于床上小桌,用枕头支撑,借助压迫胸壁而呼吸。

(六)俯卧位

1.适应证

(1)腰背部检查或配合胰、胆管造影检查时。

(2)脊椎手术后或腰背、臀部有伤口,不能平卧或侧卧的患者。

(3)胃肠胀气引起腹痛的患者。

2.要求

患者腹部着床,头及肩下垫一小枕,枕头不宜过高,以免患者头部过度伸张,头偏向一侧,两臂弯曲,放于头旁,腹下以枕头支撑,维持腰椎正常曲度及减除女患者乳房受压。小腿下垫枕,以抬高双足,使其不接触床,避免足下垂,并可维持膝关节的弯曲。俯卧位时,膝关节承受了大部分的压力,故宜在大腿或膝关节下垫一小软枕,以减轻压力。

(七)膝胸卧位

1.适应证

膝胸卧位常用于肛门、直肠、乙状结肠镜检查,以及矫正子宫后倾及胎位不正等。

2.要求

患者跪卧,两小腿平放于床上,大腿与床面垂直,两腿稍分开,胸及膝着床,头转向一侧,临床上。常用于肛门、直肠、乙状结肠镜检查,因为臀部抬起,腹部悬空,由于重力作用,使腹腔脏器前倾,故用在矫正子宫后倾及胎位不正等。采用这种卧位时,要注意患者的保暖及预防患者不安的心理。

(八)膀胱截石位

1.适应证

此卧位常用于肛门、会阴与阴道手术检查和治疗时,也用于膀胱镜检查女性患者导尿及接生。

2.要求

患者仰卧于检查台上,两腿分开,放于检查台支架上,支架应垫软垫,以防压伤腓总神经。女性导尿时,则髋与膝关节弯曲,腿外展,露出会阴与阴道,以便插入导尿管。这种卧位会使患者感到不安,在耐心解释疏导的同时,适当地遮盖患者,尽量减少暴露患者身体,并注意保暖。

(九)头低脚高位

1.适应证

(1)肺部分泌物引流,使痰易于咳出。

(2)十二指肠引流术,有利于胆汁引流。

(3)跟骨牵引或胫骨结节牵引时,利用人体重力作为反牵引力,预防上身下滑。

(4)产妇胎膜早破及下肢牵引,可防止脐带脱垂。

2.要求

患者平卧,头偏向一侧,枕头横立于床头,以免碰伤头部,床尾垫高 15～30 cm。如做十二指肠引流者,可采用右侧头低脚高位。这种体位使患者感到不适,因此不可长期使用,颅内压高者禁用。

(十)头高脚低位

1.适应证

(1)颈椎骨折时,利用人体重力作颅骨牵引的反牵引力。

(2)预防脑水肿,减轻颅内压。

(3)开颅手术后,也常用此卧位。

2.要求

患者仰卧,床头用支撑物垫高 15～30 cm。

三、体位的变换

(一)翻身侧卧

患者体弱无力,不能自行变换卧位时,需要护士协助。

1.目的

(1)协助不能起床的患者变换卧位,使患者感到舒适。

(2)减轻局部组织长期受压,预防压疮。

(3)减少并发症,如坠积性肺炎。

(4)适应治疗和护理的需要。

2.操作步骤

(1)一人扶助患者翻身法:①放平靠背架,取下枕头放于椅上,使患者仰卧,双手放于腹部,屈曲双膝;②护士先将患者下肢移向近侧床缘,再将患者肩部移向近侧床缘;③一手扶肩、一手扶膝,轻轻将患者推转对侧,使患者背向护士,然后按侧卧位法用枕头将患者的背部和肢体垫好。这一方法适用于体重较轻的患者。

(2)两人扶助患者翻身法:①患者仰卧,两手放于腹部,两腿屈曲;②护士两人站在床的同一侧,一人托住患者的颈肩部和腰部,另一人托住臀部和腘窝部,两人同时将患者抬起移近自己,然后分别扶托肩、背、腰、膝部位,轻推,使患者转向对侧;③按侧卧位法用枕头将患者的背部和肢体垫好,使患者舒适。

(二)移向床头法

1. 目的

协助已滑向床尾而不能自己移动的患者移向床头,使患者感到舒适。

2. 操作步骤

(1)一人扶助患者移向床头法:①放平靠背架,取下枕头放于椅上,使患者仰卧,屈曲双膝;②护士一手伸入患者腰下,另一手放在患者大腿后面,在抬起的同时,嘱患者双手握住床头栏杆,双脚蹬床面,协助患者移向床头;③放回枕头,根据病情再支起靠背架,使患者卧位舒适。

(2)两人扶助患者移向床头法:①护士两人站立床的两侧。②使患者仰卧屈膝,让患者双臂分别勾在两护士的肩部。③护士对称地托起患者的肩部和臀部,两人同时行动,协调地将患者抬起移向床头。也可以一人托住肩部及腰部,另一个人托住背及臀部,同时抬起患者移向床头。④放回枕头,整理床单,协助患者取舒适的卧位。

3. 注意事项

(1)翻身间隔时间,根据患者病情及局部皮肤受压情况而定。

(2)变换卧位时,务必将患者稍抬起后再行翻转或移动,决不可拖、拉、推,以免损伤患者的皮肤,同时应注意保暖和安全,防止着凉或坠床。

(3)变换卧位的同时需注意患者的病情变化及受压部位的皮肤情况,根据需要进行相应的处理。

(4)患者身上带有多种导管时,应先将导管安置妥当,防止变换卧位后脱落或扭曲受压。

第四节　手术室护理人员的职责

一方面,现代科学技术的发展,对护理职业提出了更高的要求;另一方面,创新的许多科学仪器和新设备,扩大了手术配合工作范围,同时也增加了工作难度。因此,手术室护士必须有热爱本职工作和广泛的知识和技术,才能高标准地完成各科日益复杂的手术配合任务。

一、手术室护士应具备的素质

护理人员在工作中应不断提高个人素质,加强对护理职业重要意义的认识,把护理工作看做是光荣的神圣的职业。因此,要努力做到以下几点。

(一)具有崇高的医德和奉献精神

一名护士的形象,通过她的精神面貌和行动表现出内在的事业品德素质,胜过一个护士的经验和业务水平所起的作用,也可能给患者带来希望、光明和再生。所以,护士要具备高尚的医德和崇高的思想,具有承受压力、吃苦耐劳、献身的精神,并有自尊、自爱、自强的思想品质。为护理科学事业的发展做出自己的贡献,无愧于白衣天使的光荣称号。

(二)树立全心全意为患者服务的高尚品德

手术室的工作和专业技术操作都具有独特性。要求手术室护士必须自觉地忠于职守、任劳任怨,无论工作忙闲、白班夜班都要把准备工作、无菌技术操作、贯彻各种规章制度等认真负责地做好。对患者要亲切、和蔼、诚恳,不怕脏、不怕累、不厌烦,使患者解除各种顾虑,树立信心,主动与医护人员配合,争取早日康复。

(三)要有熟练的技能和知识更新

随着医学科学的发展,特别是外科领域手术学的不断发展,新的仪器设备不断出现,因而护理工作范围也日益扩大,要求也越来越高。护理工作者如无广泛的有关学科的基本知识,对今天护理工作的复杂技能就不能理解和担当。所以今天作为一名有远大眼光的护士,必须熟悉各种有关护理技能的基本知识,才能达到最高的职业能力。护理学亦成为一门专业科学,因此,作为一名手术室护士,除了伦理道德修养外,还应有基础医学、临床医学和医学心理学等新知识。努力学习解剖学、生理学、微生物学、化学物理学,以及各种疾病的诊断和治疗等知识,特别是外科学更应深入学习。此外,还要了解各种仪器的基本结构、使用方法,熟练掌握操作技能。只有这样,才能高质量完成护理任务。

二、手术室护士长应具备的条件

护理工作范围极广,有些工作简单、容易,有些工作却很复杂,需要有高度的判断力和精细的技术、熟练的技巧。今天的护理工作,一个人已不能独当重任,而需要既分工又协作来共同完成。因此,必须有一名护士长,把每个护理人员的思想和行为统一起来,才能使人的积极性、主动性和创造性得到充分发挥,团结互助,共同完成任务。护士长应具备的条件归纳如下。

(一)有一定的领导能力及管理意识

有一整套工作方法和决策能力。善于出主意想办法,提出方案,做出决定,推动下级共同完成,并具有发现问题、分析问题的能力,了解存在问题的相关因素,掌握本质,抓住关键,分清轻重缓急,提出中肯意见。出现无法协商的问题时能当机立断,勇于负责。有创新的能力,对新事物敏感,思路开阔,能提出新的设想。

要善于做思想工作。能否适时地掌握护士的心理动向,并进行针对性的思想教育,使之正确对待个人利益和整体利益的关系,不断提高思想水平,是提高积极性和加强凝聚力最根本的问题。

(二)有一定组织能力和领导艺术

管理是一门艺术,也是一门科学。首先处理好群体间人际关系。护士长需要具有丰富的才智和领导艺术,才能胜任手术室护士护理管理任务。具体要求如下。

(1)护士长首先应把自己置身于工作人员之中,经常想到自己与护士之间只是分工的不同,而无地位高低之分。要有民主作风,虚心听取护士的意见,甚至批评意见,认真分析,不埋怨、不沮丧,不迁怒于人,有助于建立自己的威信。

(2)护士长首先想到的是人,是护士和工作人员,而不是自己,不但要关心任务完成情况,还要关心她们的生活、健康、思想活动及学习情况等,使每个护士和工作人员亲身感到群体的温暖,对护士长产生亲切感。

(3)护士长要善于调动护士的积极性,培养集体荣誉感,善于抓典型,树标兵,运用先进及榜样作用推动手术室各项工作,充分调动护士群体的积极性,护士长的领导作用才能得到体现。

(三)有较高的素质修养

手术室护士长应较护士具备更高的觉悟和更多的奉献精神。科里出现的问题应主动承担责任,实事求是向上级反映,不责怪下级。凡要求护士做到的,首先自己要做到,严格要求自己,树立模范行为,才能指挥别人。要注意廉洁,不要利用工作之便谋私,更不能要患者的礼物,注意自身形象。此外,要做到知识不断更新,经常注意护理方面的学术动态,接受新事物,在这方面应较护士略高一筹,使护士感到护士长是名副其实的护理业务带头人。

三、手术室护士的分工和职责

(一)洗手护士职责

(1)洗手护士必须有高度的责任心,对无菌技术有正确的概念。如有违反无菌操作要求者,应及时提出纠正。

(2)术前了解患者病情,具体手术配合,充分估计术中可能发生的意外,术中与术者密切配合,保证手术顺利完成。

(3)洗手护士应提前 30 min 洗手,整理检查无菌器械台上所用的器械、敷料、物品是否完备,并与巡回护士共同准确清点器械、纱布脱脂棉、缝针,核对数字后登记于手术记录单上。

(4)手术开始时,传递器械要主动、敏捷、准确。器械用过后,迅速收回,擦净血迹。保持手术野、器械台的整洁、干燥。器械及用物按次序排列整齐。术中可能有污染的器械和用物,按无菌技术及时更换处理,防止污染扩散。

(5)随时注意手术进行情况,术中若发生大出血、心搏骤停等意外情况,应沉着果断及时和巡回护士联系,尽早备好抢救器械及物品。

(6)切下的病理组织标本防止丢失,术后将标本放在 10% 甲醛溶液中固定保存。

(7)关闭胸腹腔前,再次与巡回护士共同清点纱布及器械数,防止遗留在体腔中。

(8)手术完毕后协助擦净伤口及引流管周围的血迹,协助包扎伤口。

(二)巡回护士职责

(1)在指定手术间配合手术,对患者的病情和手术名称应事先了解,做到心中有数,有计划地主动配合。

(2)检查手术间各种物品是否齐全、适用。根据当日手术需要落实补充完善一切物品。

(3)患者接来后,按手术通知单核对姓名、性别、床号、年龄、住院号和所施麻醉等,特别注意对手术部位(左侧或右侧),不发生差错。

(4)安慰患者,解除思想顾虑。检查手术区皮肤准备是否合乎要求,患者的假牙、发卡和贵重物品是否取下,将患者头发包好或戴帽子。

(5)全麻及神志不清的患者或儿童,应适当束缚在手术台上或由专人看护,防止发生坠床。根据手术需要固定好体位,使手术野暴露良好。注意患者舒适,避免受压部位损伤。用电刀时,负极板要放于臀部肌肉丰富的部位,防止灼伤。

(6)帮助手术人员穿好手术衣,安排各类手术人员就位,随时调整灯光,注意患者输液是否通畅。输血和用药时,根据医嘱仔细核对,避免差错。补充室内手术缺少的各种物品。

(7)手术开始前,与洗手护士共同清点器械、纱布、缝针及线卷等,准确地登记于专用登记本上并签名。在关闭体腔或手术结束前和洗手护士共同清点上述登记物品,以防遗留体腔或组织内。

(8)手术中要坚守工作岗位,不可擅自离开手术间,随时供给手术中所需一切物品,经常注意病情变化。

重大手术充分估计术中可能发生的意外，做好应急准备工作，及时配合抢救。监督手术人员无菌技术操作，如有违犯，立即纠正。随时注意手术台一切情况，以免污染。保持室内清洁、整齐、安静，注意室温调节。

(9)手术完毕后，协助术者包扎伤口，向护送人员清点患者携带物品。整理清洁手术间，一切物品归还原处，进行空气消毒，切断一切电源。

(10)若遇手术中途调换巡回护士，须做到现场详细交代，交清患者病情，医嘱执行情况，输液是否通畅，查对物品，在登记本上互相签名，必要时通知术者。

(三)夜班护士职责

(1)要独立处理夜间一切患者的抢救手术配合工作，必须沉着、果断、敏捷、细心地配合各种手术。

(2)要坚守工作岗位，负责手术室的安全，不得随意外出和会客。大门随时加锁，出入使用电铃。

(3)白班交接班时，如有手术必须现场交接，如患者手术进行情况和各种急症器械、物品、药品等。认真写好交接班本，当面和白班值班护士互相签名。

(4)接班后认真检查门窗、水电、氧气，注意安全。

(5)严格执行急症手术工作人员更衣制度和无菌技术操作规则。

(6)督促夜班工友清洁工作，保持室内清洁整齐，包括手术间、走廊、男女更衣室、值班室和办公室。

(7)凡本班职责范围内的工作一律在本班完成，未完不宜交班，特殊情况例外。

(8)早晨下班前，巡视各手术间、辅助间的清洁、整齐、安全情况。详细写好交接班报告，当面交班后签字方可离去。

(四)器械室护士职责

(1)负责手术科室常规和急症手术器械准备和料理工作，包括每日各科手术通知单上手术的准备供应，准确无误。

(2)保证各种急症抢救手术器械物品的供应。

(3)定期检查各类手术器械的性能是否良好，注意器械的关节是否灵活，有无锈蚀等，随时保养、补充、更新，做好管理工作，保证顺利使用。特殊精密仪器应专人保管，损坏或丢失时，及时督促寻找，并和护士长联系。

(4)严格执行借物制度，特殊精密仪器需取得护士长同意后，两人当面核对并签名后方能外借。

(5)保持室内清洁整齐，包括器械柜内外整齐排列，各科器械柜应贴有明显的标签。定期通风消毒。

(五)敷料室护士职责

(1)制订专人负责管理。严格按高压蒸汽消毒操作规程使用。定期监测灭菌效果。

(2)每天上午检查敷料柜1次，补充缺少的各种敷料。

(3)负责一切布类敷料的打包，按要求保证供应。

(六)技师职责

(1)负责对各种仪器使用前检查，使用时巡查，使用后再次检查其运转情况，以保证各种电器、精密仪器的正常运转。

（2）定期检查各种器械台、接送患者平车的零件和车轮是否运转正常，负责各种仪器的修理或送交技工室修理。

（3）坚守工作岗位，手术过程中主动巡视各手术间，了解电器使用情况。有问题时做到随叫随到随维修，协助器械组检查维修各种医疗器械。

（4）帮助护士学习掌握电的基本知识和各种精密仪器基本性能、使用方法与注意事项等。

第五节　手术室工作

一、常用的手术器械、敷料和巾单

1. 布类物品

布类物品包括手术衣、各种手术巾单及手术包的包布。手术衣分大、中、小三号，根据参与手术人不同的身材取用。经灭菌后，在手术中起主要的隔离作用，用于遮盖手术人员未经消毒的衣物和手臂。手术单包括大单、中单、手术巾、各种部位手术单、洞巾等。包布用来包裹手术用品及敷料，多为双层。

目前，应用一次性无纱布制作的，并经灭菌处理的手术衣帽、口罩、巾单等，可直接使用，免去了清洗、折叠、消毒所需的人力、物力和时间，但尚不能完全替代布类物品。

2. 手术敷料

手术敷料主要有纱布类和棉花类，常采用吸水性能强的脱脂纱布、脱脂棉花制作，用于术中止血、拭血、压迫及包扎等。纱布主要有纱布垫、纱布块、纱布球（"花生米"）及纱布条；棉花类敷料主要有棉垫、带线棉片、棉球及棉签等。

3. 手术器械

手术器械是手术操作的必备物品。

（1）基本器械：①刀刃类：包括手术刀、手术剪、剥离器等，主要用于手术切开，组织的切割、分离等。手术刀一般由刀柄和刀片组成。另外，还有高频电刀等。手术剪一般分为组织剪和线剪两大类。组织剪有弯、直两种，特点是刃薄、锐利，主要用于剪组织；线剪多为钝头直剪，柄一般较短，用于剪线。②夹持类：包括止血钳、镊子、钳子及持针器等，用于止血、分离组织、夹持物品等。③拉钩类：包括各种拉钩、胸腹牵开器，用以暴露手术野，方便手术操作。④探针类：包括各种探条、探子和探针等，用于探查及扩大腔隙等。⑤吸引器：用于吸除积液、积脓，清理手术野。

（2）专用器械：①内镜类：如膀胱镜、腹腔镜、胸腔镜、纤维支气管镜及关节镜等；②吻合器：如食管、胃肠道、血管吻合器；③其他精密及专科仪器：如高频电刀、激光刀、电钻、取皮机、手术显微镜、手术机器人等。各种器械均应专人保管、定位放置、定期检查、保养和维修。

（3）缝针及缝线：①缝针：根据外形可分为圆针和三角针两种：a. 圆针，对组织损伤小，用于缝合血管、神经、器官、肌肉等软组织；b. 三角针，前端有带三角的刃缘，较锋利，多用于缝合皮肤或韧带等坚韧组织。两类缝针均有弯、直两种，大小、粗细各异。根据手术需要进行选择，弯针最常用，需用持针器操作。②缝线：用于缝合各类组织及器官，也用来结扎、缝合血管等。一般分为不可吸收缝线和可吸收缝线两类。不可吸收缝线有丝线、金属线、尼龙线等，黑色丝线是手术时最常用的缝线，其特点是组织反应小、质软不滑、拉力好、打结牢、价廉和易得。使用前，应先浸湿，以增加张力，且便于缝合。可吸收缝线包括天然和合成两类。天然可吸收缝线有肠线、胶原线。肠线又分普通肠线和铬制肠线两种。普通肠线一般 6～12 d 即被吸收，而铬制肠线经过铬盐处理，经 10～20 d 才逐渐被吸收。合成缝线有聚乳酸羟基乙酸线、聚二氧杂环己酮线等，比铬制肠线易吸收，组织反应小，但价格较昂贵。

（4）引流材料：种类很多，应根据手术部位、引流液量及性质选用。常用的有引流管"烟卷"、纱布条和皮片等。

二、手术期患者的护理及手术人员的准备

手术期是指患者从进入手术室到手术结束、麻醉恢复的一段时间。这段时间，主要在手术室为患者进行手术治疗，护理的重点是要保证手术顺利进行，确保患者手术安全。

（一）患者准备

手术患者应提前送至手术室，做好手术准备，包括一般准备、体位安置、手术区皮肤消毒及手术区铺单等。

1.一般准备

全身麻醉或椎管内麻醉的患者，应提前 30～45 min，低温麻醉的患者需提前 1 h 接到手术室。手术室护士应根据手术安排，检查患者相关情况，并认真查对药品、做好三查七对和麻醉前的准备工作。

2.体位安置

根据患者的手术部位，安置合适的手术体位，要求：按手术要求充分暴露手术区域；不影响呼吸及循环功能；肢体及关节妥善固定，不能悬空；避免血管、神经受压；尽量保证患者的舒适，便于麻醉及生命体征监测。常用的手术体位有以下几种。

（1）仰卧位：适用于腹部、前胸部、颅面部、颈部、骨盆及下肢手术等，为最常用的体位。患者仰卧，头部、膝下垫软枕，足跟部用软垫保护，用中单固定两臂于体侧，置软垫避免受压。乳腺手术时，手术侧靠近台边，肩胛下用中单垫高，上臂外展置于臂托上，对侧上肢仍用中单固定于体侧。颈前部手术将手术台上部抬高 10°～20°，头板适当下调，使颈部充分暴露。

（2）侧卧位：适用于胸部手术、肾手术和脊柱手术。①胸部手术：患者 90°健侧卧位，背、胸、肋处各垫一软枕，暴露术野；双手伸直，固定于托手架上；上面一腿屈曲 90°，下面一腿伸直，两腿间垫软枕，固定髋部及膝部。②肾手术：患者 90°健侧卧，肾区对准手术台腰桥，两手臂伸展，固定于托手架上；腰部垫软枕；手术台桥架摇起，头尾部适当摇低，使腰部抬高；固定臀部及膝部。③脊柱手术：患者侧卧 90°，脊柱贴近床沿，将脊柱手术部分暴露，其他同上。

（3）俯卧位：主要用于后胸、脊柱、腿部手术。患者俯卧于手术台上，头偏向一侧；锁骨下、髂嵴两侧垫以软枕，使患者腹部不接触床面，保持呼吸道通畅。上肢半屈，置于头旁；肘下、颌下及膝关节下适当加垫。颈椎手术：头置于头架上，稍低于手术台面；腰椎手术：胸腹部垫一弧形拱桥，足端摇低。

（4）截石位：主要用于会阴部、尿道、肛门和直肠手术。患者仰卧，臀部位于手术台尾部摇

折处。必要时，臀下垫一小枕，充分暴露会阴部；两腿套上袜套，分别置于两侧搁脚架上，使髋关节和膝关节屈曲，腘窝垫以软枕，同时固定。

（5）半坐卧位：主要用于鼻、咽部手术。整个手术床后仰 15°，头端抬高 75°，足端摇低 45°，双腿半屈，头与躯干依靠在手术台上，两臂固定于体侧。

3.手术区皮肤消毒

范围与备皮范围基本相同，常用 2.5%～3%碘酊涂擦患者手术区皮肤，待碘酊干后，用 70%乙醇脱碘 2～3 遍。皮肤过敏者，黏膜、面部、会阴部、婴幼儿和植皮时供皮区的皮肤等禁用碘酊消毒。这些部位，可用氯己定（灭菌王）、碘伏等消毒剂涂擦 2 遍，进行消毒。消毒方法：左手持卵圆钳或大镊子，从盛放消毒纱球的瓷缸内夹出碘酊或其他消毒液纱球，右手持卵圆钳接过纱球，若为腹部手术，先滴数滴消毒液于脐孔内，然后以拟做切口处为中心向四周涂擦。按从上到下、从内到外，自清洁处逐渐向污染处的顺序涂擦皮肤。擦过外周的纱球不能再擦内部，若有空白处，则换取碘酊纱球再擦 1 遍。但感染伤口或肛门会阴部手术，消毒顺序则应由手术区外围逐渐向内涂擦。消毒的范围要超出切口边缘 15 cm 以上。若估计术中有可能延长切口时，则应适当扩大消毒范围。消毒时，消毒区内不能留有空白，已接触污染部位的消毒纱球，不能再返擦清洁部位，更不能来回涂擦。

4.手术区铺巾（单）法

手术区皮肤消毒后，即开始铺无菌巾（单），其目的是遮盖手术切口周围所不需要显露的区域。若系小手术，盖 1 块有孔洞巾即可；若系较大手术的手术野，边缘至少要有 4 层巾或单，其他部位最少要有 2 层。

以腹部手术为例，通常由手术护士（又称器械护士或洗手护士）协助第一助手进行铺巾（单），一般铺以下三重单。

铺皮肤巾：又称切口巾，即用 4 块皮肤巾遮盖手术切口周围皮肤，由手术护士将每块皮肤巾的一边折叠 1/4 分次递给第一助手。铺巾的顺序一般有两种方法，若第一助手未穿无菌手术衣，先铺患者相对不干净的一侧，腹部手术一般先铺会阴侧，最后铺第一助手面前的一侧，4 块皮肤巾均铺好后，用 4 把巾钳分别夹住皮肤巾的 4 个交角处，防止滑动。若第一助手已穿无菌手术衣，铺巾的方法则相反，即先铺第一助手面前的一侧，最后铺患者相对不干净的一侧。手术护士传递折叠 1/4 的皮肤巾时，应注意使第一助手铺巾时顺手。铺好后，不应再移动，若需调整，只允许自内向外移动。目前，临床上常在铺巾前，先用医用高分子材料（多为塑料）制成的外科手术薄膜黏贴在切口部位，薄膜连同皮肤一起被切开后，薄膜仍黏附在切口边缘及其周围，可防止患者皮肤上残存的细菌，在术中进入切口。铺好皮肤巾后，用乙醇、碘伏或氯己定纱球涂擦双手，穿无菌手术衣和戴无菌手套后，再铺中单和大孔单。若消毒过程中手及前臂被污染，需重新刷手和泡手。

铺中单：由手术护士和第一助手或其他医师共同完成，两人分立于患者两侧，手术护士将中单对折面翻开，将中单的一端递给医师，手术护士持另一端，将中单完全打开，一边平手术切口放下，另一边以中单角裹住自己的手，向外展开后松手，使中单自然下垂，铺头侧 1 块时，应盖住麻醉架。

铺大洞单：又称剖腹单。先将大洞单有标记的一端，即短端朝向患者头侧，开孔处对准切口部位，放于患者身上，翻开对折面，然后与穿好手术衣的医师一起，一手压住大洞单尾端即足端，另一手掀起头端展开，并盖过麻醉架松手，使之下垂，再压住已展开的大洞单上部，将其尾端铺向手术台尾,两侧和足端应下垂超过手术台边缘以下 30 cm。

5.皮肤切开前消毒及切口缘保护

在皮肤切开前、延长切口及缝合前,均需用 70%乙醇再消毒切口周围皮肤 1 次,手术护士应及时供给所需器械及物品。如果手术野皮肤上未贴薄膜,皮肤切开后,递给大纱布垫或无菌巾,覆盖切口边缘,并用缝线或组织钳将其固定于皮下组织。布单一旦被浸湿,即失去无菌隔离的作用,应另加无菌单,覆盖保护无菌区。

(二)手术人员的无菌准备

主要是避免手术人员身体上的细菌污染患者手术区。位居皮肤上的细菌包括暂住细菌和常住细菌两大类,暂住菌分布于皮肤表面,易被清除,常住菌则深居毛囊、汗腺及皮脂腺等处,不易清除,且可在手术过程中逐渐移至皮肤表面,故手臂洗刷消毒后,还需穿无菌手术衣,戴无菌手套。

1.术前一般准备

手术人员进入手术室,应先在非限制区更换手术室专用的清洁鞋子,穿洗手裤、褂,袖口卷起至肘上 10 cm 以上,下摆扎收于裤腰之内;剪短指甲;戴好手术室准备的清洁帽子、口罩,帽子要盖住全部头发,口罩要盖住口和鼻孔。检查有无皮肤感染及破损,之后方可进入限制区。

2.手及臂的洗刷和消毒

(1)肥皂水刷手法。

清洁:按普通洗手方法,用肥皂将双侧手及臂清洗一遍,需超过肘上 10 cm,再用清水洗净肥皂沫。

刷手:用消毒毛刷蘸取煮好的液体肥皂,刷洗双侧手和臂。按顺序两侧依次交替从指尖刷至肘上 10 cm,不能漏刷,不能逆向刷洗,应特别注意指甲、甲沟、指蹼、肘后等部位的刷洗。刷洗时,可将手和臂分成三部分:手为第一部分;前臂为第二部分;肘部至肘上 10 cm 为第三部分。两侧第一部分都刷好后,才能刷第二部分,即两侧交替逐渐向上刷。刷完一遍后,手向上,肘部位于最低位,用流动清水冲净手及臂上的肥皂沫,冲下的水从肘部滴落,目的是保持手部相对最清洁。将肥皂冲干净后,重新取一个消毒毛刷重复进行第二、第三遍刷洗,三遍共约10 min。

擦干手和臂:刷手完毕,取灭菌小毛巾 1 块,先擦干两手,然后由前臂顺序擦至肘上。注意擦前臂至肘上时,用折叠成三角形的小毛巾的两面,分别各擦一侧,将手和臂上的水擦干,不能逆向擦,以免手部被污染。

浸泡消毒:将双手及前臂浸泡在 70%乙醇桶内至肘上 6 cm,浸泡 5 min,也可在 0.02%氯己定或 0.1%苯扎溴铵(新苯扎氯铵)等泡手桶内浸泡 3～5 min。每桶 0.1%苯扎溴铵溶液只能浸泡 40 人次,达 40 人次后即应重新配制。

浸泡消毒达到时间要求后,抬起手和臂,使消毒液从肘部滴落,并保持拱手姿势,待干。

(2)碘伏刷手法。

清洁:用以上清洁法或用肥皂水刷手法,清洗手臂一遍,并用无菌小毛巾擦干。用浸透0.5%碘伏的纱球或海绵,按顺序两侧依次交替从指尖向上涂擦至肘上 6 cm 左右处,更换浸透0.5%碘伏的纱球或海绵,再擦一遍。然后,保持拱手姿势,让药液自然干燥。

氯己定或其他消毒液刷手法:用普通肥皂洗一遍手和臂,用消毒毛刷或海绵蘸取消毒液,按顺序两侧依次交替从指尖开始向上刷洗双手、前臂至肘上 10 cm,刷洗一遍约 3 min,用流动清水冲净,再用无菌小毛巾擦干。用浸透消毒液的纱布或海绵,按顺序两侧依次交替从指尖向上涂擦至肘上 6 cm 左右处,完整涂擦一遍,保持拱手姿势,让药液自然干燥。

3.穿普通无菌手术衣

在手术间内,将折叠好的无菌手术衣拿起,认清衣服的上、下和前后,至较空旷处,将手术衣的内面朝向自己,双手拎起手术衣领两角轻轻抖开,使手术衣自然下垂;将手术衣轻轻向上抛起,双手顺势插入袖筒,双臂前伸,请巡回护士帮助拉紧衣角,系好系带;双臂交叉,稍弯腰,用手指夹起腰带递向后方,由巡回护士在背后系好。穿好手术衣后,双手保持在腰以上、胸前、视线范围内。

4.穿全遮盖式手术衣

目前,许多大医院已使用全遮盖式手术衣(又称遮背式手术衣),宽大的手术衣背部也能包裹手术者背后。

5.戴无菌手套

(1)戴干手套法:是最常用的方法,先从手套袋中取出滑石粉涂抹双手,使之光滑;再捏住手套的翻折部,取出手套,分清左、右侧,并使两只手套的掌面对合,用一只手捏住手套翻折部里(内)面,另一只手插入手套内,然后将戴上手套手的 2~5 指插入空手套翻折内,协助另一只手戴上手套。应注意,未戴手套的手只能接触手套里面,不能接触手套外面;而戴好手套的手只能接触手套外面,不能接触手套里面。两个手都戴上手套后,将手套翻折部翻下,罩在手术衣的袖口上。上台前,由手术护士用无菌水帮助冲去手套外面的滑石粉。

(2)戴湿手套法:应先戴手套,后穿手术衣。将用消毒液浸泡后的手套放入盛有无菌清水的盆内,手套内灌满无菌水,手插入手套内;戴好手套后,手向上举起,并活动手指,使手套内的水从肘部淌下。再穿手术衣,衣袖压在手套外面,用无菌布带系好固定。

6.连台手术更衣法

本台手术结束后,需连续进行另一台手术时,若手套未曾破损,可按下列顺序更换手套和手术衣:洗净手套上的血渍,解开手术衣各系带,先将手术衣向前翻转脱下,后脱手套。注意手臂不能与手术衣及手套外面接触;以流动清水冲去手上的滑石粉,用无菌小毛巾擦干,在泡手液中浸泡 5 min(也可用氯己定液或其他消毒液涂擦);重新穿无菌手术衣,戴无菌手套,冲去手套上的滑石粉,即可参加另一台手术。但应注意,若先做的是感染手术,又必须参加连台手术时,应按常规重新刷洗手。

三、手术室护士主要岗位与配合

手术是由手术医师、麻醉师和护士共同完成,需要医护人员的密切配合,直接上手术台参与手术的护士,称器械护士,又称手术护士或洗手护士;不上手术台的护士,在固定的手术间内配合器械护士、手术医师和麻醉师做台下配合及巡视的护理工作,故又称巡回护士。

1.器械护士和巡回护士的职责

(1)器械护士的职责:主要职责是负责手术全过程中所需器械、物品和敷料的供给,主动配合手术医师完成手术。手术中,其工作范围只限于无菌区内。其他还包括术前访视和术前准备等。具体工作包括:①手术前 1 天探视患者,了解手术方式,手术医师的习惯等,准备手术所需物品,如器械、敷料等。②术前提前 15~20 min 洗手、穿无菌手术衣,戴无菌手套,铺无菌器械台,与巡回护士一起清点器械、敷料等,如有缺漏,及时补充。③手术开始前,协助医师做好皮肤消毒、铺巾；术中与手术医师默契配合，传递用物要做到及时、准确、平稳，传递锐利器械时，要防止误伤；关注手术进展，若术中发生意外，则需积极配合抢救。④随时整理用物，保持无菌区的整齐、干燥、无菌。⑤关闭体腔前与巡回护士再次清点核对物品，防止将物品遗留于患者体腔内，同时妥善保存术中切取的标本，备术后送检。⑥手术后协助医师包扎伤口，固定引流物；处理手术器械，并协助整理手术间。

（2）巡回护士的职责：主要职责是在手术台下负责手术全过程中物品、器械、布类和敷料的准备和供给，主动配合手术和麻醉，根据手术需要，协助完成输液、输血和手术台上特殊物品、药品的供给。其工作范围是在无菌区以外，在患者、手术人员、麻醉师以及其他人员之间巡回。具体工作包括：①手术前，应检查手术间的清洁与消毒是否合格，用物是否备齐，调试设备，创造适宜的手术环境。②热情接待并检查患者，按手术通知单核对患者姓名、年龄、性别、医疗诊断、手术时间、部位、名称、麻醉方式等。详细清点病房送来的物品（病历、X线片、药物等）是否齐备。③按手术要求，安置患者体位。④协助麻醉医师进行麻醉；协助器械护士及手术者穿无菌手术衣；配合手术区皮肤消毒；协助器械护士铺无菌桌、清点用物，并记录。⑤术中，关注手术进展，供应术中用物，随时调整灯光；保持手术间清洁、安静，随时补充用物；保证输血、输液通畅；监督手术人员遵守无菌原则；并负责外部联络。⑥关闭体腔前，再次与器械护士清点、核对物品，记录并签名；术后协助医师包扎切口、固定引流管；与护送患者的人员仔细交接。⑦术后整理手术间，并清洁消毒。

2. 器械台的管理工作

（1）器械台（无菌桌）的要求：用于手术中放置各种无菌物品及器械。要求结构简单、坚固、轻便、可推动、易于清洁，且车轮可以制动，台面四周有栏边、栏高 4～5 cm，以防器械滑下。器械台分为大、小两种，应根据手术的性质、范围，进行选择不同规格的器械台。

（2）铺无菌台步骤：①术晨，由巡回护士准备合适的器械台，并保持清洁、干燥；②将手术包放置器械台上，用手打开包布的外层，再用无菌钳打开第二层包布；③第三层包布由器械护士刷手后用手打开，注意无菌单下垂至少 30 cm；④器械护士穿好无菌手术衣，并戴无菌手套后，将器械分类、按使用先后次序摆放，排列整齐，置于器械台上。

（3）器械托盘的使用：托盘是器械台的补充，摆放的是反复使用或即将使用的物品，按手术的要求和步骤，要求经常更换，不宜堆积。托盘为可调高低的长方形盘，盘面 48 cm×33 cm，横置于患者适当部位上，按手术需要放 1～2 个。手术区铺单时，用双层手术单包裹，并在其上再铺手术巾。

3. 手术过程中的无菌原则

（1）手术人员一旦进行外科洗手，手及前臂即不能接触有菌物品。穿上无菌手术衣及戴好无菌手套后，其肩部以上、腰部以下和背部，手术台边缘以下，无菌桌桌缘平面以下，均视为有菌区。

（2）手术开始前，由手术护士和巡回护士共同清点器械及其他手术所用的各种物品，并记录，术中若有增减也应及时记录。凡跌落或下坠超过手术台边缘以下的器械、物品，应视为被污染，必须重新消毒或灭菌后，才能使用。手术接近结束时，核对器械、物品无误后，方可关闭胸、腹腔或其他部位切口。

（3）切开皮肤或缝合皮肤之前，常规用 70% 乙醇棉球再消毒切口处皮肤 1 次。切开皮肤和皮下组织后，切缘应以纱布垫或手术巾遮盖，并固定，仅显露手术切口。凡与皮肤接触的刀片及器械，可能被污染，不应再使用。手术因故暂停时，手术野用无菌湿纱垫覆盖和保护。

(4)手术台上使用的器械物品,只能在手术人员前面传递,不能在手术人员的肩部以上、腰部以下和背后传递。

(5)手术人员的手套一旦破损,应及时更换;前臂或肘部不慎碰触有菌区,应立即更换手术衣或加戴无菌袖套。

(6)切开空腔器官前,应取湿纱垫将空腔器官与周围组织隔开,以减少对周围组织的污染,并准备好吸引器,随时吸除外流的内容物;切开后,应用消毒液将空腔器官切开处进行消毒;被污染的器械物品,放置另一个容器内,与清洁器械严格分开;全部沾染步骤完成后,手术人员即应用无菌流动水洗手或更换无菌手套,尽量减少污染。

(7)在术中,同侧手术人员若需调换位置,其中一人应先退后一步,与另一人背对背地换位,然后再面对手术台;如与对侧手术人员调换位置,则应面向手术台绕到对侧;当经过未穿无菌手术衣人员面前时,应互相让开,避免碰触,以防污染。

(8)手术过程中尽量保持安静,不要高声说话或嬉笑,避免不必要的谈话。如要咳嗽、打喷嚏时,应将头转离手术台。当手术人员面部汗水较多时,可请其他人帮助擦汗,但头应转向一侧。

(9)若有人参观手术,每个手术间参观人数最好不要超过2个,参观者不能过于靠近手术人员或站得过高,尽量避免在手术间内频繁走动。

(10)用持物钳从无菌容器或无菌包内夹取物品时,其身体应与无菌物和无菌区保持一定的距离;无菌容器打开取物后,应及时盖好,避免长时间暴露。无菌包中的物品,一次未取完时,应及时包好,并在规定的时间内使用,否则应重新灭菌后才能使用。无菌物品一旦被取出,虽未被使用,也不能再放回无菌包(或缸内)内保存。

4.污染手术的隔离技术

进行胃肠道、泌尿生殖道等空腔器官手术时,在切开空腔器官之前,应先用纱布垫保护周围组织,并随时吸除外流的内容物。切开空腔器官时,被污染的器械和其他物品,应放在污染盘内,污染的缝合针和持针器(钳),应随时在等渗盐水中刷洗。全部污染步骤结束后,手术人员应用无菌等渗盐水冲洗或更换手套,以减少污染。

5.手术室的清洁与消毒

手术室不可避免地会受到人员活动的影响,以及在手术时引流物、分泌物等不同程度的污染。为保证手术时的无菌环境,必须建立一套完整的卫生、消毒工作制度。

(1)日常清洁消毒工作:①每天手术结束后,应做的工作如下:a.每次手术结束后或每天工作结束后,先打开门窗通风,清除手术间内的污物和杂物。b.手术间内桌面、手术台及其他设备等,均用消毒液进行湿式清洁处理,再用清水清洗并擦干,地面和墙壁用消毒液喷洒,并拖洗和擦拭。c.经短时通风后,关闭门窗,可选用以下方法进行空气清洁杀菌处理:首先,循环风、紫外线空气消毒器,能有效滤除空气中的尘粒,并可将随空气进入消毒器中的微生物杀死。开机30 min,可达清洁空气和杀菌的目的。此设备可连续反复工作,即每隔15 min开机1次,持续15~30 min,室内有人活动时,仍可使用。其次,静电吸附式空气消毒器,能过滤和吸附空气中的尘粒及微生物,一般工作30 min,可达消毒标准的要求,也可在室内有人的情况下使用。再次,紫外线灯照射杀菌,按每平方米地面面积,约用紫外线灯管功率2 W进行计算,选择合适的紫外线灯管。照射有效距离一般不超过2 m,照射时间一般为2 h。最后,电子灭菌灯照射杀菌,要关闭门窗,以确保消毒效果。②每周大清洁和消毒工作:每周定期大扫除1次,清洁通风后,关闭门窗,用消毒液熏蒸法或其他方法进行手术间消毒。乳酸熏蒸法,按手术间空间大小,以 0.12 mL/m³ 计算,应用 80％乳酸的用量,加等量的水,放置于酒精灯上加热,直至乳酸蒸发完毕,手术间继续关闭 30 min,后再开窗通风。也可用中药苍术的酒精浸剂,替代乳酸熏蒸消毒。苍术按 1 g/m² 空间计算,加乙醇 2 mL,浸泡 24 h 后,放置于酒精灯上加热蒸发,维持 4 h 后再开窗通风。苍术在熏蒸时,有一种清香味,且无腐蚀性。甲醛熏蒸法,按 2 mL/m³ 空间,以 40％甲醛加高锰酸钾 1 g 计算,将甲醛溶液倒入高锰酸钾溶液中,即产生蒸气,12 h 后再开窗通风。甲醛杀菌效果好,但易污染环境,并有一定的毒性,不提倡应用。目前,主要用于严重感染手术后手术间的消毒灭菌。过氧乙酸熏蒸法,按 1 g/m³ 空间计算过氧乙酸用量,加水稀释成 0.5％~1％浓度,加热使其蒸发,维持 2 h 左右。③为了保持手术室内空气清洁,应做到:a.手术室的门应保持关闭状态,尽量减少人员走动,窗户应有合适的防护;b.手术室内不宜使用有粉尘的物品,清洁工作应采用湿式操作,拖把、抹布等应保持清洁,定期用消毒液浸泡消毒;c.手术室内要定期进行空气细菌培养及其他监测,必须符合国家规定的卫生标准。④目前,对手术室内空气和物品消毒的观念正在发生变化,逐渐趋向于彻底清洁、干燥以及环境、空气的自然通风,而不强调采用消毒方法。

(2)严重感染手术后的消毒方法:①破伤风、气性坏疽等特殊患者手术后:a.手术间清理后,立即进行空气熏蒸消毒,可选用甲醛或过氧乙酸熏蒸,药液蒸发完后,继续关闭手术间维持 2 h 左右;b.消毒结束后,开窗通风,彻底清扫,用消毒液擦拭手术间内各种物体表面,并喷洒地面、墙壁及手术台,30~60 min 后拖洗和擦拭;c.用紫外线照射或电子灭菌灯照射杀菌后,开窗通风;d.必要时,可再次进行空气熏蒸消毒。e.手术间内物体表面和空气监测,常用细菌培养的方法进行监测,应符合消毒灭菌的标准要求;f.手术所用的器械,应进行"消毒一清洗一灭菌"的方法处理,手术尽量使用一次性物品,术后集中焚毁。②肝炎、结核、铜绿假单胞菌(绿脓杆菌)感染等患者手术后:a.手术间清理后,立即用消毒液熏蒸,药液蒸发完毕后,继续维持 2 h 左右。b.用消毒液擦洗手术间内各种物体表面,并喷洒地面、墙壁及手术台,维持 30~60 min后拖洗和擦拭;c.然后开窗通风;d.手术所用的器械也应进行"消毒一清洗一灭菌"的方法处理,手术也应尽量使用一次性物品。

第六节　手术前患者的护理

从患者确定进行手术治疗,到进入手术室时的一段时间,称手术前期,这一时期对患者的护理称手术前患者的护理。

一、护理评估

1.健康史

(1)一般情况:注意了解患者的年龄、性别、职业、文化程度和家庭情况等;对手术有无思想准备、有无顾虑和思想负担等。

(2)现病史:评估患者本次疾病发病原因和诱因;入院前后临床表现、诊断及处理过程。重点评估疾病对机体各系统功能的影响。

(3)既往史:①了解患者的个人史、宗教史和生活习惯等情况;②详细询问患者有无心脏病、高血压、糖尿病、哮喘、慢性支气管炎、结核、肝炎、肝硬化、肾炎和贫血等病史,以及既往对疾病的治疗和用药等;③注意既往是否有手术史,有无药物过敏史。

2.身体状况

(1)重要器官功能状况:如心血管功能、肺功能、肾功能、肝功能、血液造血功能、内分泌功能和胃肠道功能状况。

(2)体液平衡状况:手术前,了解脱水性质、程度、类型、电解质代谢和酸碱失衡程度,并加以纠正,可以提高手术的安全性。

(3)营养状况:手术前,若有严重营养不良,术后容易发生切口延迟愈合、术后感染等并发症。应注意患者有无贫血、水肿,可对患者进行身高、体重、血浆蛋白测定、肱三头肌皮褶厚度、氮平衡试验等检测,并综合分析,以判断营养状况。

3.辅助检查

(1)实验室检查:①常规检查:血常规检查应注意有无红细胞、血红蛋白、白细胞和血小板计数异常等现象;尿常规检查应注意尿液颜色、比重,尿中有无红、白细胞;大便常规检查应注意粪便颜色、性状、有无出血及隐血等。②凝血功能检查:包括测定出凝血时间、血小板计数和凝血酶原时间等。③血液生化检查:包括电解质检查、肝功能检查、肾功能检查和血糖检测等。

(2)影像学检查:查看 X 线、CT、MR、B 超等检查结果,评估病变部位、大小、范围及性质,有助于评估器官状态和手术耐受力。

(3)心电图检查:查看心电图检查结果,了解心功能。

4.心理－社会状况

术前,应对患者的个人心理和家庭社会心理充分了解,患者大多于手术前会产生不同程度的心理压力,出现焦虑、恐惧、忧郁等反应,表现为烦躁、失眠、多梦、食欲下降和角色依赖等。

二、护理诊断及合作性问题

1.焦虑和恐惧

焦虑和恐惧与罹患疾病、接受麻醉和手术、担心预后及住院费用等有关。

2.知识缺乏

如缺乏有关手术治疗、麻醉方法和术前配合等知识。

3.营养失调

营养失调和低于机体需要量与原发疾病造成营养物质摄入不足或消耗过多有关。

4.睡眠形态紊乱

与疾病导致不适、住院环境陌生、担心手术安全性及预后等有关。

5.潜在并发症

如感染等。

三、护理措施

(一)非急症手术患者的术前护理

1.心理护理

(1)向患者及其亲属介绍医院环境;主管医师、责任护士情况;病房环境、同室病友和规章制度,帮助患者尽快适应环境。

(2)工作态度:态度和蔼,关心、同情、热心接待患者及其家属,赢得患者的信任,使患者有安全感。

(3)术前宣教:可根据患者的不同情况,给患者讲解有关疾病及手术的知识。对于手术后会有身体形象改变者,应选择合适的方式,将这一情况告知患者,并做好解释工作。

(4)加强沟通:鼓励患者说出心理感受,也可邀请同病房或做过同类手术的患者,介绍他们的经历及体会,以增强心理支持的力度。

(5)必要时,遵医嘱给予适当的镇静药和安眠药,以保证患者充足的睡眠。

2.饮食护理

(1)饮食:根据治疗需要,按医嘱决定患者的饮食,帮助能进食的患者制订饮食计划,包括饮食种类、性状、烹调方法、量和进食次数、时间等。

(2)营养:向患者讲解营养不良对术后组织修复、抗感染方面的影响以及营养过剩、脂肪过多给手术带来的影响。根据手术需要及患者的营养状况,鼓励和指导患者合理进食。

3.呼吸道准备

(1)吸烟者:术前需戒烟 2 周以上,减少呼吸道的分泌物。

(2)有肺部感染者:术前遵医嘱使用抗菌药物治疗肺部感染,痰液黏稠者,给予超声雾化吸入,每天 2 次,使痰液稀释,易于排出。

(3)指导患者做深呼吸和有效的咳嗽排痰练习。

4.胃肠道准备

(1)饮食准备:胃肠道手术患者,入院后即给予低渣饮食,术前 1~2 d,进流质饮食。其他手术,按医嘱进食。为防止麻醉和手术过程中的呕吐,引起窒息或吸入性肺炎,常规于手术前12 h 禁食,禁饮 4 h。

(2)留置胃管:消化道手术患者,术前应常规放置胃管,减少手术后胃潴留引起的腹胀。幽门梗阻患者术前 3 d 每晚以温高渗盐水洗胃,以减轻胃黏膜充血水肿。

(3)灌肠:择期手术患者,术前 1 d,可用 0.1%~0.2%肥皂水灌肠,以防麻醉后肛门括约肌松弛,术中排出粪便、增加感染机会。急症手术不给予灌肠。

(4)其他:结肠或直肠手术患者,手术前 3 天遵医嘱给予口服抗菌药物(如甲硝唑、新霉素等),减少术后感染的机会。

5.手术区皮肤准备

手术区皮肤准备简称备皮,包括手术区皮肤的清洁、皮肤上毛发的剃除,其目的是防止术后切口感染。①颅脑手术:整个头部及颈部;②颈部手术:由下唇至乳头连线,两侧至斜方肌前缘;③乳房及前胸手术:上至锁骨上部,下至脐水平,两侧至腋中线,并包括同侧上臂上 1/3 和腋窝;④胸部后外侧切口:上至锁骨上及肩上,下至肋缘下,前后胸都超过中线 5 cm 以上;⑤上腹部手术:上起乳头水平,下至耻骨联合,两侧至腋中线,包括脐部清洁;⑥下腹部手术:上自剑突水平,下至大腿上 1/3 前、内侧及外阴部,两侧至腋中线,包括脐部清洁;⑦肾区手术:上起乳头水平,下至耻骨联合,前后均过正中线;⑧腹股沟手术:上起脐部水平,下至大腿上 1/3 内侧,两侧到腋中线,包括会阴部;⑨会阴部和肛门手术:自髂前上棘连线至大腿上 1/3 前、内和后侧,包括会阴部、臀部、腹股沟部;⑩四肢手术:以切口为中心,上下方 20 cm 以上,一般多为整个肢体备皮,修剪指(趾)甲。

（2）特殊部位的皮肤准备要求：①颅脑手术：术前 3 天剪短毛发，每天洗头，术前 3 h 再剃头 1 次，清洗后戴上清洁帽子。②骨科无菌手术：术前 3 天开始准备，用肥皂水洗净，并用 70％乙醇消毒，用无菌巾包扎；手术前一天剃去毛发，70％乙醇消毒后，无菌巾包扎；手术日早晨重新消毒后，用无菌巾包扎。③面部手术：清洁面部皮肤，尽可能保留眉毛，作为手术标志。④阴囊和阴茎部手术：入院后，每天用温水浸泡，并用肥皂水洗净，术前一天备皮，范围同会阴部手术，剃去阴毛。⑤小儿皮肤准备：一般不剃毛，只做清洁处理。

（3）操作方法：①先向患者讲解皮肤准备的目的和意义，以取得理解和配合；②将患者接到换药室或者处置室，若在病室内备皮，应用屏风遮挡，注意保暖及照明；③铺橡胶单及治疗巾，暴露备皮部位；④用持物钳夹取肥皂液棉球，涂擦备皮区域，一手绷紧皮肤，一手持剃毛刀，分区剃净毛发，注意避免皮肤损伤；⑤清洗该区域皮肤，若脐部用棉签清除污垢。

6.其他准备

（1）做好药物过敏试验。根据手术大小，必要时备血。

（2）填写手术协议书，让患者及其家属全面了解手术过程、存在的危险性，可能出现的并发症等。

7.手术日晨护理

（1）测量生命体征：若发现发热或其他生命体征波动明显，如女患者月经来潮，应报告医师是否延期手术或进行其他处理。

（2）逐一检查手术前各项准备工作是否完善，如皮肤准备、禁食、禁饮；特殊准备是否完善。

（3）遵医嘱灌肠，置胃肠减压管，排空膀胱或留置导尿管，术前半小时给予术前药等。

（4）帮助患者取下义牙、发夹、首饰、手表和眼镜等，将其贵重物品及钱物妥善保管。

（5）准备手术室中需要的物品，如病历、X 线片、CT 和 MRI 片、引流瓶、药品等。在用平车护送患者时，一并带至手术室。

（6）与手术室进行交接，必须按照床号、姓名、性别、住院号、手术名称等交接清楚。

（7）做好术后病房的准备，必要时安排好监护室。

8.健康指导

应注意向患者及其家属介绍疾病及手术的有关知识，如术前用药、准备、麻醉及术后恢复的相关知识；指导患者进行体位训练、深呼吸练习、排痰方法、床上排便练习，以及床上活动等，有利于减少术后并发症的发生，促进机体尽快恢复。

（二）急症手术患者的术前护理

急诊手术是指病情危急，需在最短时间内迅速进行的手术。术前准备须争分夺秒，争取在短时间内，做好手术前必要的辅助检查。嘱患者禁食、禁饮；迅速做好备皮、备血、药物过敏试验；完成输液、应用抗菌药物、术前用药等必要准备。在可能的情况下，向患者家属简要介绍病情及治疗方案。

第七节 手术中患者的监测

一、基本监测技术

（一）心电监护

心电监测是临床上应用最为广泛的病情监测技术，是指用心电监护仪对被监护者进行持续不间断的心电功能监测，通过心电监护仪反映心肌电活动的变化。早期，为了连续监测患者的心电，出现了由心电示波、心率计和心电记录器构成的最基本的心电监护仪。随着医学的发展，急危重症患者的监护水平不断提高，加之电子及计算机技术等在医疗仪器设备中的应用，又产生了多导心电、呼吸、温度、血压以及血氧饱和度等多参数的监护仪。目前，心电监测普遍采用了床旁监护仪发送的心电波形和数字形式获取相关信息。床旁监护系统是通过导联线与机体相关部位的电极片连接获取心电信号，再经电模块将其进行放大及有关处理。除心电信号外，床旁监护系统可配备其他模块，获取多种监测信息。

1. 心电导联的连接

心电电极多采用一次性液柱型电极（银－氯化银电极嵌入含浸渍导电糊泡沫塑料的杯型合成树脂），予乙醇或乙醚混合液清洁皮肤后，贴于相应位置。目前，基本上采用 5 个电极，具体放置如下：①右上为红色（RA）：胸骨右缘锁骨中线第 1 肋间；②右下为黑色（RL）：右锁骨中线剑突水平处；③中间为褐色（C）：胸骨左缘第 4 肋间；④左上为黄色（LA）：胸骨左缘锁骨中线第 1 肋间；⑤左下为白色（LL）：左锁骨中线剑突水平处。通过电极放置的位置可模拟心电图导联检查效果，以便对监测结果进行合理分析。

如两侧锁骨下与两侧锁骨中线第 7 肋间可模拟标准导联；两侧锁骨下和胸骨中侧第 4 肋间可模拟 V_1 导联；两侧锁骨下和左锁骨中线第 5 肋间可模拟 V_5 导联。此外，临床上可根据不同情况只放置 3 个电极也可达到监测目的，如只放置 RA、RL、LA 电极。

2. 心电监护指标及目的

心电监测的主要指标包括：心率和心律、QRS 波形、有无 P 波与 P 波形态、振幅及间期、P-R 间期、Q-T 间期、R-R 间期、T 波形态以及有无异常波形出现等。通过对上述指标的监测，要达到及时发现致命性与潜在致命性心律失常、可能影响血流动力学的过缓或心动过速以及心肌缺血的 ST 段和 T 波的改变的目的。致命性快速心律失常包括心室颤动、心室扑动、持续性室性心动过速，以及心房颤动且心室率超过 220 次/分钟者等，其常见病因包括呼吸疾病并发急性心肌梗死、冠心病心肌缺血急性发作及其他严重心脏病。致命性心律失常包括长时间心脏停顿或心室停顿及高血钾所致的严重缓慢心律失常等，其常见呼吸系统疾病的病因有呼吸衰竭、气道梗阻、肺动脉栓塞，以及其他心脏病患者如急性心肌梗死、心肌炎及心包压塞等。心肌缺血的监测常需要将心电电极模拟 V_5 导联位置，而无关电极分别放置于胸骨柄和右腋前线第 5 肋间。心肌缺血监测的目的为发现无症状性心肌缺血与确诊有症状的心肌缺血发作；监测持续心肌缺血状态发展动向；心肌缺血治疗效果监测等。

3. 监测的原理

心电监护的基本过程是在导联线电极上获取的心电信息经心电模块将其放大及有关处理。心电模块主要包括导联选择、生物放大器、心率计、信号处理等部分组成。心电信号通过导联线上的电极获取。导联选择不同电极间的电位进行测量。而人体体表的心电信号幅度只有 1 mV 左右,必须将其放大 1 000 倍以上才能通过监视器显示和记录器记录出来,因此,心电放大器是一个高增益、高输入阻抗的放大器。

4.护理

(1)操作程序:使用心电监护仪必须掌握正确的操作流程,以确保监护仪的正常运转和使用寿命。目前临床上使用的综合心电监护仪的操作程序基本相似。具体要求如下:①准备物品:主要有心电监护仪机器及其配件,如导联线、血氧监测线与探头、电极贴、生理盐水棉球、配套血压测量袖带等。②患者准备:将患者取舒适体位,如平卧或半卧位,解释监护的需要与目的。擦拭清洁导联粘贴部位。③接通心电监护仪:连接电源,打开主机,等待机器自检结束后,调试仪器至功能监测状态并根据需要调试报警范围。④连接电极:贴电极片,连接心电导联线,如电极与导线连接为按扣式,应先将电极与导线连接后贴于相应部位。⑤连接袖带:将袖带绑至肘窝上 3~6 cm 处,松紧以插入两手指为宜。连接测量血压的导线。⑥监测指标并记录。

(2)注意事项:①心电监测的效果受多种因素的影响,其中最重要的是电极粘贴是否稳妥。为保证监测质量,对胸部皮肤须进行剃毛处理或用细砂纸轻轻摩擦皮肤,再放置电极。一般60~72 h 更换电极片。②监测时要注意患者体位改变或活动会对监测结果的影响,心电示波可出现不规则曲线,呈现出伪心率或心律。因此,对监测结果要进行综合分析,必要时,听诊心音进行对比,以确定监测结果的真伪。③使用胸前心电监护导联时,若存在规则的心房活动,则应选择 P 波显示较好的导联。QRS 振幅应>0.5 mV,以便能触发心率计数。如除颤时放置电极板,必须暴露出患者的心前区。心电监护只是为了监测心率、心律变化,若需分析 ST段异常或更详细地观察心电图变化,应做常规 12 导联心电图。

(二)动脉血压监护

1.基本概念

(1)血压:血管内血液对血管壁的侧压力为血压。测压时是以大气压为准,用血压高于大气压的数值表示血压的高度,通常用 mmHg、kPa 为单位来表示。产生血压的重要因素是心血管系统内有血液充盈和心脏的射血力量。

(2)动脉压:动脉压是器官组织灌注的一个极好的生理和临床指标,适度有效的器官组织灌注对生存必不可少。动脉压取决于心排量和血管阻力。其相互间的关系可用公式表达:平均动脉压-中心静脉压=心排量×外周血管阻力。动脉压在一个心动周期中可能随着心室的收缩与舒张而发生规律性的波动。

心室收缩时,动脉压升高,当达到最高值时称为收缩压;心室舒张时,动脉压下降,当降至最低时,为舒张压;收缩压与舒张压的差值称为脉压;一个心动周期中每一瞬间动脉血压的平均值,被称为平均动脉压。

但须注意平均动脉压不是收缩压与舒张压之和的一半,而是更接近于舒张压。

(3)正常值:正常人血压会受多方面因素的影响。WHO 将血压分为"理想血压""正常血压""正常高压"等。血压的数值可随年龄、性别及其他生理情况而变化。年龄增高,动脉血压逐年增高,收缩压的升高比舒张压的升高明显。男性比女性高,女性在更年期以后有明显的升高。体力劳动或情绪激动时血压可暂时升高。

(4)动脉压波形:正常血压波形可分为二相,即收缩相和舒张相。收缩相是指主动脉瓣开放和快速射血到主动脉时所形成的波形,此动脉波形为急剧上升至顶峰,随后血流经主动脉到周围动脉,压力下降,主动脉瓣关闭,在动脉波下降支斜坡上出现切迹,称为重搏切迹。舒张相是从主动脉瓣关闭直至下一次收缩开始,动脉压波形逐渐下降至基线。舒张相最低点是舒张压。

2.监测方法与原理

目前,临床常用的监测血压方法有两大类。一类是无创测量法,即指袖带式自动间接动脉血压监测。

其原理来自于传统的人工听诊气袖法,所不同的是在判别收缩压和舒张压时是通过检测气带内气压的搏动实现的。另一类是有创测量法,即指在动脉内置管进行动脉血压连续监测的直接动脉血压监测法,其原理是使用一般的弹簧压表,但仅能测出平均动脉压,而使用电子压力换能器监测仪,则可测出动脉收缩压、舒张压,还可测得压力波形,且记录一次心动周期的压力波形的变化。两类监测血压法各有其优点和不足。直接动脉压监测的主要优点如下。

(1)可连续监测收缩压、舒张压和平均动脉压,并将其数值及波形实时显示在监护仪荧光屏上,及时准确地反映患者血压动态变化。

(2)有助于根据动脉血压的变化判断体内血容量、心肌收缩力、外周阻力以及有无心包填塞等病情变化。

(3)可以弥补由于袖带监测血压而导致血压测不出或测量不准确的弊端,直接反映动脉血压的实际水平。

(4)可通过动脉置管采集各种动脉血标本,以免除因反复动脉穿刺给患者带来的痛苦。无创血压监测法操作较有创监测法安全、简单、易于操作,可直接避免有创监测时置管所出现的血栓形成或感染等危险。

一般来说,在危重症患者的急救过程中多采用有创监测法,但随病情缓解应尽早改为无创监测法,以减少各种并发症的发生。

3.影响因素

影响动脉血压的因素很多,如每搏输出量、心率、外周阻力、动脉管壁的弹性及循环血量等。这些因素相互关联、相互影响,如心率影响心室充盈和每搏输出量的某些变化,心排出量的改变必伴有血流速度和外周阻力的变化。另外,神经体液因素调节下的心排出量的变化往往会引起外周阻力的变化。临床实际中,遇到具体情况,必须结合患者的血流动力学指标的改变,综合各种因素全面分析和判断。

4.临床意义

动脉血压是衡量机体生理功能的一项重要指标,无论动脉血压过低或过高都可对机体各脏器功能的相对稳定产生十分不利的影响。通过对动脉血压的监测可推算其他心血管参数,如每搏输出量、心肌收缩力、全身循环阻力等。观察血压波形还可对患者的循环状况进行粗略估计。波形高尖见于高血压、动脉硬化及应用升压药和增强心肌收缩力的药物。波形低钝见于低心排综合征、低血压休克和心律失常以及药物影响等情况。

5.护理

无创血压监测法的护理较为简单,按常规血压测量法护理要求进行。下面重点对有创血压监测方法的护理加以论述。

(1)保持测压管通畅,防止血栓形成:①定时监测血压通畅情况,随时注意通路、连接管等各个环节是否折曲、受压,定时冲洗管路;②保持三通管正确的方向,测量时开通三通管,并以肝素盐水持续冲洗测压管;③抽取动脉血后或闭管前必须立即用肝素盐水进行快速正压封管,以防凝血阻管;④管路中如有阻塞,应及时抽出血凝块,切勿将血块推入,以防发生动脉血栓形成;⑤在病情平稳后应及时考虑拔出置管,改为无创血压监测,以防并发症出现;⑥保持各接头连接紧密,防止渗漏。

(2)防止感染:①严格无菌操作,每天消毒穿刺部位,并至少每 24 h 更换一次透明贴膜;②每次经测压管抽取动脉血标本时,均应以碘酒、乙醇消毒接头处;③各接头及整个管路应保持严格封闭及无菌状态。

(3)防止空气栓塞:在操作过程中,严格控制空气进入管路,防止空气栓塞。

(4)预防并发症:常见并发症可有远端肢体缺血、出血、感染和测压管脱出,具体护理如下。

1)远端肢体缺血。引起远端肢体缺血的主要原因是血栓形成、血管痉挛及局部长时间包扎过紧等。

预防办法有:①置管前要判断肢端动脉是否有缺血症状;②穿刺血管时,动作要轻柔稳准,穿刺针选择要粗细得当,避免反复穿刺损伤血管;③固定肢体勿过紧,防止影响血液循环。

2)局部出血血肿:穿刺后要密切观察局部出血情况,对应用抗凝药或有出血倾向者要增加压迫止血的时间,至少 5 min 以上。穿刺局部应用宽胶布加压覆盖,必要时加沙袋压迫止血。如有血液渗出要及时清除,以免影响对再次出血情况的观察。

3)感染:动脉置管可发生局部或全身感染。一旦发生全身感染多由血源性感染所致,后果严重。因此,置管期间严密观察体温变化,如出现高热、寒战,应及时查找原因;如发现穿刺部位出现红、肿或有分泌物形成,应加强换药,并取分泌物进行细菌培养,以协助诊断,合理选择抗生素。置管期间一旦发生感染应立即拔管,并将测压管末端无菌封闭送做细菌培养。

4)测压管脱出:置管期间,穿刺针及管路要固定稳妥,防止翻身等操作时将管拉出。对躁动患者要采取保护措施,必要时将患者手包紧,防止患者不慎将管拔出,一旦发生管路脱出,切忌将管送回,以防感染。

(三)血氧饱和度监护

血氧饱和度(SaO_2)是指血氧含量与血红蛋白完全氧合的氧容量之比。即 SaO_2＝动脉血实际结合氧/动脉血氧结合饱和时含氧量×100％。临床上常用的 SaO_2 监测仪,是通过无创的红外线探头监测患者指(趾)端小动脉搏动时的氧合血红蛋白的百分数而获得经皮 SaO_2。SaO_2 正常范围为 94％～100％。

1.测定方法

经皮血氧饱和度的探头有两种。一种是指夹式,探头由夹子式构成,一面发射红光,一面接收。适用于成人及儿童。另一种是粘贴式,由两个薄片构成,可分别粘在患者指或趾两侧,适用于新生儿和早产儿,因儿童的指或趾较小且细嫩,用指夹式探头夹不住,即便夹住也容易压伤指或趾。

2.测定原理

(1)分光光度测定法:将红外线探头放置于患者指(趾)端等适当的位置,根据血红蛋白和氧合血红蛋白对光吸收特性不同的特点,利用发光二极管发射出红外光和红外线穿过身体适当部位的性质,用可以穿透血液的红光(波长 660 μm)和红外线(940 μm)分别照射组织(指或趾),并以光敏二极管接受照射后的光信号,为了排除动脉血以外其他组织的影响,只取搏动的信号,经计算机采样分析处理氧合血红蛋白占总血红蛋白的百分数,最终显示在监视器上。但如果无脉搏,则不能进行测量。

(2)容积测定法:正常生理情况下,毛细血管和静脉均无搏动,仅小动脉有搏动。入射光线通过手指时,在心脏收缩期,手指血容量增多,光吸收量最大;反之,在心脏舒张期,光吸收量最小。因此,光吸收量的变化反映了组织血容量的变化。此种方法只测定搏动性血容量,而不受毛细血管和静脉影响,也与肤色和皮肤张力无关。

3.临床意义

(1)提供低氧血症的监测指标,指导氧疗:监测指尖 SpO_2 方法简单、便捷、安全,通过监测所得的 SpO_2 指标,可以及时发现危重症患者的低氧血症及其程度,指导选择和调节合理氧疗方式,改善低氧血症,避免或减少氧中毒的发生。

(2)提供应用机械通气治疗的依据,指导通气参数的调整:监测能帮助确定危重症患者实施机械通气治疗的时机,并在机械通气过程中,与其他指标相结合,对机械通气选择的通气模式、给氧浓度等参数进行调整,还可为撤机和拔除气管插管提供参考依据。

(3)提供心率监测:有些监护仪在测量血氧饱和度的同时还可以通过其血氧饱和度模块获取心率参数,其原理是通过末梢血管的脉动波计算出心率。此优点保证了心电图受干扰时心率测量的准确性,临床上应用较为方便。

4.影响因素

血氧饱和度的监测结果会受很多因素影响,如患者脉搏的强弱、血红蛋白的质和量、皮肤和指甲状态、患者血流动力学变化等。患者烦躁不安会导致测量结果不准,在使用时应固定好探头,尽量使患者安静,以免报警及不显示结果。因探头为红线及红外线,所以照蓝光的新生儿应将探头覆盖,避免直接照射,损伤探头。严重低血压、休克、体温过低或使用血管活性药物,以及血红蛋白水平较高时均可影响测量结果,应结合患者病情综合判断指标的准确性,防止影响病情的治疗和诊断。在极高的环境光照情况下也会影响测量结果,使用时,应尽量避免。有研究表明,对于那些存在外周血管痉挛或因外界寒冷刺激诱导的外周低灌流时,采取额贴监测血氧饱和度比指尖的监测更有优势。

5.护理

(1)血氧饱和度的监测应排除各种干扰因素,尤其应注意人为因素的干扰,如探头放置位置、吸痰后的影响、肢端的温度等。

(2)要对监测探头进行维护和保养,防止导线断折。

(3)监测时,探头红外线射出面应直对手指(趾)甲床侧,指尖放置深度合适,以防检测结果不准确。

(4)发现监测结果持续下降低于 94% 时,应及时查找分析原因,排除非病情变化因素后,仍不缓解,应立即采取措施。不宜在测血压侧指尖监测血氧饱和度,以免影响监测结果。

(5)通过血氧饱和度监测结果可以粗略评估动脉血氧分压水平,以便及时判断病情变化,即当 $SaO_2 > 90\%$ 时,相当于 $PaO_2 > 7.98$ kPa(60 mmHg);当 SaO_2 为 $80\% \sim 90\%$ 时,相当于 PaO_2 $5.32 \sim 7.98$ kPa(40～60 mmHg);当 $SaO_2 < 80\%$ 时,相当于 $PaO_2 < 5.32$ kPa(40 mmHg)。

二、特殊监测技术

(一)中心静脉压监护

中心静脉压(CVP)是指右心房、上下腔静脉近右心房处的压力,主要反映右心的前负荷,

正常值为 $0.39\sim1.18KPa(4\sim12\ cmH_2O)$。通过对中心静脉压的变化进行监测,有助于判断体内血容量、静脉回心血量、右心室充盈压或心功能状态,对指导临床静脉补液及利尿药的应用有着极其重要的意义,是重危患者的重要监测指标。

1. 测量方法

CVP 测量通常采用开放式测量方法。此法通过颈外静脉、颈内静脉或锁骨下静脉至上腔静脉,或者通过股静脉至下腔静脉,其中上腔静脉较下腔静脉测量准确。测量时,将测压管的一端保持与大气相通的状态。另外,还有一种方法为闭合式测量,即整个测量过程保持闭合状态,不与大气相通,而通过压力传感器与压力监测仪相连接测得。右心漂浮导管也可直接测得中心静脉压。开放式测压的具体要求如下。

(1)物品准备:监护仪、监测 CVP 的测压管件一套、三通管、刻度尺、肝素盐水、延长管以及无菌消毒用物。

(2)患者准备:向患者做好解释,以取得配合;取平卧位,上腔静脉测压时要将上肢外展 $30°\sim45°$,定位零点为基准点,即平卧时,右心房在腋下的水平投影平面,一般定为平腋中线第 4 肋间处。

(3)监测压力:CVP 监测分连续监测和间断监测。连续测量时需备综合监护仪与中心静脉压测压管一套是一种连续仪器测量方法。间断测量为每次连接测量后取下测压管一种是间断手动人工测量法。具体操作方法如下。

1)间断手动人工测量方法:①将生理盐水冲入一次性延长管,三通管与接中心静脉置管的输液器相连,排尽管道内气体后备用;②将三通管开向一次性延长管侧,开放一次性延长管远端,保持垂直位,观察延长管内生理盐水下降幅度,当水柱保持不动时,从基点起测量水柱高度,即为中心静脉压测量值;③测量后关闭三通管与延长管的连接,开放输液器端。

2)连续仪器测量方法:①经锁骨下静脉或颈内静脉将中心静脉导管置入上腔静脉靠近右心房处;②导管末端通过延长管接三通接头,与测压鼓、压力换能器和监护仪相连,三通接头的另一端开口连接输液器;③测压时,使压力换能器与患者的右心房处同一水平(平卧位时,平腋中线水平),压力换能器校零;④关闭输液器,使中心静脉导管与压力换能器相通,监护仪上可自动显示压力波形和数值;⑤测压结束时,将压力的换能器端关闭,输液器端与中心静脉导管连通,开始输液。

2. 影响因素与临床意义

中心静脉压力来源于以下 4 种压力成分。

(1)静脉毛细血管压。

(2)右心房充盈压。

(3)作用静脉外壁的压力,即静脉收缩压和张力。

(4)静脉内壁压,即静脉内血容量产生的压力。

因此,中心静脉压的高低与血容量、静脉张力和右心功能有关。中心静脉压升高,见于右心及全心功能衰竭、房颤、肺栓塞、气管痉挛、输血补液过量、纵隔压迫、张力性气胸、各种慢性肺疾病、心包填塞、血胸、应用血管收缩药物和患者躁动等情况时。中心静脉压下降常见于失血或脱水引起的血容量不足;也可见于周围血管扩张,如应用扩张血管药物及麻醉过深等。机械通气的患者也可影响中心静脉压,但不同的通气模式对 CVP 的影响程度不同。平均气道压越高,对循环的影响越大,两者成正相关。近年来,相关研究已显示 PEEP、PEEP＋PSV、

SIMV、IPPV等通气模式对CVP影响较大,尤其是在低血容量时影响更为显著。

3.护理

(1)防止测压管阻塞:测压通路需持续静滴生理盐水,或测压后用肝素盐水正压封管。如停止生理盐水连续静滴应定时进行常规封管,每天3次。发现测压通路内冲入较多血液,应随时进行再次封管,以防有血凝块阻塞。

(2)保持测压准确性:每次测压前均要重新校对测量零点,因患者可能随时发生体位的变动。测压时,应先排尽测压管中的气泡,防止气体进入静脉造成气栓或影响测量的准确性。测压应在患者平静状态下进行,患者咳嗽、腹胀、烦躁或机械通气应用PEEP均可影响测量结果的准确性。因此,如有上述症状,可先给予处理,待平静10~15 min后再行测压。如应用呼吸机治疗时,当测压管中水柱下降至基本静止状态时,可暂时断开气管插管与呼吸机的连接,观察水柱再次静止时,即为静脉压。但对于无自主呼吸的患者要慎重行事。

(3)排除干扰因素:测压过程中,测压管中的液面波动最初可快速下降,当接近静脉压时,水柱液面可随呼吸上下波动,且越来越微弱,下降速度也会越来越缓慢,直到静止不动即为静脉压高度。但须注意此时应首先排除测压管阻塞或不够通畅因素,原因可能为静脉导管堵塞、受压或尖端顶于血管壁或管道漏液等,应给予及时处理,以排除干扰。测压时,应禁止同时输入药物,特别是血管活性药物,防止药液输入太快,发生意外。

(4)严格无菌操作:每天消毒穿刺点、更换透明敷贴,每天更换输液管和测压管。测压或换管时必须严格消毒各个连接部位。一旦发现感染征象或排除其他原因的高热不退,应及时拔出导管,并剪下导管近心端2~3 cm,行细菌培养。如穿刺部位出现发红等感染情况,应禁止用透明胶布,改用棉质纱布,以透气、干燥创面,并增加换药次数。

(5)按需测量:测量中心静脉压的频次应随病情而定,切忌过于频繁。测量后准确记录,异常改变要随时报告医生给予处理。

(6)确保机械通气状态下测量数值的准确性:在机械通气过程中,为避免气道压力、循环血容量、通气模式及测量过程脱机等因素对CVP的影响,可对机械通气时需测量CVP的患者应用回归方程进行计算,所测得的值与患者实际CVP无显著差异,且方法安全、简便。但对肺顺应性差的患者,在用此回归方程时所得脱机后的CVP值比实际脱机所测的CVP稍低。

(7)妥善固定管道:除静脉穿刺点及管道须用透明胶布固定外,还应在距穿刺点5 cm处,加固胶布。固定部位应避免关节及凹陷处。对清醒患者做好解释,取得配合;对躁动患者应给予适当束缚,防止牵拉或误拔导管。在保证测压管道系统密闭及通畅的同时,还应防止管道受压、扭曲,接头松动或脱落。

(二)肺循环血流动力学监护

肺循环指血液由右心室开始,经肺动脉、肺毛细血管、肺静脉,最终到达左心房的循环过程。肺循环血流动力学是研究肺循环的压力、流量、阻力及其他相关问题,是了解肺循环功能的重要方法。许多呼吸系统疾病均直接导致肺循环的异常,因此,监测肺循环功能的变化对呼吸系统疾病的诊治具有十分重要的意义。目前,肺循环血流动力学的监测方法已广泛应用于临床,尤其是应用于危重患者的救治中。

1.肺循环压力测定

肺循环压力的测定技术分为创伤性和无创性两类。前者主要为右心漂浮导管检查技术,后者包括超声法、胸部X线检查技术、肺阻抗血流图技术、磁共振成像技术、血气分析、心电图技术等。创伤性技术测定结果虽然准确,但对患者具有一定的损伤,检查所需的费用较为昂贵,检查所用的仪器设备较为复杂,在临床应用也较为局限,且不宜于重复随诊检查,患者多难以接受。无创检查方便、无创伤、价格便宜,适用于多次反复检查,但检查的准确性与有创检查相比不够确切。

目前,肺循环压力测定最直接的检查方法为右心漂浮导管检查测压法。此法被认为是评价各种无创检查性测压法准确性的"金标准"。右心漂浮导管检查除了可获取肺动脉压(PAP)、肺毛细血管楔压(PAWP)、右心房压力(CVP)的参数外,还可进行心排出量的测定,并可采取混合静脉血标本以测定混合静脉血血气指标。检查所用的主要设备与仪器包括右心漂浮导管(Swan-Ganz 导管)或血流引导管(flow-dirted catheter)、压力传感器、生理记录仪、穿刺针、扩张套管等其他无菌手术器材与敷料等。检查时需在严格无菌条件下,经肘前静脉、锁骨下静脉、颈静脉或股静脉穿刺插入漂浮导管进行测定。其原理是通过导管腔内的盐水柱将血管或心腔内压力信号传递到压力换能器上,同步连续示波显示压力曲线及测定的数据,并记录下曲线图形。操作者可以通过压力曲线形态判断导管前端所处的具体位置。

2.心排出量测定

心排出量又称心输出量。它反映整个循环状态,受静脉回流量、外周血管阻力、外周组织需氧量、血容量、体位、呼吸、心率和心肌收缩力的影响。目前,临床上常用 Fick 法(包括直接与间接 Fick 法)和热稀释法(亦为间接 Fick 法),其中后者方法较为简单,应用较为普遍。另外,还有一种方法为心阻抗图,是 20 世纪 60 年代起出现的应用生物电阻抗原理以测定心排出量的技术。此种技术具有无创伤、价廉、检查迅速等优点,已为学术界所重视。

3.护理

导管的正确使用及有效的护理对血流动力学监测数值的准确性具有重要意义。

(1)测量准备:①患者准备:操作前要向患者介绍有关检查的重要性和必要性,消除患者紧张情绪,取得患者配合。体位既要适合监测的需要,又保持患者舒适。尤其是枕头的位置非常重要,其摆放一定要使患者满意;②呼吸道准备:术前尽量清除呼吸道痰液,给予及时翻身、叩背,刺激咳嗽,必要时给予吸痰。

手术当日,给予支气管扩张剂扩张支气管,减轻气道反应性,避免术中咳嗽影响检查结果。

(2)掌握操作要点:护士应熟悉导管的放置和测量操作程序,熟悉导管所在部位的压力及正常值,了解并发症及预防措施。置管时要密切观察屏幕上压力波形及心率和心律的变化。放置导管的位置不一,如肘正中静脉、右锁骨下静脉、股静脉、左锁骨下静脉和右颈内静脉。所有这些穿刺点都有优缺点。穿刺部位一般选择右侧颈内静脉,这是漂浮导管操作的最佳途径,导管可以直达右心房,从皮肤到右心房的距离最短,并发症少,容易成功。而经锁骨下静脉穿刺固定稳妥、便于护理。经股静脉插入导管达右心房的距离较远,经导管感染的机会多。置管前,导管的肺动脉腔及右房腔以肝素盐水溶液冲洗,并检查气囊有无漏气。患者取 10°～20°体位,头转向左侧远离穿刺点,要严格执行无菌操作。密切观察心电监测,注意患者的生命体征变化,认真记录,发现异常及时报告处理。通过监视器上典型压力波形的变化就可知导管在心腔中的位置。

导管放置成功后准确记录导管位于穿刺点的刻度,测量时换能器置于心脏水平,每次测量前应调整到零点,特别是体位变动后更要注意,否则所测压力值不准。重新校对零点,确定测压部位后再进行测量并记录。

中心静脉导管做输液通路时,不要输入血液制品、清蛋白、脂肪乳液、高渗液体,因其容易堵塞和污染液体。气囊要用气体充气,而不能用液体,因为液体不能压缩,容易对心脏或肺动脉内膜造成损伤。用空气充气时如气囊破裂容易造成空气栓塞。利用漂浮导管进行血流动力学监测是危重症监测室的一个重要监护技术。

(3)避免和及时纠正影响压力测定的因素:检测压力最好选在患者平静呼吸的呼气末,且避免测压时患者产生剧烈咳嗽。如患者接受机械通气治疗,测量肺毛细血管楔压时,必须暂停呼吸机通气,否则测量结果为肺泡内压。测压系统中大气泡未排净,可使测压衰减,压力值偏低。导管检查过程中如有微小的气泡不会引起严重的后果,但进入较多气泡时,则情况较严重,文献报道病死率为 50%。防止气泡进入监测系统,发现气泡要用注射器及时抽出。测压系统中有小气泡,压力值偏高。测量时换能器应置于心脏水平,每次测量前应调整零点,特别是体位变动后,要重新校对零点。因此,测压时,应排除上述原因,才能准确评估血流动力学,估计左心功能。总之,当出现问题时,要观察屏幕正上方的提示。

第八节 手术后患者的护理

从患者手术结束返回病房到基本康复出院阶段的护理,称手术后护理。

一、护理评估

1.手术及麻醉情况

了解手术和麻醉的种类和性质、手术时间及过程;查阅麻醉及手术记录,了解术中出血、输血、输液的情况,手术中病情变化和引流管放置情况。

2.身体状况

(1)生命体征:局部麻醉或小手术后,可每 4 h 测量并记录 1 次。有影响机体生理功能的疾病、麻醉、手术等因素存在时,应密切观察。每 15～30 min 测量并记录 1 次,病情平稳后,每 1～2 h 记录 1 次,或遵医嘱执行。①体温:术后,由于机体对手术后组织损伤的分解产物和渗血、渗液的吸收,可引起低热或中度热,一般在 38.0 ℃,临床上称外科手术热(吸收热),于术后 2～3 d 逐渐恢复正常,不需要特殊处理。若体温升高幅度过大、时间超过 3 d 或体温恢复后又再次升高,应注意监测体温,并寻找发热原因。②血压:连续测量血压,若较长时间患者的收缩压＜80 mmHg(10.67 kPa)或患者的血压持续下降 5～10 mmHg(0.67～1.33 kPa)时,表示有异常情况,应通知医师,并分析原因,遵医嘱及时处理。③脉搏:术后脉搏可稍快于正常,一般在 90 次/分钟以内。若脉搏过慢或过快,均不正常,应及时告知医师协作处理。④呼吸:术后可能由于舌后坠、痰液黏稠等原因,引起呼吸不畅;也可因麻醉、休克、酸中毒等原因,出现呼吸节律异常。

(2)意识:及时评估患者术后意识情况,并根据患者意识恢复的状况安排体位、陪护和其他护理工作。

(3)记录液体出入量:术后,护士应观察并记录液体出入量,重点估计失血量、尿量和各种引流量,进而推算出入量是否平衡。

(4)切口及引流情况:①切口情况:应注意切口有无出血、渗血、渗液、感染、敷料脱落及切口愈合等情况;②引流情况:观察并记录引流液的性状、量和颜色,注意引流管是否通畅,有无扭曲、折叠和脱落等。

(5)营养状况:术后,机体处于高代谢状态,且部分患者又需要禁食,应重点评估患者营养摄入,是否能够满足术后的需要,以便进行适当的营养支持,促进患者尽快痊愈和康复。

3.心理－社会状况

手术结束、麻醉作用消失,度过危险期后,患者心理上有一定程度焦虑或解脱感。随后又可出现较多的心理反应,如术后不适或并发症的发生,可引起患者焦虑不安等不良心理反应;若手术导致功能障碍或身体形象的改变,患者可能产生自我形象紊乱的问题;家属的态度及家庭经济情况,也可影响患者的心理。

二、护理诊断及合作性问题

1.疼痛

疼痛与手术切口、创伤有关。

2.体液不足

体液不足与术中出血、失液或术后禁食、呕吐、引流和发热等有关。

3.营养失调

营养失调和低于机体需要量与分解代谢增高、禁食有关。

4.生活处理能力低下

生活处理能力低下与手术创伤、术后强迫体位、切口疼痛有关。

5.知识缺乏

常缺乏有关康复锻炼的知识。

6.舒适的改变

舒适的改变与术后疼痛、腹胀、便秘和尿潴留等有关。

7.潜在并发症

如出血、感染、切口裂开和深静脉血栓形成等。

三、护理措施

1.一般护理

(1)体位:应根据麻醉情况、术式和疾病性质等安置患者体位。①全麻手术:麻醉未清醒者,采取去枕平卧位,头偏向一侧,防止口腔分泌物或呕吐物误吸;麻醉清醒后,可根据情况调整体位。②蛛网膜下隙麻醉术:去枕平卧 6~8 h,防止术后头痛。③硬膜外麻醉术:应平卧4~6 h。④按手术部位不同安置体位:颅脑手术后,若无休克或昏迷,可取 15°~30°头高足低斜坡卧位;颈、胸部手术后多取高半坐卧位,以利于血液循环,增加肺通气量;腹部手术后,多取低半坐卧位或斜坡卧位,以利于引流,防止发生膈下脓肿,并降低腹壁张力,减轻疼痛;脊柱或臀部手术后,可取俯卧或仰卧位。

(2)饮食:术后饮食应按医嘱执行,开始进食的时间与麻醉方式、手术范围及是否涉及胃肠道有关。能正常饮食的患者进食后,应鼓励患者进食高蛋白、高热量和高维生素饮食;禁食患者暂采取胃肠外营养支持。①非消化道手术:局麻或小手术后,饮食不必严格限制;椎管内麻醉术后,若无恶心、呕吐,4~6 h 给饮水或少量流质,以后酌情给半流或普食;全身麻醉术后可于次日给予流质饮食,以后逐渐给半流质或普通饮食。②消化道手术:一般在术后2~3 d内禁食,待肠道功能恢复、肛门排气后开始进流质饮食,应少食多餐,后逐渐给半流质及普通饮食。开始进食时,早期应避免食用牛奶、豆类等产气食物。

(3)切口护理:术后常规换药,一般隔天一次,感染或污染严重的切口应每天一次。若敷料被渗湿、脱落或被大小便污染,应及时更换;若无菌切口出现明显疼痛,且有感染迹象,应及时通知医师,尽早处理。

(4)引流护理:术后有效的引流,是防止术后发生感染的重要措施。应注意:①正确接管、妥善固定,防止松脱;②保持引流通畅,避免引流管扭曲、受压和阻塞;③观察并记录引流液的量、性状和颜色;④更换引流袋或引流瓶时,应注意无菌操作;⑤掌握各类引流管的拔管指征。拔除引流管时间:较浅表部位的乳胶引流片,一般于术后1~2 d拔除;单腔或双腔引流管,多用于渗液、脓液较多的患者,多于术后2~3 d拔除;胃肠减压管一般在肠道功能恢复、肛门排气后拔除;导尿管可留置1~2 d。具体拔管时间应遵医嘱执行。

(5)术后活动:指导患者尽可能地进行早期活动。①术后早期活动的意义:a.增加肺活量,有利于肺的扩张和分泌物的排出,预防肺部并发症;b.促进血液循环,有利于切口愈合,预防压疮和下肢静脉血栓形成;c.促进胃肠道蠕动,防止腹胀、便秘和肠粘连;d.促进膀胱功能恢复,防止尿潴留。②活动方法:一般手术无禁忌的患者,当天麻醉作用消失后即可鼓励患者在床上活动,包括深呼吸、活动四肢及翻身;术后1~2 d可试行离床活动,先让患者坐于床沿,双腿下垂,然后让其下床站立,稍作走动,以后可根据患者的情况、能力,逐渐增加活动范围和时间;病情危重、体质衰弱的患者,如休克、内出血、剖胸手术后、颅脑手术后,仅协助患者做双上、下肢活动,促进肢体血液循环;限制活动的患者如脊柱手术、疝修补术、四肢关节手术后,活动范围受到限制,协助患者进行局部肢体被动活动。③注意事项:在患者活动时,应注意随时观察患者,不可随便离开患者;活动时,注意保暖;每次活动不能过量;患者活动时,若出现心悸、脉速、出冷汗等,应立即扶助患者平卧休息。

2.心理护理

患者术后往往有自我形象紊乱、担心预后等心理顾虑,应根据具体情况做好心理护理工作。为患者创造良好的环境,避免各种不良的刺激。

3.术后常见不适的护理

(1)发热:手术热一般不超过38.5 ℃,可暂不作处理;若体温升高幅度过大、时间超过3 d、或体温恢复后又再次升高,应注意监测体温,并寻找原因。若体温超过39 ℃者,可给予物理降温,如冰袋降温、乙醇擦浴等。必要时,可应用解热镇痛药物。发热期间应注意维护正常体液平衡,及时更换潮湿的床单或衣裤,以防感冒。

(2)切口疼痛:麻醉作用消失后,可出现切口疼痛。一般术后24 h内疼痛较为剧烈,2~3 d后逐渐缓解。护士应明确疼痛原因,并对症护理:引流管移动所致的切口牵拉痛,应妥善固定引流管;切口张力增加或震动引起的疼痛,应在患者翻身、深呼吸、咳嗽时,用手保护切口部位;较大创面的换药前,适量应用止痛剂;大手术后24 h内的切口疼痛,遵医嘱肌内注射阿片类镇痛剂。必要时,可4~6 h重复使用或术后使用镇痛泵。

(3)恶心、呕吐:多为麻醉后的胃肠道功能紊乱的反应,一般于麻醉作用消失后自然消失。腹部手术后频繁呕吐,应考虑急性胃扩张或肠梗阻。护士应观察并记录恶心、呕吐发生的时间及呕吐物的量、颜色和性质;协助其取合适体位,头偏向一侧,防止发生误吸。呕吐后,给予口腔清洁护理及整理床单。可遵医嘱使用镇吐药物。

（4）腹胀：术后因胃肠道功能未恢复，肠腔内积气过多，可引起腹胀，多于术后2～3 d，胃肠蠕动功能恢复、肛门排气后自行缓解，无需特殊处理。严重腹胀需要及时处理：①遵医嘱禁食、持续性胃肠减压或肛管排气。②鼓励患者早期下床活动。③针刺足三里、气海、天枢等穴位；非胃肠道手术的患者，可口服促进胃肠道蠕动的中药，肠梗阻、低血钾、腹膜炎等原因引起腹胀的患者，应及时遵医嘱给予相应处理。

（5）呃逆：神经中枢或膈肌受刺激时，可出现呃逆，多为暂时性的。术后早期发生暂时性呃逆者，可经压迫眶上缘、短时间吸入二氧化碳、抽吸胃内积气和积液、给予镇静或解痉药物等处理后缓解。若上腹部手术后出现顽固性呃逆，应警惕膈下感染，及时告知医师处理。

（6）尿潴留：多发生在腹部和肛门、会阴部手术后，主要由于麻醉后排尿反射受抑制、膀胱和后尿道括约肌反射性痉挛以及患者不适应床上排尿等引起。若患者术后6～8 h尚未排尿或虽有排尿但尿量少，应做耻骨上区叩诊。若叩诊有浊音区，应考虑尿潴留，对尿潴留者应及时采取有效措施，缓解症状。护士应稳定患者的情绪；在无禁忌证的情况下，可协助其坐于床沿或站立排尿；诱导患者建立排尿反射，如听流水声、下腹部热敷、按摩；应用镇静或止痛药，解除疼痛或用氯贝胆碱等药物刺激膀胱逼尿肌收缩；若上述措施均无效，可在严格无菌技术下导尿。若导尿量超过500 mL或有骶前神经损伤、前列腺增生，应留置导尿。留置导尿期间，应注意导尿管护理及膀胱功能训练。

4.并发症的观察及处理

（1）出血：①病情观察：一般在术后24 h内发生。出血量小，仅有切口敷料浸血，或引流管内有少量出血；若出血量大，则术后早期即出现失血性休克。特别是在输给足够液体和血液后，休克征象或实验室指标未得到改善、甚至加重或一度好转后又恶化，都提示有术后活动性出血。②预防及处理：术后出血，应以预防为主，包括手术时，严密止血，切口关闭前严格检查有无出血点；有凝血机制障碍者，应在术前纠正凝血障碍；出血量小（切口内少量出血）的患者，更换切口敷料，加压包扎；遵医嘱应用止血药物止血；出血量大或有活动性出血的患者，应迅速加快输液、输血，以补充血容量，并迅速查明出血原因，及时通知医师，完善术前准备，准备行手术止血。

（2）切口感染：①病情观察：指清洁切口和沾染切口并发感染，常发生于术后3～4 d。表现为切口疼痛加重或减轻后又加重，局部常有红、肿、热、痛或触及波动感，甚至出现脓性分泌物，全身表现有体温升高、脉搏加速、血白细胞计数和中性粒细胞比例增高等。②预防及处理：a.严格遵守无菌技术原则；b.注意手术操作技巧，防止残留死腔、血肿、切口内余留的线过多、过长等；c.加强手术前后处理，术前做好皮肤准备，术后保持切口敷料的清洁、干燥和无污染；d.改善患者营养状况，增强抗感染能力。一旦发现切口感染，早期应勤换敷料、局部理疗、遵医嘱使用抗菌药物。若已形成脓肿，应拆除部分缝线，敞开切口，通畅引流，创面清洁后，考虑作二期缝合，以缩短愈合时间。

（3）切口裂开：①病情观察：多见于腹部手术后，时间上多在术后1周左右。主要原因常有营养不良、缝合技术存在缺点、腹腔内压力突然增高和切口感染等。一种是完全裂开，一种是不完全裂开。完全裂开往往发生在腹内压突然增加时，患者自觉切口剧疼和突然松开，有大量淡红色液体自切口溢出，可有肠管和网膜脱出；不完全性切口裂开，是指除皮肤缝线完整，深层组织裂开，线结处有血性液体渗出。②预防：a.手术前纠正营养不良状况；b.手术时，避免强行缝合,采用减张缝合,术后适当延缓拆线时间;c.手术后切口处用腹带包扎;d.咳嗽时,注意保护切口,并积极处理其他原因引起的腹内压增高;e.预防切口感染。③处理:一旦发现切口裂开,应及时处理。a.完全性切口裂开:应立即安慰患者,消除恐惧情绪,让患者平卧,立即用无菌等渗盐水纱布覆盖切口,并用腹带包扎,通知医师,护送患者进手术室重新缝合;若有内脏脱出,切忌在床旁还纳内脏,以免造成腹腔内感染。b.切口部分裂开或裂开较小时,可暂不手术,待病情好转后择期行切口疝修补术。

(4)肺不张及肺部感染:①病情观察:常发生在胸、腹部大手术后,多见于慢性肺气肿或肺纤维化的患者,长期吸烟更易发生。这些患者因肺弹性减弱,术后呼吸活动受限,分泌物不易咳出,易堵塞支气管,造成肺部感染及肺不张。开始表现为发热、呼吸和心率加快;持续时间长,可出现呼吸困难和呼吸抑制。体检时,肺不张部位叩诊呈浊音或实音,听诊呼吸音减弱、消失或为管样呼吸音。血气分析示 PaO_2 下降和 $PaCO_2$ 升高,继发感染时,血白细胞计数和中性粒细胞比例增加。②预防:a.术前做好呼吸锻炼,胸部手术者加强腹式深呼吸训练,腹部手术者加强胸式深呼吸训练;b.手术前 2 周停止吸烟;c.有呼吸道感染、口腔炎症等情况者,待炎症控制后再手术;d.全麻手术拔管前,吸净气管内分泌物;e.术后鼓励患者深呼吸、有效咳嗽,同时可应用体位引流或给予雾化吸入。③处理:若发生肺不张,做如下处理:a.遵医嘱给予有效抗菌药物预防和控制炎症;b.应鼓励患者深吸气,有效咳嗽、咳痰,帮助患者翻身拍背,协助痰液排出;c.无力咳嗽排痰的患者,用导管插入气管或支气管吸痰,痰液黏稠应用雾化吸入稀释;d.有呼吸道梗阻症状、神志不清、呼吸困难者,做气管切开。

(5)尿路感染:①病情观察:手术后尿路感染与导尿管的插入和留置密切相关,尿潴留是基本原因。尿路感染分为下尿路和上尿路感染。下尿路感染主要是急性膀胱炎,常伴尿道炎和前列腺炎,主要表现为尿频、尿急、尿痛和排尿困难,一般无全身症状,尿常规检查有较多红细胞和脓细胞;上尿路感染主要是肾盂肾炎,多见于女性,主要表现为畏寒、发热和肾区疼痛,血常规检查白细胞计数增高。中段尿镜检有大量白细胞和脓细胞,做尿液培养可明确菌种,为选择抗菌药物提供依据。②预防与处理:及时处理尿潴留,是预防尿路感染的主要措施。a.鼓励患者多饮水,保持每天尿量在 1 500 mL 以上,并保持排尿通畅;b.根据细菌培养和药敏实验验选择有效抗菌药物治疗;c.残余尿在 50 mL 以上者,应留置导尿,放置导尿管时,应严格遵守无菌操作原则;d.遵医嘱给患者服用碳酸氢钠,以碱化尿液,减轻膀胱刺激症状。

(6)深静脉血栓形成和血栓性静脉炎:①病情观察:多发生于术后长期卧床、活动少或肥胖患者,以下肢多见。患者感觉小腿疼痛;检查肢体肿胀、充血,有时可触及索状物,继之可出现凹陷性水肿;腓肠肌挤压试验或足背屈曲试验阳性;常伴体温升高。②预防与处理:强调早期起床活动。若不能起床活动的患者,指导患者学会做踝关节伸屈活动的方法;或采用电刺激、充气袖带挤压腓肠肌以及被动按摩腿部肌肉等方法,加速静脉血回流。术前,可使用小剂量肝素皮下注射,连续使用 5~7 d,有效防止血液高凝状态。

一旦发生深静脉血栓或血栓性静脉炎,应抬高、制动患肢,严禁局部按摩及经患肢输液,同时遵医嘱使用抗凝剂、溶栓剂或复方丹参液滴注。必要时,手术取出血栓。

5.健康指导

(1)心理保健:某些患者因手术致残,形象改变,从而使心态也发生改变,要指导患者学会自我调节、自我控制,提高心理适应能力和社会活动能力。

(2)康复知识:指导患者进行术后功能锻炼,教会患者自我保护、保健知识,教会患者缓解不适及预防术后并发症的简单方法。

（3）营养与饮食：指导患者建立良好的饮食卫生习惯，合理的营养摄入，促进康复。

（4）合理用药：指导患者按医师开具的出院带药，按时按量服用，讲解服药后的毒副反应及特殊用药的注意事项。

（5）按时随访。

第九节　术后镇痛管理

术后疼痛是由于手术创伤和（或）器官损害以及引流管刺激所致。术后疼痛会引起患者呼吸、循环、免疫等生理功能改变，若未得到及时控制可能会引起精神障碍、自主神经功能紊乱、切口延迟愈合、伤口裂开等不良后果。

因此，术后镇痛是提高患者安全、促进患者术后早日康复的重要环节，它是关系到术后患者转归和满意度的重要指标。

一、术后镇痛方法

（一）传统镇痛方法

根据医嘱在患者需要时采用口服、肌注、皮下或静脉等途径给予镇痛药物，常用的药物有吗啡、哌替啶、芬太尼、曲马多等。这种方法难以使患者疼痛得到及时有效的控制，存在一定的缺陷，如疼痛缓解不及时、方法不灵活、产生依赖性以及血药浓度波动大等。

（二）现代镇痛方法

现代镇痛方法可有效克服传统镇痛方法的缺陷，主要方法如下。

1.患者自控镇痛（patient-controlled analgesia，PCA）

麻醉医生根据患者个体差别设定 PCA 药物种类、给药浓度、给药间隔时间，患者可根据自己对疼痛的感受，少量、反复频繁给药。使用 PCA 镇痛成功的关键是选择合适的患者。术前和术后均应向患者及其家属讲解 PCA 的使用方法及注意事项，方便患者进行自控镇痛并定时随访。

（1）PCA 的种类：根据给药途径和参数设定不同，可分为静脉 PCA、硬膜外 PCA、皮下 PCA 和区域神经 PCA 等。

（2）PCA 优点：①能维持最低有效的镇痛药浓度；②及时、迅速解决患者对镇痛药的需求；③减轻疼痛刺激，有利于患者术后康复；④便携设计，不受时间、空间和体位限制。

2.椎管内镇痛

椎管内镇痛是利用单次穿刺或置管给药进行镇痛。椎管内镇痛具有副作用少、镇痛效果好、改善胃肠道功能等优点，可进行单次或持续给药。

3.外周神经阻滞镇痛

外周神经阻滞在提供满意镇痛的同时，避免阿片类药物的使用，从而避免了恶心等不良反应。全身副作用少，患者可早期下床活动，有利于尽快康复出院。可单次给予长效局麻药，也可留置导管持续输注局麻药。

二、术后镇痛的并发症与护理

1. 恶心、呕吐

由于术前用药、术中麻醉及手术操作,术中、术后镇痛药物刺激等因素引起。可给予止吐剂或镇痛药,同时防止误吸。

2. 呼吸抑制

阿片类镇痛药物可使呼吸频率和幅度减低,呼吸功能不全者禁用。麻醉及麻醉恢复期严密观察,保持气道通畅,呼吸抑制合并呕吐的患者应头偏向一侧,防止误吸。

3. 皮肤瘙痒

皮肤瘙痒是由于吗啡诱发组胺释放而引起。1～2 d 可自行缓解,严重者可遵医嘱给予抗组胺类药物。

4. 尿潴留

阿片类药物可使尿道括约肌痉挛,逼尿肌松弛,引起尿潴留。术后镇痛患者可保留尿管,拔管前应注意训练膀胱功能,尽早自行排尿。

5. 腹胀

吗啡可抑制肠蠕动,术后应及时观察患者肠蠕动情况。在病情允许情况下尽早活动,腹胀严重者可行胃肠减压等治疗。

第十节　麻醉患者的监测和护理

麻醉是利用药物或其他方法使患者局部或整体感觉、知觉暂时丧失,特别是痛觉的丧失,为外科手术或其他有创操作创造良好条件。理想的麻醉状态是患者安全、无痛、精神安定和适当的肌肉松弛。临床工作中将麻醉按麻醉方法进行分类,主要分为全身麻醉和区域(部位)麻醉,椎管内麻醉也属于区域(部位)麻醉,但习惯上自成一类。

一、区域(部位)麻醉

区域(部位)麻醉也可称为局部麻醉,是患者保持清醒状态下,将局部麻醉药(简称局麻药)应用于神经周围或神经鞘内,暂时性、可逆性地阻滞机体某一部分的感觉。局部麻醉具有简单易行,对重要器官功能干扰小,并发症少,术后恢复快,费用低等优点。

(一)局部麻醉方法

1. 表面麻醉

利用穿透性强的局麻药应用于黏膜表面产生麻醉作用。适用于眼、鼻、气道、尿道等浅表手术或内镜检查。

2. 局部浸润麻醉

将局麻药注入手术切口及周围的皮肤表面,浸润至切口全长以阻滞神经末梢。穿刺部位有感染或癌肿时禁止使用局部浸润麻醉。

3.周围神经阻滞

周围神经阻滞是将局麻药物注射到神经干、神经丛或神经节周围,使其所支配的区域痛觉暂时消失。常用的神经干阻滞部位有颈丛、臂丛、腰丛、骶丛及肋间神经等。准确的神经定位是神经阻滞成功的关键。神经刺激器及超声可帮助定位。

(二)常见局麻药

根据局麻药作用时效的长短分为:短效局麻药,如普鲁卡因和氯普鲁卡因等;中效局麻药,如利多卡因、甲哌卡因和丙胺卡因等;长效局麻药如布比卡因、丁卡因、罗哌卡因、依替卡因等。根据局麻药分子结构中间链的不同分酯类和酰胺类,酯类局麻药,如普鲁卡因、丁卡因等;酰胺类局麻药,如利多卡因、布比卡因类。

1.利多卡因

利多卡因是中效能和中时效的局麻药,组织弥散和黏膜穿透力好,不同的使用浓度可适用于各种局麻方法。

2.罗哌卡因

罗哌卡因是一种强效能和长时效的局麻药,心脏毒性低,0.2%～0.375%浓度的罗哌卡因能产生运动和感觉神经阻滞分离,应用于神经阻滞和椎管内麻醉中。

3.丁哌卡因

长效的酰胺类局麻药,一般用于神经阻滞和椎管内麻醉。

(三)局麻药的不良反应

1.毒性反应

主要有全身毒性反应和局部神经毒性反应。常用的局麻药包装前已经过稀释处理。

2.变态反应

酯类局麻药易引起变态反应,酰胺类局麻药引起变态反应较少见。变态反应有荨麻疹、喉头水肿、支气管痉挛、低血压和血管神经性水肿,甚至危及生命。

二、椎管内麻醉

椎管内麻醉/阻滞是将局麻药物注入椎管内某一腔隙,暂时性、可逆性阻断或减弱脊神经传导功能。其包括蛛网膜下隙阻滞和硬脊膜外隙阻滞,国外麻醉学专著仍分别称为脊椎麻醉和硬膜外麻醉。

蛛网膜下隙－硬膜外联合阻滞在临床麻醉中应用逐渐广泛。椎管内麻醉的优点有减轻手术应激、减少术中出血、降低术后并发症等。

(一)椎管内麻醉方法

1.蛛网膜下隙阻滞

蛛网膜下隙阻滞是将局麻药注入蛛网膜下隙,局麻药随脑脊液流动扩散,阻滞脊神经前后根,也称脊麻或腰麻。主要适用于下腹部、肛门及会阴部、下肢等手术。

2.硬脊膜外隙阻滞

硬脊膜外隙阻滞是将局麻药注入硬脊膜外间隙,阻滞脊神经根部,使其支配区域暂时性麻痹,也称硬膜外阻滞或硬膜外麻醉。主要适用于腹部手术,颈、上肢及胸部手术也可应用,但需严格管理。骶管麻醉也属于硬脊膜外麻醉,是经骶裂孔穿刺将局麻药注入骶管腔,以阻滞骶脊神经,主要适用于直肠、肛门及会阴部手术。

（二）椎管内麻醉并发症

椎管内麻醉的并发症主要有三个方面，即生理功能的过度影响、穿刺针或导管置入不当和药物毒性，常见并发症如下。

1.高位神经阻滞

高位神经阻滞可能与局麻药用量绝对或相对过量、药物异常敏感或过度扩散有关。

2.尿潴留

尿潴留是骶2～4神经阻滞，引起膀胱张力丧失而过度充盈所致。特别是男性患者。

3.全脊髓麻醉

全脊髓麻醉是硬脊膜外麻醉最严重的并发症。椎管内麻醉时注入蛛网膜下隙的局麻药过量，阻滞平面过高使整个脊髓被阻滞。主要表现为脊神经支配的区域无痛觉、严重低血压、心动过缓，甚至意识丧失，呼吸、心脏骤停。

4.神经损伤

穿刺过程中有可能损伤脊髓或脊神经根，导致周围神经病变。主要表现为受损神经根分布的区域疼痛。

5.血管损伤

穿刺不当可造成血管内注射，因硬脊膜外间隙有丰富的血管丛，穿刺针或导管可能会误入血管。尤其是足月妊娠患者，因硬膜外间隙静脉怒张，更易刺破血管。

6.头痛

头痛是蛛网膜下隙麻醉后最常见的并发症，硬脊膜外麻醉意外刺破硬脊膜可导致头痛。主要是脑脊液外漏和颅内压下降所致。

7.脊髓或硬脊膜外血肿

穿刺过程会引起硬脊膜外间隙丰富的血管丛轻微出血，一般为良性和自限性。凝血功能异常或患有出血性疾病的患者可能会出现脊髓或硬脊膜外血肿，应避免实施椎管内麻醉。

8.感染

感染以葡萄球菌感染最为多见。蛛网膜下隙及硬脊膜外感染是最严重的并发症，应加强各个环节的无菌操作。

9.全身毒性

局麻药过量吸收出现较高血药浓度，发生全身中毒反应。硬脊膜外麻醉时，实验剂量和递增给药可有效预防其发生。

三、全身麻醉

全身麻醉是指麻醉药通过吸入、静脉、直肠灌注等方法进入体内，使中枢神经系统受到抑制，患者意识消失且无痛感的一种可逆性功能抑制状态。是临床上最常用的麻醉方法。

（一）全身麻醉方法及药物

全身麻醉分吸入全身麻醉、静脉全身麻醉及复合麻醉。

1.吸入全身麻醉

吸入全身麻醉简称吸入麻醉，是麻醉药经呼吸道进入肺内，经肺泡毛细血管吸收进入血液循环，抑制中枢神经系统功能，产生全身麻醉的方法。

（1）常用的吸入麻醉方法：①按重复吸入程度和二氧化碳吸收装置的有无分为开放、半开放、半紧闭、紧闭四种;②按使用装置及使用方法不同,有多种分法,如 Moyers 按有无贮气囊及有无重复吸入将吸入麻醉分为开放、半开放、半紧闭、紧闭四类。

(2)常用吸入麻醉药:①异氟烷:全麻效能强,最小肺泡浓度(minimal alveolar concentration, MAC)为 1.15%。具有对循环影响弱、毒性小、排泄迅速、不良反应较少等优点,是较好的吸入麻醉药。缺点是镇痛作用较差、对呼吸道有刺激性。可适用于各个年龄、各个部位及各类疾病的手术,一般不用于麻醉诱导。②七氟烷:全麻效能高,成人的 MAC 为 1.71%。具有诱导迅速、无刺激性、苏醒快等优点,适用于各种年龄、各部位的大小手术,尤其是小儿和门诊手术。③地氟烷:麻醉作用强度小,成人的 MAC 为 7%左右。对神经肌肉的阻滞作用比其他含氟麻醉药强,可产生满意的肌肉松弛;对呼吸及心肌有轻度抑制作用;对呼吸道有一定的刺激;术后恶心、呕吐占三分之一。可用于麻醉诱导和维持,适用于各种全麻情况,尤其是门诊及其他小手术。

2.静脉全身麻醉

静脉全身麻醉是指药物经静脉进入血液循环,作用于中枢神经系统产生全身麻醉作用的方法。

(1)静脉全身麻醉的优点:①起效快、效能强;②呼吸道刺激小,患者依从性好;③药品种类齐全;④麻醉效应可逆转。

(2)静脉全身麻醉的分类:①根据临床应用可分为:静脉麻醉诱导和静脉麻醉维持。前者是指静脉内注射麻醉药物使患者由清醒进入麻醉状态,可实施气管插管或外科手术;后者是指手术过程中静脉给予麻醉药物维持合适的麻醉深度。②根据给药方式可分为:单次给药、间断给药和连续给药。③根据药物应用可分为:丙泊酚麻醉、硫喷妥钠静脉麻醉、氯胺酮麻醉等。

(3)常用的静脉麻醉药:①芬太尼:镇痛效果强、脂溶性高,是临床麻醉中应用最主要的麻醉性镇痛药。可用于全身麻醉维持、全身麻醉诱导及复合麻醉等。全身麻醉维持在手术开始前及术中每 30~60 min 追加 0.05~0.1 mg。全身麻醉诱导时常用剂量为 0.1~0.2 mg。主要的不良反应有心率减慢、血压升高、呼吸抑制、肌肉僵硬等。②丙泊酚:是一种起效迅速、短效、复苏迅速的非巴比妥类全麻药。临床上应用最广泛的静脉麻醉药,普遍用于麻醉诱导、麻醉维持、ICU 危重患者镇静、门诊胃肠镜检查及人流手术等。麻醉诱导时成年人剂量为 1~2.5 mg/kg,对体质强壮者可适当增加 1/3。成年人麻醉维持时每小时 4~12 mg/kg。主要的不良反应有过敏反应和呼吸、循环功能抑制等。③氯胺酮:镇痛效果好,对呼吸和循环影响较轻,适用于小儿麻醉及各种短小手术。主要的不良反应有血压升高及心率加快、精神运动症状及呼吸抑制等。④依托咪酯:速效的静脉麻醉药,主要用于麻醉诱导。适用于门诊小手术,特别是休克及心功能受损者的诱导。主要不良反应有局部注射痛、抑制肾上腺素皮质功能等。

3.复合麻醉

复合麻醉是指同一次麻醉过程中同时或先后使用两种或两种以上的麻醉药物。静脉复合麻醉是指静脉全身麻醉和吸入麻醉同时或先后应用于同一次麻醉过程。因静脉麻醉起效快,维持时间短,患者易于接受,而吸入麻醉易于管理,深浅易控制,所以临床上常用静脉麻醉诱导,吸入麻醉与静脉复合麻醉维持的方法进行静吸复合麻醉。

(二)全身麻醉深度判断

全身麻醉应达到一定深度才能进行手术。在麻醉实施过程中如何准确地判断和维持适当的麻醉深度显得格外重要。Guedel 于 1937 年根据乙醚麻醉地过程中患者的体征创立了全麻深度分期法,随着现代医学的发展,乙醚已退出历史舞台,但 Guedel 分期法的基本观点可供参考,结合现代麻醉学可大致表述如下。

第一期:遗忘期。从麻醉诱导开始至意识丧失和睫毛反射消失,此期痛觉存在。第二期:兴奋期。乙醚麻醉可出现兴奋、躁动,表现为意识消失,呼吸、循环不稳定,神经反射处于高敏状态。现代强吸入麻醉药及静脉药物则不引起此种现象。第三期:外科麻醉期。此期麻醉达到所需深度,眼球固定于中央,瞳孔缩小。如未用肌松剂,呼吸平稳、循环稳定,疼痛刺激已不能引起躯体反射和有害的自主神经反射。第四期:过量期。原称为延髓麻醉期。呼吸停止,瞳孔散大,血压剧降至循环衰竭。需绝对避免进入第四期或尽快减浅麻醉。

从麻醉深度分期可看出,在患者意识丧失且使用肌松剂的情况下,循环情况和神经反射是判断麻醉深浅的主要依据。麻醉药的剂量和浓度、血压和心率变化、其他神经反射活动、未用肌松剂或肌松剂未及时追加出现的肌肉活动均是重要指标。

(三)全身麻醉意外及并发症

全身麻醉过程中或麻醉恢复期,麻醉药物对机体将产生一定的影响,因此麻醉和苏醒过程中随时可能出现呼吸、循环、神经系统等方面的异常、意外或并发症。

1. 呼吸系统

(1)舌后坠:是麻醉期间最常见的上呼吸道梗阻。全身麻醉后患者下颌及舌肌松弛,重力作用导致舌后坠阻塞上呼吸道。不完全阻塞时,可出现鼾声;完全阻塞时,只见呼吸动作而无气体交换,血氧饱和度进行性下降。

(2)反流与误吸:可造成下呼吸道阻塞。术前未禁食、肠梗阻、上消化道出血等患者,某些全身麻醉药物对胃肠道刺激易引起呕吐,全身麻醉后意识及咽反射消失,一旦有呕吐物极易引起误吸。

(3)喉痉挛:是呼吸道保护性反射—声门闭合反射过度亢进的表现,是麻醉严重并发症之一,主要表现为吸气性呼吸困难,可伴有高调的吸气性哮鸣音。

(4)呼吸道分泌物增多:吸入对气道有刺激性的麻醉药、术前未用抗胆碱药或剂量较小、术前呼吸道感染等原因,均可使分泌物增多并积存于咽喉部、气管或支气管内。患者可出现呼吸困难、发绀、喉及胸部有干、湿啰音等。

(5)呼吸抑制:指通气不足,主要表现为呼吸频率减慢或潮气量减小,$PaCO_2$ 升高或伴有 PaO_2 降低。主要是由于麻醉药物、肌松剂对呼吸中枢的抑制作用。

2. 循环系统

(1)低血压与高血压:术前血容量不足、术中牵拉刺激副交感神经、术中急性大失血、深麻醉状态等均可引起血压下降。术前原发高血压等疾病,术中麻醉过浅、气管插管、手术刺激等、术后疼痛、尿潴留、焦虑等,均可造成围麻醉期血压升高。

(2)心律失常:多于术前合并器质性心脏病的患者,也可因电解质紊乱、甲状腺功能亢进、手术刺激、麻醉操作或药物等引起。

3. 神经系统

(1)体温升高或降低:术中体温升高常见原因是感染、脑室内出血、重型颅脑损伤、变态反应等。低体温常见的原因有手术面积较大辐射失热、术中低温液体/血制品输注、大量低温液体冲洗术野等。低体温可使血流减慢,组织体液丢失灌注减少,氧耗增加;同时导致麻醉药代谢减慢,使患者延迟苏醒;还可增加切口感染。

(2)术中知晓或苏醒延迟:术中知晓是患者手术过程中意识恢复,并于术后可回忆术中听到的声音、身体感觉及心理感受等。术中知晓主要原因是由于麻醉偏浅。苏醒延迟主要原因有残余药物作用、CO_2蓄积、低体温、代谢及内环境紊乱及中枢神经系统改变等。

4.其他

(1)咳嗽:是气道刺激后一种应激状态,可将侵入气道的异物咳出。主要诱因有交感神经抑制、呼吸道吸入性麻醉药刺激、胃内容物反流误吸等。

(2)术后恶心呕吐:术后常见的并发症之一。挥发性麻醉药、大剂量新斯的明、术后重度疼痛等易引起。

(3)肺部感染:气管插管、气管切开、反流误吸、肥胖、慢性阻塞性肺疾病、长期吸烟患者,易发生肺部感染。

四、麻醉前准备

麻醉前准备是保障患者围术期安全的重要环节,通过麻醉前评估、术前访视及准备工作,可以对手术患者的疾病及全身情况有充分的了解,有利于减轻患者恐惧心理,减少并发症,促进患者快速康复。

(一)评估患者

了解患者一般情况、现病史及各项检查结果。注意药物过敏史、手术及麻醉史等;有无呼吸道感染,心、肺、肾等器官功能状态;有无发热、贫血、水电解质紊乱等情况。通过评估,采取有效的措施积极预防术中、术后可能出现的并发症。

(二)选择麻醉方法

麻醉医生根据患者病情、手术需要,并结合麻醉者经验及物质条件选择麻醉方法。同时还应考虑手术者对麻醉选择的意见及患者意愿,做到安全、无痛、肌松、镇静、遗忘,为手术提供条件。

(三)心理护理

手术前绝大多数患者处于焦虑、恐惧状态。术前访视时告知围术期注意事项:禁食禁饮时间、预计手术时间、麻醉方式等,正确评估患者心理状态,根据实际情况合理地进行解释、说服和安慰,与患者建立良好的医患关系。同时还应说明麻醉操作时及术中、术后可能出现的不适症状,以取得患者信任和配合,减轻及消除其恐惧、不安心理。

(四)麻醉前用药

麻醉前用药的目的在于缓解患者紧张、焦虑情绪,调整患者自主神经功能,缓解疼痛,减少气道分泌物等。

1.抗胆碱能药

抗胆碱能药不作为常规的麻醉前用药。可抑制呼吸道分泌物增加及预防或减弱术中不良神经反射。阿托品是临床上最常用的抗胆碱能药物。甲状腺功能亢进、高热、心动过速、青光眼等患者禁用。

2.镇静安定药

镇静安定药有镇静、催眠、抗焦虑等作用,是目前临床上常规应用的麻醉前用药之一。主要有地西泮、咪达唑仑、苯巴比妥等。

3.麻醉性镇痛药

麻醉性镇痛药用于缓解术前患者存在的剧烈疼痛,并抑制疼痛伴随的情绪变化和异常疾病生理状态,也有一定的中枢镇静作用。常用的药物有吗啡和哌替啶。

4. H_2组胺受体拮抗药

在麻醉前使用可抑制胃酸分泌、使胃液量及胃液中 H^+ 下降。不作为常规的麻醉前用药。主要有西咪替丁、雷尼替丁、法莫替丁等。

五、常用的监测方法

患者在手术麻醉过程中,由于疾病、麻醉、手术创伤等会对患者的生理功能带来不同程度的干扰,因此,术中必须持续监测患者的各项指标,预防麻醉并发症及不良事件的发生。

(一)基本监测

1. 呼吸系统的监测

(1)潮气量:最常用的监测项目之一,主要反映肺的通气功能、有无气道梗阻、呼吸管道是否漏气等情况。

(2)气道阻力:主要由气体本身性质、气体流动方向及气道口径和长度来决定。气道阻力增加常见于呼吸道分泌物增多、支气管痉挛、气道异物、气管插管过深等。

(3)脉搏血氧饱和度:是用脉搏血氧饱和度仪经皮测得的动脉血氧饱和度值。主要反映组织的氧合功能。其操作简单、无创、并能持续监测,是临床常规监测血氧饱和度的重要方法。

(4)血气分析:血气分析在临床监测中应用非常广泛,对 pH 值、氧分压、二氧化碳分压、电解质及酸碱度等的分析,了解体内酸碱平衡、肺通气与换气功能等变化,可指导术中意外情况的抢救和治疗。

(5)呼气末二氧化碳:是指患者呼气终末期呼出的混合肺泡气含有的二氧化碳分压。受 CO_2 产量、肺换气量、肺血流灌注和机械故障四个方面影响。是确定患者是否需要进行气管内插管的指标。

2. 循环系统的监测

(1)血压监测:可分为无创血压监测和有创血压监测,是反映心脏后负荷、心肌氧耗与做功及周围循环的指标之一。是麻醉和手术期间重要的不可或缺的重要监测指标。

(2)心电图监测:是麻醉期间标准的基本监测项目之一,所有麻醉患者均需监测。能持续显示心电活动,同时也可判断心脏起搏的功能。

3. 其他

(1)体温监测:常用的体温检测部位有口腔、鼻咽部、膀胱、直肠等。前者反映大脑温度,后者反映内脏温度。监测患者体温防止低体温或恶性高热的出现。

(2)尿量监测:留置尿管,测定每小时尿量,可直接了解肾脏灌注情况,间接反映内脏器官的灌注情况,是反映血容量、心排出量和组织灌注的简单可靠指标。

(二)扩展监测

1. 心功能监测

(1)中心静脉压监测:外周静脉穿刺困难者或有严重的创伤、休克、器官移植、其他较大外科手术的患者在术前行中心静脉穿刺。用来评估循环血量及右心射血能力,不能反映左心室功能。中心静脉压需连续动态监测,不能以单次绝对值为依据,可指导麻醉期间患者的补液和输血。

(2)经食道超声心电图监测:经食道超声心电图(transesophageal echocardiography,

TEE)是超声探头经食道插入至食管中段,通过显示超声心电图来判断心脏功能的监测技术。可早期从形态和功能评估心脏和大血管。是心脏麻醉常规监测项目。

2.血红蛋白监测

血红蛋白的监测可判断术中失血情况、血液稀释程度、组织氧合功能等,同时指导术中输血及评价输血效果。

3.凝血功能监测

术中通过血小板功能分析、肝素浓度测定、血栓弹力图(thromboelastogram,TEG)等方法判断患者围术期的出血风险。

4.麻醉深度监测

临床上应用最广泛的是脑电双频指数(bispectral index,BIS),它能较准确地监测手术过程中麻醉深度,同时监测患者镇静水平和苏醒程度。

5.肌松监测

通过肌松监测指导麻醉过程中安全、合理地应用肌松剂。临床上主要运用神经刺激仪来监测神经肌肉的传递功能。

六、护理评估

(一)麻醉前评估

1.一般情况

年龄、性别、职业、饮食习惯、过敏史、用药史、外周静脉情况等。

2.健康史

既往手术史、有无义齿和口腔疾病、鼻腔情况、全身重要器官功能状态及各项辅助检查结果等。

3.心理状态

了解患者对疾病、麻醉及手术的认知状态,是否存在焦虑、恐惧等不良情绪,家庭－社会支持系统情况。

(二)麻醉中评估

麻醉方式、麻醉药物种类及用量;患者生命体征、尿量、体温;术中失血及补液情况;术中其他状况。

如遇病情变化积极配合麻醉医生治疗。

(三)麻醉后评估

评估患者意识状态、生命体征、疼痛程度、术后有无麻醉并发症等。

七、护理诊断

1.焦虑和恐惧

焦虑和恐惧与害怕手术、麻醉有关。

2.疼痛

疼痛与手术创伤、脏器损害或引流管刺激、麻醉插管等有关。

3.有窒息的危险

有窒息的危险与舌后坠、分泌物增多、误吸等阻塞呼吸道有关。

4. 潜在并发症

潜在并发症包括低血压或高血压、体温过低或过高、心律失常、呼吸道梗阻等。

八、护理目标

(1)患者能了解手术及麻醉方式和过程,以积极轻松的心态应对手术。

(2)患者疼痛能有效控制,不影响睡眠和休息。

(3)患者呼吸道通畅、呼吸和循环功能正常。

(4)早期预防、发现麻醉并发症并及时处理。

九、护理措施

(一)麻醉前护理

进行术前访视。术前禁饮 4～6 h,禁食 6～8 h,术前 2 h 可饮清液。随着加速康复外科理念及实践在临床中的应用,禁食禁饮时间在条件允许情况下可缩短。术前一日沐浴或擦浴、更换干净病员服。简介手术步骤、麻醉方式及术中、术后可能出现的不适,减轻患者焦虑、恐惧等情绪,以取得配合。

加速康复外科的应用:加速康复外科(enhanced recovery after surgery,ERAS)指为使患者快速康复,在围术期采用一系列经循证医学证据证实有效的优化处理措施,以减轻患者心理和生理的创伤应激反应,从而减少并发症,缩短住院时间,降低再入院风险及死亡风险,同时降低医疗费用。

长时间禁食使患者处于代谢的应激状态,可致胰岛素抵抗,不利于降低术后并发症发生率。建议无胃肠道动力障碍患者术前 6 h 禁食固体饮食,术前 2 h 禁食清流质。若患者无糖尿病史,推荐手术 2 h 前饮用 400 mL 含 12.5%碳水化合物的饮料,可减缓饥饿、口渴、焦虑情绪,降低术后胰岛素抵抗和高血糖的发生率。

近年来,加速康复外科(ERAS)理念在全球的应用已逐步拓展至骨科、心胸外科、妇产科、泌尿外科、普通外科等领域,均取得了良好效果。但目前 ERAS 理念在国内尚处于不断完善与发展的过程中,正在逐步形成中国特色的 ERAS 路径。

(二)麻醉中护理

1. 局麻患者的护理

(1)一般护理:局麻药对机体影响小,一般不需特殊护理。局麻药作用期间注意监测患者生命体征,有无其他不适。

(2)局麻药不良反应的护理:①局麻药不良反应有毒性反应和过敏反应。毒性反应表现为口唇麻木、头晕头痛、视物模糊、心律失常、低血压、心肌收缩力差甚至心脏停搏。过敏反应表现为荨麻疹、喉头水肿、支气管痉挛、低血压等,严重者可发生过敏性休克,甚至死亡。②护理措施:一旦发生,立即停药;尽早给氧;保持呼吸道通畅,加强通气;遵医嘱使用抗过敏药物,对症处理及支持治疗。

2. 椎管内麻醉患者的护理

(1)一般护理:协助安置麻醉体位,麻醉时的体位常规为 90°侧卧,埋头、含胸、屈膝以充分暴露脊柱麻醉平面节段,特殊手术时,如子宫下段剖宫产术在麻醉前原则上应采取适度抬高右侧的左倾卧位,以预防仰卧位综合征;协助麻醉医生消毒铺巾、妥善固定麻醉导管;协助麻醉医生做好病情观察及麻醉意外的抢救工作。

(2)常见椎管内麻醉并发症的护理:①低血压:严密观察患者血压、心率变化。若血压下降,脉搏增快,应快速补液扩容,必要时遵医嘱给予升压药物。②呼吸抑制:术中若出现呼吸减弱、发绀或呼吸困难者,应行气管插管,并及时清除呼吸道分泌物,保持呼吸道通畅。③全脊髓麻醉:是硬脊膜外麻醉最危险的并发症。一旦发现患者全脊髓麻醉,应立即面罩正压通气,必要时行气管插管;加快补液、升压,维持循环稳定;同时给予对症支持治疗。

3.全身麻醉患者的护理

(1)一般护理:协助麻醉医生做好病情观察,在输液、输血、用药及抢救等方面密切配合。

(2)常见全身麻醉并发症的护理:①反流与误吸:严格宣教禁食禁饮时间,若急诊手术饱胃时,应放置胃管。在全麻诱导或复苏期若出现呕吐,应立即将头偏向一侧、头低脚高位,并吸尽呕吐物,必要时气管插管。②舌后坠:当患者出现鼾声时,应托起下颌,必要时置入口咽或鼻咽通气导管。③喉痉挛:应解除诱因,加压给氧。若不能缓解应给予肌松剂后行气管插管,麻醉机控制呼吸。④呼吸道分泌物增多:吸尽咽喉及口腔内分泌物,遵医嘱使用阿托品等药物以减少腺体分泌。⑤循环系统并发症:对全麻患者进行血压、脉搏、心率、心电图及中心静脉压等循环功能和血流动力学监测,若有异常立即报告麻醉医师并协助处理。⑥体温异常:麻醉过程中应注意患者体温维护,可采用预加温、提高手术室室温、使用加温输液系统、变温毯、充气加温装置等进行联合保温,以维持患者体温在正常范围。少数患者在全麻后可能出现高热,应给予物理降温,必要时遵医嘱给予药物以达降温效果。

(三)麻醉后护理

1.椎管内麻醉

椎管内麻醉后患者出现头痛时,应去枕平卧6~8 h,每日补充足量的液体,遵医嘱给予镇痛或安定类药物等护理措施。出现尿潴留时可热敷膀胱区或诱导排尿,不习惯卧床排尿者应酌情改变体位或下床排尿,若仍无法自行排尿者应留置导尿。

2.全身麻醉

全身麻醉后应在麻醉恢复室进行复苏,并持续监测生命体征、体温、尿量、意识、肌力等,待复苏后符合出室指征即与麻醉医生一起送患者回ICU病房。途中密切观察患者一般情况并唤醒,与接受患者单元做好交接并双方签字确认。

第十一节　专科手术麻醉患者在恢复期的监护要点

一、眼科手术麻醉患者恢复期监护要点

眼科施行全身麻醉多见于小儿,麻醉要求达到眼肌松弛,眼球固定,适当控制眼压,防止眼-心反射,由于手术时间较短,而麻醉容易偏深,常致使术后患儿苏醒时间相对延长。若在麻醉后检测治疗室(PACU)恢复者,需注意小儿是否肥胖,或咨询家长晚间睡眠有无"打鼾",由此可评估小儿上呼吸道解剖结构是否异常,或交接班时向主管麻醉医师询问有无扁桃体肥

大及气管内插管情况,以便拔除气管内插管或撤离喉罩前备好适宜的口咽通气道,防止拔管后或撤离喉罩所致的上呼吸道梗阻与通气障碍。此外,还应避免气管内插管拔除时引起的呛咳、屏气所致眼内压升高,以及苏醒后小儿强行、不慎将眼罩摘掉而引起的伤口开裂。

二、口腔、咽喉手术麻醉患者恢复期监护要点

口腔、咽喉、颌面及颈项部位的疾病,其手术操作常在呼吸道或临近呼吸道入口处进行,往往手术创面组织出血、水肿,以及分泌液等都可能积聚在咽喉部,或压迫呼吸道,为保证通气与防止误吸,全身麻醉均采用经口腔或鼻腔气管内插管。而术后口、咽腔组织水肿、肿胀仍存在或加重。

另外,手术后头颈部包扎固定,如上下颌间或颧骨间固定,口内护板或特殊头颈位等,常影响上呼吸道通畅。上述现象在人工呼吸道建立期间(如气管内插管)通气良好,一旦拔除气管内插管,上呼吸道梗阻必然出现,大部分患者安置口咽或鼻咽通气道,其通气不足或受阻得以改善,而少数患者则容易发生低氧血症,甚至窒息。

因此,口腔、咽喉、颌面及颈项部位的手术患者,在PACU恢复期间拔除气管内插管务必警惕拔管后出现急性上呼吸道梗阻。为防止或避免呼吸道阻塞危象;口腔、咽腔部位手术,为防止舌体肿胀、后坠阻塞喉腔,可采取以下方法。

(1)传统的方法是术终在舌体深部缝一根牵引丝线,必要时将其牵拉出口腔,以维持呼吸道通畅。

(2)拔管前预先安放适宜口咽通气道,拔管后可缓解上呼吸道梗阻。

(3)若患者属呼吸道解剖结构异常(如颞颌关节强直等),且存在气管内插管困难,术毕其张口仍受限制,提醒拔管后一旦发生急性呼吸道梗阻,处理相当棘手,为保障患者安全,术毕应行预防性气管切开。

(4)口腔黏膜组织疏松,术后很易产生水肿,造成上呼吸道狭窄,尤其小儿手术,故拔管前皮质激素的应用对消除咽腔组织水肿颇有裨益,但拔管前仍需喉镜显露口咽腔,以便观察水肿程度供拔管参考。

(5)口腔、咽腔部位手术患者,术毕先将咽喉部积血与分泌物清除干净,且神志务必完全苏醒,呼吸道保护性反射恢复,方可拔除气管内插管。

拔管后不应立即将患者护送病房,必须继续监测、观察30 min,无呼吸道梗阻,意识清醒,生命体征平稳、正常后再护送至病房。

三、颈部手术麻醉患者恢复期监护要点

(1)颈部手术主要包括颈部肿瘤、外伤、先天性畸形、淋巴结、甲状腺及甲状旁腺等疾病的手术。颈部有丰富的血管、神经及反射感受器,颈部手术易发生神经损伤与出血,尤其将来自迷走神经的喉返神经和喉上神经手术损伤可以造成声带麻痹,一侧喉返神经损伤,则引起声音嘶哑,双侧喉返神经损伤则可失声与发生严重呼吸困难,若术后盲目拔除气管内插管,患者则出现窒息,需立刻再插管。若提前明确为双侧喉返神经损伤患者,应行气管切开造口。

(2)甲状腺功能亢进患者行甲状腺手术后,仍应警惕发生甲状腺危象。甲状旁腺手术患者有全身钙磷代谢障碍,手术后如因甲状旁腺组织切除过多或发生甲状旁腺血运障碍,可出现甲状旁腺功能低下症状,发生手足抽搐。患者在PACU恢复期间,应注意密切观察,对低钙血症可静脉输入葡萄糖酸钙或氯化钙溶液,防止发生喉痉挛。巨大甲状腺肿瘤或甲状腺呈弥漫性

肿大,气管壁由于长期受压而软化,拔除气管内插管时要防止气管塌陷窒息。正确的拔管操作:将气管内插管先缓慢退至声门下观察,在拔管过程中如发生气管塌陷时,将退至声门下的插管立刻重新插入气管内,继续保留气管内插管观察或做气管切开造口术。

四、胸腔手术麻醉患者恢复期监护要点

(1)开胸使胸膜腔内压力平衡改变,开胸侧大气进入,使胸膜腔内压由负压转变为正压,肺泡萎陷,肺泡通气面积锐减,肺泡通气与血流灌注比值异常,肺循环阻力增加,可引起纵隔移位或摆动,以及静脉回心血量减少,易导致血压下降或心律失常等循环系统变化。

(2)胸腔镜手术与部分开胸手术需要插入双腔支气管导管,术中进行单肺通气,术后易发生低氧血症和二氧化碳潴留,除加强 SpO_2 与呼气末二氧化碳($PETCO_2$)监测,还应充分吸引呼吸道内分泌物,保证呼吸道通畅。麻醉恢复期双腔支气管内插管对呼吸道刺激强烈,术毕可将其拔至隆突以上气管处,或更换为普通气管导管,以减轻应激性心血管反应。慎用或少用中枢性催醒药或阿片类拮抗药,以免引起患者躁动。术后应加强镇痛,以免患者因疼痛而影响呼吸功能。全肺切除患者输液速度不宜太快,根据病情调节滴速,防止过量所致肺水肿。

(3)放置胸腔引流管者,要注意妥善固定,保持引流管通畅,每隔 30 min 挤压引流管 1 次,随时观察水柱波动及气泡溢出情况,若无波动或波动幅度小,应检查引流管是否受压、扭曲或被血块堵塞,以便通知手术医师及时处理。

五、腹部手术麻醉患者恢复期监护要点

腹部手术多以消化系统疾病为主,也包括妇产科与泌尿外科的大部分手术,这里主要指与消化系统病变有关的普外科肝胆、胃肠道手术。患者术前大多有不同程度的水、电解质紊乱和酸碱失衡,贫血,低蛋白血症等情况,尤其是急腹症患者,严重者呈现低血容量性休克与感染中毒性休克。部分肝、脾手术失血较多,对危重患者、失血量大或施行大手术的患者,麻醉恢复期应严密观察生命体征变化,根据手术情况及病情调整液体入量,维持水、电解质平衡。

六、泌尿外科手术麻醉患者恢复期监护要点

(1)泌尿系统的某些疾病,如肾脏病变、肾上腺病变,往往导致水、电解质紊乱和酸碱失衡,内分泌、心血管系统及造血系统出现相应的病理生理改变。

(2)肾、肾上腺或腹膜后巨大肿瘤可累及腔静脉,术中有可能发生肾蒂附近腔静脉意外撕裂导致大出血或胸膜损伤导致气胸。

(3)肾癌尤其是右侧肾癌手术中易发生癌栓脱落造成肺梗死。

(4)肾上腺类手术中若是嗜铬细胞瘤切除术,其术中血流动力学可急剧波动,尤其术后恢复期低血压,应随时调节升压药用量,务必给予针对性治疗。

(5)前列腺与膀胱手术则多见于老年患者,常合并高血压、冠心病、糖尿病等,麻醉恢复期应全方位关注,防止突发性不测。

(6)库兴综合征患者术后应注意观察急性肾上腺皮质功能危象前驱症状,如烦躁不安、头痛、腹痛,严重者可发生休克、颈僵直、惊厥、昏迷等,出现危象时应及时给予补充皮质激素等处理。

第十二章　康复护理

第一节　脑卒中患者的康复护理

一、概述

脑卒中又称为中风(stroke)、脑血管意外(cerebral vascular accident,CVA),是一组由不同病因引起的急性脑血管循环障碍性疾病的总称。脑卒中以局灶性神经功能缺损症候为临床特征,并持续24 h以上。脑卒中分为缺血性脑卒中和出血性脑卒中两类。缺血性脑卒中包括短暂性脑缺血发作、脑梗死和脑栓塞;出血性脑卒中包括脑出血和蛛网膜下隙出血。

脑卒中是我国的常见病、多发病,其发病率、死亡率和致残率均很高。在我国和日本等亚洲国家,脑卒中的病死率是冠心病的4～5倍。近年来,尽管脑卒中的病死率随着早期诊治技术水平的提高而降低,但其致残率仍高达70%～80%,且复发率高。在脑卒中后经早期正规康复训练或治疗,对患者适应家庭和社会、最大限度地回归社会等具有十分重要的意义。脑卒中发病的常见病因如下。

1. 高血压

高血压是导致脑卒中的一个公认的、最重要的、可改变的危险因素,高血压与脑卒中的发生呈正相关,血压越高,脑卒中发病率越高。

2. 动脉粥样硬化

动脉粥样硬化是引起脑卒中另一重要原因,动脉粥样硬化的斑块主要是胆固醇等脂肪类物质,它可使动脉管腔变窄,因此可导致脑梗死,也可引起脑出血。

3. 糖尿病

糖尿病是缺血性脑卒中的主要危险因素,临床上反复发作的缺血性脑卒中患者中10%～30%有糖尿病,血脂异常能引起动脉血管内膜损害,发生非感染性的炎性改变,促进动脉硬化的发生,不但与缺血性脑卒中密切相关,还与出血性脑卒中相关。

4. 肥胖

肥胖是心脑血管疾病的重要危险因素。

二、主要功能障碍

由于病变的部位、性质、病变的严重程度的不同,患者发生的功能障碍也不同,其中以运动功能障碍和感觉功能障碍最为常见。

1. 运动功能障碍

运动功能障碍是最常见的功能障碍之一,属中枢性瘫痪,多为一侧肢体的瘫痪,是最重要的致残原因。脑卒中早期,瘫痪肢体肌肉松弛、肌张力低下、腱反射减弱或消失,不能自主性活动;数天后,瘫痪肢体出现肌张力增高、腱反射亢进和异常的姿势反射,即痉挛性瘫痪。脑卒中早期运动功能障碍表现明显,恢复期逐渐减弱。

2.感觉功能障碍

脑卒中患者有不同程度和不同类型的感觉功能障碍,主要表现为痛觉、温度觉、触觉、位置觉、运动觉和震动觉的减退或丧失。

3.共济障碍

共济障碍又称为共济失调,是指四肢协调动作和行走时的身体平衡发生障碍。脑卒中患者常见的共济障碍有大脑共济障碍、小脑共济障碍。

4.认知障碍

认知障碍主要为定向、注意、记忆、思维等方面的功能障碍,以及失用症、失认症等,如视觉失认、听觉失认、触觉失认、躯体忽略等。

5.言语障碍

脑卒中患者常发生言语障碍,包括失语症和构音障碍。

6.日常生活活动能力(ADL)障碍

由于运动协调能力异常,感觉功能、认知功能等多种功能障碍并存,导致日常生活活动能力障碍严重。

7.心理障碍

心理障碍是指人的内心、思想、精神和感情等心理活动发生障碍。脑卒中患者常产生变态心理反应,一般要经历震惊、否定、抑郁、对抗独立、适应等几个阶段。常见的心理反应有焦虑、抑郁或拒绝接受。

8.其他

脑卒中患者还可能出现吞咽障碍、面神经功能障碍、膀胱与直肠功能障碍等。由于长期卧床,活动量明显不足,部分患者可导致废用综合征或误用综合征。

三、康复评定

在对脑卒中患者进行康复治疗之前、治疗期间和治疗结束时都要进行必要的康复评定,即对脑卒中患者各种障碍的性质、部位、范围、程度做出准确的评定,包括运动功能评定、感觉功能评定、认知功能评定、言语功能评定、摄食与吞咽功能评定、心理评定、ADL能力评定等。以下主要介绍运动功能评定、偏瘫恢复过程评定、肩手综合征的评定。

(一)运动功能评定

Brunnstrom偏瘫运动功能评定是脑卒中运动功能评定中最常采用的方法,是根据脑卒中患者肌张力的变化将偏瘫肢体恢复过程分为6个阶段。由于病情不同,患者可能停留在某个阶段,不再进展。

(二)偏瘫恢复过程评定

Brunnstrom提出脑卒中偏瘫恢复是一个定型的连续抛物线过程,即经历软瘫期(Ⅰ期)、痉挛期(Ⅱ期)、联带运动(Ⅲ期)、部分分离运动(Ⅳ期)、分离运动(Ⅴ期)和恢复期(Ⅵ期)等6个阶段。Ⅰ期:为脑卒中发病后数日到两周,患侧呈弛缓性瘫痪,无任何运动引出,表现为随意运动消失,肌张力低下,腱反射减弱或消失。Ⅱ期:发病2周后,痉挛开始出现,无随意运动,而是共同运动和联合反应,表现为肌张力逐渐增高,腱反射亢进。Ⅲ期:发病后2～5周,可出现随意的共同运动,痉挛加重,表现为肌张力明显增高,常见上肢呈典型的屈肌模式、下肢呈典型的伸肌模式。Ⅳ期:共同运动模式减弱,开始出现分离运动,痉挛开始减弱。Ⅴ期:肌张力逐渐恢复,有分离精细运动,表现为能完成较难的功能活动,痉挛明显减轻。Ⅵ期:共同运动完全消失,运动接近正常水平,痉挛基本消失。

四、康复护理措施

(一)运动功能障碍的康复护理

肢体康复护理的主要目的是预防和抑制异常痉挛模式,提高偏瘫恢复质量,最终让患者能以正常或接近正常的运动模式活动。

1. 良肢位

良肢位是指为防止或对抗痉挛的出现,保护肩关节及防止早期诱发分离运动而设计的治疗体位,通常采取下列体位。

(1)仰卧位:头下置枕头,但不宜过高,面部朝向患侧。患侧肩部垫一个比躯干略高的枕头,将伸展的上肢置于枕上,防止肩胛骨后缩。前臂旋后,手掌心向上,手指伸展、张开。在患侧臀部及大腿下垫枕,以防止患侧骨盆后缩。枕头外缘卷起可防止髋关节外展、外旋,枕头右下角支撑膝关节呈轻度屈曲位。

(2)患侧卧位:患侧在下,健侧在上。头部用枕头支撑,患侧上肢前伸,肩部向前,确保肩胛骨的内缘平靠于胸壁。上臂前伸以避免肩关节受压和后缩。肘关节伸展,前臂旋后,手指张开,掌心向上。手心不能放置任何东西,否则易受抓握反射的影响而引起手抓握掌中的物体。健侧上肢置于体上或稍后方,不可放于身前。患侧下肢在后,患髋关节微后伸,膝关节略屈曲,这是重要的体位。患侧卧位增加了对患侧的知觉刺激输入,并使整个患侧被拉长,减少痉挛,且健手能自由活动。

(3)健侧卧位:健侧在下,患侧在上,头部枕头不宜过高。患侧上肢下垫一个枕头,肩前屈90°~130°,肘和腕伸展,前臂旋前,腕关节背伸。患侧骨盆旋前,髋、膝关节呈自然半屈曲位,置于枕上。患足与小腿尽量保持垂直位,注意足不能内翻悬在枕头边缘。身后可放置枕头支撑,有利于身体放松。健侧下肢平放在床上,轻度伸髋,稍屈膝。

良肢位摆放应注意避免半卧位,以避免增加躯干的屈曲和下肢伸直,足底不能放任何物品,以免刺激足底而增加伸肌模式的反射活动。

2. 肢体被动活动

为了保持患者的关节活动度完整,预防关节活动受限,在脑卒中发病数日后即可开始肢体被动活动,可预防关节粘连和挛缩的产生,促进肢体血液循环和增强感觉输入的作用。一般先从健侧开始,患侧依关节活动范围做肢体被动活动,每日2~3次,每次每个关节活动3~5遍,直至主动运动恢复。关节活动度训练以不引起各关节疼痛为原则。

3. 体位变换

目的是预防压疮和肺部感染,并通过体位和肢体的伸肌、屈肌张力的变化使肢体的伸肌、屈肌张力达到平衡,预防痉挛模式的出现。体位变换,应每2h翻身1次,包括主动、被动向健侧和患侧翻身,主动、被动向健侧和患侧横向移动。

4. 上肢训练

(1)自助被动运动:患者取仰卧位,双手手指交叉在一起,用健侧上肢带动患侧上肢在胸前伸肘上举,然后屈肘,双手返回置于胸前。

(2)分离运动及控制能力训练:患者取仰卧位,支持患侧上肢于前屈90°。让患者上抬肩部,使手伸向天花板或患侧上肢随康复护理人员的手在一定范围内活动,让患者用患手触摸自己的前额、嘴等部位。

5.下肢训练

(1)桥式运动:患者取仰卧位,上肢放在体侧,或双手十指交叉举至头上方。双腿屈膝,足部支撑在床上,将臀主动抬起,保持骨盆呈水平位,维持一段时间,然后慢慢放下。护理人员可轻拍患侧臀部,刺激其活动,帮助伸髋。随着控制能力的改善,逐步调整桥式运动的难度。桥式运动有利于训练双上肢的负重,可以训练腰背肌的收缩和髋关节的伸展,稳定髋关节和脊柱,有利于早期下地及步行。

(2)屈曲动作训练:患者取仰卧位,上肢置于体侧,或双手十指交叉举至头上方。护理人员一手将患足保持在背屈位、足掌支撑于床面,另一手扶持患侧膝关节,维持髋关节呈内收位,令患足不离开床而向头端,完成髋、膝关节屈曲,然后缓慢地伸直下肢,如此反复练习。

(3)促进患侧下肢屈肌协同训练:患者取仰卧位,健侧下肢伸直,用力跖屈踝关节。护理人员对其足底施加阻力,通过联合反应可引起患侧下肢的屈肌协同运动模式。

(4)夹腿运动:患者取仰卧位,双腿屈曲,足踏床,先把两膝分开呈外旋位,然后让患者主动抬拢双膝,同时护理人员对患者的健腿施加阻力,阻止其内旋、内收。

(5)踝背屈训练:患者取仰卧位,双腿屈曲,双足踏在床上,护理人员一手拇、示指分开,夹住患侧踝关节的前上方,用力向下按压,使足底保持着床位,另一手使足背屈外翻。当被动踝背屈抵抗消失后,让患者主动保持该位置,随后指示患者主动背屈踝关节。用冰、毛刷快速刺激趾尖、跖背和足背外侧容易诱发踝背屈,注意起初要防止患者过度用力而引起足内翻。

6.坐位训练

如病情允许应尽早坐起来,预防体位性低血压的发生,可逐渐抬高床头30°、45°,最好是直立坐位、床边坐位。

(1)床上最佳坐位:髋关节屈曲近于直角,脊柱伸展。用足够的枕头牢固地叠起来支持背部,以帮助患者达到直立坐位。也可用一个横过床上的可调节桌子,放在患者上肢下面,以抵抗躯干前屈。

(2)床边坐位:床边坐位或坐椅子可使双下肢负重,患肢负重有利于髋关节、膝关节伸展,为步行创造条件。同时,负重可以预防骨质疏松的发生,也有利于日常生活能力的恢复。患者取仰卧位,将患腿置于床边外,使膝关节屈曲,开始时需康复护理人员促进这一动作,或用健腿把患腿抬到床边。然后健侧上肢向前横过身体,同时旋转躯干,健手在患侧推床以支撑身体,摆动健腿到床外,帮助完成床边坐位。

(3)坐位平衡训练包括静态平衡训练和动态平衡训练。

静态平衡训练:要求患者于无支撑下静坐在床边或椅子上,髋关节、膝关节和踝关节均屈曲90°,足踏地,双足分开,双手置于膝上,护理人员协助患者调整躯干和头至中立位,当感到双手已不再用力时,松开双手,此时患者可保持该位置数秒,然后慢慢地倒向一侧。

动态平衡训练:静态平衡完成后,让患者自己将双手手指交叉在一起,伸向前、后、左、右、上和下方,有重心相应的移动,进行动态平衡训练。

(4)坐位时身体重心向患侧转移训练:偏瘫患者坐位时常出现脊柱向健侧侧弯,身体重心向健侧臀部偏移。护理人员应立于患者对面,一手置于患侧腋下,协助患侧上肢肩胛骨上提,肩关节外展、外旋,肘关节伸展,腕关节背伸,患手支撑于床面,一手置于健侧躯干或患侧肩部,调整患者姿势,使患侧躯干伸展,完成身体重心向患侧的转移,达到患侧负重的目的。

7.站立训练

(1)坐位到站立的训练:在良好的坐姿下,护理人员诱导患者产生骨盆前倾运动、躯干的伸展运动,训练健侧与患侧下肢间重心转移。

(2)立位平衡训练:患者站起,松开双手,双上肢垂于身体两侧,护理人员逐渐去除支撑,让患者保持站位。静态站稳后,重心逐渐转向患侧,让患者交叉上肢伸向各个方向,使身体保持平衡。

(3)患侧下肢支撑训练:当患侧下肢负重能力逐渐提高后,就可开始患侧单腿站立训练。患者站立位,身体重心移向患侧,健手可抓握固定扶手,健足放在护理人员腿上。

(4)患侧下肢迈步训练:偏瘫患者迈步,因足趾离地时屈膝不够,而致使摆动患足拖地,因此,屈膝是站立训练的主要内容。

8.步行训练

步行训练前,患者能在扶持站立下患腿做前后摆动、踏步、屈膝、患腿负重等动作。护理人员站在患者患侧,一手握住患手,掌心向前;一手从患侧腋下穿出置于胸前,与患者缓慢平行。可先在平行杠内步行,然后扶杖步行,到徒手步行。可采用患腿负重,健腿前后迈步;健腿负重,患腿不负重,由护理人员握住患足,指导患者进行骨盆向前下方、放松膝关节、伸踝关节、保持背伸和中立位的迈步训练。

9.上下楼训练

进行上下楼训练时,应遵循健足先上、患足先下的原则。

(1)上楼时护理人员站立于患侧的后方,一手协助控制膝关节,另一手扶持健侧腰部。指导患者重心转移至患侧,协助患者健足上楼,重心前移,患侧髋关节屈曲,然后患足上楼,如此反复。

(2)下楼时护理人员站在患侧,一手置于患膝上方,稍向外展方向引导,另一手置于健侧腰部,患足先下,患侧膝关节稍微屈膝外展,以利于迈步时身体向前方移动。

10.日常生活活动(ADL)能力训练

ADL能力训练包括床椅转移、进食、穿衣、上厕所、洗澡、个人卫生等,尤其是手的基本动作,以及进食训练、个人卫生、穿衣、洗漱和床椅之间的转移等日常生活活动的训练。

(二)言语障碍的训练

言语障碍的训练主要由专业言语治疗师完成。言语障碍的康复护理人员应协助治疗师进行言语障碍的训练。

(三)其他功能障碍的康复护理

心理康复、认知功能障碍的康复、肠道护理和膀胱肌护理详见相关内容。

(四)并发症的护理

1.肩关节半脱位

进行侧方坐负重训练:患者取端坐位,患侧上肢伸直,五指伸展分开,放于硬板椅上,或坐在床上,患手放于床边,床垫宜硬,靠身体的重量移动患侧上肢,纠正肩关节半脱位。

2.肩痛

肩痛是偏瘫患者常见的并发症(发生率为72%),可发生在早期和晚期。可预防性地摆放良肢位,纠正肩胛骨的位置(如坐位时患肢放在支撑物上),注意不要牵拉患肩,也可采用被动活动肩关节肌肉或超声波等物理治疗。

3.肩—手综合征

肩—手综合征是脑卒中后患侧上肢的手突然出现肿胀、疼痛、皮温升高及患侧肩部疼痛的继发性并发症。患者应保持正确的腕部位置,避免腕关节掌屈;尽量避免在患手输液;避免患者上肢,尤其是手的外伤、疼痛、过度牵拉或长时间悬垂;加强主动或被动活动,如有不适或疼痛自诉,应立即改变患侧手的位置或停止这类训练,帮助和指导维持全关节正常活动范围;抬高患肢,保持正常的腕部体位,以防止关节挛缩,但禁止做上肢负重训练。

4.吞咽障碍

当患者神志清楚、认知正常、能交流、病情稳定,即可开始吞咽功能训练。吞咽功能的训练包括间接吞咽训练,即基础训练(针对吞咽活动有关器官的训练)和直接吞咽训练(进食的训练)。

五、健康教育

(一)出院前康复指导

主要目的是对患者进行回归家庭的自立生活指导。

1.健康教育

通过健康教育,护理人员让患者及其家属了解疾病的过程,理解康复治疗及护理的重要性,明确康复的意义和目标,主动参与康复训练,并掌握各个阶段训练的动作要领及注意事项,建立良好的生活习惯,积极预防及控制脑卒中危险因素。此外,还应注意发挥患者家庭和社会支持系统的作用,使其给予患者充分的心理支持,使患者在心理上获得最大的适应。

2.预防脑卒中复发的宣教

告知患者定期到医院或社区康复机构接受再评价和指导,并力争恢复一定的工作。宣教内容包括以下 6 个方面。

(1)保持血压稳定(必须规范用抗高血压药,避免不规则用药和血压过大波动),控制血糖、血脂在正常范围,积极治疗心脏病。

(2)生活规律化,避免便秘;戒烟、限酒。

(3)调整心理状态,切忌激动、发怒。

(4)合理膳食营养。

(5)合理安排活动,避免过度疲劳。

(6)密切观察病情变化,避免复发或加重。

3.康复病房可建立外宿制度

在住院后期经医生批准可试行周末回家住宿,以适应院外生活。向患者及其家属交代注意事项和训练要求,患者回院后要针对外宿时出现的问题,进行有针对性的护理训练。

(二)出院后健康教育

主要目的是预防脑卒中的发生和复发。

1.居家环境的评估与改造

护理人员在对脑卒中患者进行家庭访视时,要对患者的居住环境进行评估。居室内是否有不利于患者活动的障碍物或可能导致患者受伤的隐患,是否方便轮椅的出入等问题,护理人员应指导家属进行必要的改造,如去除门槛、改为坐式便器、增加必要的室内扶手等,以方便患者的活动,保障患者的安全。

2.康复技术指导

教育患者及其家属正确对待疾病和残疾。对功能障碍者要早期进行功能训练,防止发生废用综合征或误用综合征;让后遗症期患者认识此阶段康复的长期性和进行维持性训练的重要性;对高血压患者应告知患者及其家属在恢复期坚持正确服用降压药物,定期复查血压,学会正确使用和保管血压计。对长期卧床的患者,要教会其家属正确的护理方法,以防止压疮、肌肉萎缩、感染等并发症的发生。此外,要按时服药、坚持训练、定期医院检查,以获得正确的治疗和训练指导。

3.居家护理指导

使患者及其家属了解预防再度发病的一些措施,掌握突发患者的家庭救护,如尽快清除患者口鼻中分泌物和呕吐物,昏迷患者头偏向一侧,避免呕吐物逆流引起窒息,运送患者时,保持平卧位,注意头部向上,以减少脑部充血。

4.行为干预

养成良好的生活习惯有助于降低脑卒中危险,主要包括戒烟、限酒、控制体重、适当运动、合理饮食、劳逸结合和心情舒畅,以及防治便秘等。积极防治原发病,对合并有心脏病、糖尿病、高血压的患者,保持血压稳定,控制血糖、血脂在正常范围内。密切观察病情变化,若有变化及时诊治,避免复发或加重。

第二节　颅脑外伤患者的康复护理

一、概述

颅脑外伤(traumatic brain injury,TBI)也称为脑外伤,是一种由于外来的机械性暴力撞击而导致的脑部损伤,可造成永久性或暂时性的认知、运动和社会心理功能损伤,并伴有不同程度的意识障碍。颅脑外伤是一种发病率高、病死率高、致残率高的损伤。据统计,在我国该病的年发病率为 55.4/10 万,列创伤发生率的第一位。据美国报告,颅脑外伤发生率为200/10 万,每年有 50 万颅脑外伤患者住院,其中 80% 为轻度损伤,中度损伤和重度损伤各占10%。颅脑外伤是现今引起死亡和终身残疾的重要的原因之一。引起颅脑外伤的主要原因为暴力直接或间接作用于头部,战时多属火器伤、利器伤、爆炸形成的高压与浪冲击、工事或建筑物倒塌撞击,和平时期多属交通事故、工伤、运动损伤、跌倒和撞击、失足坠落、外伤等。

二、主要功能障碍

(一)身体方面

1.运动障碍

(1)瘫痪:由于负责肌张力和肌肉反射的大脑高级中枢受损所致,可累及所有肢体,初期多为软瘫,后期多出现痉挛。

(2)运动失调:肌肉收缩和张力失调导致运动失调,多由小脑损伤引起肌肉收缩的不协调和速度、时间和方向的不准确。

(3)震颤:由于锥体外系损伤所致。

(4)平衡和直立反应的障碍:大脑中枢受损使保持平衡的姿势调整反应产生紊乱。

2.感觉障碍

由于大脑皮质的感觉区域受损,引起感觉异常或缺失,可出现触觉辨别(痛觉、温度觉、实体觉)的紊乱,也可因脑部中枢损伤,出现特殊感觉的功能紊乱,如视觉、听觉、味觉、嗅觉和触觉的异常。

3.言语功能障碍

言语功能障碍包括言语错乱、构音障碍、失语、命名障碍、言语失用、阅读困难和书写困难等,构音障碍多见。

(二)认知方面

(1)觉醒和注意障碍:在颅脑外伤中最常见。觉醒是指在环境刺激下的一般应答能力,如在网状系统部位损伤,可发生昏迷和难以觉醒,表现为注意力和集中力下降。

(2)学习和记忆障碍:颅脑外伤可导致逆向和顺向记忆的综合障碍,逆向遗忘是不能回忆在受伤前的事,愈是远的记忆愈完整。随着时间的推移,这种障碍可逐渐恢复。更为常见的是顺向记忆障碍,即不能记忆新的事情。

(3)知觉障碍:空间关系问题、体象障碍,失认和失用。

(4)语言障碍:失语最常见。

(三)心理和社会方面

颅脑外伤的恢复早期阶段,患者可能表现出行为上的紊乱和心理社会能力方面的功能低下,包括攻击性行为、定向力障碍、情绪不稳、冲动和焦虑不安、挫败感、否认和抑郁等。

三、康复评定

(一)颅脑外伤严重程度评定

1.昏迷期间

根据格拉斯哥昏迷评定量表(Glasgow coma scale,GCS)评定颅脑外伤的严重程度,最低分值为 3 分,最高分值为 15 分。

重度脑损伤:小于或等于 8 分,伤后昏迷时间在 6 h 以上,或在伤后 24 h 内出现意识恶化并昏迷在 6 h 以上。中度脑损伤:9~12 分,伤后昏迷时间为20 min至 6 h。轻度脑损伤:13~15 分,昏迷时间为 20 min 以内。

2.清醒后

依据损伤后遗忘(post-traumatic amnesia,PTA)时间长短评定颅脑外伤的严重程度。遗忘时间小于 10 min 为极轻型,10 min 至 1 h 为轻型,1 h 至 1 d 为中型,1 至 7 d 为较重型,1 至 4 周为重型,大于 4 周为极重型。

(二)恢复阶段的评定

1.认知功能水平评定

由 Rancho Los Amigos 医疗中心建立,它描述 TBI 神经行为恢复顺序及在每一个阶段提出认知康复的原理。从无反应到有反应分为 8 个等级。

2.预后评定

根据格拉斯哥预后量表(Glasgow outcome scale,GOS)进行颅脑外伤的预后评定。

（三）认知障碍评定

损伤初期可以采用精神状态简易速检表（MMSE）进行初测和筛选，后期可根据患者认知障碍的情况选择有关的评估方法。

（四）其他

心理障碍、运动功能障碍、言语功能障碍评定见相关内容。

四、康复护理措施

颅脑外伤患者的康复护理包括急性期和恢复期两个阶段。

（一）急性期

（1）良肢位：头抬高30°，并处于中间位，以利于颅内静脉回流。异常的卧位姿势易加重患者运动功能的障碍，以致影响恢复期的运动功能康复，要定时翻身、改换体位，维持合理的卧位姿势，给予良肢位。

（2）预防并发症：呼吸系统感染、泌尿系统感染、压疮、下肢深静脉血栓形成和关节挛缩、肌肉萎缩等并发症最为常见。

（3）促醒治疗：对严重颅脑外伤后的患者可以采用一些外周的信息刺激，以帮助患者苏醒、恢复意识。

（二）恢复期

颅脑外伤恢复期的康复目的是促进患者的运动功能和认知能力，使患者恢复生活自理，甚至重新工作，以提高生活质量。

1.运动功能训练

对瘫痪的肢体进行运动基本功能的训练。运动基本功能的训练包括恢复与增强肌力练习、抗肌痉挛的训练、改善关节活动度的练习等。

2.日常生活能力训练

重点是对患者各种日常生活能力进行训练和指导，包括穿衣、起居、进食和盥洗能力的训练，有严重功能障碍的患者，需配置支具和辅助具才能完成进食和盥洗等自理活动。

3.认知障碍的训练

临床可根据颅脑外伤后认知障碍程度的不同，采用相应的治疗。

（1）记忆力训练。①内在记忆法：利用时空顺序、首词记忆法、编故事法帮助记忆；②外在辅助物记忆法：利用笔记本、地图、记号、闹钟、手表、清单、时间表、标签等帮助记忆。

（2）注意力训练。如猜测游戏、删除字母或数字训练等。

4.感知障碍的治疗

针对颅脑外伤后的失认症和失用症，如地理定向障碍、物体视觉失认、视觉空间失认、体像失认等进行治疗。康复的方法是采用单侧视觉失认训练、视觉空间失认训练、空间关系辨认训练等，反复多次，通过特定的感觉刺激，使大脑对感觉输入产生较深印象，提高感知能力。

5.言语障碍的治疗

颅脑外伤的部分患者会出现完全失语或不完全失语，言语功能的训练包括以下练习。

（1）各种信息接受能力练习。

（2）发声功能练习。

（3）构音能力练习。

（4）语言综合能力练习。

（5）精神心理因素的训练。

6.行为障碍的治疗

行为障碍的治疗可分正性行为障碍的治疗和负性行为障碍的治疗。正性行为障碍常表现为攻击他人，而负性行为障碍常表现为情绪低落、感情淡漠，对一些能完成的事情不愿意做。护理方法主要采用发作期隔离法和药物治疗，缓解期可组织患者参加模拟的小社会活动，并对每二次完成指定的练习活动均给予象征性的奖励，以提高患者主动参与社会活动的积极性。

五、健康教育

（一）预防颅脑外伤

即使有及时、早期的康复介入和良好的家庭支持，颅脑外伤患者仍有 14％～18％的永久性残疾。因此，加强安全生产和交通安全教育对减少颅脑外伤的发生是很重要的。

（二）康复指导

颅脑外伤患者的预后与损伤的程度、康复治疗介入的早晚、家庭的支持程度等众多因素有关。

1.早期诊断、早期治疗

颅脑外伤后的早期急救、手术治疗及药物治疗，为防止并发症、减少后遗症，提供了必要的条件。早期治疗不仅可以促使受损的中枢神经系统得到进一步的恢复，而且可避免继发性残疾的发生。因此，只要病情稳定，应尽早介入康复治疗。

2.综合康复、持之以恒

既要选择适当的运动疗法进行反复训练，又必须配合其他措施，如心理康复、生活护理、药物治疗等。实践证明使用单一康复治疗措施，很难达到预期效果。

3.家庭参与、协作进行

对颅脑外伤患者，应把康复训练贯穿于家庭日常生活中去，保证患者在家庭中得到长期、系统、合理的训练。家属或陪护人员要掌握基本的训练方法和原则，了解训练的长期性、艰巨性及家庭康复的优点和意义。

第三节　脑性瘫痪患者的康复护理

一、概述

脑性瘫痪（cerebral palsy）简称为脑瘫，是指在产前、分娩时或产后 1 个月内，由于损伤或疾病导致脑发育障碍，以中枢运动障碍及姿势异常为主要表现，同时伴有智力、语言、视觉、听觉、摄食等多种障碍以及癫痫和行为异常的临床综合征。常见的导致脑瘫的原因包括产前因素（母亲智力低下、多胎、先天畸形等）、分娩期因素（早产、难产等）和新生儿期因素（新生儿惊厥、呼吸窘迫综合征等）。脑瘫的分类方法目前国际上尚未统一，最为常用的是依据运动障碍的部位和特征进行分类。

1.痉挛型

痉挛型也称为高张力型,最常见,占脑瘫患者的 60%~70%,以肌张力异常增高和痉挛为主要特征,表现为肌肉僵硬,可见上肢屈曲、下肢内收或交叉成剪刀状。

2.手足徐动型

手足徐动型约占脑瘫 20%,主要病变在锥体外系,以不随意运动为特征,表现为紧张兴奋时,不自主运动增多,无法控制的上肢、手、脚、面部颤抖和不自主运动,走路时摇晃不定,上肢内旋,前臂旋后,累及颜面则出现挤眉弄眼、口齿不清、流涎等表现。

3.弛缓型

弛缓型也称为软瘫,见于婴幼儿,以肌张力低下为主要特征,表现为手脚或身体过分松软,少活动,缺乏保护性的头部侧旋转反应,容易发生呼吸道堵塞、窒息的危险。

4.共济失调型

共济失调型较为少见,通常表现为肌张力低下、动作不协调,行走时两足间距加大,步态不稳,摇晃不定,平衡性差。

5.混合型

以上某几种类型的典型表现同时存在,如痉挛型伴手足徐动型等。各型的表现程度可相仿,也可以某一种类型的症状为主。

二、主要功能障碍

1.运动障碍

(1)运动发育异常:脑瘫儿翻、坐、爬、走等运动明显落后于正常儿童。

(2)肌张力异常:脑瘫儿肌张力受到损伤,可出现肌张力增高导致肢体僵硬;肌张力降低导致肢体松软,不能维持正常体位;肌张力波动导致肢体徐动;肌张力不协调导致共济失调。

(3)神经反射异常:脑瘫儿原始反射及病理反射不能如期消失。

2.感觉障碍

脑瘫患儿常伴有听力障碍和视力障碍。

3.生活功能障碍

不能完成进食、行走、更衣等日常活动。

4.智力障碍

痉挛性脑瘫患儿多伴有智力低下。癫痫可发生在任何年龄阶段的脑瘫患儿。

5.语言障碍

脑瘫患儿的言语障碍包括发音障碍、共鸣障碍及发音迟缓等。

6.学习障碍

智力障碍、运动障碍、感觉障碍均可导致学习障碍。

7.情绪及行为障碍

不能与他人正常交往,使脑瘫患儿的人格发展受到影响,性格上表现为内向、畏缩、依赖、孤僻、固执等。

8.伴发障碍

脑瘫患儿除上述障碍外常伴有癫痫和生长发育迟缓等。

三、康复评定

脑瘫儿童的康复评定应包括整体发育水平和各项功能状态的评定,同时也要了解患儿家属对疾病的认知和对治疗的要求和希望,以判断其对治疗的依从性和参与性。

(一)整体发育水平的评定

评定常采用适合患儿年龄阶段的发育量表,判断患儿发育损害的范围和程度,确定患儿是否存在智力低下、语言障碍和交往障碍等伴发障碍。根据小儿语言发育规律进行评估,通过听力检查、构音器官检查、语言发育检查来评定言语情况及听力情况。部分脑瘫儿伴有智力障碍,运用智力量表进行智力测定是评估的重要手段。

(二)运动功能状态的评定

1.肌张力评定

肌力、肌张力的评定,包括肌力和肌张力的类型、强度与分布。

(1)肌力增高触摸肌肉硬度增加,被动运动时阻力增加,有僵硬感,关节活动时有较大的抵抗感,肢体摆动幅度小,关节屈伸受限。肌张力增高引起的异常姿势包括下肢剪刀状交叉、站立时股内收、角弓反张、被提起时下肢屈曲及异常的仰卧姿势和爬行姿势等。

(2)肌力减低触摸肌肉松软,被动运动时无阻力,活动关节无抵抗,肢体摆动幅度大,关节屈伸过度。肌张力减低引起的异常姿势包括仰卧时呈蛙位姿势、折刀状坐姿、两腋下被抱起时出现翼状肩姿势及被托起时的异常姿势等。

2.异常姿势和运动模式的评定

观察仰卧位、俯卧位、坐位、跪立位及立位行走的姿势和运动模式,以及手足徐动的程度。

3.协调能力与精细动作

指鼻试验、对指试验、轮替动作可反映四肢的共济活动及手指的基本功能状况。

4.原始反射与自动反应

原始反射与自动反应可用于判断神经发育与动作发育的水平。原始反射包括惊吓反射、非对称性紧张性颈反射、握持反射、躯干侧弯反射、紧张性迷路反射等,自动反应包括翻正反应、平衡反应及保护性伸展反应等。

四、康复护理措施

(一)康复护理目标

康复护理目标是综合利用各种康复治疗和教育方法,在身体现有条件下,促进儿童正常运动、姿势发育和心理健康发育,控制病态异常,提高儿童日常生活能力和社会适应能力,最大限度地接近和达到正常生活。

(1)早期发现脑瘫的临床表现,为早期诊断提供可靠依据。

(2)纠正异常姿势,恢复正常肌张力,为 ADL 能力训练创造条件。

(3)进行 ADL 能力训练和护理,患儿能逐步提高 ADL 自理能力。

(4)防止发生关节挛缩、畸形或因跌伤造成二次损伤等并发症。

(二)护理措施

因脑瘫的表现多种多样,康复护理人员应根据患儿的情况,在康复治疗师的指导下,采用具有针对性的护理方案。

1. 运动疗法

运动功能训练遵循由上到下、由近到远、由粗到细的顺序进行，按抬头、翻身、坐、爬、站立、行走逐项进行训练。

(1)头部控制训练：可利用色彩、声响的吸引或指压脊柱两旁的肌肉进行诱导，双手托住患儿头部两侧，先使患儿颈部拉伸，再用双手轻轻向上抬起头部。可给患儿胸部垫楔形垫，用双手控制患儿面部，使其头部保持垂直位，然后做前屈、后伸、旋转等动作。

(2)翻身训练：通过响声玩具的吸引，引导患儿翻身，以训练躯干的伸展、旋转能力。

(3)坐位姿势、坐位平衡、坐起训练：双侧瘫痪的患儿喜欢取"W"型和"裁缝"型的坐姿。正确的坐姿是髋部屈曲 90°，背部挺直，两大腿外旋分开。

(4)站立姿势、站立平衡、站起训练：固定膝、髋站立或扶杠绳站立。

站立平衡训练是站在平衡板上做左右、前后摆动平衡板训练。

从跪到站立：四点跪训练－双膝跪训练－蹲起训练。

扶助站立训练：从坐位站起－从跪位站起－从椅子上站起－单腿站立。

(5)爬行训练：固定患儿骨盆，左右交替上提，呈四肢跪位。首先要进行单肢体按一定顺序地向前迈出训练，即右手－左膝－左手－右膝。下肢痉挛者利用爬行车训练下肢。

(6)行走训练：平地行走，可用助行器或在双杠内训练，还可进行上下楼梯、步态矫正训练。

2. 作业治疗

脑瘫儿童作业治疗主要针对患儿运动发育延迟落后，缺乏感觉、知觉运动体验，日常生活能力障碍，缺乏社会生活体验等，与运动治疗协同进行，通过有目的地从日常生活、学习、游戏活动中选择一些作业进行训练，以发展各种精细运动能力，解决日常生活、学习、交往等各方面的实际困难。

穿着训练：先从穿简单衣物开始，穿衣时先穿患侧，脱衣时先脱健侧。

进食训练：首先让患儿保持良好的姿势，用手或汤匙进食，训练上肢的主动伸展、眼手协调、抓握与放开、手口协调、咬切、合唇、吞咽和咀嚼等动作。

梳洗训练：首先让患儿知道身体各部位的名称、位置及方位；熟悉常用的梳洗用具并知道如何使用；再训练患儿上肢的运动能力和控制能力，尤其是手的精细动作和控制能力。

如厕训练：一般先训练小便，再训练大便；先训练使用痰盂，后训练坐厕；再训练脱穿裤、清洁等技巧。

精细活动功能训练：如抓、握、捏不同质地、不同大小的物体，书写和绘画，进行双手协调活动(如球类、叠纸等)。

3. 言语功能训练

脑瘫儿童言语障碍的发生与全身运动功能和感知功能的异常有关。临床症状因脑损伤部位和范围的不同而不同，但主要表现为语言发育迟缓和构音障碍。首先要找出言语障碍的原因，然后再在全身运动功能训练的基础上进行治疗。治疗强调个体化和简捷化，如示范和模仿等。提倡早期治疗和家庭成员参与。

第四节　帕金森病的康复护理

帕金森病(Parkinson disease,PD)又名震颤麻痹,是一种常见于中老年人的神经系统变性疾病,临床上以静止性震颤、运动迟缓、肌强直和姿势步态异常为主要特征。目前的治疗手段仅限于缓解症状,无法阻止疾病的进行性发展。疾病后期患者常丧失日常生活能力,因此,早期康复训练和晚期护理对改善患者生活质量十分重要。

一、概述

震颤麻痹的主要病变是黑质变性,其病因尚不明确。一般认为与脑炎、脑外伤、基底节肿瘤或钙化,一氧化碳、二硫化碳、锰、汞、氰化物,利血平、酚噻嗪类、丁酰苯类药物及单胺氧化酶抑制剂的中毒有关。遗传和环境因素与本病的发生也有一定关系。此外,多巴胺羟化酶的活性可随年龄的增长而减弱,导致抑制性递质多巴胺(DA)的生成减少,这提示年龄的增长也是患震颤麻痹的一个因素。本病的发病机制与纹状体的抑制性递质 DA 的含量减少有关。DA 和乙酰胆碱(Ach)是纹状体中两种功能相互拮抗的神经递质。DA 为纹状体的抑制性调节递质,而 Ach 为纹状体的兴奋性调节递质,患者因黑质破坏而致神经纤维发生变性,使神经末梢囊泡内的 DA 不足而 Ach 的含量不变,造成 Ach 系统功能相对亢进,使这一对神经递质的平衡遭到破坏,从而产生震颤麻痹的症状。

二、康复评估

1. 主要功能障碍

帕金森病多数起病缓慢,逐渐加重,主要临床表现如下。

(1)震颤:常为首发症状,因为肢体的原动肌与拮抗肌连续发生节律性收缩与松弛所致。多由一侧上肢远端开始,逐渐扩展到同侧下肢及对侧肢体。手指的节律性震颤形成所谓"搓丸样动作"。安静和休息时出现或明显,活动时减轻或停止,精神紧张可加剧震颤,入睡后消失。

(2)肌强直:由于屈肌和伸肌的肌张力均增高,在做被动关节活动时,可感到均匀的阻力,称为"铅管样强直";如果合并有震颤,检查时可感到在均匀的阻力上出现断续的停顿,如同转动齿轮一样,称为"齿轮样强直"。若四肢、躯干、颈部及面部的肌肉均强直,则患者可出现特殊姿态。

(3)运动迟缓:表现为随意动作减少,如面肌运动减少,面无表情、不眨眼、双目凝视,形成"面具脸",可有吞咽功能障碍和言语含糊不清。起床、翻身、步履蹒跚等始动困难和运动迟缓。常无法完成系鞋带、扣钮扣等精细动作。

(4)姿势步态异常:患者行走时起步困难,但一旦迈步后,即以小碎步向前冲,越走越快,不能及时停止或转弯,呈"慌张步态",同时上肢摆动减少或完全消失,很容易跌倒。

晚期患者可出现肌萎缩、关节挛缩畸形、骨质疏松、心肺功能下降、周围循环障碍、营养不良、压疮和位置性低血压等并发症。

2. 康复评估内容

(1)康复对象评估:包括身体功能、日常生活能力、认知功能、心理状况等。

(2)社区及家庭状况评估:包括家庭住房环境、家庭设施、家庭成员对疾病相关知识的了解、经济收入、社区交往及社区卫生保健设施等。

（3）心理评估：由于帕金森病病程呈进行性发展，至晚期全身僵硬不能下床，健康状况一天不如一天，心理变化由紧张、焦虑到满怀康复的希望，再到烦躁、失望，最后淡漠、绝望。可根据病程不同阶段进行评估。

三、康复治疗

1.物理治疗

（1）"面具脸"患者的训练：帕金森病患者表情肌动作减少，以"面具脸"为特征，针对性训练包括让患者对着镜子练习皱眉、鼓腮、露齿、吹口哨等动作。

（2）维持和改善关节活动范围的训练：关节的主动或被动训练是帕金森病患者康复治疗的重要内容之一。主要是颈、肩、肘、腕、指、髋、膝关节等部位。针对功能障碍进行屈曲、伸展、内收、外展、内旋、外旋或环转的主动或被动训练，要求在无痛范围内进行全关节活动，但应避免用力过大或活动过度造成软组织损伤。

（3）特殊姿势训练：对于帕金森病患者呈现的特殊姿势，可采用持棒体操来进行矫正，同时还能增加关节活度范围。

（4）步行训练：帕金森病患者的平衡能力和协调能力障碍，使之行走时双上肢不摆动，步行呈"慌张步态"。针对性的训练方法有：①上下肢反向运动；②两足交互高抬，做原地踏步训练；③摆臂步行训练等。

2.作业治疗

帕金森病患者的作业治疗主要是训练手功能和日常生活能力，特别是洗脸、漱口、梳头、穿衣、上厕所等实用技能。同时要参照医院、社区、家庭、环境的条件，因地制宜。

（1）手功能训练：①旋前、旋后训练；②抓、放训练；③手的灵活性、精细运动训练。如可让患者进行卸下、拧上螺母的训练；要求患者每日自己穿衣、系鞋带、扣纽扣、拉拉链、系各种带子，以训练手的灵活性；还可每日进行键盘打字，训练手的灵活性和协调性；也可以让患者每日临摹练习本中的大字。

（2）ADL训练：日常生活能力是患者能否生活自理的根本，因此，此项训练对患者非常重要，主要训练包括：穿脱衣服，扶凳椅起立和坐下，进出厕所、淋浴间，从地垫上站起，携物行走等。

3.言语治疗

据统计，帕金森病患者中有50%的患者存在言语障碍，因此，要加强患者言语功能的训练。①帮助患者有计划地训练发音，从声、韵母开始，再到字、词发音，逐步过渡到一个短句，循序渐进；②训练发音时的音量、音调和语速，控制呼吸频率和调整发音时肌肉运动力度，使发音时用力相对均匀，逐步建立有规律的运动方式，促进发音；③鼓励患者的训练成果，增强其训练信心。通过一对一训练、自主训练，渐进式地过渡到小组训练，最终达到能进行家庭训练的水平。

4.传统康复治疗

传统康复治疗可采用中医中药治疗，针灸、推拿疗法治疗。气功、太极拳等各种传统体育运动也可以促进气血运行和化生，养心怡神定志，疏通经脉筋骨。因此，传统康复治疗有益于预防、延缓本病的发生，改善发病后患者的生活质量，值得推广。

四、康复护理

康复护理的目标是教会患者及其家属掌握康复训练及护理的方法，预防和减少继发性损伤的发生，学会代偿策略，维持患者最大范围的活动能力，帮助患者及其家属调整心理状态。

1. 家庭环境设施改造

帕金森病是慢性进展性疾病，患者出院回家后，应从有利于患者康复和生活活动的角度，考虑对家庭设施进行适当的改造。如地面应平整、干燥、防滑，最好安置无障碍设施；在床、沙发、桌旁及走廊上安装扶手，以利于患者转换姿势，防止跌倒；便器最好改为坐式，高度适中；电器应带有遥控装置，灯的开关应容易触及，光线应充分，沙发和座椅要避免过于柔软或低矮深凹，方便患者起立，最好配备摇椅或转椅，因为反复摇动可有效降低患者的肌张力。此外，患者使用的各种生活用品应力求简单、方便、牢固，行走困难的患者应备手杖。

2. 关节活动训练

重点是加强患者的肌力训练，伸展肌肉运动范围，牵引缩短、绷紧的屈肌，特别是挛缩的肌肉。因此，关节的主动或被动训练是每天不可缺少的，活动时应注意依患者的耐受性来确定活动的次数、时间，避免过度牵拉，骨质疏松者应注意避免活动造成骨折。

3. 步行训练

步行训练的目标是加大步伐幅度及起步速度，协调躯干运动与上肢摆动，训练平衡协调功能，纠正异常步态。在做步行训练前，应让患者保持精神愉快，以信心十足的心理状态主动锻炼。练习行走时，步幅及宽度控制可通过在地板上设标记来调整。行走的节奏可用口令、音乐或节拍来控制。注意，当患者血压波动、头痛、头晕及合并心力衰竭、肺部感染时不宜做步行训练。此外，在训练时间以外，也要求患者按正确步态来完成每一动作，以保证训练的效果。

4. 日常生活活动

日常生活活动的独立完成，对提高患者的生活质量及增强康复信心意义重大。应鼓励患者积极地反复训练和反复体验。鼓励患者多活动，可进行一些作业治疗，如捏橡皮泥、做实物模型、编织等，以训练手的功能。日常生活活动如洗脸、漱口、梳头、穿衣、上厕所等也应进行训练，家庭照顾者所起的作用是保护、协助患者，而不是成为患者生活上的依赖。

5. 并发症

帕金森病晚期患者常合并肌萎缩、关节畸形（驼背最常见）、压疮、直立性低血压、便秘等。

6. 观察药物不良反应

抗震颤麻痹的药物主要有多巴胺类和抗胆碱能类，均需长期服用，存在的问题是疗效逐渐减低和不良反应逐渐增大。各种抗震颤麻痹药物的使用应从小剂量开始，缓慢递增。用药期间，应注意症状改善程度以及药物的不良反应，及时调整药物的种类和剂量。

五、健康教育

帕金森病患者的康复治疗是一个长期的过程，除了在康复治疗机构的康复训练外，帮助患者在家中进行康复治疗是必不可少的。由于本病的特点之一是呈进行性加重，随着躯体障碍和精神障碍的逐渐加重，约 50% 的患者会有忧郁和焦虑等精神方面的困扰。因此，患者家属应当尊重其人格和生活习惯，抽时间陪伴、照顾患者，家人应最大限度地满足其心理、精神上的需求，使患者生活在祥和安宁的氛围之中，拥有良好的心境和家庭的理解与支持是延缓病程进展的重要因素。康复治疗时应注意：①注意药物治疗与康复治疗的密切配合，只有在药物治疗的前提下,康复治疗才能取得显著的疗效;②康复治疗对帕金森病功能障碍的改善是渐进性的,需要患者在家中进行长期的、有规则的训练,因此,需要患者及其家属的主动参与和积极配合;③训练要循序渐进,持之以恒,避免疲劳,因为疲劳一旦发生,则消失很慢;④避免抗阻运动,因为抗阻运动可引起肌紧张,而帕金森病患者出现肌紧张后不但恢复慢,而且会重新出现原来所有的症状并引起不愉快的感觉;⑤帕金森病患者的心理问题会影响康复训练的效果,因此,在训练时应加强心理辅导;⑥康复治疗中要注意对患者的保护,随时观察患者反应,以及时调整治疗方案。

第五节 脊髓损伤的康复护理

一、概述

脊髓损伤(spinal cord injury,SCI)是指由各种原因导致的脊髓组织损害,造成损伤水平以下身体的感觉、运动、反射等功能障碍。引发脊髓损伤常见的原因有交通、工业、高空作业、自然灾害的创伤事故及某些脊髓疾病。

脊髓损伤是一种严重的致残性损伤,多发生于青年人,常造成截瘫或四肢瘫的严重后果,给患者家庭和社会带来沉重负担。脊髓损伤康复的主要目标是通过各种康复治疗和护理手段,最大限度调动残存功能,代偿已丧失的部分功能,减轻残疾,提高生活质量,为患者重归家庭和社会打下良好基础。

二、康复评估

1. 主要功能障碍

脊髓损伤后,出现损伤平面以下的运动、感觉、反射及括约肌和自主神经系统的功能障碍。

(1)脊髓不同节段水平完全性损伤的表现

1)高颈髓损伤:四肢痉挛性瘫痪,呼吸困难(膈肌及肋间肌瘫痪所致),发音和咳嗽无力。

2)下颈髓损伤:上肢呈弛缓性瘫痪,麻木、无力、肌萎缩、腱反射低下,下肢则呈痉挛性瘫痪。

3)胸髓损伤:双下肢呈痉挛性瘫痪,并存在一个清楚的感觉障碍平面。

4)腰髓损伤:为下肢呈弛缓性瘫痪,圆锥损伤致膀胱及肛门括约肌功能障碍导致两便失禁。

5)马尾损伤:多为不完全性,下肢呈弛缓性瘫痪,大小便失禁。

(2)常见并发症

脊髓损伤后康复治疗过程的各阶段都可发生并发症,常见并发症如下。

1)压疮:由于损伤平面以下的皮肤失去正常的神经支配,对压力的耐受性降低,容易发生压疮。

2)呼吸系统并发症:包括呼吸功能障碍及呼吸衰竭、肺部感染和肺不张,其中呼吸功能衰竭是导致死亡的首要原因。

3)泌尿系统并发症:脊髓损伤导致排尿障碍,如处理不当可发生膀胱输尿管反流、肾积水、泌尿系统感染、结石和肾功能减退或肾衰竭等。

4)运动系统并发症:关节挛缩、骨质疏松、异位骨化(发生在软组织内异常位置的骨形成)以及骨折等。

5)心血管系统并发症:深静脉血栓、直立性低血压、低心率、低体温、心律失常等。

2.康复评估内容

(1)脊髓损伤水平评估:损伤水平是指脊髓具有身体双侧运动、感觉的最低节段。运动损伤平面是通过检查平面关键肌肉的肌力状况来确定的(肌力按0~5分级法来测定),感觉损伤平面可通过检查身体的皮肤感觉区的水平来确定。脊髓损伤水平的判定以运动损伤平面为主要依据,但 $T_2 \sim L_1$ 损伤的运动平面无法确定,则主要以感觉损伤平面来确定。

(2)脊髓损伤程度评估:根据损伤程度的不同,分为完全性损伤和不完全性损伤。损伤程度的判断采用美国脊髓损伤学会(ASIA)的损伤分级。

(3)功能预后的评估:完全性脊髓损伤的预后与损伤水平密切相关。不完全性脊髓损伤的预后比完全性损伤相对要好。

三、康复治疗

1.康复治疗原则

(1)积极预防和治疗各种并发症。

(2)进行功能锻炼和物理治疗。

(3)改善残存肌力和关节活动,训练身体平衡协调以及使用各种辅助装置(助行器、拐杖、下肢支具等),最大限度地恢复独立生活的能力。

(4)改善患者心理状况,帮助患者接受现实,增强信心,做到残而不废。

(5)在生活自理的前提下进行职业康复,掌握一门生活技能,为重返家庭和社会打下良好基础。

脊髓损伤的康复治疗包括急性期康复治疗和恢复期的康复治疗,可采用物理治疗、作业治疗、心理治疗等康复措施,并注意预防和及时处理并发症。

2.康复治疗方法

不同损伤平面的患者治疗方法和康复方法不尽相同,下面以脊髓完全性损伤为例。

四、康复护理

康复护理应围绕全面康复目标,与康复医师、物理治疗(PT)师、作业治疗(OT)师、社会工作者、心理矫形师的密切配合,最大限度发挥患者残存功能,以代偿致残的部分。同时脊髓损伤者常有明显心理障碍,护理人员应密切配合康复计划实施,辅导、督促、保证各种训练的完成,防止各种并发症,采用重点讲授和示范的方法,指导鼓励患者完成日常生活能力(ADL)的学习,并指导家属完成患者回归家庭和社会的辅助康复护理。

1.急性期康复护理

急性期是指自受伤开始至1个月内的时间。康复护理应始于受伤现场,受伤后不要随便搬动患者,因有1/4患者的损伤是由于现场处置和护理不当所引起的,如错误的搬运或移动可造成脊髓损伤或损伤加重,故需采用正确的方法固定脊柱后再进行搬运,这是非常重要的。

急性期康复治疗的关键在于通过整复脊椎骨折脱位,早期解除脊髓的压迫,恢复脊柱的稳定性,为康复创造条件,同时要积极预防和治疗并发症。急性期康复护理内容如下。

(1)皮肤护理:保持皮肤清洁,勤换内衣、床单;定时翻身,避免局部机体长时间受压。卧床患者每2h翻身1次,操作时应注意沿身体轴线同时翻转,严禁扭转;选择合适的防压疮气垫或液压垫;经常观察皮肤有无发红破坏;使用支具或夹板者要警惕压迫和摩擦损伤皮肤。

(2)体位处理:为防止挛缩畸形,患者宜卧于硬板床上。身体要保持正确位置,原则是将肢体安放在与挛缩倾向相反方向的位置上,而且瘫痪肢体不能受压。

(3)排泄护理:留置导尿,开放导尿管,保持尿道口清洁,导尿管每周更换1次,运用防返流尿袋以避免尿路感染。定时排便,可采用口服缓泻剂、肛门内甘油注入等方法。

(4)开展早期床上康复训练:在主动运动能力基本恢复之前,必须经常给患肢各关节做全范围被动运动,以保持关节活动度和牵伸软组织,防止关节挛缩,防止深静脉血栓形成。

(5)保持气道通畅:鼓励患者多做深呼吸运动、咳嗽,帮助咳痰,体位引流等;痰黏不易排出时予超声雾化吸入和使用祛痰剂。备好呼吸骤停抢救器械,保证床旁负压吸引器处于完好状态。

(6)心理护理:做好脊髓损伤患者的心理护理。

2.恢复期康复护理

脊髓损伤恢复期是指受伤后2～6个月内。此期脊柱骨折已愈合,病情已稳定,进入全面康复训练阶段,同时为配合回归家庭和社会做好准备。此期中必须帮助患者本人和家属在集中康复训练期间掌握所有康复护理内容,重点在于加强康复训练效果,防止各种并发症,为顺利回归社会创造条件。具体康复内容如下。

(1)预防并发症护理。

1)预防压疮:这是患者须终身注意的问题。预防压疮措施:①必须保持皮肤清洁、干燥,服装宜宽松。②应鼓励患者多翻身及改变体位,有条件者可选用气垫床。坐轮椅者应每30 min伸直双上肢撑起躯干使臀部离开坐垫20～40 s,防止坐骨结节受压时间过长。四肢瘫痪者可轮流向一侧侧身,使单侧臀部减压。③加强营养,注意蛋白质、维生素的补充以增加皮肤的抵抗力。

2)维持气道通畅:加强护理,鼓励患者翻身、咳嗽、排痰,多做深呼吸运动。痰黏者做体位引流,胸背部叩击,指导家属学会单手或双手推压下胸部协助排痰。

3)膀胱功能管理与训练:由于脊髓损伤造成膀胱功能失调而出现排尿功能障碍,同时由于脊髓损伤造成感觉神经障碍,使尿路黏膜感染的防御功能下降,极易导致泌尿系统的感染,长期的泌尿系统的感染又可引起肾功能低下,以至出现肾衰竭。因此,膀胱功能的管理与训练十分重要。因脊髓损伤造成膀胱排尿功能障碍者需实施导尿护理:①留置导尿管由一直开放改为4～6h定时开放1次;②定时饮水(>125 mL/h),以训练膀胱扩张和收缩能力;③每次导尿时应进行排尿意识和正常排尿动作训练,使协同肌配合以利于排尿反射的形成;④出院前教会患者或家属自我导尿技术。上胸段脊髓损伤患者大多可以建立膀胱排尿反射,护理人员要指导患者寻找刺激排尿反射的触发点,如叩击耻骨上区、摩擦大腿内侧、牵拉阴毛、挤压龟头、扩张肛门或叩击骶尾部等,以促使自发性排尿反射。也可试用按压下腹部,利用增加腹压的方法,促使膀胱内压力增高,引起排尿。定期查残余尿量,排尿后残余尿量>100 mL时须做处理。

4)排便功能训练:训练患者建立有规则的排便功能,养成定时排便的习惯,无论有无便意,可根据患者脊髓损伤前的排便规律,每1～3 d排便1次;给予高纤维饮食,多吃蔬菜、水果,必要时可服用缓泻剂或开塞露,便后清洁肛门。

5)预防深静脉血栓形成:注意观察是否有水肿;尽早应用弹力袜和弹力绷带;早期靠床站立训练,可使截瘫的肢体血管、神经舒缩功能得到恢复。

(2)配合 PT、OT 训练。

1)早期坐起及起立训练:尽早开始坐位训练,每日 2 次,每次半小时至 2 h,床头抬高从30°开始,观察有无头晕、眼花、心慌、无力、恶心等不良反应,如无不良反应每天可将床头升高15°,直至正常坐位 90°并维持继续训练;如有不良反应则应减少升高的角度及速度。患者经过坐起训练后,如无直立性低血压等不良反应即可行起立训练。利用起立床,从倾斜20°开始,角度渐增,8 周后达到站立 90°,同时应注意观察患者反应,如有直立性低血压的不良反应发生,应及时降低起立床的高度。

2)增强肌力训练:指增强残存肌力,主要是通过训练增强背部、肩部、上肢肌肉、腹肌的肌力。患者可以运用这些肌群完成平时不能做的活动,代偿丧失功能的肌群,如依靠骨盆上背阔肌的活动,截瘫患者可主动重心转移,四肢瘫患者运用胸大肌可产生主动呼气。一般采用抗阻训练,根据条件可选用徒手或哑铃、弹簧拉力器以及重物滑轮系统等简单器械进行抗阻练习。训练可在床上、垫上及轮椅上进行。

3)手功能训练:首先要保持适当的关节活动度,特别应注意腕关节、近端指间关节和虎口区,必要时可用夹板来保持这些关节的活动度。四肢瘫患者大部分时间应训练上肢和手的功能,如伸肘、拇示指对捏、手抓握等功能。给患者提供健身球或让患者主动抓握笔来训练患者抓握和手指屈曲灵活性;抓握力弱的患者,训练使用腕驱动抓握支具;对于不能主动伸腕的患者可用夹板来保持该关节活动度,或行被动运动。

4)日常生活活动训练:训练患者日常生活中自理的能力,如进食、洗漱、排泄、更衣等。生活自理能力的明显提高往往被视作康复成功的标志。

5)坐位及平衡训练:正确独立的坐姿是进行转移、轮椅和步行训练的前提。训练患者能直腿坐在床上,令其两臂伸直前平举,维持坐位姿势,也可对患者身体施以少许推力,使其用力维持平衡,还可在坐位下与他人传球或两手轮流向前击拳等。

6)转移训练:积极进行各种转移训练,如从卧位到坐位转移、床至轮椅和轮椅至床的转移、轮椅到凳和凳到轮椅的转移,从轮椅到厕所马桶的相互转移,以及轮椅到地和地到轮椅的转移等。C_7 以下的脊髓损伤均应达到轮椅与床之间的独立转移,C_6 的患者也可能需要滑板的协助。四肢瘫患者的转移可借助转移装置进行。

7)轮椅训练:可以根据情况选用标准手动轮椅或电动轮椅,在轮椅上训练坐位平衡、减压动作、轮椅移乘和操作轮椅的基本动作,如前后轮操纵、左右转,进退操纵,前轮翘起行走和旋转操纵等。注意每坐 30 min,必须用上肢撑起躯干,或侧倾躯干,使臀部离开椅面减轻压力,以避免坐骨结节发生压疮。

8)行走训练:脊髓损伤患者步行的基本条件是上肢有足够的支撑力和控制力。根据不同的情况,选择适合的支具固定膝关节、踝关节,利用双杠或双拐、助行器练习站立和行走。训练的目标分为社区功能性行走(能终日穿戴矫形器,独立进行日常生活活动,能连续行走900 m)、家庭功能性行动(能完成上述活动,但行走距离达不到900 m)及治疗性步行(不能达到上述要求,但可借助矫形器进行短暂步行)。

（3）心理护理：脊髓损伤后患者的心理反应是强烈的，从受伤起经历休克期、否认期、愤怒期、悲痛期和承受期等各个阶段，医护人员要针对各期特点采取不同的措施，如在愤怒期多予以谅解，悲痛期耐心规劝并防止自杀，适应期多鼓励患者，同时积极协助患者安排新的生活。此期还应注意患者瘫痪造成家庭成员的不平衡及烦恼心理，指导家属以积极心态对待患者。

（4）职业训练：通过职业训练，使患者能够掌握一门技艺（如写作、编织、雕刻、绘画、电脑运用等），为其走向社会自食其力创造条件，可结合患者的自身条件、文化程度和兴趣爱好进行训练。

（5）其他：理疗因子、生物反馈的应用以及功能性电刺激等。

五、健康教育

健康教育关系到患者终身的自我健康管理，是回归家庭和社会的根本保障，具有十分重要的意义。

1. 疾病知识教育

教育患者学习有关脊髓损伤的基本问题及自己解决问题的方法，让患者及其家属学会如何在残疾的状态下生活，重点是指导患者如何进行自我护理，如何预防各种合并症，完成由"替代护理"到"自我护理"的转换。患者的功能训练必须由医护人员、家属和患者共同参与制订计划，患者家属应介入训练，掌握基本康复知识和训练技能，防止发生并发症和二次残疾。

2. 培养良好的心理素质

坚持做好心理护理，进行适应教育及战胜疾病的信念教育，树立坚强的信念，最大限度发挥患者的潜在能力，提高功能训练水平，改善生活质量。

3. 配合社会康复和职业康复

配合社会康复部门，协助患者做好回归社会的准备，指导家庭和工作单位根据患者需求改造环境设施以方便患者。

4. 合理的膳食结构

合理饮食是增加体能，增强免疫力的重要措施，应保证足够的热能、蛋白质和维生素摄入，注意钙的补充，多食用纤维素丰富的食物以防止便秘。

5. 加强两便的管理教育

务必使患者学会自己处理大小便，高位颈髓损伤患者的家属要学会协助患者处理大小便问题。

6. 实施长远继续康复计划

制订长期的康复训练计划，教育患者及其家属掌握基本康复知识和训练技能，指导患者如何在自己现实的家庭和社区条件下持之以恒地进行康复训练，达到康复目标。

第六节　颈椎病的康复护理

一、概述

颈椎病（cervical spondylosis）是由于颈椎间盘退变、突出及继发性改变，颈椎骨质增生，韧带增厚、钙化等退行性病变刺激或压迫了周围的脊神经根、脊髓或影响椎动脉血供而引起的一系列症状和体征。颈椎病多见于中老年,但近年来有逐渐年轻化的趋势,发病率为 $7.3\%\sim17.3\%$。性别间无差异,从事伏案工作者发病率最高。颈椎病的好发部位依次为 $C_5\sim C_6$、$C_6\sim C_7$、$C_7\sim T_1$。根据受压组织不同可分为五种类型:神经根型、脊髓型、椎动脉型、交感神经型及混合型。混合型是指两种或两种以上类型共存。

二、康复护理

评估本病的确诊必须同时具备三个条件,即具有典型的临床症状,神经和血管损害的体征,以及影像学检查证实神经、血管受到压迫或刺激。临床上颈椎病虽为常见病,但由于原因不同、病情不一,其症状和体征也呈现多样化。

1.主要功能障碍

(1)神经根型:此型发病率最高。由于椎间盘侧后方突出、钩椎关节或关节突关节增生、肥大,刺激或压迫颈神经根所致,表现为颈肩背痛,并向上肢放射,有神经根支配区的感觉和运动功能障碍。常因劳累、寒冷、睡眠不佳或伏案工作过久而诱发,仰头、咳嗽和打喷嚏时加重,颈部肌肉痉挛、僵直,活动受限,受累节段棘突压痛。疼痛可沿神经支配区放射至上臂、前臂、手指,有时可有头皮痛、耳鸣、头晕,重者手指麻木,活动不灵。好发于 $C_5\sim C_6$、$C_6\sim C_7$ 及 $C_4\sim C_5$ 椎间隙。

(2)脊髓型:多发生于 $40\sim60$ 岁的中年人,由压迫或刺激脊髓引起,可能致残。早期表现为胸部或腰部有束带感,单侧或双侧下肢软弱无力,有麻木感或踩棉花感,致行走困难。继而出现上肢发麻,手部肌肉无力,严重者四肢瘫痪,大小便功能障碍。

(3)椎动脉型:椎间关节退变压迫并刺激椎动脉,引起椎—基底动脉供血不足的临床症状,典型表现为转头时突发眩晕,恶心呕吐,四肢无力,共济失调,甚至摔倒,但意识清醒。卧床休息数小时至数日,供血恢复时症状可消失。严重者或病情长久者,可出现脑干供血不足,进食呛咳,咽部异物感,说话吐字不清以及一过性耳聋、失明等症状。

(4)交感神经型:40 岁左右发病者居多,女性多见。会计、打字员、描图员、计算机操作员等伏案工作者多见。主诉症状多,客观体征少。由于刺激和压迫颈椎旁的交感神经节后纤维,可引起头痛、头晕、耳鸣、耳聋、枕部痛、枕大孔压痛、视物模糊、眼窝胀痛、眼球震颤、流泪、鼻塞、心跳增快或减慢、心律紊乱、血压升高或降低、肢体发冷、皮肤刺痒、麻木感、多汗或少汗等症状。

(5)混合型:具有上述两组以上的交织症状,通常以某型为主,伴有其他型的部分表现。

2.康复评估内容

(1)一般状况评估:①颈椎活动范围,包括屈、伸、侧屈、旋转及患者对这种变化的反应;②肌力的评估;③感觉和反射的评估;④疼痛与压痛点;⑤肌电图和神经传导;⑥影像学评估,如 X 线片、CT、MRI 等;⑦日常生活活动能力评估,如进食、洗澡、修饰、穿衣、大小便控制、如厕、床与轮椅转移、平地行走、上下楼梯等功能的评估。

(2)专项评估:对颈椎的稳定性、颈椎间盘突出和脊髓型颈椎病的功能进行评估。

三、康复治疗

通常颈椎病是一种良性疾病,预后良好。但脊髓型颈椎病如治疗不当,则易产生后遗症而留下不同程度的残疾。

颈椎病的主要发病原因是由于长期劳损,局部生物力学失衡所致。康复治疗的原则应着眼于恢复其正常的生物力学关系,即减少对神经根、椎动脉、脊髓的刺激和压迫;缓解颈部、肩部、臂部肌肉的痉挛;减轻神经根的水肿、粘连;重建和保持颈椎的稳定性。

1.卧床休息

卧床休息2~4周,可减少颈椎负载,利于椎间关节的炎症消退,颈椎重新获得稳定,减轻临床症状。

卧床休息时应注意枕头的选择和颈部的姿势。颈托、颈围等支具也有相似作用,但不如卧床休息效果好。

2.颈椎牵引

颈椎牵引是通过牵引装置对颈椎加载产生生物力学效应而达到治疗目的的一种方法,其可解除颈肩肌痉挛,增大椎间隙与椎间孔,减轻骨赘对椎管内容物的压迫。主要适用于椎间盘突出或膨出的神经根型颈椎病,而脊髓型或椎动脉型颈椎病患者慎用。颈椎牵引是目前疗效较好,应用较广且较方便的治疗方法。通常采用枕颌吊带牵引法,一般取坐位,年老体弱、病情较重者可采取仰卧位牵引。颈椎牵引可在医院门诊进行或指导患者在家中自行操作。

牵引角度根据颈椎病变的部位来选择,牵引重量一般因体重、性别、体质和病情不同而定。通常从3~5 kg开始,逐渐增加到8~10 kg或更多,一般按体重的1/12~1/8计算,牵引重量过重可能造成肌肉、韧带、关节囊等软组织损伤。牵引时间一般每日1~2次,每次15~30 min。10次为1个疗程,直至症状消失,一般需4~6周,甚至更长时间。

3.物理治疗

物理治疗具有镇痛、减轻炎性反应及组织水肿、减轻粘连、改善局部组织与脑、脊髓的血液循环、调节自主神经功能、延缓肌肉萎缩及促进肌肉恢复的作用。常用方法包括石蜡疗法、红外线、短波透热、微波、磁疗、中药电熨疗法、局部热敷等热疗方法,以及超声波疗法、干扰电疗法与音乐电疗法。

4.注射疗法

颈段硬膜外腔封闭疗法适用于神经根型、交感型颈椎病患者。采用低浓度局麻药物加皮质激素阻断感觉神经及交感神经在椎管内的刺激点,也可抑制椎间关节的创伤应激。操作时需备麻醉机或人工呼吸器,在严格无菌条件下操作。一般每周1次,2~3次为1个疗程。

5.运动疗法

通过颈背部的肌肉锻炼保持颈椎的稳定性;通过颈部功能练习恢复及增进颈椎的活动范围,防止僵硬;并可改善颈部的血液循环,促进炎症消退,解除痉挛,减轻疼痛,防止肌肉萎缩。运动的强度根据病情的不同阶段区别对待,急性期可在药物治疗或物理治疗的同时,进行小运动量的主动运动,慢性期或恢复期应积极进行较大量的主动运动。

6.手法治疗

手法治疗可疏通脉络、减轻疼痛和麻木、缓解肌肉紧张和痉挛,加大椎间孔与椎间隙,整复滑膜嵌顿及小关节半脱位,改善关节活动度等。方法包括:①推拿。治疗前对患者的病情做全面了解,手法要得当,切忌粗暴。在颈、肩及背部使用揉、拿、捏、推等手法,神经根型颈椎病应包括患侧上肢,椎动脉型和交感型颈椎病应包括头部。常取风池、太阳、印堂、肩井、内关、合谷等穴位。每次推拿15~20 min,每天1次。②关节松动术。拔伸牵引、旋转、松动棘突、横突和椎间关节等。

7.药物治疗

目前常用非甾体类镇痛剂,目的是消炎和止痛,但一般不用强烈止痛剂。应在医生指导下选择药物,并熟悉常用药物的使用方法,了解药物的毒副作用。

四、康复护理

1.枕头的选择

选择硬度适中的圆枕或有坡度的方形枕。枕高因睡姿而异,平时习惯仰卧位者,枕高调至枕中央在受压状态下 8~15 cm 为宜,置于颈后,使得头部保持略带后仰姿势;习惯侧卧位者,将枕高调至与肩等高水平,注意左右交替,左右膝关节微屈对置。目的是使颈椎在睡眠时置于生理前突位置,避免过伸过屈位对颈椎造成的硬力损害,使得颈部及肩胛带肌肉放松,解除颈部肌肉痉挛。

2.日常保健

长期伏案低头或者仰头工作均可破坏颈椎的生理平衡。日常生活、学习和劳动过程中注意颈部体位,不弯腰不低头,躯干挺直,保持头颈部于颈椎前凸的生理位置。避免头颈长时间处于固定体位,持续体位 1 h 左右应变换位置并做颈肩部的多方向运动。避免颈肩部过多负荷,椎动脉型患者避免突然快速转动颈部,以防眩晕或突然晕倒。脊髓型患者特别注意保持颈椎稳定,防止过伸过屈造成脊髓损伤。

3.牵引的护理

牵引前严格掌握适应证,并让患者大致了解牵引的原理、作用,以取得患者的配合。牵引的重量和时间应根据患者的自我感觉适时调整。牵引过程中应注意观察,一旦发生头晕、恶心等异常状况,应立即停止牵引治疗。

4.颈围的佩戴

在颈椎病急性发作期,按需选择适宜的颈围或颈托,可起到制动和保护作用。选择颈围或颈托时,注意其高度,以保持颈椎处于中立位为宜。但应注意长期使用颈托或颈围可致颈背部肌肉萎缩、关节僵硬。

五、健康教育

1.避免诱发因素

颈椎病是一种常见的慢性病、多发病,随着年龄增长,颈椎可发生不同程度退变,退行性改变是重要的致病因素,且难以阻止,但经过积极预防和适当治疗可以避免或推迟发病。颈、肩肌肉劳损是加重颈椎退变的另一个重要因素,同时要注意保护颈部免受外力伤害。其他诱发因素包括:落枕、受凉、过度疲劳、强迫体位、姿势不良或其他疾病,如咽喉部炎症、高血压、内分泌紊乱等。

2.养成良好的生活习惯

对长时间低头、仰头或单向转颈者,定时做颈部运动,并经常进行颈肩部肌肉锻炼。养成良好的睡眠体位,睡觉时最好采取仰卧位或侧卧位,避免俯卧,枕头高度适合。冬季注意颈部的保暖。

3.纠正不良姿势,预防慢性劳损

注意端正头、颈、肩、背的姿势,不要偏头耸肩,谈话、看书时要保持脊柱的正直,避免过度扭曲。不要在单一姿势下持续时间过久,如长时间伏案工作,长时间仰头工作或仰视,卧位时使颈部长时间屈曲等。

4.及早治疗,提高生活质量

颈椎病是良性疾病,绝大多数经积极防治,预后良好。脊髓型颈椎病非手术治疗无效者,可行手术治疗,通常也能获得满意的生活质量。

5.加强自我锻炼

颈椎医疗体操可增强颈部肌力,放松肌肉,改善颈椎关节功能,巩固疗效和防止复发。

第七节 腰椎间盘突出症的康复护理

一、概述

腰椎间盘突出症(lumar disc herniation,LDH)是常见的腰腿痛疾病,主要是指腰椎纤维环破裂和髓核组织突出,压迫和刺激相应水平的一侧或双侧坐骨神经所引起的一系列症状和体征。LDH 约 90% 以上发生在 $L_4 \sim L_5$、$L_5 \sim S_1$。以椎间盘向后外侧突出压迫神经根最多,多见于青壮年,男女比例为 3:1。

LDH 的病因依据不同年龄的人群有很大差异,中青年患者中约 97% 为人体力学性腰痛,其中 72% 是腰部扭伤和过劳,一次性提举重物与急性腰椎间盘突出症的发作关系最为密切;而老年患者中则以脊椎骨关节炎、骨质疏松症、压缩性骨折等较为常见。

腰痛是大多数患者最先出现的症状,发生率约 91%。由于纤维环外层及后纵韧带受到髓核刺激,经窦椎神经而产生下腰部感应痛,有时可伴有臀部疼痛。

虽然高位腰椎间盘突出(腰$_{2\sim3}$、腰$_{3\sim4}$)可以引起股神经痛,但临床少见,不足 5%。绝大多数患者是腰$_{4\sim5}$、腰$_5\sim$骶$_1$ 间隙突出,表现为坐骨神经痛。典型坐骨神经痛是从下腰部向臀部、大腿后方、小腿外侧直到足部的放射痛,在喷嚏和咳嗽等腹压增高的情况下疼痛会加剧。放射痛的肢体多为一侧,仅极少数中央型或中央旁型髓核突出者表现为双下肢症状。坐骨神经痛的原因有三:①破裂的椎间盘产生化学物质的刺激及自身免疫反应使神经根发生化学性炎症;②突出的髓核压迫或牵张已有炎症的神经根,使其静脉回流受阻,进一步加重水肿,使得对疼痛的敏感性增高;③受压的神经根缺血。上述三种因素相互关连,互为加重因素。

向正后方突出的髓核或脱垂、游离椎间盘组织压迫马尾神经,其主要表现为大、小便障碍,会阴和肛周感觉异常。严重者可出现大小便失控及双下肢不完全性瘫痪等症状,临床上少见。

二、康复评估

腰痛是一组综合征,而非一种疾病。腰椎间盘突出症的临床表现依据突出程度、方向的不同可有较大差异。

1.主要功能障碍

LDH 的典型症状为腰腿痛,其中腰痛比较明显。弯腰、咳嗽、打喷嚏、排便用力时均可使疼痛加重。

(1)腰痛:是 LDH 最早出现的症状。多数患者在抬重物、弯腰用力、扭伤或劳累后发病。

可是突然发生的剧烈疼痛,也可是逐渐加重的隐痛。腰部活动常受限。

(2)坐骨神经痛:一般先出现腰痛的前驱症状,或者与腰痛同时发生,多为单侧。急性发作时常剧痛难忍,活动、弯腰、久坐、久站以及咳嗽、打喷嚏、用力排便等均可加重疼痛。疼痛可累及股后部、小腿外侧、足跟足背外侧。严重者常伴有下肢肌肉萎缩。

(3)间歇性跛行:因马尾神经受压所致。患者行走一段距离后,感患肢麻痛难忍,须蹲下休息后方可继续行走。

(4)局部体征:包括腰部抗痛性侧弯、平腰畸形、腰前凸消失等改变,腰椎有不对称性活动障碍。局部压痛,伴有坐骨神经放射性痛。直腿抬高试验、坐骨神经牵拉试验等阳性。腱反射改变、伸趾力量减弱,感觉减退或过敏等。

2.康复评估内容

康复评估可从疼痛程度、腰部力量、腰椎活动度、腰屈度、对工作生活的影响程度等多个方面进行综合评估,也可进行单项(MMT、ROM、ADL 等)评估。通常评估的内容包括:①自觉症状,如腰痛、下肢痛和(或)麻木、步行能力;②临床检查,如直腿抬高试验、感觉、肌力,以及相应腰椎和坐骨神经走向压痛明显等;③日常生活动作,如睡觉翻身、站立、洗脸、弯腰、长时间站立(1 h)、持重物或上举、行走;④膀胱功能,有无排尿困难,如尿频、排尿延迟或尿失禁等;⑤自我满意程度和精神状态等。

三、康复治疗及护理

康复治疗原则为减轻椎间压力、解痉、镇痛、消炎、松解粘连、恢复腰椎及其周围组织的正常结构和功能,并保持疗效,防止复发。康复护理目标为减轻疼痛、缓解肌肉痉挛、矫正姿势、提高肌力、改善关节活动度和日常生活活动能力,防止复发。

1.休息和制动

腰椎间盘压力以坐位最高,站位居中,平卧位最低。腰腿痛患者卧床休息可使疼痛症状明显缓解或逐步消失。制动可减轻肌肉收缩力与椎间诸韧带紧张力对椎间盘所造成的挤压,使椎间盘处于休息状态,有利于椎间盘的营养供应,使损伤纤维环得以修复,突出髓核得以回纳;还有利于椎间盘周围静脉回流,消除水肿,加速炎症消退;同时也可减少运动时腰骶神经在椎管内反复移动对神经根的刺激。患者最好卧硬板床,保持脊柱正常生理弯曲,且身体各部位均有支撑。护理人员应指导患者正确的起床方式,如先健侧卧于床边,再利用上肢支撑并推床,同时双足放置地上,离床时用手臂支撑帮助起身,避免腰部用力,必要时佩戴腰围保护。随着症状的改善,可下床做简单的日常生活活动,活动要循序渐进,直至恢复正常活动。

2.腰椎牵引治疗

患者存在神经根症状时首选腰椎牵引治疗。根据牵引的重量和牵引持续时间,可分为慢速牵引和快速牵引。

(1)慢速牵引:特点是所用牵引重量小,每次持续时间长,需多次牵引。慢速牵引包括很多方法,包括自体牵引、骨盆牵引、双下肢皮肤牵引等,牵引过程中可根据患者的感觉随时调整牵引重量,牵引力量不宜过大,可造成神经根刺激或损害。牵引为间断性,每日 2～3 次,每次30 min。由于慢性牵引时间较长,对老年人特别是有心肺疾病者,应特别谨慎。

(2)快速牵引:特点是所用牵引重量大,作用时间短,数秒即结束,牵引的同时配合手法治疗,快速牵引以中医的人工拉压复位法最为典型,近年来有研究者将中医的斜扳和旋转手法与机械传动的快速水平牵引结合制造了多方位牵引床或称三维牵引。该牵引由计算机控制,多动作组合,作用时间短,患者无痛苦,多数患者一次治疗即可。若需再次牵引,一般间隔5～7 d。

3.推拿按摩

推拿按摩是一种通过一定的手法作用于患者的机体,促进局部血液循环,调整肌肉状态以及身体内外平衡来达到治疗目的的辅助疗法。推拿主要适用于慢性劳损,对以脊髓或脊神经根受压为主要症状的患者不适合。应根据患者的病情轻重、病变部位、病程、体质等选择适宜的手法。手法上注意由浅入深,由轻到重,让患者逐渐适应,切忌用力粗暴。治疗过程中,随时观察病情变化,出现强烈不适立即停止治疗。

4.物理治疗

酌情选择干扰电、音频电、超声波、超短波、磁疗等疗法,可促进突出部位水肿消退,粘连松解,炎性反应减轻,从而缓解疼痛,使得病情逐步好转。

5.经皮阻滞疗法

经皮肤将药物注射到疼痛部位,阻断疼痛传导,以减轻或消除疼痛的方法称为经皮阻滞疗法。LDH 常选用骶裂孔注射阻滞疗法。注射药液包括维生素 B_1、维生素 B_{12}、利多卡因、地塞米松和生理盐水等,药液在椎管内上行至患部神经根处发挥作用。注射量为 $30\sim50$ mL,$3\sim5$ d 为一个疗程,共 3 次。

6.运动疗法

LDH 患者应积极配合运动疗法,可提高腰背肌肉张力,改变和纠正异常力线,增强韧带弹性,活动椎间关节,维持脊柱正常状态。患者神经根刺激症状消除后,即开始进行腰背肌锻炼。

(1)早期锻炼方式:从飞燕式开始,然后到五点支撑法,1～2 周后过渡为三点支撑法,坚持每天 3～4 次,每次 50 下,循序渐进,持续锻炼半年以上。

1)飞燕式:患者头、颈、胸及双下肢同时抬起,双上肢后伸,仅使腹部着床,身体呈弓形,如飞燕点水。

2)五点支撑法:患者用头、双肘、及双足作为支撑点,使背部、腰臀部向上抬起,悬空后伸。

3)三点支撑法:患者双臂放置胸前,用头顶及双足支撑,使全身呈弓形撑起,腰背部尽力后伸。

(2)恢复期练习方法:包括体前屈和后伸练习,体侧弯练习,弓步行走,后伸腿练习、提髋练习、蹬足练习、伸腰练习等。

四、健康教育

1.纠正患者的不良姿势

不良姿势会使支持脊柱保持全身平衡的背肌以及腹肌肌群产生疲劳,功能下降,局部代谢产物乳酸的堆积可产生腰背酸痛。在工作、学习和生活中应注意保持良好的卧、坐、站及行等姿势,并不断变换姿势。

2.保持正确的腰部活动

充分利用杠杆原理,学习节力动作。如从地上拾物应屈膝下蹲,避免弯腰;长时间弯腰工作时,应注意休息,伸展腰背部肌肉,防止肌肉过度疲劳。搬运重物时,使物品尽量贴近躯干,以减少重力距的作用,弯曲下膝,下腹部用力,缓慢抬起。起床时,先伸展四肢,做几个仰卧起坐,5 min 后利用上肢支撑床面,双足放置于地面,慢慢坐起。进食或大小便时,尽量避免腰部前倾坐位,该体位可加重腰椎间盘后突。

3.养成良好的生活方式

过度肥胖易导致腰痛,尽量选择低热能饮食,注意减肥。最好不要吸烟,咳嗽可引起椎间盘内压及椎管内压增高。注意腰部保暖,夏季特别注意防止腰部受凉。保持大便通畅,减轻腹压。避免穿高跟鞋,急性发作期间应穿低跟或坡跟轻便鞋。

4.改造患者的生活环境

对患者常用的家具、桌子、床等的改造提出建议,目的是使患者易于保持良好姿势。

5.教会患者自我功能锻炼

如增加腰部柔韧性和稳定性的体操,做腰椎活动、软组织牵拉、腰背肌及腹肌的肌力训练。

第八节　骨质疏松的康复护理

在康复医疗实践中,骨质疏松是常见的问题之一,常常作为某些疾患或残疾的并发症而出现,如不加注意,可导致骨折等严重后果,影响患者的康复结局。

一、概述

骨质疏松(osteoporosis,OP)是一种全身慢性代谢性骨疾病,实际上是一个病理学名称,是指以骨量减少、骨的显微结构异常、骨骼脆性增加,从而导致骨骼发生骨折的危险性升高为特征的一种临床现象。临床主要表现为关节疼痛;脊柱弯曲,轻微外力即可发生骨折。但发病机制尚未完全明了,可能与雌激素的缺乏、环境的影响、甲状旁腺功能失衡有关。

骨质疏松也可认为是一种骨病,即当具备上述现象,患者又伴发有因骨质疏松引起的某些临床症状,如腰背疼痛时称为骨质疏松症。本病是各种骨病中最为常见的一种。骨质疏松早期可无任何症状,有很多直到发生疏松骨的骨折后才被发现。一般而言,该类患者可表现有骨痛、脊椎压痛、疲劳、易于骨折、压缩畸形等,在坐、站和搬运物体时均可发生疼痛,严重者可有躯体活动(如行走、弯腰等)和日常生活活动(如各种家务活动)等方面的困难。

二、骨质疏松症分类

1.根据病变范围

根据病变范围分为全身性骨质疏松和局限性骨质疏松。

(1)全身性骨质疏松:病变累及全身各骨。见于老年和绝经后的妇女、肾上腺皮质功能和甲状腺功能亢进、类风湿关节炎等。

(2)局限性骨质疏松:病变范围较为局限。多为废用性改变,由长期卧床、制动等引起,如骨折、感染和恶性肿瘤等,但也常掺杂有其他因素的作用。

2.根据发病原因

根据发病原因分为原发性骨质疏松、继发性骨质疏松和特发性骨质疏松症三类。

(1)原发性骨质疏松:是伴随着年龄的增长或女性绝经后发生的一种生理性退行性病变。其包括老年性骨质疏松和女性绝经后的骨质疏松,两种骨质疏松均可影响全身的骨骼。

（2）继发性骨质疏松：是由其他疾病（如代谢性疾病、结缔组织病、制动等）或药物等因素所诱发的骨质疏松症，可为局限性的，亦可为全身性的。当诱因消除后，骨质疏松症可以明显改善。

（3）特发性骨质疏松症：常见于 8～14 岁的青少年或成人。这类患者多伴有家族遗传史，女性多于男性。也有人把妇女妊娠及哺乳期所发生的骨质疏松症列入特发性骨质疏松症的范围。在康复临床实践中所见到的骨质疏松，大多为长期卧床、制动或不运动所致的继发性骨质疏松。

三、骨质疏松的评估

1.病史

通过询问患者既往病史及日常生活习惯，对当前身体状况进行评估，有助于判断致病的原因。引发骨质疏松的主要危险因素如下。

（1）日常生活因素：酗酒、吸烟、缺乏日晒、活动减少等。

（2）钙吸收异常：低钙高蛋白饮食、年龄增长导致钙吸收能力下降、维生素 D 缺乏、服用制酸剂等。

（3）肝、肾疾病导致肝肾功能不全。

（4）内分泌因素：降钙素缺乏、雌激素缺乏、雄激素减少。

（5）性别及种族因素：女性多于男性，白种人多于黄种人和黑种人。

2.临床特点

（1）疼痛是最常见的症状，尤其以腰背痛为多，肩关节和足跟痛也较为常见。

（2）椎体压缩性骨折，常见于老年人，因此导致驼背变矮。

（3）多发性骨折，如股骨颈骨折、桡骨骨折等。

（4）实验室检查显示，骨密度减低、骨量测定异常等。

四、预防及康复护理

骨质疏松是最常见的临床疾患之一，其可导致患者发生骨折，加重患者的残疾程度。由于目前尚无使已经疏松的骨骼中丢失的骨小梁得到修复和重建的有效治疗方法，因此其预防显得尤为重要，在治疗及护理上，应着眼于防治骨质丢失和缓解有关的症状。

1.预防

（1）初级预防：近年的研究表明，在正常的生长发育过程中，那些能达到较高的峰值骨量的人，其以后发生骨质疏松的可能性较低。所谓峰值骨量（peak bone mass，PBM），是指正常生长过程中所达到的骨质含量的最高水平。受多种因素的影响，如遗传、营养、激素水平、运动等。骨质疏松初级预防的目的，实际上就是通过采取各种措施使峰值骨量达到尽可能高的水平，如加强营养、保持足够的钙与维生素 D 的摄入、适当地进行体育运动等等。

（2）二级预防：二级预防的目的在于尽可能地防止骨质的丢失和骨质疏松症的发生。在临床康复实践中，可能导致骨质丢失的原因包括由各种伤、病所致的肢体制动和长期卧床等。与此相对应的预防措施包括尽量缩短制动和卧床期限，使用各种治疗性运动方法，如急性期的等长肌肉收缩运动、负重训练、脊髓损伤患者下肢的功能性电刺激及运动等。同时，某些药物治疗也可起到防治骨质丢失的作用，如服用降钙素、钙制剂、二膦酸盐等。总之，骨质疏松的预防包括两大要素：其一为对不良生活和行为的矫正，如戒烟酒、多活动等；其二为药物预防，包括补钙、适当使用雌激素、二膦酸盐等。

2.骨质疏松的治疗与康复护理

骨质疏松病因复杂，往往需要根据病情采取补充钙和维生素 D、运动疗法、心理疗法和应用抗骨质疏松症药物等联合措施，才能有效地防治本病并促进其康复。

(1)心理护理：骨质疏松对患者的心理和社交功能会产生不良影响。例如，其可使患者产生恐惧心理，害怕摔跤、骨折，易产生沮丧和愤怒情绪。因此，护理人员应关心患者，给予理解、安慰，鼓励其适当地进行运动，树立恢复健康的信心，积极配合治疗和护理。

(2)饮食护理：指导患者注意合理膳食及营养，多食用含钙、磷高的食品，如鱼、虾、虾皮、海带、乳制品、骨头汤、鸡蛋、豆类、精杂粮、芝麻、瓜子、绿叶蔬菜等。不吸烟、不饮酒、少喝咖啡、浓茶及含碳酸饮料，尽可能将峰值骨量提高到最大值。

(3)鼓励患者进行运动训练：坚持科学的生活方式，如坚持体育锻炼，多接受日光浴。在情况允许时尽早开始运动，有助于改善其总体健康水平和躯体功能状态，对骨质疏松起到预防和治疗的双重作用。长期卧床者，早期以帮助患者进行被动练习为主，维持关节活动和全身循环系统的功能；病情允许坐起时，可协助患者在床上进行主动练习；对于能够步行的患者，护理人员可协助其进行肢体治疗性步行；肌力较好的，应进行负重练习和抗阻练习，但需注意负重的重量及抗阻阻力大小应适当；要循序渐进，次数强度由少到多，不可急于求成；对严重骨质疏松症者不能做如跳跃等剧烈运动，可以参加如散步、体操，太极拳等运动。注意防止疏松骨发生骨折。训练常用的方法有被动运动、助动运动、主动运动和抗阻运动。

(4)药物及物理治疗：抑制骨吸收的药物主要有钙剂、雌激素、降钙素、维生素 D、异丙氧黄酮类和二膦酸盐类药物。促进骨形成的药物，包括有甲状旁腺激素、生长激素及骨生长因子、氟化物、维生素 K_2、孕激素和同化皮质激素等。改善骨质量的药物主要有降钙素、活性维生素 D 衍生物、甲状旁腺激素、第二、三代二膦酸盐等。其他还可根据具体情况应用超声波、微波、针灸、红外线、中药等。

(5)疼痛的护理：骨质疏松往往伴有疼痛，可在医生的指导下应用镇痛药物，也可应用物理治疗(如湿热敷、电刺激镇痛疗法等)进行控制，对于骨变形和骨折患者可使用各种矫形器、支架等以缓解疼痛。

(6)预防并发症：骨质疏松症最易发生的并发症是骨折，常因跌倒或用力不当而引起，应加强护理和预防。①应让患者意识到合理的饮食和运动的重要性以及某些药物的疗效，教会其正确的活动方式；②可教会患者使用一些日常生活活动辅助器具，如长柄取物器、穿鞋器、浴室防滑垫等；③对有平衡障碍的患者，应进行平衡功能训练，在活动时最好有人监护，也可在墙上安装扶手以供抓握等。

第九节　肩关节周围炎的康复护理

一、概述

肩关节周围炎(scapulohumeral periarthritis)简称肩周炎，是指发生在肩关节周围软组织的无菌性炎症,引起肩关节疼痛和运动功能障碍。此病病因尚未明确,多见于中老年,故有"五十肩"之称。其病理变化为肩关节周围的肌肉、韧带、关节囊、滑膜囊等软组织的慢性炎症致关节内外粘连,阻碍肩关节活动的退行性病变。早期以局部疼痛为主,然后逐渐发展为肩关节活动功能障碍,甚至肌肉萎缩无力。有自愈趋势,但病程较长。

二、康复评估

1. 主要功能障碍

(1)疼痛:疼痛是肩周炎最突出的症状,一般位于肩部前外侧,也可扩大到枕部、腕部或手指,有的放射至后背、三角肌、肱三头肌、二头肌以及前臂。

(2)肩关节活动障碍:早期疼痛尚可忍受时,肩关节活动不受限,但内外旋受限,患者举臂至头顶和梳头困难。患者常因疼痛而不敢活动,久之造成关节周围软组织粘连,进一步限制活动,最终导致冻结肩,此时肩关节几乎不能活动,但疼痛与活动受限并不一致。

2. 康复评估的方法

本病的康复评估着重对疼痛程度的评估和肩部功能障碍进行动态观察。肩关节功能评估有多种方法,大多从疼痛、稳定性、功能、活动度及肌力五个方面进行评估,目前在国内外应用较多的方法如下。

(1)GEPI法:1990年修订的美国医学会《永久病损评定指南》(Guides to the Evaluation of Permanent Impairment,GEPI)第3版中介绍的方法评定肩关节的功能,首先求得屈曲、伸展、外展、内收、内旋和外旋各自损伤的程度,然后再计算出肩关节损伤的百分比,进一步可了解整个上肢功能的损伤。其不足之处是没有考虑到疼痛、ADL等方面的内容。

(2)Constant-Murley法:是一个全面、科学而又简便的方法,总分为100分,共包括四个部分,即疼痛15分,日常生活活动20分,关节活动度40分,肌力25分。其中35分来自患者主诉的主观感觉,65分来自医生的客观检查。

由于肩关节的活动受限,常严重影响患者的日常生活活动能力,对于该类患者还应进行综合评估,如ADL评定等。

三、康复治疗及护理

康复治疗与护理的目的在于止痛和恢复肩关节的运动功能。通常采用综合的康复治疗方法,但各个阶段有所侧重。急性期以消炎止痛、缓解肌肉痉挛、改善局部血液循环、预防关节功能障碍为主。粘连期以最大限度恢复关节功能为主。

1. 药物治疗

急性期疼痛明显,需用药物控制,可酌情选用消炎镇痛、缓解肌肉痉挛的药物,如短期服用布洛芬0.3 g,每日2次;或加用鲁南贝特2片,每日3次。也可选用阿司匹林、萘普生等。中药也有很好的止痛疗效,如姜黄桂枝汤等。对疼痛明显并有固定压痛点者可使用局部注射。

2. 治疗性锻炼

治疗性锻炼通常采用主动运动,带轻器械或在器械上做操,也可做徒手体操。要有足够的锻炼次数和锻炼时间才能取得明显效果,一般每日要锻炼2~3次,每次15~30 min。

(1)下垂摆动练习:也称Condman钟摆运动,可在疾病早期采用此法。即身体前倾90°,健侧上肢支撑于桌面或椅子扶手上,患侧上肢下垂,手握重物,进行前后、内外和划圈摆动,幅度由小到大,负重逐渐增加。本项活动可增加关节腔内滑液流动,改善关节活动范围,预防关节粘连。

(2)体操棒练习:以健肢带动患肢活动。预备姿势:患者分腿直立,双手持棒,双手尽可能分开。动作要领如下。

1)持棒上举:健臂带动患臂先做上举动作,再放下,重复15～30次,此动作锻炼患肩前屈,或再将棒置于颈后,为肩外旋和肩胛骨内收运动训练。

2)持棒侧举:以健臂带动患臂向侧方上举,两臂交替侧屈时向对侧上推,重复15～30次,此动作锻炼肩关节内收和外展。

3)持棒后举:两手于体后持棒尽量后举,此动作锻炼肩关节后伸。

4)持棒向前平举:做绕圈运动,顺、逆时针各重复15～30次。

5)持棒斜置体后:棒置于体后,先患侧手抓上端,健侧手抓下端,以健臂带动患臂做外旋动作(对患肩而言),重复15～30次,然后换手,健手抓上端,患手抓下端,健臂上提做患肩内旋动作,重复15～30次。

(3)肩梯及爬墙练习:患肩正对或侧对肩梯或墙,用手指逐步爬高,以增加肩前屈和外展的范围。

(4)吊环练习:主要利用健侧手拉动患侧手向各个方向做运动。

在上述肩关节练习时应注意:①活动范围应逐渐增大;②当某一动作完成后感肩部酸胀不适,可稍休息后再进行下一动作练习;③上述动作均应缓慢,以不引起或轻度疼痛范围内进行为宜,在活动后不应出现疼痛加重情况。

3.按摩及手法治疗

早期宜采用轻手法,待疼痛减轻后可增加主动运动。常用手法为能作用于浅层组织和深部肌肉的手法,如推摩、揉捏、擦法、拿法、弹拨等;粘连期应采用稍重手法,如摇、牵、抖等,并结合被动运动,常用手法主要为能作用到深层组织或带有被动运动性质的一些手法,如揉捏、拿法、颤抖等。

4.理疗及其他治疗

电、光、声、磁、冷、热等物理疗法是有效的康复方法,根据条件选用合适的疗法。在家中还可应用湿热敷,在功能锻炼前先做热疗,有助于提高锻炼效果。其他,如针灸也有一定疗效;对久治不愈的冻结肩可考虑手术治疗。

四、健康教育

1.保护肩关节

维持良好姿势,避免患侧肩部过度负荷,避免肩关节受伤。注意肩关节保暖,避免肩部受寒湿侵袭。

2.日常生活注意事项

枕长以超过自己的肩宽10～16 cm,枕高仰卧时与其本人拳头等高为宜。理想睡眠姿势为仰卧位,并在患侧肩下放置一薄枕,让肩关节呈水平位,使肩关节和软组织得到较好的放松与休息。一般不要患侧卧位,以免挤压患肩。健侧卧位时,在胸前放一薄枕,将患肢放在上面。俯卧位不利于保持颈、肩部的平衡与生理曲度及呼吸道的通畅,应避免。肩关节疼痛时注意休息,放松肌肉和局部自我按摩,防止过多活动肩关节和使用患侧手提举重物。疼痛减轻时,尽量多使用患侧肢体进行日常活动。

3.防止后遗症

劳损或损伤后及时治疗,为防止遗留后遗症,避免肩部长时间不活动。如前臂骨折固定患肢时要做肩部的主动运动,偏瘫患者的患侧上肢要根据病情,做主动或被动运动,以防肩部软组织粘连。

4.坚持运动锻炼

可进行太极拳、太极剑、保健操等适合自身特点的体育锻炼。

第十节 截肢后的康复护理

一、概述

截肢(amputation)是指通过手术方法截除失去生存能力、没有生理功能、危害人体的部分或全部肢体,来挽救患者的生命,并通过安装假肢和康复训练改善肢体功能。经关节的截肢称为关节离断(disarticulation)。截肢后康复(rehabilitation after amputation)是以假肢装配和使用为中心,重建肢体丧失的功能,这一过程从截肢手术开始,包括术后处理、康复训练、临时和永久假体的安装和使用,一直到患者重返社会。

截肢康复由多个专业组成,以康复治疗组的形式开展工作,其成员包括:外科医生、康复医生、护士、物理治疗师、作业治疗师、假肢技师、心理医生和社会工作者等。临床康复的任务主要是截肢术后残肢的处理、假肢安装前后的训练及并发症的处理。

二、康复评估

1.全身状况评估

评估内容包括患者的年龄、性别、截肢日期、截肢部位、截肢水平、术后伤口处理、患者的心理素质及精神状态、家庭和工作情况、经济状况、住院及假肢费用的来源等,尤其应注意截肢原因、是否合并其他系统疾病,目的是判断患者能否装配假肢,能否承受佩戴假肢后的功能锻炼以及有无终身利用假肢活动的能力。

2.残肢的评估

残肢的状况对假肢的安装和佩戴假肢后的代偿功能有着直接的影响,对残肢的评定如下。

(1)残端外形:为了适应现代假肢全面接触、全面承重的应用,理想残肢的外形是圆柱状,可减少因残端的血液循环差而发生的一系列并发症。

(2)关节活动度:髋、膝关节活动受限,对下肢假体的代偿功能将产生不良影响,甚至不能安装假肢。

(3)残肢的畸形情况:如果膝上截肢伴有髋关节的严重屈曲外展畸形,膝下截肢伴有膝关节严重屈曲畸形,假肢的佩戴就会遇到困难。当小腿截肢伴同侧股骨骨折向侧方成角畸形愈合,将对假肢的动力对线造成影响。因此,在安装假肢时,一定要检查残肢是否有畸形,首先针对残肢畸形进行被动矫正,调整好假肢的工作台对线、静力对线和动力对线。

(4)皮肤状况:皮肤的瘢痕、溃疡、窦道、游离植皮、皮肤松弛、臃肿、皱褶等都会影响假肢的佩戴,尤其是皮肤的血液循环和营养状况更为重要,残肢皮肤失去神经支配,感觉减弱甚至丧失时,假肢的压迫易造成皮肤的溃疡。

(5)残肢长度:对假肢种类的选择,残肢对假肢的控制能力,对假肢的悬吊能力、稳定性和代偿能力等都有着直接的影响。一般分为短、中、长残肢。

(6)肌力情况:检查全身及患肢的肌力,尤其对维持站立和行走的主要肌群更要注意。因为肌力不佳将影响残肢对假肢的控制力,使残肢的代偿功能减弱,如主要肌力小于3级,不宜装配假肢。

(7)残肢痛和幻肢痛:评估残肢疼痛的时间、诱因和程度,进一步确定引起残肢痛的原因,设法妥善解决。幻肢痛常见于截肢术前就存在肢体疼痛的患者,如肢体恶性肿瘤、血栓栓塞性脉管炎、外伤性神经撕脱或粘连等。

3.其他肢体的评估

其他肢体状况直接影响截肢后的康复过程,也影响着截肢假体的安装。一侧上肢瘫痪,将影响对侧上肢假体的佩戴;当一侧下肢功能障碍时,就会严重影响对侧下肢假肢的安装。如一侧小腿截肢,而对侧髋关节畸形和伴有髋部周围肌肉麻痹,这对佩戴假肢后的功能锻炼和假肢的使用都造成一定的影响。

4.佩戴临时假肢后的评估

临时假肢是在截肢术后,残肢尚未定型良好,为训练而制作的接收腔,一般使用石膏或高分子材料制作而成,安装骨骼式支撑部件,用于训练。临时假肢可分为普通临时假肢和手术后即装临时假肢两种。一般截肢术后2周拆线,术后3周即可安装佩戴临时假肢。

(1)临时假肢接受腔评估:所谓接受腔是指假肢上用于容纳残肢、传递残肢与假肢间的作用力,连接残肢与假肢的腔体部件。评定包括接受腔的松紧是否合适,是否全面接触、全面承重,有无压迫、疼痛等。

(2)假肢悬吊能力评估:观察是否有上下窜动,即唧筒现象(piston action)。可通过站立位残肢负重与不负重时拍摄残肢X线片,测量残端皮肤与接受腔底部的距离变化来判断。

(3)假肢对线检查:评定生理力线是否正常,站立时有无身体向前或向后倾倒的感觉等。

(4)残肢情况评估:观察皮肤有无红肿、硬结、破溃、皮炎及残端有无接收腔接触不好、腔内负压造成局部肿胀等。

(5)步态评估:步态与截肢水平、残肢情况及其他肢体状况、假肢种类、装配技术、患者年龄和心理素质、康复训练等有直接关系。要观察行走时的各种异常步态,分析其产生原因,并予以纠正。

(6)上肢假体的评估:检查悬吊带与操纵索系统是否合适。评估假手自口唇到会阴范围内的开闭功能、协调性、灵活性,尤其是日常生活活动能力的评定。对于评估发现的问题要认真处理,经过穿戴临时假肢的康复训练,待残肢已定型良好,且残肢的周径在连续穿戴假肢2周后不再改变时,就可以安装和穿戴永久性假肢。

5.佩戴永久性假肢的评估

(1)上肢假体:①假体本身:假肢长度是否与接受腔适合;肘关节屈伸活动范围;前臂旋转活动范围;肘关节完全屈曲所需要的肩关节屈曲角度;肘关节屈曲所需要的力,控制系统的效率要在50%以上;肘关节屈曲90°假手的动作;肘关节组件的不随意动作;对旋转力和拉伸力的稳定性。②日常生活活动能力:主要是观察一侧假手辅助正常手动作的能力。

（2）下肢假体：①假体本身：制作接受腔情况是否良好，重量是否控制在最小限度，与健侧比较，膝关节和踝关节活动有无异常声音等；②站立位：检查残肢是否安全纳入接收腔，双侧下肢是否等长（大腿假肢一般较健侧短 1～2 cm），坐骨承载面、膝关节轴、假脚底部是否呈现水平，膝关节前后方向及内外侧方向的稳定性；③坐位时接受腔是否有脱出，膝关节屈曲 90°时，假肢侧膝部比健侧高出的最小量，接受腔前上缘有无压迫，接收腔坐骨承载部位对大腿后肌群的压迫，小腿是否垂直；④步态：对于异常步态要正确判断，分析原因，及时纠正；⑤行走能力：评定一般以行走的距离、上下阶梯及过障碍物的能力等作为标准。行走能力因截肢部位及平面不同而异，除去其他因素，一般截肢水平越高行走能力越差。

三、康复治疗及护理

康复治疗及护理的目标是尽可能重建丧失的肢体功能；防止或减轻截肢对患者身体健康和心理活动造成的不良影响；刺激潜在能力的恢复或代偿已丧失的功能，防止残肢肌肉萎缩；尽快使患者恢复正常的功能，提高生活质量。

1. 心理康复

截肢是对患者的一个巨大打击，其心理状态一般经过震惊、回避、承认和适应四个阶段。在前两个阶段，患者常表现为悲观、沮丧、孤立的态度，在家庭、婚姻、工作、生活等问题上忧心忡忡。心理康复的目标在于帮助患者尽快度过这一时期，认识自我价值，重新树立自尊、自信、自强、自立，面对现实，积极投入到恢复功能的训练中去。同时，还要做好患者及其家庭成员的咨询工作，让其了解截肢后的伤残程度和假肢的选择；截肢后可能发生的并发症，并介绍康复计划、方法、所需时间和费用等。

2. 残肢的康复及护理

促使残端消除肿胀、早日定型，预防各种残肢病发生，保持残端关节的活动范围和肌力，以适应下一步装配假肢。

（1）弹性绷带包扎：术后及伤口拆线后，持续进行弹性绷带包扎，是预防或减少残肢肿胀及过多的脂肪组织沉积，促进残肢成熟定型的关键步骤。包扎要点即从残肢远端向近端包扎，远端包扎较紧而近端略松，以不影响残端血液循环为宜。并可经常给予均匀的压迫和按摩来减轻残端疼痛，促进软组织恢复，防止肌肉萎缩。

（2）功能训练

1）保持正常姿势：由于截肢切断了相拮抗的肌群，大腿截肢后，髋关节常有屈曲、外展的趋势，小腿截肢后，膝关节常有屈曲的趋势。为减少疼痛，患者极易采取这种不良体位而导致关节屈曲位挛缩。截肢使得肢体失去平衡，若忽略训练和早期安装假肢，往往会引起骨盆倾斜和脊柱侧弯，影响假肢安装后的步态和步行能力。截肢术后第 1 天起，须每日坚持数次俯卧，预防不良姿势产生。

2）残肢训练：早日开始功能锻炼，对防止患肢痛有重要作用。小腿截肢者，应增强膝关节屈伸肌，尤其是股四头肌肌力训练；大腿截肢者，术后第 6 天开始主动伸髋练习；术后 2 周，若残肢愈合良好，开始主动内收训练和髋关节的外展肌训练；髋关节离断者，进行腹背肌和髂腰肌的练习。

3）躯干肌训练：进行腹背肌训练为主，并辅以躯干的回旋、侧向移动及骨盆提举等动作。

4）健侧腿训练：下肢截肢后，其残侧的骨盆大多向下倾斜，致使脊柱侧弯，往往初装假肢时总感到假肢侧肢体较长。镜前做站立训练,矫正姿势,并以在无支撑的情况下能保持站立10 min为目标。站立位的膝关节屈伸运动,目标是至少能连续屈伸膝关节10～15次。

3.使用假肢的康复及护理

(1)传统假肢安装:首先采取弹力绷带和适当的训练,使残肢肿胀消退、肌肉萎缩,再进行接受腔的取形和安装假肢。缺点:需要很长的康复时间;由于弹性绷带的缠绕,无法得到稳定成熟的残肢,穿上假肢3个月内,残肢会发生一定变化,导致接受腔不合适,需要重新制作接受腔,增加了康复费用。

(2)截肢术后早期假肢装配:20世纪60年代开始应用,在残肢伤口愈合后尽早安装假肢。一般用石膏或热性树脂制作接受腔,并在下部选用适当的支撑管及假肢部件制成临时假肢,让截肢者穿上训练。

(3)截肢术后即刻假肢装配:20世纪80年代应用于临床,截肢手术后在手术台上直接为患者制作石膏接受腔并安装临时假肢,让患者术后即穿上临时假肢早期在床上坐起,在护士的帮助下或借助助步器、拐杖完成上厕所等步行训练,此法也可用于上肢。缺点:无菌条件高,术后不便观察,因适应残肢承重而导致创面血液循环障碍等。

四、健康教育

1.保持适当的体重

现代假肢接受腔形状和容量十分精确,一般体重增减3 kg就会引起接受腔的过紧或过松,使得接受腔极不适合。下肢截肢穿戴假肢的患者的能量消耗较正常人大得多,且截肢水平越高,耗能越大,体重越大,消耗能量越大。肥胖者残肢的长度与残肢的横径的比值减少,残肢外形接近半圆形,残肢对假肢的控制力减弱,不利于假肢的代偿功能。

2.防止残肢肿胀或脂肪沉积

告诉患者只要取下假肢,即将残肢用弹力绷带包扎,这是防止残肢肿胀和脂肪沉积最好的办法。

3.防止残肢肌肉萎缩

残肢肌肉训练对防止萎缩非常重要,小腿截肢要做幻足训练,大腿截肢要做幻膝关节的伸直和屈曲训练,即残留的股四头肌和腘绳肌训练。

4.保持残肢皮肤和假体接收腔的清洁

经常清洗残肢袜套和接受腔。防止残肢皮肤发生红肿、肥厚、角化、疖肿、溃疡、过敏性皮炎等,保持残肢皮肤健康。

5.避免并发症

注意安全防护,避免跌倒等意外;密切观察残肢变化,定期随访,防止残肢并发症。

第十一节　骨折后的康复护理

骨折(fracture)是指骨或骨小梁的完整性或连续性发生断离。造成骨折的原因是多方面的,其中大多是因外力而引起的,因此,当骨折发生时还常伴有肌肉、肌腱、血管和神经损伤,故具有伤情重、并发症多，以及愈合后易遗留功能障碍甚至瘫痪的特点，严重者甚至危及生命。骨折后的康复是骨折治疗过程的重要组成部分，早期正确的康复可促进骨折愈合，防止或减少并发症和后遗症的发生。

一、概述

根据骨折的原因可分为外伤性骨折和病理性骨折。外伤性骨折是由于直接或间接暴力、肌肉突然强力收缩、肌肉劳损积累引起，病理性骨折是指骨骼本身存在病变，再加之外力作用引起。另外，还可做如下分类：根据骨折同时周围软组织的损伤情况及是否与外界相通分为闭合性骨折和开放性骨折；根据手法复位外固定后骨折的稳定程度分为稳定性骨折和非稳定性骨折；根据骨折的程度分为完全性骨折和不完全性骨折等。骨折愈合是指骨的连续性恢复，重新获得骨结构的强度，骨折愈合与软组织愈合的差别在于不留任何纤维瘢痕，再现胚胎原始骨发育的方式，最后完全恢复原有骨结构和性能，是骨再生的过程。

骨折愈合大致可分为血肿机化期、骨痂形成期和改造塑型期三个阶段。骨折愈合过程的各阶段间是相互交织演进的，可受很多因素影响，如年龄、营养、损伤程度、治疗方法等。骨折后如长时制动可引起肌力低下、肌肉萎缩、关节内粘连僵硬等，影响肢体功能的恢复，甚至造成残疾。因此，康复治疗与护理在整个骨折的愈合过程中显得尤为重要。

二、康复护理评估

1. 主要功能障碍

骨折的临床表现因其发生部位、是否合并重要器官损伤而有较大差别。病情严重时(多发性骨折、骨盆骨折、股骨干骨折等)可因大量出血、剧烈疼痛或并发重要脏器损伤而引起休克。通常骨折后的主要功能障碍包括以下几个方面。

(1)局部疼痛与压痛：骨折处均感明显疼痛，尤其在移动受伤肢体时疼痛明显加剧，骨折处有局限性压痛。骨折早期的疼痛为外伤性炎症反应所致。骨折后由于肢体制动，关节活动和肌肉收缩减少，加之卧床引起的血流减慢、血液黏滞性增加、重力影响及固定物的压迫均可导致肢体血液回流障碍，而出现肢体疼痛和肿胀。

(2)局部肿胀与淤斑：骨折时由于周围软组织同时受损，组织出血和体液渗出，使局部肿胀，皮肤紧张发亮，严重者出现张力性水泡。闭合性骨折时，可因骨与软组织的血管破裂，在骨折周围形成血肿，位置表浅或出血量较多者，血肿可透过肌膜和深筋膜渗透到皮下组织，形成淤斑。

(3)肢体活动受限：骨折后由于肢体内部支架结构发生断裂，关节内和周围的血肿、浆液纤维渗出物和纤维蛋白的沉积和吸收不完全，均可导致关节的活动受限，尤其在骨折治疗中，若长时间不恰当的固定，更易发生关节粘连甚至僵硬，造成肢体功能障碍。严重者可形成下肢深静脉血栓，进一步影响肢体的功能活动，并形成恶性循环。

(4)失用性肌肉萎缩：因骨折而产生的肢体失用，必然会导致肌肉萎缩。在制动早期，肌肉内某些酶的活性迅速降低致使肌萎缩进展明显，而后酶的活性回升并达到稳定时，肌萎缩开始减慢。因此，预防肌萎缩应尽早开始，通过早期积极的肌力训练是完全可以改善的，但若长期严重的肌萎缩则难以纠正，最后会肌肉完全丧失收缩能力。

(5)肢体负重下降：下肢的制动可影响下肢正常的负重功能，骨骼应力负荷减少，同时因骨无机盐的流失，造成骨质疏松，降低了骨强度，常易导致再次骨折的发生。

2.康复评估内容

骨折的诊断和功能的评价应在详细了解病史和全面检查的基础上,做出正确全面的判断,切忌只看局部,不观整体。

(1)骨折评估:骨折对位对线情况,骨痂形成情况,愈合情况、有无假关节和畸形愈合,有无感染、血管神经损伤及骨化性肌炎。

(2)肢体长度和周径测量:采用无伸缩带尺,以骨性标志为定点测量肢体长度。帮助判断肢体长度改变程度,以及受伤肢体水肿和肌肉萎缩的程度。

(3)肌力评估:主要采用徒手肌力评估法来了解骨折后非固定关节的肌力。

(4)关节活动度评估:了解骨折后有无活动受限或关节僵直等表现。

(5)日常生活活动能力评估:上肢骨折患者重点评估生活自理能力,如穿衣、洗漱、进餐、书写等;下肢骨折患者重点在评估步态、负重等功能上。

(6)全身和局部状况评估:①局部疼痛的部位、性质等,并注意血循环的情况;②观察局部皮肤的颜色、有无水肿及程度和固定的方法;③了解患者的身心状况、临床治疗状况等,如骨折早期有无休克、呼吸衰竭等情况或其他重要器官损伤的表现,骨折晚期有无坠积性肺炎、血栓形成、压疮等并发症。

三、康复治疗

1.康复治疗原则

骨折经过复位和固定,患者病情稳定后即可进行康复治疗,治疗原则如下。

(1)保持骨折端对位对线良好,促进骨折愈合。

(2)恢复和增强肢体的固有生理功能。即上肢训练以手的使用为目标;下肢训练注重早期恢复负重和行走能力;脊柱训练要点是保持脊柱过伸,恢复其正常生理弧度,使腹背肌肉强劲有力。

(3)康复治疗从整复固定后开始,并贯穿于全部治疗过程,循序渐进,直至功能恢复。

(4)康复治疗由专业医师指导,同时发挥患者主观能动性。

2.康复治疗的作用

(1)促进肿胀消退:在局部复位和固定的基础上,逐步进行适量的肌肉收缩,有助于促进血液循环,促进肿胀的消退。

(2)减少肌肉萎缩的程度:骨折造成的肢体废用必然会导致肌肉萎缩,努力进行功能锻炼,减轻肌肉萎缩的程度。

(3)防止关节粘连僵硬:关节粘连和僵硬的原因是多方面的,但原因之一是肌肉不活动,如从治疗之初就十分重视功能锻炼,包括未固定关节的充分自主活动及固定范围内肌肉的等长收缩,可有效避免关节的粘连和僵硬。

(4)促进骨折愈合:在骨折愈合早期进行功能锻炼,可促进局部血液循环和新生血管的生长,通过肌肉收缩作用,有利于借助外固定保持骨折端的良好接触。在骨折愈合后期,骨痂需要经过一个强化和改造的过程,使骨痂的组成和排列符合生理功能的需要,但这一过程同样需要通过运动和使用的作用才能完成。

3.康复治疗方法

根据骨折愈合的过程,可分为早期、中期和后期三个阶段,每种骨折都要根据骨折部位、程度、患者年龄以及复位、固定方式、愈合过程和征象来估计其愈合时间,做出科学的判断。骨折后的康复功能训练一般可分为以下三期。

(1)骨折固定期(早期):疼痛和肿胀是骨折复位固定后最主要的症状和体征,持续性肿胀是骨折后致残的最主要原因。因此,骨折固定期康复治疗的目标为消除肿胀,缓解疼痛。

1)主动活动:伤肢近端和远端未被固定关节的各个轴位上的主动活动,有助于静脉和淋巴回流,是消除水肿最有效的方法。必要时给予助力,上肢注重肩关节外展、外旋和掌指关节屈伸运动,下肢注重踝关节背屈运动,老年人更要注意防止关节粘连和僵硬。此期对健侧肢体和躯干,应尽可能维持其正常活动。骨折固定部位的肌肉,以等长收缩训练为主,在关节不动的前提下,进行有节奏的等长收缩练习(即静力收缩与放松),以防止废用性肌萎缩,并可使骨折端受挤压而有利于骨折愈合,如前臂骨折时做握拳和手指伸屈活动;股骨骨折后膝关节被固定后可进行股四头肌的等长收缩练习。

2)不负重运动:累及关节面骨折常遗留严重的关节功能障碍,为减轻障碍程度,在固定2~3周且病情允许的情况下,可每日短时取下外固定装置,在保护下进行受损关节不负重的主动运动,并逐步增加关节活动范围,运动后再予以固定。固定时无特殊需要,关节应置于功能位。不负重运动有利于关节软骨生化修复和关节面的较好塑形,并减少关节内粘连的发生。也可采用持续被动活动(continuous passive motion,CPM)仪对患者进行持续的、有限度、有节律的关节被动活动。

3)被动活动和呼吸练习:对于必须卧床的患者,尤其是年老体弱者,应每日做床上呼吸训练、关节被动活动或保健操,以防止关节挛缩,改善全身状况,预防压疮、呼吸系统疾患等并发症。

4)患肢抬高:有助于肿胀的消退,肢体的远端要高于近端,而近端要高于心脏平面。

5)物理疗法:可改善肢体血液循环,消炎消肿,减轻疼痛,减少粘连,防止肌肉萎缩及促进骨折愈合。常用方法有光疗法、直流电离子导入疗法、透热疗法、超声波、温热疗法等。

(2)骨折愈合中期即骨痂形成期:此时肿胀渐退,疼痛减轻,骨痂逐渐形成。骨折愈合期的康复目标主要是消除残存肿胀、软化和牵伸挛缩的纤维组织,增加关节活动范围和肌力。此期进行康复功能训练可促进骨痂的形成,增加肌力和关节活动范围,提高肢体活动能力。因此,除继续进行肌肉收缩训练外,可在医护人员或健肢的帮助下,逐渐恢复骨折部位关节的活动,并逐渐由被动活动转化为主动活动,在病情允许下,应尽早起床,进行全身活动。此期训练的重点应放在维持和扩大关节活动范围和力量训练,逐渐增加主动的关节屈伸活动,以促进关节软骨生化修复,使关节面有较好的塑形,防止肌肉萎缩,避免关节僵硬。训练量和训练时间应有所增加,训练量应控制在每日 2 次,每次 15~20 min 为宜,并可配合器械或支架做辅助训练。

(3)骨折愈合后期即临床愈合期:此期骨骼可有一定的支撑力,但邻近关节的活动度和肌力可下降,肌肉的协调性和灵巧性欠佳,故此期应重新训练肌肉的协调性和灵巧性,最大限度恢复关节活动范围,增加肌肉力量,使肢体功能恢复。由于骨折从临床愈合到骨性愈合需经历相当长的时间,因此,功能锻炼的强度和时间也应循序渐进。

1)恢复关节活动度训练:受累关节进行各运动轴方向主动运动,轻柔牵伸挛缩、粘连的组织,逐渐推进。①对于刚刚去除外固定的患者可先采用助动运动,随着关节活动范围的增加而相应减少助力;②对组织有严重挛缩粘连者,可采用被动运动,但需注意被动运动的方向和范围需符合解剖和生理要求,动作应平和、有节奏,以不引起明显疼痛及肌肉痉挛为宜;③对于僵硬的关节,可配合热疗进行手法松动将受累关节的近端固定,远端按正常的关节活动方向加以适当力量进行牵引;④对于中度或重度关节挛缩者,可在运动与牵引的间隙,配合使用夹板,以减少纤维组织的挛缩。随着关节活动范围的逐渐增加,夹板的形状和角度再做相应调整。

2)恢复肌力的训练:逐渐增加肌肉训练强度,引起肌肉的适度疲劳。肌力 0～1 级,可采用水疗、按摩、低频脉冲电刺激、被动运动、助力运动等。肌力 2～3 级,以主动运动为主,亦可进行助力运动、摆动运动和水中运动。做助力运动时,助力应小,防止用被动运动来代替助力运动。肌力 4 级,可选择抗阻运动,以争取肌力的最大恢复。关节损伤者,关节活动应以等长收缩练习为主,以免加重关节损伤反应。若下肢骨折,可在平行杠或步行车中或腋杖支持下做部分负重的站立练习,逐步过渡到充分负重的站立练习。

3)恢复 ADL 及工作能力的训练:当患者关节活动度和肌力有所恢复时,应尽早开始作业治疗和职前训练,改善动作技能技巧,增强体能,以促进日常生活活动和工作能力的恢复。

4)物理治疗:局部紫外线照射可促进钙质沉积和镇痛,红外线、蜡疗可促进血液循环和软化纤维瘢痕组织,超声波疗法可软化瘢痕、松解粘连,局部按摩对促进血液循环、松解粘连有较好作用。

4.常见四肢骨折的康复

(1)上肢骨折。

1)锁骨骨折:多由间接暴力所致,以锁骨中段骨折最常见。成人无移位或儿童青枝骨折用三角巾或颈腕吊带悬吊患肢 3 周;有移位的骨折需局部麻醉后手法复位,再用"8"字绷带或双圈法固定 3～4 周。粉碎性骨折或合并血管神经损伤者,应手术探查修复受损的血管神经,骨折断端内固定。康复要点:①局部固定后,保持提胸、提肩姿势,练习手部、腕、肘关节的各种活动,及肩关节外展、后伸活动,如挺胸、双手叉腰动作;②若非必须卧床保持复位和固定,患者均可下地活动;③禁忌做肩前屈和内收动作;④解除固定后,开始全面的肩关节活动,如肩前屈,活动范围由小到大,次数由少到多,然后进行肩关节各个方向的综合练习,如肩关节环转活动、双臂划船动作等。

2)肱骨外科颈骨折:肱骨外科颈位于解剖颈下 2～3 cm 处,相当于大小结节下缘与肱骨干的交界处,此处骨干稍细,松质骨与密质骨相邻,易发生骨折。多见于老年人,临床上分为外展型和内收型两类:前者多属稳定性,三角巾悬吊固定 4 周,早期做握拳及肘和腕关节的屈伸练习,限制肩关节外展活动;后者治疗较为复杂,复位后以三角巾制动 4～6 周,限制肩关节内收活动,预防肩周炎及肩关节僵硬发生。

3)肱骨干骨折:肱骨干是指肱骨外科颈下 1 cm 至肱骨髁上 2 cm 之间的部分。其骨折易伤及桡神经。根据患者的具体情况选择手法和整复夹板外固定法(成人固定 6～8 周,儿童 4～6 周)、悬垂石膏整复固定法、手术、钢针内固定或植骨内固定法。定时复查 X 线片,观察骨折断端是否有分离现象,及时给予纠正。骨折处理后早期即应做伸指、握拳和耸肩活动,预防发生肩、肘关节僵硬,尤其对老年患者。

4)肱骨髁上骨折:易发生于儿童,预后较好,常合并血管、神经损伤及肘内翻畸形。伸直型骨折复位后,石膏托固定患肢 90°肘屈曲功能位 4～6 周,屈曲型骨折则固定于肘关节伸直位。外固定解除后做肘关节屈伸练习,伸直型骨折主要练习屈肘位的肌肉等张收缩,屈曲型骨折主要练习伸肘位肌肉等张收缩。外固定去除后开始恢复肘关节屈伸及前臂旋转的主动练习,但禁忌被动强力屈伸肘关节引起骨化性肌炎。

5)桡骨远端骨折:是指桡骨下段 2~3 cm 范围内的骨折,中老年人多见,儿童多为桡骨远端骨骺分离。康复要点:①复位固定后早期,用力握拳、充分伸展五指,前臂肌肉的主动舒缩,肩关节的前屈、后伸、内收、外展、内旋、外旋及环转运动,肘关节屈伸运动;②2 周后,进行腕关节背伸、桡侧偏斜活动及前臂旋转活动;③3~4 周后,外固定解除,充分练习腕关节的屈伸、旋转活动和尺侧、桡侧偏斜活动,利用健手帮助患侧腕部练习是一种简便有效的方法,也可利用墙壁或桌面练习背伸和掌屈。

(2)下肢骨折。

1)股骨颈骨折:50 岁以上者较常见,多为间接暴力所致,如跌倒时大粗隆或足跟着地,外力自粗隆或足部向上冲击可将股骨颈折断。尽早做下肢肌力练习,如股四头肌的等长收缩和臀大肌的静力收缩运动,足趾与踝关节的主动屈伸活动及健侧肢体的功能练习。牵引去除后做髌骨的被动活动和髋、膝关节的屈伸活动。3 个月后扶拐下地行走。对于有内固定者,2 周后可扶拐下地或坐轮椅活动,但不宜过早负重。

2)股骨干骨折:伤后 1~2 周内,伤肢疼痛,肿胀明显,骨痂未形成。骨折固定后,可以开始进行股四头肌等长收缩、踝关节主动活动和髌骨被动活动,以促进局部血液循环,防止肌腱粘连,逐渐过渡到主动伸膝运动。骨折未达到愈合前,禁止做直腿抬高运动。

3)髌骨骨折:在骨折复位固定后即可鼓励患者进行踝关节和足趾的屈伸运动和股四头肌收缩训练,以免发生关节僵硬,减少股四头肌萎缩及与深层组织粘连。待外固定解除后做膝关节的主动活动,对膝关节活动不满意者,可辅以膝关节的被动训练、手法治疗,温热疗法可起到消肿、止痛、消炎、解痉的目的。

4)胫腓骨干骨折:膝关节保持伸直中立位,防止旋转。骨折固定后即开始踝关节、足趾的屈伸运动和股四头肌收缩训练,避免平卧位练习直腿抬高或屈膝位练习主动伸膝。待骨折线模糊后,可扶拐不负重行走,以后根据愈合情况逐渐进行负重练习。

5)踝部骨折:经整复固定后,在医生的指导下适当活动足趾并进行足背伸运动。固定第 2 周起加大小腿关节主动活动范围,但禁止做旋转及内外翻运动,第 3 周后可扶双拐负重活动,第 4~5 周后解除固定,改为扶单拐,逐渐增加负重量。骨折临床愈合后进行患肢负重下的各种功能活动,还可辅以手法治疗、温热疗法。

四、康复护理

复位、固定和功能锻炼是现代医学骨折治疗的三个主要环节,而康复护理主要在固定和功能锻炼环节中发挥着重要的作用。骨折后的康复护理的目的是确保固定的坚实可靠,尽早进行康复训练,预防并发症或继发性残障。但康复训练在骨折愈合的不同阶段有不同的重点。

1.注意病情观察

(1)早期观察要点:骨折早期,尤其是合并有严重创伤时,详细了解患者的受伤原因、经过、治疗情况及目前状态。重点观察患者的全身状况和骨折部位的情况,包括:①生命体征、疼痛的程度和患者的精神状态;②伤肢的肿胀情况;③肢体的姿势与位置是否利于骨折的稳定和愈合;④固定器是否安放正确和稳妥。

(2)中晚期观察要点:主要观察:①肢体的疼痛和肿胀是否依然存在;②肌肉萎缩情况;③固定部位相邻关节的活动范围;④日常生活活动能力的改变等;⑤有无压疮、下肢深静脉血栓形成、坠积性肺炎、感染、骨化性肌炎、关节僵硬、缺血性骨坏死及创伤性关节炎等并发症。

2.确保外固定有效

石膏的松动和移位、夹板的松动、牵引器具的位置或牵引力量的改变等,都会对骨折的固定产生不利的影响,对此要及时发现并予以纠正。注意固定物不宜过紧或过松,减少肢体制动所致的各种并发症和继发的神经、肌肉、血管损伤。

3.保持正确的体位和肢体姿势

正确的体位和姿势有利于患者放松全身肌肉,减轻骨折部位的异常应力刺激,防止骨折移位,还有利于肢体血液循环,减轻肿胀和疼痛。

4.指导和帮助功能训练

早期患肢宜进行等长肌肉收缩运动,以主动活动为主。骨折中后期的功能训练应在医护人员的指导下循序渐进地进行,运动范围由小到大,次数从少到多,时间由短到长,强度由弱到强,活动度以不感到疲劳,骨折部位未出现疼痛为度。关节活动训练时,指导患者每天进行1~3 次各轴向的关节全范围活动,每次活动 5~10 次。

5.协助完成 ADL 训练

指导患者及早利用残存的功能进行日常生活能力的训练,帮助患者选择合适的辅助器具和支具,让患者尽早达到生活自理,重返工作岗位。

6.加强营养指导

绝大部分骨折患者往往食欲下降,老年患者、体质较弱或心理承受能力差的人明显,护理时应予以指导,注重营养,积极补钙,同时还要补充维生素 D,以协助吸收。骨折后患者宜摄入含微量元素较多的食物,如动物肝脏、鸡蛋、海产品、豆类、蘑菇等。以及适当多吃一些西红柿、青菜、卷心菜、萝卜等维生素 C 含量丰富的蔬菜和水果,以促进骨痂生长和伤口愈合。

五、健康教育

1.注重心理调适

骨折多属于急性损伤,给患者及其家属带来很大的精神创伤,加之骨折本身的疼痛,患者害怕骨折移位而不敢锻炼,或者锻炼的幅度不够。久而久之,会使骨折部位的肌肉收缩力量逐渐减小,严重者产生废用性萎缩。对这种心理应予以充分理解,积极进行心理疏导,使患者正视伤病,积极进行康复锻炼。

2.制订康复计划

依据患者的个体情况制订康复锻炼计划,教会患者及其家属正确的功能锻炼方法。

3.预防骨折或意外发生

注意劳动保护和交通安全,老年人应注意预防骨质疏松。

第十二节 关节置换术后的康复护理

一、概述

人工关节置换术系用生物相容性或机械性能良好的材料,制成一种类似人体骨关节的假体来置换严重受损关节。目前,人工关节置换是治疗关节强直、严重的骨关节炎、外伤或肿瘤切除后形成的大块骨缺损等的有效方法,全髋关节置换术(total hip arthroplasty,THA)和全膝关节置换术(total knee arthroplasty,TKA)已成为临床骨科常见的手术方法。关节置换的目的在于解除关节疼痛、改善关节功能、纠正关节畸形,使关节获得长期稳定,使上百万患者的疼痛得以缓解,生活得以改善。

二、康复评估

1. 主要功能障碍

(1)局部疼痛:术前患者长期患有关节疾患,如退行性骨关节病、风湿性关节炎、外伤后关节炎等,出现反复、进展及活动后加重的关节慢性疼痛,药物及其他保守治疗效果不明显。关节置换术后,手术等创伤造成患者的急性疼痛。

(2)关节严重畸形:疾病和外伤均可造成关节的严重畸形,以膝关节为例,常见的膝关节严重畸形包括屈曲畸形、过伸畸形、内外翻等,大大降低了关节的活动能力,这直接造成患者日常生活能力如转移、行走、上下楼梯和劳动能力等下降。

2. 康复评估的内容

(1)术前评估:包括全身整体状况和局部关节的评估。

1)健康史:患者的年龄、职业、身高、体重及一般健康状况;有无吸烟或饮酒嗜好;有无糖尿病、心脏病、高血压、皮肤病等疾患,存在上述疾患需经过系统内科治疗,病情稳定后进行手术。了解患者有无全身隐匿性感染病灶,如龋齿、中耳炎、鼻窦炎等,亦需控制后方可手术。

2)全身状况:了解原发疾病的病程,既往治疗经过、治疗效果和诊断。了解类风湿关节炎患者的红细胞沉降率、C反应蛋白等的检测结果,判断病情是否稳定;术前需要停服非甾体类抗炎药物,以防出血或影响肾功能和术前疼痛评估。

3)局部情况:对于髋关节,主要评估关节的活动度、股四头肌肌力、步态、锻炼方式和活动情况,测定手术肢体的长度,髋关节的功能评分和运动评分。对于膝关节,主要对关节外形、肿胀程度、皮肤温度、关节腔积液等进行评估,对关节的功能进行评价。

4)心理及社会背景:评估患者的个人爱好、性格特征、智力水平、处世方法、康复的欲望、性别、年龄、教育程度、家庭成员及其社会关系、经济状况等,尤其重视患者对疾病和生活的态度。评估患者、家属及社会支持系统对本手术的了解程度及对患者的支持帮助能力等。

(2)术后评估可分别在术后1~2 d、1周、2周及术后1个月、3个月和半年进行评定。

1)心肺功能:观察心率、血压、呼吸、脉搏等生命体征,并了解心脏和呼吸功能在卧床和活动时的情况。

2)伤口情况:有无感染体征,有无渗出及愈合情况。

3)关节水肿情况:检查由关节内或关节周围软组织造成的水肿可用不同的方法,浮髌试验判断关节内有无积液及程度,关节周围组织的围径可作为判断软组织肿胀的客观指标。

4)关节疼痛情况:术后2 d内,患者主要感到伤口疼痛,随着功能性活动锻炼的增加,出现活动后疼痛。疼痛的程度可采用目测类比评分法。

5)关节活动情况:应用量角器评测关节活动范围,对手术关节应评测被动和主动关节活动度,以了解造成关节活动范围障碍的原因,进一步指导康复锻炼。

6)肢体肌力:应用手法肌力评测以了解肌肉力量,并评估其是否影响手术关节的稳定性。

7)活动和转移能力:分阶段进行,主要评估患者床上活动及转移能力,坐位能力(包括床边坐和坐椅),站立、行走、上下楼梯、走斜坡等活动能力。

8)步态分析:训练患者行走时,除评估患者的一般步态,如步幅、步频、步宽等以外,还应观察患者行走时的站立相和摆动相步态,分析异常步态的原因。

9)功能性活动能力:目前,国内对髋关节的功能评分常采用 Harris 髋关节功能评分表。其主要评估髋关节活动度、股四头肌肌力、步态、锻炼的方式、活动的情况等,满分为 100 分,90～100 分为优,80～89 分为良,70～79 分为中,70 分以下为差。

三、康复治疗与护理

1. 术前康复

(1)健康指导:采用书面、录像和床边示范等形式,让患者了解手术的目的、方式、术前注意事项,手术常见并发症及康复训练的目的和重要性。劝告患者戒烟、戒酒,停用对手术产生影响的药物。行 TKA 患者,应劝其适当减肥。通过术前谈话消除或降低患者的紧张、恐惧情绪。

(2)康复锻炼:教会患者深呼吸及有效咳嗽,预防卧床引起的肺部感染,练习床上大小便,防止因体位不习惯而致尿潴留及便秘;增加患肢及其他肢体的肌力训练和关节活动度的训练;指导患者逐步适应术后应放置的体位,掌握术后应用的训练方法,如床上及转移活动、各关节的主动活动和助力活动等;指导患者学会使用必要的辅助器具,如助行器、拐杖、手杖等,可相对缩短术后康复训练时间。

(3)抗生素应用:预防性应用抗生素在关节置换手术中具有重要意义。

2. 术后康复

术后早期功能锻炼的目的在于促进患者恢复体力,增强肌力,增大关节活动度,恢复日常生活活动的协调性等。以下介绍 THA 后的康复。

(1)疼痛的处理:由于手术创伤大,剥离范围广,术后短时间内即出现切口疼痛,且疼痛持续时间较长,可持续 72 h 甚至更长时间。由于疼痛的不断刺激,患者感焦虑不安,直接影响治疗、饮食、睡眠和心理状态等,甚至减少或拒绝锻炼,由此影响全身各系统脏器的生理功能及人工关节功能的恢复。临床上常采用静脉或口服止痛药镇痛。经皮神经电刺激可作为药物的辅助止痛方法,频率为 100 Hz,双通路四电极分别置于手术伤口两侧,治疗时间为 30～60 min,强度为感觉阈的两倍,频率为每日 1～2 次,7～10 d 为一个疗程。

(2)康复锻炼

1)术后当天:①保持患肢外展中立位,术侧肢体外下方垫入适当厚度的软枕,使髋、膝关节稍屈曲,两腿间可放置软枕或梯形海绵垫,患肢外展 15°～30°,患肢穿防旋鞋。②应避免以下 4 种危险体位:髋关节屈曲超过 90°,下肢内收超过身体中线,伸髋外旋;屈髋内旋。③根据手术入路,有不同的体位限制:后外侧入路手术者,应避免屈髋超过 90°,过度旋转和内收;前外侧入路手术者,应避免外旋。④搬动和移动患者时应将整个髋部抬起,不能只牵拉抬动患肢,防止假体脱位及伤口出血。鼓励患者做小腿和踝关节的被动和主动活动(背屈和环绕动作)及股四头肌的等长收缩锻炼,每小时 10 次。

2)术后第 1 天:①撤除软枕,尽量伸直术肢,防止屈髋畸形。②根据引流量,术后 24～48 h 内拔除引流管。③由于术后疼痛,多数患者对患肢活动有恐惧感,在给予有效的药物止痛后,帮助其被动活动,如腿部肌肉自足背开始的向心性按摩、踝关节和膝关节的被动活动、上身及臀部做引体向上运动等,每小时 1~2 次。同时指导进行深呼吸、有效咳嗽和排痰,给予叩背每小时 5~10 次。④进行腘绳肌、股四头肌、臀大肌和臀中肌的等长收缩练习,以保证肌肉张力。护理人员应检查患者股四头肌锻炼方法是否正确,可把手放在膝关节上方,感觉到髌骨上方随肌肉收缩而移动,也可用手推动髌骨,如推不动,说明股四头肌收缩方法正确。

3)术后第 2~3 天:①患者伤口疼痛缓解,继续上述训练。同时需摄 X 线片,判断假体位置有无特殊问题。②踝关节主动屈伸练习,加强腿部股四头肌肌肉的等长和等张收缩训练运动,上午、下午及睡前各 20~30 min。引体向上运动每小时 3~4 次,尽量独立完成。③开始髋、膝关节的屈伸练习,逐渐由最初的被动活动、助力—主动活动到主动活动的过渡,开始活动范围:髋关节 25°,膝关节 40°,逐步增加。运动量由小到大,运动时间由短到长,所有床上活动均在患肢外展中立位的状态下进行。④持续被动活动(CPM)是早期功能锻炼的手段,宜在术后第 3 d 开始,常用 CPM 机辅助完成,其活动范围可随时调节并逐步增加,活动速度缓慢、均匀,易被患者接受。此外,还要增强上肢肌力的练习,便于日后较好地使用拐杖。

4)术后第 4~5 天:除 CPM 机上进行被动活动外,髋膝关节的屈伸练习逐渐过渡到完全主动练习。对术前有屈曲畸形的患者,嘱患者髋下垫枕,充分伸展屈髋肌及关节囊前部,或做术侧髋关节主动伸直动作。

5)术后第 5~6 天:①进行坐位练习。指导和协助患者将术侧肢体移近床旁,靠近床沿放下后坐起,坐起时双手后撑,髋关节屈曲不超过 80°;②由于坐位是髋关节最易出现脱位或半脱位的体位,嘱患者在术后 6~8 周内,坐位时间宜短,每日 4~6 次,每次不超过 30 min;③坐位时可进行伸髋、屈髋练习,以及屈髋位的内外旋练习;④如果术中关节稳定性欠佳,应放弃坐位练习。

6)术后 1 周:当患者坐起无头晕及其他不适时,可练习由坐位到站位的过渡,并扶拐或在助步器帮助下进行立位练习。患者离床活动第 1 天,上下午分别在床旁挂拐站立 5~10 min,无不适时在床周行走数步,康复师或护士从旁扶持。第 2 天开始挂双拐在病室内行走,步行距离逐渐延长,时间逐渐增加,但每次不超过 30 min,每日 3 次。双拐勿太靠后,以免重心不稳,双下肢步幅尽可能一致,注意在行走或站立时,术侧膝关节始终保持伸直位。站立位练习的内容包括:①术侧下肢后伸,练习髋关节伸展;②骨盆左右摇摆,练习髋关节内收外展,主要是外展动作;③健肢伸直并垫高,患肢保持外展位并踩到地面,以矫正髋关节内收畸形;④患肢垫高,屈髋屈膝,上身前倾加大髋关节屈度,并通过调节板凳高度训练屈髋;⑤站立位时令健侧下肢前后移动,可练习术侧髋关节的内外旋。

7)术后 2 周:此期手术切口及周围组织已纤维瘢痕化,关节周围软组织较牢固,关节不易发生脱位,故应加强髋关节外展、外旋和内收的锻炼,这对于负重行走功能和稳定性的恢复十分重要。还可进行助行器辅助步行及上下楼梯等训练。

四、健康教育

通常术后 2~3 周,患者初步掌握了运动和步行技巧后即可出院。但出院后其将面临半年或者更长的康复锻炼过程。因此,在患者出院时为其制订好康复计划,包括随访计划、康复措施及注意事项等非常重要,同时让家属熟悉康复训练环节,参与到患者的康复训练中去。

1.术后随访时间安排

第一次为术后 1.5~2 个月,第二次为术后 4 个月,第三次为术后 1 年,以后每年复查

1次。若手术关节出现异常情况,应及时与医生取得联系。患者接受其他治疗或手术时,应告知医生曾行关节置换术。

2.预防和控制感染

防止细菌血运传播造成关节感染。

3.继续加强功能锻炼

全髋置换术患者出院后继续进行俯卧位髋关节伸展训练,侧卧位髋关节外展练习、直腿抬高练习及单腿平衡练习、残余髋屈拉伸练习,并逐步提高其抗阻力强度、延长训练时间以提高肌肉耐力。全膝置换术患者应坚持住院期间的肌力和关节活动度的训练,如用沙包进行抗阻力直腿抬高,用单车保持关节活动度。

4.弃拐时机

必须使用拐杖至无痛方可弃拐,一般骨水泥固定者、使用紧压配合型假体患者及羟基磷灰石涂喷型假体者术后扶双拐行走约6周,单拐或单手杖约4周,粗隆截骨者延长双拐使用时间至8周;表面多孔型假体双拐使用时间为12周,单拐或单手杖4周;翻修术的患者或下肢有两个关节同时置换者,使用双拐时间一般多为6个月。患者最好终生使用单手杖,尤其是外出旅行或长距离行走时。

5.日常生活指导

①避免重体力劳动和剧烈运动。②减轻人工关节磨损和预防跌倒。避免在凹凸不平或过于平滑的路面上行走,家居地面保持干爽,过道无杂物堆放以防跌倒,鞋底宜用软胶,不穿高跟鞋或鞋底过滑的拖鞋等。③预防关节脱位。注意适当控制体重,减轻关节负重。④全髋关节置换术后应教育患者注意避免的动作有髋关节屈曲内收内旋位自坐位站起,双膝并拢双足分开身体向前倾斜取物,髋关节过度屈曲内收内旋位,如穿鞋动作、跷"二郎腿"、坐凳或厕所坐位过低而出现身体前倾、双膝靠拢双足分开的姿势;术侧髋关节伸直内收外旋位,如向健侧翻身的动作。⑤告诫患者术后6~8周内避免性生活,性生活时防止术侧下肢极度外展,并避免受压。

第十三节　关节挛缩的康复护理

关节挛缩是康复医学中最常见、对患者功能恢复影响较重的并发症之一。关节挛缩变形后对功能影响极大,如肩关节挛缩固定则上臂就无法上举,手指间关节挛缩则手的抓握功能下降,下肢髋、踝关节挛缩变形将影响下肢的行走能力。因此,护理人员必须加强对患者的关节护理,对于防止关节挛缩和减轻患者的功能障碍有着重大的意义。

一、概述

挛缩(contracture)是指因关节周围的皮肤、肌肉、韧带等病变造成的关节活动受限。导致挛缩的常见原因有关节创伤、炎症、关节制动、痉挛、关节周围的软组织创伤及病变等。关节活动度的保持与关节囊的柔软和弹性有关,当创伤部位固定制动后,关节囊组织可转化为致密结缔组织而局部变硬,弹性降低。观察发现,关节固定4 d,在组织学上即可见挛缩现象;4周以上可致关节活动度下降或丧失,此时须经关节运动锻炼才能矫正;若2~3个月关节不活动,又未进行适当的处理,则韧带、肌腱等将会发生无法逆转的病变,难以自行恢复,必须经手术治疗才能解决。

二、关节挛缩分类

关节挛缩可分为先天性挛缩和后天性挛缩,后天性挛缩又可分为以下几种。

1.皮肤性挛缩

因烫伤、创伤、炎症等造成皮肤瘢痕而出现的挛缩。好发于手部,多见于烧伤患者。

2.结缔组织性挛缩

因皮下组织、韧带肌腱等收缩而出现的挛缩,如掌腱膜挛缩。

3.肌性挛缩

因关节长期固定、肌肉疾患、创伤等造成肌肉短缩、萎缩及瘢痕导致的挛缩,由于肌肉长期处于不活动状态,可使肌膜硬化,弹性降低,此时因肌膜的限制,整块肌肉的延展性丧失,而造成肌性挛缩。

4.神经性挛缩

临床以中枢神经系统疾患(如脑卒中)所致的痉挛性挛缩尤为多见。

(1)反射性挛缩:为了减少疼痛,长时间地将肢体置于某一种强制体位造成的挛缩,如疼痛引起的保护性反应。

(2)痉挛性挛缩:中枢神经系统疾患所致的痉挛性瘫痪,因肌张力亢进所致。多见于小儿大脑发育障碍或脑外伤和脑中风患者。

(3)弛缓性麻痹性挛缩:因末梢神经疾患所致的弛缓性瘫痪造成的挛缩,多见于小儿麻痹症。

三、关节挛缩评估

评估挛缩最常用的方法是被动关节活动度检查。检查中如发现关节活动范围减少、末端阻力大,应注意鉴别是挛缩还是痉挛,或者两者兼而有之。还可用神经干阻滞法进行鉴别,例如要鉴别是小腿三头肌痉挛还是挛缩可用2%利多卡因15~20 mL行胫后神经阻滞,观察0.5~1.5 h,如果踝关节背屈的活动范围改善则为痉挛,反之则为挛缩。

四、防治及护理

临床上预防挛缩比治疗挛缩显得更重要和更容易。虽然发生关节挛缩变形的病因不同,但对于关节挛缩的预防,都应遵循早期预防的原则。关节一旦发生挛缩也应尽早进行康复治疗。在康复临床中,关节挛缩的防治和护理措施主要有以下四种。

1.保持关节的功能位

功能位是指关节能够进行基本功能活动,不易引起挛缩发生的体位。如足的功能位是与小腿呈90°,在此位置上能完成站、走等动作。由于体位不正确而引起的关节挛缩变形有肩关节内收、内旋,肘关节屈曲,前臂旋前,腕关节屈曲,手指屈曲;下肢髋关节外旋,膝关节伸展,踝关节内翻,足下垂等。

(1)各关节功能位:分为上肢和下肢各关节的功能位。

1)上肢各关节的功能位:肩关节外展、前屈、内旋;肘关节屈曲100°,前臂中立位;腕关节背伸 30°，掌指关节屈曲 45°～60°，拇指与小指呈轻度对掌位。

2)下肢各关节的功能位：以便于行走为目标，髋前屈 10°～15°，膝屈曲 5°～10°，踝关节足底与胫骨呈 90°位。

(2)保持关节功能位的方法：必须 24 h 连续进行，卧位时可用枕头、毛毯等物垫于相应部位以保持关节固定。对有明显关节挛缩者可用石膏或塑料夹板矫形器固定在功能位，此外，用足底垫板或踝托可预防足下垂。

2.经常变换体位

对于卧床等存在运动障碍的患者，为预防关节挛缩的发生，维持正确的体位，保持关节的功能位是很重要的。但无论什么体位，如果长时间不进行更换，都容易在该姿势下发生挛缩。因此，保持良好体位必须和体位变换结合进行。①对于无意识障碍患者发病当日即可进行体位变换，重度意识障碍者在生命指征平稳后进行；②对保持特定体位有困难的患者，可以用被子、软枕等予以辅助；③对自己无法变换体位的患者，护士要帮助患者变换体位；④对有能力自己变换体位的患者，护士要鼓励他自己完成。体位变换一般每 2～3 h 进行 1 次。

3.关节活动度训练

关节活动度训练对于关节挛缩，既有预防作用，又有治疗作用。适当的运动，有利于促进血液循环，维持和增强肌肉的功能，保留运动感觉和保持关节的活动度，达到预防关节僵硬和挛缩的目的。所以，护理人员应鼓励患者尽早进行运动训练。进行关节活动度训练时，可根据患者的具体情况，分别进行被动运动、主动运动和抗阻运动等方式的训练；对已发生挛缩的关节应加入主动牵引、徒手牵引或持续牵引，也可通过滑轮进行重力牵引。

(1)被动运动：是治疗痉挛最基本和最简单的方法，适用于各种原因引起的肢体功能障碍、瘫痪、关节功能障碍等情况，能起到放松痉挛肌肉、牵伸挛缩肌腱及关节囊、恢复或维持关节活动度的作用。

1)连续被动运动：应用下肢 CPM 仪防治关节挛缩，使用时要注意由慢到快，逐渐增加角度。

2)间歇性被动运动：有预防和治疗作用。用于预防时每日 2 次，每次活动 5 min，活动强度视病情而定。如已有明显的关节挛缩时必须使关节活动范围尽可能达到最大，但应以不引起严重疼痛为限；挛缩较轻者每次运动需 10 个反复，每次 20～30 min；严重者在被动运动前应先进行热疗以增加牵引的效果，被动活动前进行关节松动可增加关节活动度，避免软组织冲击、压迫和撕裂。

(2)主动运动：以下分别介绍徒手训练、自我训练、人工阻力训练和机械阻力训练。

1)徒手训练：适用于预防性训练或早期轻度功能障碍时的训练，如步行、关节体操、日常生活活动，以及防止个别关节挛缩的关节活动度训练。

2)自我训练：活动时间根据目的而定，首先要确立训练目标，然后示范规定动作，同时给予必要的保护和帮助。

3)阻力训练：①人工阻力训练，如保持－放松、保持－放松－拮抗，拮抗肌收缩由治疗师根据病情提供训练阻力的大小、方向和次数；②机械阻力训练，包括等长、等张、等速训练，其目的是增强肌肉收缩力和耐力。

(3)牵引：此法适用于痉挛性挛缩，张力低下者忌用。

1)手法牵拉：痉挛型挛缩患者某些肌群的张力明显增高，而拮抗肌的张力相对不足。反复、多次牵拉活动,能使痉挛肌肉放松,从而减轻关节的挛缩程度。牵拉患者痉挛肌时,动作要柔和,以防肌腱和关节韧带损伤。同时,要使患者合作,避免患者自己用力收缩,否则会加重肌肉痉挛和关节的挛缩。手法牵拉可分为:①快速牵伸手法,又称急拉法,即对肌肉进行快速而轻柔的牵张,可抑制拮抗肌群;②缓慢牵张手法,又称慢拉法,对痉挛肌有抑制作用,对轻度挛缩和肌痉挛者可采取持续的、缓慢的、小力量的牵拉。

2)器械牵引法:将需牵引的肢体远端部位套入牵引架,挂上重物,进行直接牵引或通过滑轮间接牵引,适用于大关节的挛缩。牵引一般可持续 0.5～24 h。此法简单而作用大,但需注意牵引力的大小,因为牵引力过小常无效,而过大易造成骨关节的损伤。通常每日牵引 2 次,每次 20～30 min。

3)系列夹板:动态夹板是一种持续牵引的夹板,有金属或塑料固定部分,附加橡胶带或弹簧牵引。此夹板的优点是能按需要定时持续加力,在牵引的同时还可进行主动运动,但力量有限,一般只限用于上肢肘、腕和指关节。静态夹板和矫形器可防止瘢痕挛缩。

4)系列塑型:适用于阻力较大的膝、踝挛缩的治疗。治疗时先进行热疗,然后用力强制关节达到活动的限度,并以石膏或低温热塑材塑型,2～3 d 更换 1 次。更换时,拆去原塑型应检查局部皮肤。通过治疗逐渐增加关节活动范围,最后达到完全矫正关节。

5)其他牵引法:如支架、石膏托、关节矫形器具等,可使关节短时、间歇固定于功能位和抗痉挛体位。此法可减少纤维组织的弹性回缩,加强牵引效果,常用于肌肉痉挛较重、将要发生挛缩或轻度挛缩的关节,以及前述牵引法解痉效果不明显者。牵引时注意防止皮肤、血管受压。

五、注意事项

(1)正确理解和确定施外力的解剖位置,避免替代运动。

(2)被动训练时要注意肢体的固定位置和方法,手法要逐渐加重,并在活动受限的位置持续用力,以维持和扩大关节活动度,然后再逐渐减轻力度,最后充分放松肢体。

(3)切忌手法粗暴,以防止骨折,避免训练过量,防止疲劳。

(4)宜在无痛范围内进行,避免肌肉疼痛;关节伴有炎症时关节牵引强度要减半。

第十四节 压疮的康复护理

压疮(pressure sore)也是康复医学中常见的并发症之一,各种导致运动和感觉障碍的疾患均可引起压疮,如脑卒中、脊髓损伤等。一旦发生压疮,不仅给患者增加痛苦,加重病情,延长康复的时间,严重时可因继发感染引起脓毒败血症而危及生命。因此,必须加强护理,减少压疮的发生。

一、概述

压疮或压力性溃疡(pressure ulcer)是由于身体局部组织长期受压,血液循环障碍,组织营养缺乏,致使皮肤失去正常功能,而引起的组织破坏和坏死。压疮不仅可发生于卧床患者,也可发生于坐位(如坐轮椅)或使用整形外科装置的患者。

压疮发生的原因很多,病理过程复杂,常见的有:①长期保持一种体位的患者身体局部组织受压过久;②皮肤经常受摩擦、潮湿(如排泄物)等物理性刺激;③石膏绷带和夹板使用不当使局部血液循环不良;④全身营养缺乏;⑤继发感染等。

1.好发人群

各种伤病(如骨折、脊髓损伤、慢性神经系统疾病等)导致患者运动能力下降或丧失而长期卧床、各种消耗性疾病及老年患者,若有低白蛋白血症、大小便失禁、营养不良、维生素缺乏等则更易发生。

2.好发部位

压疮多发生于受压和缺乏脂肪组织保护、无肌肉包裹或肌层较薄的骨隆突部位,95%发生于下半身。根据体位不同,受压点不同,好发部位亦不同。

(1)仰卧位:好发于枕骨粗隆、肩胛部、肘部、棘突、骶尾部、足跟。

(2)侧卧位:好发于耳郭、肩峰、肘部、髂嵴及髂结节部、股骨大转子、膝关节的内外侧、外踝。

(3)俯卧位:好发于颧弓及面颊部、肩部、乳房、肋弓、男性生殖器、耻骨、髂嵴、膝部、足趾。

(4)坐位:好发于肩胛部、坐骨结节、足跟。长期使用轮椅者以坐骨结节部位发生比例较高。不良搬运或转移,床或椅垫选择不当,衣物穿着不当等,都可对运动障碍的患者造成因保护不当而直接使患者暴露在致伤外力的作用下,如帮助患者转移过程中不当拖拽,不定期翻身导致皮肤长期受压,不及时清理大小便使皮肤潮湿均可导致压疮。

二、压疮的评估

1.危险因素的评估

通过评分的方法,对患者发生压疮的危险性进行评估。当评分≤16分时,易发生压疮;分数越低,则发生压疮的危险性越高。

2.压疮的分期

根据病变发展的严重程度和侵害深度,压疮可分为以下4期。

(1)淤血红润期(Ⅰ期):为压疮初期。受压部位出现暂时性血液循环障碍,局部皮肤红、肿、浸润,伴有麻木触痛感。此期病理损害仅累及皮肤的表皮层,临床表现为不能消退的皮肤红斑,但皮肤仍保持完整。

(2)炎性浸润期(Ⅱ期):如红肿部位继续受压,血液循环得不到改善,静脉回流受阻,局部静脉淤血,将导致受压部位局部红肿向外浸润、扩大和变硬,皮肤成紫红色边缘,向外扩展,疼痛加剧并有水疱形成。

(3)浅度溃疡期(Ⅲ期):表皮水泡破溃,可显露出潮湿红润的疮面,有黄色渗出液流出;如发生感染,则疮面有脓液覆盖,致使浅层组织坏死、溃疡形成,疼痛加剧。局部感染组织坏死形成浅层溃疡。

(4)坏死溃疡期(Ⅳ期):坏死组织发黑,脓性分泌物增多,有臭味;感染向周围及深部组织扩展,侵入真皮下层和肌肉层,还可累及骨或关节,可并发骨髓炎及化脓性关节炎;严重的可引起脓毒败血症,危及患者生命。

三、压疮的防治及护理

在压疮的防治中预防胜于治疗,一旦压疮发生往往难以治愈,且可并发如骨髓炎、瘘管、窦道或脓肿形成、异位骨化脓毒性关节炎等,严重影响患者的健康与功能,甚至威胁生命,因此防止压疮的意义十分重要。应特别强调在处理已经发生的压疮时,还应预防其他部位发生新的压疮和已经愈合的压疮复发。预防需要康复医师、护士、治疗师、患者的共同配合。虽然对于长期卧床患者的压疮预防并不容易,但精心科学的护理,可以将压疮的发生降到最低程度。

1.压疮的预防

预防压疮的关键在于消除与压疮发生有关的各种危险因素。

(1)减少对局部皮肤组织的压力

1)经常更换体位:可防止患者同一部位受到长时间的持续压力,是有效预防压疮的关键。卧床患者一般交替地利用仰卧位、侧卧位、俯卧位;使用轮椅者,应指导其养成经常变换位置的习惯,并且要常做引体向上运动。体位更换一般每 2 h 更换 1 次,必要时每 30 min 更换 1 次;要制订体位变换时间表并在床头建立体位变换记录卡,严格按时间表进行,不得随意更改。卡中应列有翻身时间、体位、值班护士签名等项目。体位更换前后要对压疮多发部位的皮肤认真观察并记录观察结果。翻身后使体位安置妥当,并注意保护骨隆突部皮肤。

2)保护骨隆突处皮肤:减少骨突出部位的压迫,进行支撑训练。对截瘫等需长期依靠轮椅生活的患者,应指导他们练习双手支撑床面,或椅子扶手等将臀部抬高的动作。利用软枕或其他软垫等放置于骨隆突下,使其不直接接触床面,以减轻局部压力;利用床上护架架空盖被,减轻盖被对患者脚部和其他部位的压力;使用特制的床垫如海绵垫、充气垫、充水垫等,以减轻身体对局部的压力。

3)注意正确固定:对使用石膏、绷带、夹板、牵引器等固定的患者,随时观察局部状况及指(趾)甲的颜色、温度变化,仔细听取患者反映,适当调节松紧;衬垫应平整、柔软;如发现石膏绷带过紧或凹凸不平,立即通知医生,及时调整。

(2)保护皮肤:减少皮肤的不良刺激,增强血液循环。保持床铺单位的整洁、干燥、平整,尤其对大小便失禁者更应注意保持床褥和皮肤的干燥,对被排泄物污染的床单要及时更换处理。

1)增强皮肤血液循环:对长期卧床的患者,每日应进行全范围关节运动,维持关节的活动性和肌肉张力;经常用温水清洗皮肤,还可用少许 50%酒精对经常受压部位的皮肤及全背皮肤进行按摩,以促进肢体的血液循环。

2)避免潮湿刺激:患者出汗时,应及时将皮肤擦干,更换干净的衣服;大小便失禁者,可用尿布或接尿器保持会阴部干燥;床铺应保持平整、干燥、洁净。

(3)避免对皮肤的摩擦力:①患者取半卧位时,注意防止身体下滑,使用海绵垫要加套;②为患者更换卧位时,应抬起患者的身体,避免推、拉的动作;使用便盆时可在便盆上垫软纸或布垫,以防擦伤皮肤;③不能用破损的便器,床上使用时严禁硬塞,应抬起臀部送取便器;④翻身时如有导管要注意保持通畅,切勿扭曲,翻身后再仔细检查。

(4)改善患者的全身营养状况:在病情允许情况下,应给以高蛋白、高维生素饮食,增加矿物质锌的摄入,以增强机体抵抗力和组织修复能力,纠正贫血或低蛋白血症。

(5)为患者及其家属提供健康指导:使患者及其家属获得预防压疮的知识和技能,积极配合并参与护理活动,预防压疮的发生。指导内容包括:正常的皮肤结构及其功能;引起压疮的主要原因;身体易受压的部位;如何自我或由他人协助检查皮肤状况;预防压疮的方法;如何处理已发生的压疮。

2.压疮治疗及护理

发生压疮后,应积极采取局部治疗为主,全身治疗为辅的综合护理措施。治疗应从整体进行处理,包括一般治疗(消除危险因素)、病因治疗(消除局部压力作用)、压疮疮面治疗。对于Ⅰ、Ⅱ期压疮原则上采用保守疗法,主要有解除压迫、疮面处理和全身管理。Ⅲ、Ⅳ期压疮如保守无效时采取手术治疗。对于疮面,除常规无菌清疮换药外,应利用物理疗法如紫外线、红外线照射等以促进创面愈合。

(1)全身治疗:主要是积极治疗原发病,增加营养和全身抗感染治疗等。良好的营养是疮面愈合的重要条件,故应增加患者蛋白质、维生素和微量元素的摄入;遵医嘱抗感染治疗以预防败血症;加强心理护理。

(2)清创和局部换药:溃疡形成后可根据伤口情况按外科换药法进行处理,如先用无菌生理盐水清洗伤口,然后用无菌凡士林纱布及无菌纱布覆盖。表浅创面可用新鲜鸡蛋内膜覆盖,有保护创面、促进上皮生长的作用。溃疡深、分泌物多时,可用3%过氧化氢清洗伤口。

(3)物理疗法:压疮发生的整个过程中局部可用理疗进行处理。紫外线照射有消炎、止痛、促进上皮生长和组织再生的作用,对Ⅰ、Ⅱ期压疮的治疗效果明显。红外线照射有促进血液循环、增强细胞功能、使疮面干燥、促进肉芽组织生长等功能,能用于创面较深的压疮,也可应用微波、激光等治疗。

(4)外科手术治疗:溃疡较深且面积较大、坏死组织较多、用一般方法很难使疮面愈合者,可采用手术疗法,包括切除坏死组织、直接闭合、皮肤移植、皮瓣、肌皮瓣和游离瓣转移等。

第十三章 综合门诊护理

第一节 门诊护理管理内容与要求

一、总则

门诊护理管理以等级医院评审标准为指南;以护理安全管理为中心,持续提高门诊护理质量和服务质量;以护理服务管理为基础,持续提高患者满意度。

二、门诊护理管理内容

(一)门诊护理服务管理

1.礼仪服务管理

准时到岗,着装规范,佩戴胸卡,热情主动地接待每位患者,做到首句普通话,首问负责制,首句礼貌语,有问必答,耐心解释。

2.预检服务管理

人员资格必须由医疗、护理专业毕业,具有有效的执业证书,有一定的临床工作经验,有高度的责任心和同情心,熟悉医院工作流程及各项诊疗环节,对突发事件具备良好的应变能力和组织能力。

3.巡视服务管理

做好开诊前一切准备工作,巡视候诊区,维持候诊秩序;做好患者取药、化验及特殊检查和治疗的指导。

4.健康教育管理

在患者候诊期间,开展多形式的健康教育活动,向患者及其家属宣传卫生保健知识;做好卫生防病和治疗检查的健康教育工作。

5.便民服务管理

对政策照顾对象给予优先照顾就诊,对病情危重者给予提前就诊。

(二)门诊护理安全管理

1.预检分诊质量管理

严格执行门诊预检分诊制度,"一看、二问、三检查、四分诊、五请示、六登记"正确分诊。

2.院感防控质量管理

严格执行手卫生及各项无菌操作规范,防止交叉感染。保持治疗室、换药室整洁,无菌物品专柜放置,柜内物品整洁、有序。废弃物分类放置,处理规范。

3.急救设备质量管理

严格执行抢救车五定制度(定时核对、定人保管、定点放置、定量供应、定期消毒),抢救车示意图标示清楚,抢救设备齐全,功能完好处于备用状态,护士能及时熟练地启动抢救仪器。

4.突发事件处置管理

突发应急事件发生时,护士必须知晓承担的角色和责任;能够熟练使用灭火器、消火栓、手动报警和区域报警装置,及时有效地启动灭火、疏散程序,安全有序地疏散患者撤离火灾现场。知晓各类突发应急事件的处理预案。

三、门诊护理管理要求

(一)岗位要求

1.基本技能

(1)高尚的道德素质:要求护士有诚实的品格、慎独的修养、高尚的情操,并且理解患者、尊重患者、保护患者的隐私。

(2)良好的心理素质:要求护士遇到急事不慌、遇到纠缠不怒,面带微笑,保持良好的情绪状态。具有认知能力、思维反应能力、注意力、记忆力、应变力等心理综合能力。

(3)良好的沟通技巧:要求护士与患者交谈时语言亲切、柔和。针对不同的交谈对象采用不同的语言表达方式。

(4)过硬的业务素质:要求护士具有扎实的基础理论、健康教育、人文学科等多方面的知识,还要学习并掌握相关的新理论、新技术、新方法,不断建立新的知识结构。

2.操作技能

要求护士掌握常规的护理操作技能,以及各种伤口、缝合口的换药拆线,各种治疗操作的配合,特殊的辅助检查配合。

3.特殊技能

要求护士熟练操作医院就诊的 HIS 系统,并能处理常见的简单问题。了解各科医师、专家的诊疗专长与特色,并能向就诊患者介绍。

(二)预检护士服务要求

(1)准时到岗,不擅离岗位。接待患者态度亲切,服务主动热情。语言规范、有问必答,首句普通话、首问负责制。

(2)熟悉普通、专科、专家门诊时间安排。

(3)严格按照预检制度"一看、二问、三检查、四分诊、五请示、六登记"原则,正确分诊。对感染性疾病患者按照感染性疾病预检流程给予分诊隔离。

(4)正确测量体温,对体温>38.5 ℃患者做好发热登记。

(三)巡视护士服务要求

(1)巡视护士准时到岗,根据就诊患者人数,及时进行引导和疏导服务,保护患者隐私,做到一患一诊室,并保持二次候诊秩序良好。

(2)接待患者保持态度亲切,服务主动热情。语言规范、有问必答,首句普通话、首问负责制。

(3)对政策照顾对象,按政策要求予以照顾就诊。

(4)妥善处理患者在就诊中的各项问题,及时处理病情突变患者的急救、输送及与急诊护士的交接工作。

(5)确保抢救车内物品、药品、急救器械功能完好,并做好维护及记录。

(6)经常巡视诊室,配合医师检诊。对候诊患者进行健康宣教和诊疗知识的解答。

(四)治疗室护士服务要求

(1)严格按照护理操作规范,做好门诊患者身份的双重确认。

(2)及时、正确执行医嘱,做好各类医疗器械、药品和用品的保管、维修和补充。

(3)负责治疗室环境整洁、安静,维持就诊秩序。各类消毒物品放置有序,严格执行消毒隔离制度,防止交叉感染,医用垃圾正确分类。

(4)掌握换药、拆线和各专科护理操作及治疗配合,特殊伤口按要求处理。

(5)治疗操作中做好患者隐私保护。

第二节 门诊护理岗位职责

一、门诊部科护士长工作职责

(1)在护理部主任和门诊部主任的双重领导下,负责门诊护理管理工作。

(2)制订工作计划,经常深入各科门诊督促检查,提高护理质量,按时总结汇报。

(3)定期召开门诊各科护士长、组长会。督促检查护理人员执行各项规章制度、护理常规、技术操作。

(4)加强护理差错管理,发现差错及时组织研究分析和处理,严防差错事故发生。

(5)整顿门诊秩序,方便患者就医,加强卫生健康教育。

(6)督促检查门诊的整洁,做好消毒隔离工作。

(7)经常不断地发现门诊护理问题,有改进措施及效果评价。

(8)每月检查护士长手册一次,并提出指导性意见。

(9)组织门诊护士参加院、科继续教育学习和技术考核。

(10)加强了解国内外专科护理进展,组织开展护理科研。

二、门诊护士长、护士组长工作职责

(1)在门诊部科护士长领导下,与本科门诊主管医生配合,负责门诊护理及行政管理工作。督促检查护士和卫生员完成所分配的任务。

(2)制订工作计划,负责护理人员的分工,定期检查护理质量,复杂的技术应亲自执行或指导护士操作。

(3)督促护士认真执行各项规章制度和操作规程,严防差错事故。认真执行差错事故登记制度,负责总结经验教训,重大差错事故及时向上级汇报。

(4)负责指挥做好本科开诊前的一切准备工作,以及开诊和维持候诊秩序。

(5)检查本科护士的服务态度,经常巡视观察候诊患者的情况,对病情较重的患者提前安排就诊或送急诊室处理。

(6)遇有突发事件及时应对和上报工作。

(7)组织检查工作量的统计,认真填写各种工作报表。

（8）督促卫生员保持门诊环境整洁,做好消毒隔离工作。

（9）负责本科室药品及毒麻药品的管理,请领和管理物品。

（10）定期向上级汇报总结工作。

（11）督促本科护士做好门诊患者健康指导。

（12）组织本科室护士参加继续教育学习,开展护理科研。

三、分诊台护士工作职责

（1）提前 10 min 到岗。

（2）正确使用电子分诊系统,系统出现问题时,及时与信息中心沟通。

（3）分诊有序,按号就诊,保持候诊环境的安静。

（4）了解每天医师的出诊及当日停诊情况。

（5）热情接待每位患者,耐心解答问题及电话咨询者。

（6）需要临时处理的问题,请巡诊护士与医生联系。

（7）分诊间隙播放就诊流程及注意事项。

（8）记录重要事项,并认真交接班。

（9）掌握医生和护士在岗工作状态、离岗和外出情况。

（10）护士长不在时,代理护士长工作,协调管理全面工作,承担全部责任。

（11）接到特殊患者就医电话,立即通知相关医生。

（12）外籍患者就医要认真登记。

（13）发现无人认领的不明物品,立即报告保卫科处理。

（14）遇有突发事件发生时,要及时报告护士长并配合护士长和组长工作。

四、门诊换药室护士工作职责

（1）工作人员衣帽整洁,操作前带好帽子、口罩,言语规范,礼貌待人,耐心解答患者的问题。

（2）保持换药室的清洁整齐,工作有序,区分清洁区和污染区,两区域有明显的标志。

（3）认真评估患者病情,做好患者换药、封闭和特殊治疗前的查对。

（4）主动帮助行动不便的患者摆好体位、暴露伤口。

（5）换药过程中要注意观察患者的不良反应,并做好健康教育。

（6）换药后要主动交代回家后的注意事项和下次换药时间。

（7）药品柜无灰尘,药品摆放整齐有序,各种药品分类标签清楚,有清点记录。

（8）无菌物品放置于专用物品柜中,按消毒日期有序放置,有清点记录。

（9）每日紫外线消毒一次换药室,认真填写使用记录,紫外线灯管强度每季度检测一次并记录。

（10）每月空气培养一次,并记录时间。

（11）认真清洗和清点各种换药器械做好消毒工作。

（12）各类浸泡盒、罐标签清楚并有消毒日期。

（13）各类物品要及时补充,认真做好交接班。

（14）做好换药室工作量的统计。

（15）垃圾严格分类,特殊感染患者的敷料要单独放置,单独焚烧。各类医用垃圾的处理要登记贴标签,与后勤交接有签字。

(16)遇见烈性传染病伤口的患者,换药后待房间彻底消毒完毕方可正常运行。

五、门诊手术室护士工作职责

(一)做好手术室的一切准备工作

(1)核对手术患者姓名、性别、年龄、手术名称、手术部位,有无过敏史,评估患者皮肤情况。

(2)搀扶行动不便的患者到手术台上。

(3)手术间要整洁、安静,室温保持在 24 ℃~26 ℃。

(4)严格检查所需各项手术用品、药品,对手术中所用的各类物品、器械药品要严格执行核对制度,避免造成差错。

(二)做好手术中的配合

(1)注意为患者保暖,防止受凉。

(2)配合医生为患者摆好体位,保护患者防止患者坠床,注意患者安全。

(3)对手术患者进行术前、术后血压、脉搏的测量并记录。

(4)严密观察患者术中的不良反应,及时配合医生对其进行治疗和抢救。

(5)协助医生做好患者术后皮肤的清洁,伤口的包扎。

(6)尊重患者的合法权利,保护患者的隐私。保证患者的安全。

(7)积极、主动参与突发事件的应急工作。

(8)做好正确留取标本,查对标本的数量并送检。

(三)手术后

(1)做好患者康复指导和医生处方用药指导及饮食指导。

(2)认真填写手术登记记录和护理记录单,严格执行收费制度,做好收费工作。

(3)做好手术室的清洁工作,物品的清洁消毒及物品、药品的补充。

(4)做好消毒隔离和垃圾分类工作。

六、门诊接待咨询服务岗护士工作职责

(1)遵守医院文明服务规范,对患者服务热情,耐心周到,有问必答,语言文明。

(2)耐心解答患者提出的各种问题,主动指导患者就诊、检查、治疗,不推诿患者。

(3)根据患者流量,尽快疏导患者到相应科室候诊,减轻门诊大厅及主要路口的拥挤,定时巡视。

(4)主动细心观察患者病情,遇有突发事件,参与抢救,运送患者。

(5)负责转送发烧患者去发热门诊就医。

(6)负责维持取血室秩序,排查化验单项目。

(7)帮助患者查找丢失的化验单、检查单。

(8)解决门诊范围内应急问题与相关科室联系。

(9)遇重大问题及时向有关领导汇报。

七、门诊换药室工作制度

(1)提前 15 min 到岗,清洁消毒室内,按规定浓度配制各种浸泡消毒液。

(2)严格执行无菌技术操作制度,一份无菌物品只能给同一患者一处伤口使用,防止交叉感染。

(3)给患者换药之前要洗手。

(4)换药后的污染弯盘等医疗器械先初步处理后再由供应室收回统一清洗、消毒。

(5)每日紫外线消毒 1 h,紫外线灯管每周用 95%酒精擦拭 1 次,每月做空气培养 1 次。

(6)各类盒罐一经打开后 24 h 更换。

(7)抽出的药液,只能在无菌盒内保留 2 h。

(8)保证各种物品柜、操作台清洁。

(9)操作台和诊查床如有污染随时清洁、消毒。

(10)严格区分生活垃圾和医疗垃圾,对有特殊感染的敷料,如破伤风、绿脓杆菌、气性坏疽等污染患者所用的敷料,与其他敷料分开放置,标签注明,做好登记,与后勤衔接好,双方签字,由后勤处理、单独焚烧。

(11)配合各科医生在换药室的处置工作。

八、门诊换药室消毒隔离制度

(1)换药室每日清洁地面和桌面两次,如有污染随时清洁。

(2)对换药室每天进行日常清洁,每周要彻底清洁 1 次。

(3)工作人员进入换药室必须穿工作服,换药前洗手、戴口罩。

(4)做到一份换药物品一处伤口一洗手或一用快速手消。

(5)有菌伤口与无菌伤口分开。

(6)特殊伤口换药戴上手套,必要时穿隔离衣。

(7)打开的药液加盖保存,并注明开启时间。

(8)无菌盒内注射器抽出的药液不得超过 2 h,开启的无菌溶液不得超过 24 h,并注明开启时间。

(9)储存棉球、纱布、棉垫的无菌储物罐一经打开使用时间不得超过 24 h,并注明开启时间。

(10)做治疗要一人一巾一管一注射器一手消或一洗手。

(11)严格区分清洁区,污染区,并有标记,所有消毒物品要标明使用期限,夏季(5 月 1 日~9 月 30 日)不超过 1 周,冬天(10 月 1 日~4 月 30 日)不超过 2 周。

(12)每日用紫外线消毒 1 h,并有登记,每周用 95%酒精擦拭灯管一次并记录,每月做空气培养 1 次。

(13)配置的消毒液应用试纸条检测浓度,换药用过的弯盘等器械,应初步清洁,如有脓血、分泌物的弯盘和器械加入消毒剂浸泡 30 min,再清洗干净后统一由供应室回收。

(14)无菌物品有专柜,并有专人管理和检查,要求柜内无灰尘。

(15)血压表、听诊器、体温表消毒应按感染管理办法执行。

(16)每天及时更换各种无菌敷料罐。

(17)正确处理患者用过的敷料、器械、注射器。

(18)严格执行医疗垃圾管理制度。

(19)换药室墩布专用,有标记,悬挂晾干。

九、门诊手术室消毒隔离制度

(1)每日清洁手术室地面和桌面、手术台,如有污染随时清洁。

（2）进行每天日常手术室消毒工作。

（3）每周彻底清洁一次。

（4）工作人员进入手术室必须穿工作服,更换拖鞋或戴鞋套,手术前洗手、戴口罩,出手术室要更换外衣及鞋。

（5）同一患者同时做两处手术,应先做相对无菌的部位。

（6）手术人员要严格执行无菌技术操作规程。

（7）特殊手术,术后需做终末消毒。

（8）无菌盒内注射器抽出的药液不得超过 2 h,抽吸的溶媒使用时间不得超过 24 h,开启的无菌溶液不得超过 24 h,并注明开启时间。

（9）储存棉球、纱布、棉垫的无菌储物罐一经打开使用时间不得超过 24 h,并注明开启时间。

（10）做治疗要一人一巾一管一注射器一手消或一洗手。

（11）各种药液打开后应加盖保存,应注明开瓶日期。

（12）每日用紫外线消毒 1 h,并有登记,每周用 95％酒精擦拭灯管一次并记录。每月做空气培养一次。

（13）配置的消毒液应用试纸条检测浓度,有脓血、分泌物的弯盘和器械先在消毒剂中浸泡 30 min,清洗干净后统一由供应室回收。

（14）无菌物品有专柜,无灰尘,并有专人管理和检查。

（15）每天及时更换各种无菌敷料罐。

（16）各手术间墩布专用并有标记,悬挂晾干。

（17）严格执行医疗垃圾管理制度。

十、静脉抽血室工作制度

（1）进抽血室应衣帽整齐,操作时戴口罩、手套。操作前后应洗手,严格执行无菌技术操作规程;保持台面清洁。

（2）非工作人员,操作时间禁止入内。

（3）严格区分清洁区和污染区,分区明确,标志清楚。

（4）无菌物品专柜存放,标志明确,先用先到期的无菌物品。

（5）严格执行中心治疗室查对制度。

（6）严格执行中心治疗室消毒隔离管理制度。

（7）患者出现突发晕倒晕针启用其应急流程。

第三节　门诊护理工作质量考核

一、总则

（1）为患者提供安全、及时、准确、高效、连续的诊查流程和良好的诊疗环境。

（2）配合门诊部落实各类便民服务,优化门诊就医流程,加强候诊管理,提高患者满意度。

（3）简化就医环节，最大限度减少非医疗等候时间，指导患者准确有序就诊，微笑热情服务，耐心解答各种问题，从而提高患者满意度。

二、门诊主要工作

（1）预约挂号：可合理安排患者检查与就诊时间，从而减少患者在就医时的等候时间。

（2）预检分诊：护理部应指派经验丰富的护理人员担任预检分诊工作，预检护士应按照分诊程序分诊，并严格执行感染性疾病预检制度，防止交叉感染。

（3）候诊：患者候诊时，护理工作应以维持候诊秩序和缓解患者情绪为重点，可先期测量体温和血压。主动巡视，做好一患一诊室工作，解答患者的提问，适时进行健康教育。对急重症患者优先安排就诊。

（4）接诊是门诊诊疗的中心环节，主要是医师的工作。护理工作主要是协助医师对患者进行诊查，随时注意隐私保护。对行动不便的患者，应提供诊查时和诊查后的护理服务。

（5）入院：对需入院治疗的患者，介绍办理住院手续的方位、如何办理及住院需携带的物品。对危重患者应派人护送，并帮助办理住院手续。

（6）健康教育：详见相关内容。

（7）电话回访：对乐意接受电话回访的患者，问询服药情况，提醒正确服药，遵照医嘱复诊，解答患者所提出的问题，做好回访记录。

三、门诊护理工作质量考评制度

为了提高门诊护理质量，提高患者满意度，制订门诊护理工作质量考评标准，具体考评方法如下。

1. 护理工作质量考评目的

（1）用量化管理，提高护士工作潜力。

（2）明确岗位职责、工作内容和基本要求，加强护理质量内涵与服务满意度。

（3）确定工作目标，提高工作满意度和未来成就感。

（4）促进护理队伍建设，提升护理教学与科研水平，推进护理学科建设。

（5）促进护理工作的不断改善，提高整体护理水平。

2. 护理工作质量考评内容

（1）工作质量：反映工作的准确性和工作效率。

（2）专业技能：考核能否胜任岗位职责所要求的知识、方法、操作水平及应用程度，以及业务学习计划和科研水平。

（3）工作态度：考评护士工作的自觉性和责任心及无监督时的工作状况。

（4）服务满意度：考评患者、医师对护理工作的满意度。

（5）劳动纪律：考核护士工作纪律性和对护理工作的贡献程度。

3. 护理工作质量考评方法

考评为评分制，确定各项考评内容分值，满分为 100 分。采取月度考核与年度考核相结合的方式，护士长可进行定期检查或不定期抽查，发现护士的工作缺陷，制订解决方法，提高护理质量，改善护理服务。

第四节 门诊护士工作礼仪

门诊是患者就医的主要场所,也是患者与医护人员接触的第一环节。人们出现健康异常问题时往往首先进入门诊,所以,门诊的就医患者多,而且流动性也较大。此时,护理人员面临的服务对象除了患者本人外还有其家属。同时,来门诊就医的患者除有生理不适之外,还普遍存在以下心理特征:急切见到医生,希望给自己诊治的医生是年资高者,希望得到医护人员的特别重视和理解,由于面临陌生的环境,常常伴有焦虑、恐惧悲观、自卑和消极等心态。面对如此复杂的工作特点,门诊护理人员应该在工作中注意遵循以下的礼仪规范。

一、接诊礼仪

1.注重礼仪规范

门诊护士仪表要文明端庄,做到上岗着装得体,给服务对象以整洁、文明、大方的感觉,以便留下良好的第一印象。在与患者接触的过程中,必须做到语言文明、态度诚恳、面带笑容、语气柔和、声调悦耳;护理人员的坐姿和站姿要端正和规范;做护理操作时动作要轻柔、准确。这些都是门诊护士最基本的礼仪要求,有助于建立良好的护患关系,消除患者对医院的恐惧心理。

2.为患者创造舒适的就医环境

门诊环境的清洁、优美与否,会影响患者对医院的第一印象。干净清洁、秩序良好、环境优美、景色宜人的门诊环境会给患者美的享受,有助于减轻或消除患者痛苦和恐惧的心理。其中,需要特别注意的是就医秩序,它是门诊环境的重要组成部分。门诊护理人员应该采取多种有效的方法,维持良好的就诊秩序,提高诊治效率,为医生有效诊治患者创造一个良好、安静的环境,从而提高工作质量和工作效率。对于复查的患者,应尽可能帮助他们找到原诊治医生,以保证诊治的连续性。

3.热情接待,耐心解答

门诊作为医院服务的窗口,首先接待患者的就是门诊护士。门诊护士的言行举止直接影响着就诊患者对于医院的印象。因此,门诊护士一定要耐心回答患者及其家属的询问,笑脸相迎,亲切热情,态度和蔼,同情体贴,这些都有助于使患者对医院产生信任感。对于一些不了解的问题,也不应该说:"我不知道。"要请患者稍等,主动请其他医护人员予以解答。对于初次就诊的患者,在必要的情况下还要做好门诊的介绍工作。护理人员要主动向患者介绍医院门诊情况、就诊程序,以及医院的环境、设施和开展的新业务、新技术等,主动向其介绍与其健康状况相关的科室、医生概况、主要检查项目、检查步骤、科室位置等。注意说话时的语气、语调和表情,多应用安慰性语言,以使患者情绪稳定,主动接受门诊治疗。

4.积极做好健康保健知识的宣传

护士的职责,不仅仅是单纯完成护理工作,向患者宣传健康保健知识已经成为了护理工作中必不可少的一部分。门诊护理人员应抓住患者就诊的时机,通过使用各种宣教手段,如电视、宣教手册、健康宣教板报、集体讲授或个体咨询等方法向患者宣传防病治病的基本知识,提高人群的健康保健意识。

二、护理工作中的礼仪

到医院就医的患者中,有相当一部分是在门诊接受治疗的,在为患者进行护理的过程中,除了规范、娴熟的操作外,还应注意工作中的文明礼貌行为。

1. 护理前进行解释

护理前应主动对患者进行一些关于护理措施的解释,要充分尊重患者的知情权,让患者了解护理措施的意义。例如,要给一个发热患者肌内注射退热药物时,应这样向患者说明:"XX您好,您正在发高烧,长时间高烧会损害人的大脑,同时会消耗体内的大量水分,这对您的健康很不利,所以现在我要按医嘱给您注射退烧药物,我给您注射的是复方柴胡注射液,做肌内注射,请您把裤带松开,把裤子褪下,让我来为您做注射治疗好吗?"注意在整个操作过程中要求患者配合时一定要"请"字当先,不可以用命令式的口气对患者说话。

2. 护理中严格执行操作规程

进行护理操作时既要严格遵守操作规程,又要做到动作轻柔,神情专注,态度和蔼。当患者配合治疗结束后,还应当向患者致谢,并给予适当的安慰,例如,"谢谢您的配合,您现在需要好好休息,用药后过一会儿就会感觉好些的,请不必担心,如果有什么不适可随时叫我"。整个治疗过程中都应注意保持举止有度,言谈有礼,即使遇上某些患者挑剔、为难,也要保持冷静、耐心,始终以礼相待。

3. 护理后礼貌关怀

患者在门诊治疗结束离去前,除了需进行必要的医嘱交代外,还需礼貌地嘱咐患者注意保重身体,给患者留下急需帮助时的联系方式,把患者送到诊室门外,说几句祝福送别的礼貌语,如"您请走好,注意按时服药,保重身体,有何不适请随时与我们联系或来就诊,药袋上有我们的联系电话,祝您早日康复"等礼貌语,让患者来时焦虑,去时舒畅、满意。

第五节 门诊患者的健康教育

门诊患者的健康教育是医院卫生宣教的中心,又是医院卫生保健的第一平台,其重要性不言而喻。

一、门诊健康教育的着眼点

医院门诊每天有大量的患者在流动,因此是开展健康教育的主要阵地。健康教育可以根据患者的性别、年龄、职业,针对各种疾病的病因、病种,结合人体的生理、心理状态及文化习俗,进行广泛深入的卫生知识科普宣传和教育。在医院门诊就诊的患者,因为接受健康教育时间相对短暂,因而渴望在短时间内知道自己所患疾病及病情程度、什么药物最适合自己、怎样能够快速治愈等。因此,医院门诊的健康教育对患者的进一步诊治有较强的指导和帮助作用。

二、门诊就诊患者的特点

1. 患者有差异

停留时间短,流动性大,针对性差,难以进行系统教育。每位患者的身体状况,疾病的病种、病因、预后等各有差异。患者的职业、年龄、生理状况、文化教养、风俗习惯、对医疗的需求等也各不相同。

2.患者关心的问题多

患者常常带着许多问题来医院就诊,如自己是否有病,患了什么病,有什么特效药,能否尽快治愈等问题,他们希望有一流的专家应诊,尽快明确诊断,得到最佳治疗方案,最好住院治疗。

三、门诊健康教育的特点

1.内容侧重于普遍性

根据不同季节、不同地方的不同疾病特点,进行常见病的防治教育,教育内容要精练、新颖、通俗易懂,以增进教育的吸引力。

2.教育对象要有针对性

门诊主要服务对象是门诊患者及其家属。教育应该伴随医疗活动开展,利于稳定患者的情绪,维持良好医疗程序,同时让患者获得知识。

3.教育的形式要灵活多样,情景和谐

通过发放书面宣传材料,门诊各候诊区域的宣传专栏、多媒体或医务人员与患者进行互动性咨询活动,而且必须保证关爱和谐。

四、门诊健康教育方法及内容

1.就诊前教育

患者一进入门诊大厅,只要是非抢救患者,健康教育宣教便可进行。门诊是患者进入医院的第一站,患者怀着忐忑不安的心情来到医院,导诊员主动热情迎接患者,介绍医院环境指明就医方向,为老年人、体弱者、病情严重者开辟优先就诊通道,消除患者对医院的陌生感。在候诊区域设置固定的健康教育专栏,内容以常见病、多发病、流行病的防治知识为主,形式力求美观大方、内容短小、字迹通俗易懂,并通过电视介绍就医须知、各科室方位、宣传疾病保健及防治知识等。使患者在候诊期间,一方面可接受保健知识,另一方面可减少候诊过程中的焦虑、紧张、烦躁心理,保持心情愉快,主动配合医生诊治。在门诊开展健康教育要做到内容丰富,语言精练,形式新颖,要有一定的吸引力就须有针对性,应避免求全求细的系统性教育。其特点更应该侧重于科普性,让每个患者听清楚、听明白。由于门诊患者流动性大,不可能针对每一个体需求来开展教育。因此,开展健康教育更要根据不同季节、不同年龄、不同职业、不同疾病的特点,进行常见病和慢性病的防治教育。一般来说,门诊的主要就诊对象是患者和陪同家属,这时教育应该更加贴近所患的病种开展,达到消除患者焦虑情绪,同时让患者获得自己所患疾病的更多相关知识。

2.接诊教育

接诊教育是门诊健康教育的一个重要环节,是以个别谈话的互动方式,针对患者最关心的问题及他们没有意识到的重要问题,不失时机地进行必需而简短的解释、说明、指导和安慰。这更要求医务人员要因人、因病、因实际情况来实施所需的健康教育。

3.检查、治疗过程中的健康教育

患者诊病结束后,接下来的是各种检查、治疗,医务人员可结合患者的具体病情,在进行各种诊治操作过程中,进行个别宣教,如疾病发病原因、治疗方法、并发症预防、自我护理常识、饮食调节、用药常识及注意事项等,并教育患者识别疾病的危险信号及自救常识,如对糖尿病患者,教会患者及其家属进行胰岛素自我注射,血糖、尿糖测定,饮食控制的方法;对慢性支气管炎长期卧床的患者,帮助患者叩背、拍胸,教会患者有效咳痰等。

4. 随诊教育

随诊教育是门诊健康教育最主要、最经常的宣传教育方法。它不受时间、地点、设备等条件的限制,利用候诊、就诊、检查、取药、进行各种治疗等机会,针对不同人群、不同对象、不同疾病的患者宣传不同的内容。原则上掌握针对性、通俗性,如年轻孕妇重点宣传科学育儿、妇女保健及营养卫生等知识;老年人宣传长寿之道,如何预防心脑血管疾病的发生,引起高血压的因素,高血压患者的饮食起居注意事项;对青年人要宣传合理膳食,陶冶情操,肥胖的标准及危害性,体育锻炼对各种疾病的益处等等。

5. 离诊时教育

患者诊治结束准备离院前,医务人员向患者及其家属交代回家后的注意事项;介绍活动与休息的关系,有关锻炼的方法;继续用药的方法、用量及预后保健;复诊时间及方法,以及同医院联络的方法等。针对患者具体情况,对择医行为非常强烈的患者,他们一方面希望得到最好的医生、专家诊治,另一方面又希望能够保证其病情诊治的连续性,为此,提前为患者预约好下次复诊的医师,能够解除了患者的后顾之忧,使患者满意离去。

五、门诊医务人员在健康教育中的作用

1. 门诊医务人员开展健康教育的优越性

(1)健康教育人数众多,需求多:患者来医院就诊,一方面迫切需要了解与自身疾病相关的知识,另一方面也希望了解日常保健知识。因此,凡来院就诊的患者及其家属都可选为健康教育的对象。

(2)门诊医务人员很容易取得患者信任:患者对关于自己疾病的知识可谓求知若渴。许多患者由于自身文化素质有限,健康知识缺乏,受从众心理影响容易盲听盲从。门诊医务人员是与门诊患者接触最早,接触时间最多的医务人员,门诊医务人员与患者的沟通最直接,很容易和患者建立信任关系。所以提高门诊医务人员的知识面、语言艺术和交流水平、沟通技巧,可以有效提高健康教育的效果。健康教育得到的效果与健康教育者的沟通技能和医疗信息掌握量呈正相关。

(3)门诊部掌握着全院的医疗信息,是患者了解医院的窗口:改善门诊就诊条件、咨询台的硬件配备完善、网络设备先进、通讯畅通、信息准确是确保良好健康教育的有力保障,以上诸多因素是否完善直接关系到健康教育的效果。

2. 门诊医务人员在门诊部开展健康教育的具体做法

(1)门诊部设总服务台:每日由门诊医务人员免费为患者提供热线健康咨询,服务台配备电脑,保证医务人员能快速、准确的查询医疗信息,选择富有临床经验的医务人员负责咨询工作,开通热线。通过工作人员热情诚恳的声音和耐心细致的解答,增加患者对疾病的认识和了解,消除不良的精神反应,解除患者及其家属的忧虑。

(2)设咨询台和导医、分诊员:综合性医院的临床专业多而细,加之一部分患者是初次就诊,往往来医院后不知道挂什么科或去哪个诊断室看病,因此,在挂号室和门诊大厅及门诊的各个楼层都设有咨询台和导诊员,直接解答患者及咨询的各种疑问,引导患者到各诊室就诊。

(3)设健康教育宣传栏:利用患者多,各科室候诊患者相对集中的特点,在门诊各层楼的候诊厅设立卫生知识宣传栏,适时宣传一些季节病、常见病和多发病的诊治、饮食和预防等知识。

(4)充分利用门诊大厅大型彩屏:在门诊连续、滚动播放各科常见病、疑难病诊治方法,及医院各科相关医疗资讯,可以达到非常好的宣传效果。

(5)采用图片和报刊形式,开展健康宣教:采用图片配文字说明的形式介绍一些如艾滋病这类高危传染病的传播途径,引起的危害以及如何预防,图片简明直观,通俗易懂。在咨询台发送各类常见疾病专刊,如《肾友》《风湿病友》等期刊,详细地介绍多种病症的起因、症状、相关的药物治疗以及疾病康复期的合理膳食、适当运动和心理平衡等知识。

(6)在为患者做治疗的同时,进行卫生宣教:医务人员在为患者做各种治疗如换药、雾化、输液和注射时,向患者讲解一些与治疗和疾病相关的知识,使患者能主动配合医务人员完成治疗。

(7)开办常见病学习班:定期举办一些常见病、多发病,如糖尿病、风湿类疾病学习班,由专科医师或主管护师讲解有关疾病的发病原因、发病机制及临床表现,指导患者正确评估病情,正确应用各类药物,如何利用膳食辅助治疗疾病。学习班采取讲课、讨论、答疑相结合的形式,可得到患者及其家属的肯定。开办特殊疾病学习班是贯彻预防为主,防治结合,动员全社会参与,为人民健康服务的有益措施。

(8)设立金卡医疗保健服务部,为家庭成员提供连续性、综合性预防保健服务:家庭是社会的细胞,提倡健康文明的家庭生活方式,对建立良好的社会生活方式起着非常重要的作用。对个人或家庭建立健康档案,定期检查,定期卫生知识讲课,早期发现疾病,早期治疗,并为来医院治疗的患者提供经济快捷的服务。

3.门诊医务人员在医院开展健康教育的重要作用

(1)门诊导诊员的设立充分体现了门诊部以患者为中心的优质服务宗旨:导诊员根据患者的自诉症状或各种检查结果,及时、正确地给予指导就诊,避免了因挂错号在多个科室来回往返,使患者缩短了就诊的时间,又节省了经济上的开支。

(2)提高防治疾病的效果:合理的健康教育对就诊患者的治疗、预防及自我保健都可以取到事半功倍的效果。可促进患者更快地康复,改善患者的生存质量。

(3)增强患者的保健意识:通过开展各种形式的卫生宣教,人们对一些疾病的发生、发展、治疗和预防都有了不同程度的认识,自觉改变不良的生活习惯。养成良好的生活方式,在日常生活中注意生理和心理的双重调节,使身心处于一种最佳健康状态。

(4)减轻患者就诊时的紧张心理:患者到医院看病,不光是需要疾病得到治疗,还需要得到生理或心理上的安慰和满足。导诊员的出现,是现代化医院管理的需要,兼分诊、咨询和健康教育于一身。她们在医院中接触的患者最早、最多,在解答患者的各种疑问、指导患者就诊的同时,就已经进行了最直观的、有针对性的卫生知识宣教。加之各科的科普园地,图文并茂效果显著,既平息了患者候诊的急躁情绪,减轻了患者的紧张感和恐惧感,维持了良好的候诊秩序,又使患者通过卫生宣教获得了保健知识。

(5)有利于促进和谐医患关系的建立,提高医院的社会和经济效益:通过与患者的交流和沟通,可消除患者对于医院陌生感,缩短医患距离,增强信任感。

第六节 院前急救的护理

一、现场评估

在对急危重症患者进行病情评估的过程中必须树立"挽救生命第一"的观点,应强调"边评估边救治"的原则。

1. 病情评估的方法

病情评估时尽量不移动患者的身体,尤其对不能确定的创伤和心肌梗死患者。病情评估包括询问病史、了解症状以及对患者进行体格检查。

(1)通过询问患者、目击者或家属可以了解事情发生经过。病史的询问务求简单明确,并且询问针对患者病情最关键之点。可能的话,应该在现场寻找药瓶或血迹等以使情况更加明确。

(2)症状是指患者的感觉与体会,包括疼痛、麻木、失去知觉、眩晕、恶心和颤抖、抽搐等。

(3)应迅速进行常规检查,从头沿着躯体到小腿和足。对急危重症患者的检查务求简单扼要、突出重点。主要依靠视、触、叩、听等物理检查,尤其侧重对生命体征变化的观察及发现,可用护理方法解决的问题,检查患者的呼吸与脉搏,观察是否有严重的出血或体液丢失,观察躯体是否存在肿胀或畸形、语言的表达能力以及患者对伤情或症状的耐受程度等,及时发现危及生命的主要问题。

2. 现场病情判断

(1)意识状态:呼唤、轻拍、推动,观察神志是否清醒,无反应则表明意识丧失,已陷入危险。

(2)气道通畅:梗阻者不能说话及咳嗽。

(3)呼吸:正常 12~18 次/分钟,危重者变快、变浅,不规则,表现为叹息样或停止。

(4)循环体征:看皮肤、黏膜颜色,是否苍白或青紫;数脉搏,正常 60~100 次/分钟,以判断有无心脏危险信号。

(5)瞳孔大小及反应:判断有无颅脑损伤、脑疝、脑水肿或药物中毒。

(6)检查头、颈、胸、腹、骨盆、脊柱和四肢:有无开放性损伤、骨折、畸形、触痛、肿胀和活动性出血;有无表情淡漠、冷汗、口渴等。

二、现场分类

根据检伤的结果,如患者的生命体征、受伤部位、出血量多少来判断伤情的轻重,对患者进行简单分类,并分别标识不同的醒目颜色,伤病情识别卡别在患者的左胸部或其他明显部位,便于医疗救护人员辨认,以便按先后予以处置,并采取针对性的急救方法。伤病员伤情划分等级。

(1)红色标签:重伤,即危重症患者,在短时间内伤情可能危及生命,需立即采取急救措施,并在医护人员严密的监护下送往医院救治,应优先处置、转运。如严重头颅伤、大出血、昏迷、各类休克、严重挤压伤、内脏伤、张力性气胸、颌面部伤、颈部伤、呼吸道烧伤、大面积烧伤等。

(2)黄色标签:中度伤,即重症患者,伤情重但暂不危及生命,可在现场处理后,由专人观察下送往医院救治,次优先处置、转运。如胸部伤、开放性骨折、小面积烧伤等。

(3)绿色标签:轻伤,即轻症患者,伤情较轻,能行走,经门诊或手术处理后可回家休养,可延期处置、转运。如软组织挫伤、轻度烧烫伤、远端肢体闭合性骨折等。

(4)黑色标签:死亡,即濒死或死亡者,一般由其他的辅助部门处理,可暂不做处置。

(5)蓝色标签与上述颜色同时加用,表示患者已被污染,包括放射污染及传染病污染。

在分类检伤中还应该掌握几个原则:①边抢救边分类。分类工作是在特殊而紧急的情况下进行的,不能耽误抢救。②指定专人承担。一般由医生担任,要求头脑冷静、目光敏锐、视野开阔,应由经过训练、经验丰富、有组织能力的人员承担。③分类依次进行。分类应依先危后重,再一般的原则进行;④分类应快速、准确、无误。评估人员要不断地走动,不要在一个地方停留过长时间,以发现更多的患者。

三、现场救护

1.现场救护的原则

(1)保持镇定、沉着大胆、细心负责、理智科学地进行判断。

(2)评估现场,应确保伤者和自身的安全。

(3)分清轻重缓急,先救命,后治伤,先危后重、先急后缓的原则进行,果断施救。

(4)尽可能采取减轻患者痛苦的措施。

(5)充分利用可支配的人力物力,协助救护。

2.现场救护的基本措施

(1)判断意识和病情轻重,立即呼救。

(2)摆好救护体位,注意保暖,根据病情的轻重与不同,原则上在不影响急救处理的情况下,采取相适应的体位。心跳骤停者采用 CPR 位,即平卧位;昏迷者或舌后坠伴呕吐者应采用平卧位头偏向一侧或屈膝侧俯卧位;休克患者可取头和躯干抬高 20°～30°、下肢抬高 15°～20° 的中凹位;患者面部朝下,必须要移动时,应整体翻转,即头、肩、躯干同时转动,始终保持在同一个轴面上,避免躯干扭曲;对于猝死、创伤、烧伤等患者,要适当脱去某些部位的衣服,以免进一步污染,便于抢救和治疗。

(3)维持呼吸系统功能:护理措施包括吸氧、清除痰液及分泌物、进行口对口人工呼吸或配合医生进行气管插管及呼吸兴奋剂的应用,以保持呼吸道通畅。

(4)维持循环系统功能:护理措施包括测量生命体征,对于高血压急症、心力衰竭、急性心肌梗死或各种休克进行心电监护,必要时配合医生进行电除颤及体外心脏按压。对心脏、呼吸骤停者,应立即行胸外心脏按压。

(5)维持中枢神经系统功能:强调在现场急救实施基础生命支持时,即开始注意脑复苏,及早头部降温,以提高脑细胞对缺氧的耐受性,保护血—脑屏障,减轻脑水肿,降低颅内压,减少脑细胞的损害等。

(6)及时开放静脉:尽量选用静脉留置套管针,选择较大静脉穿刺,固定牢靠,使患者在烦躁或搬运时,针头不易脱出血管外或刺破血管,保证液体快速而通畅地输入体内,尤其对抢救创伤出血、休克等危重患者在短时间内扩容极为有利。

(7)对症处理:协助医生进行止血、包扎、固定及搬运,应用药物或其他方法,进行降温、引流解毒、止痉、止痛、止吐、止喘、止血等对症处理。

(8)心理护理:对清醒患者不要反复提问,避免在患者面前讨论病情,给予安慰性语言,应尽量使患者能安静休息,并减轻其心理压力。大多数院前急救患者病情复杂、症状严重,对于遭受突然的意外伤害,缺乏思想准备,因此常表现为惊慌、焦虑和恐惧,此时患者及其家属视医护人员为"救星"。因此,医护人员要有良好的应急能力敏锐的观察力,既要沉着冷静,又要迅速敏捷,以忙而不乱、急而有序的态度,熟练精湛的技术,运用非语言交流手段,给予患者及其家属安全感和信任感。

(9)在院外现场中处理猝死、窒息创伤、烧伤等患者,为便于急救,均需要适当地脱去患者的某些衣服、裤子、鞋、帽等。需要掌握一定的技巧,以免因操作不当加重病情。

(10)保存断离的肢体,及时妥善处理好离断肢。如手指或肢体被截断时,将断离面用生理盐水冲洗后,用无菌纱布包好放入塑料袋内,同时将碎冰放在塑料袋外面,带到医院以供再植。注意不可将断离肢体直接放入碎冰中,因可使断离的黏膜组织无法修复再植。

四、转运与后送途中护理

1.转运前的要求

(1)根据不同伤情,转运前必须将患者进行大致分类,并对受伤部位做出鲜明的标志,以利途中观察与处置。

(2)注意发现危及生命的伤病情,如出血、内脏穿孔、发热、抽搐、呼吸道阻塞、骨折等,都应在转送前做紧急处理,以防转送途中病情恶化导致死亡。

(3)对失血过多的患者,除止血包扎外,应给予静脉补液,或输注血浆代用品,纠正和预防失血性休克,以保证途中安全转运到目的地。

(4)对接触的每个患者应做必要的检查,发现伤处注意保护。

(5)在患者转送前,应备齐医疗后送文件,如伤票后送文件袋。

2.运载工具的选择

运载工具的选择多数根据院前急救任务、患者的数量、性质、区域环境来确定。①一般个体或群发意外事故,现场急救多根据需要选择不同类型的救护车;②路途较远,现场环境较差等特殊情况可选择直升机和飞机;③沿海、岛屿等水域环境还可选择救护船艇;④距离医院较近的急性病患者,可选择方便的运送工具,如平板车、三轮车、担架、轮椅等,目的是为节省时间,将患者快速送到医院救治。

3.搬运的要求

(1)担架搬运患者时:将患者头后脚前放置,利于后位担架员随时观察患者神志变化。长途搬运时,务必系好保险带,防止跌落摔伤。同时应该采取加垫、间接按摩等措施,防止出现局部压伤。担架员行进步调应一致,以减少颠簸。同时还要注意雨雪、雷电天气时,要做好遮雨、保暖和安全工作,避免人员遭受雷电袭击或淋雨挨冻等。

(2)救护车运送患者时:尽量选择近程路径、平整路面,少走弯路、减少颠簸,车辆行驶途中要避免急拐弯、急刹车等,以免增加患者不适、痛苦或加重病情。为保证患者安全,须妥善固定患者及车载担架,并酌情阶段缓行。

(3)火车运送患者时:一般比较平稳,多用于大批患者长距离转移。因此,患者分类标记务必清楚牢固,重伤患者应放置在下铺,容易观察治疗。长时间的运送,途中还需注意生活护理,要勤巡回、勤询问、勤查体、勤处理。

(4)船舶运送患者时:晕船容易引起恶心呕吐,可以造成患者窒息并严重污染船舱内环境。因此,提前用药防止晕船,及时发现呕吐者给予相应处理是非常重要的。呕吐物需及时清扫并适当通风换气,防止舱内污染和发生传染病。

(5)飞机运送患者时:同样存在晕机呕吐的现象,除此之外还要注意的是机舱内压力的变化,可以影响患者的呼吸循环状态,导致颅、胸、腹及受伤肢体内压改变,引起一系列严重后果。所以尽量实行低空飞行,保持舱内压力恒定是非常重要的。使用高速喷气式飞机运送时,飞机的起飞降落时的加速运动和减速运动,可以直接影响患者的脑部血供。因此,应该尽量将患者垂直飞行方向放置或头后脚前位,防止飞机起飞时因惯性作用造成的患者一过性脑缺血引起晕机、恶心、呕吐等。

(6)对特殊患者应采取适当的防护隔离措施,如传染病和一些特殊中毒患者。工作人员接触和运送患者时,也应该做好自身的防护工作。对于有特殊需要的患者,应在途中采取避光、避声等刺激或防震的措施。

4.转运途中护理

(1)体位:患者在途中的体位,应根据病情进行安置和调整。在不影响治疗、病情的前提下,应协助患者采取舒适、安全的体位,一般以患者舒适、利于治疗和观察为主。仰卧位是一般重症患者最常用的体位,颅脑损伤和呕吐患者头应偏向一侧,以免发生窒息。

(2)严密观察病情变化:如神志、血压、脉搏、心率心律、呼吸及口唇黏膜的颜色等,必要时使用监护仪器进行持续监测,对气管插管患者要保持气道通畅。运送途中动态检查和观察损伤和治疗措施的效果,如创面出血有无改善、止血措施是否有效、肢体末梢循环情况等。

(3)途中病情变化的处理:若呼吸、心跳突然出现危象或骤停,则应在救护车等环境中立即进行 CPR;如肢体包扎过紧,造成肢体缺血而使手指、足趾变凉发紫,则应立即调整包扎;远距离长时间转运患者,止血带需定时放松;患者频繁剧烈的抽搐、呕吐等,需立即做相应处理。

(4)记录:客观、准确做好抢救记录,内容包括患者症状、体征,所做抢救措施,用药名称、剂量、用后效果等,以备医护人员交班查询。

第七节 头颈部检查护理

一、头颅的检查

(一)头颅大小
检查头颅大小以头围来评估。测量时用软尺自眉间绕到颅后通过枕骨粗隆围量一周。同时应注意头颅的形状及活动情况。

(二)异常头颅
头颅的大小异常或畸形可成为一些疾病的典型体征,常见的异常头颅有以下几种。

1.小颅

小颅由小儿囟门过早闭合所致。

2.尖颅

尖颅由于矢状缝与冠状缝过早闭合,致使头顶部尖突高起,亦称塔颅。

3.方颅

前额左右突出,头顶平坦呈方形,见于小儿佝偻病或先天梅毒。

4.巨颅

额、顶、颞及枕部突出膨大呈圆形,颈部静脉充盈,对比之下颜面很小。由于颅内压增高,压迫眼球,形成双目下视、巩膜外露的所谓落日现象。见于脑积水。

二、头部器官的检查

(一)眼

1.眉毛

注意观察眉毛有无稀疏或脱落。

2.眼睑

注意检查有无眼睑水肿、上睑下垂、睑内翻、倒睫及眼睑闭合障碍。

3.结膜

结膜分睑结膜、穹窿部结膜与球结膜。检查时要注意结膜有无苍白、充血及出血点等。

(1)检查上睑结膜及上结膜穹窿部:可用示指和拇指捏住上睑中部的边缘,嘱受检者向下看,此时轻轻向前下方牵拉,然后示指向下压迫睑板上缘,并与拇指配合将睑缘向上捻转即可将眼睑翻开,暴露被检部位的结膜。

(2)检查下睑结膜及下结膜穹窿部:可用拇指轻拉下眼睑,嘱受检者向上看,即可暴露被检部位。

(3)检查球结膜:可以用拇指和示指将上、下眼睑分开,嘱受检者向上、下、左、右各方向转动眼球,即可暴露球结膜。

4.眼球

检查时注意眼球的外形与眼球运动。

(1)外观检查:注意观察两眼直视时角膜位置是否位于眼裂中央,高低位置是否相同,两眼运动方向是否一致,有无眼球突出与内陷。精确的检查应用 Hertel 眼球突出计测量。

(2)眼球运动:嘱受检者眼球随护士手指所示方向做上、下、左、右和旋转运动,观察眼球运动有无障碍。

(3)眼球震颤:嘱受检者眼球随护士手指所示方向(水平或垂直)运动数次,观察眼球是否出现一系列有规律的快速往返运动。

(4)眼压(指测法):首先嘱受检者两眼尽量向下注视,护士将两手示指尖置于上睑板的上缘的皮肤面,两指尖交替轻压眼球,利用检查波动的方式,借指尖感觉眼球张力,确定其软硬度。用眼压计测量方法见《眼科学》。

5.巩膜

注意检查有无黄染。

6.角膜

检查时应注意观察角膜的透明度,有无云翳、白斑、软化、溃疡、新生血管等。此外,还应注意角膜边缘有无黄色或棕褐色的色素环,即凯-费环。

7.虹膜

注意虹膜纹理是否呈放射状排列,有无纹理模糊和虹膜裂孔等。

8.瞳孔

(1)瞳孔的形状及大小:正常瞳孔为圆形,双侧等大,直径为 3～4 mm。检查时应注意有无瞳孔扩大、缩小及两侧大小不等。

(2)直接对光反射:检查时请受检者双眼平视前方,护士手持电筒,从眼外侧迅速将光线移向一侧瞳孔部位,同时观察该侧瞳孔是否迅速缩小,移开光源后瞳孔是否迅速复原。注意照射时勿使光线同时照射双眼,患者不要注视光线。

(3)间接对光反射:检查者或助手用一只手隔开双眼,另一只手持手电筒,将光线从眼的侧方迅速移向一侧瞳孔部位,同时观察对侧瞳孔,正常时应立即缩小。

(4)调节反射与辐辏反射:嘱受检者注视 1 m 以外的目标(手指),然后将目标迅速移至眼前约 20 cm 处,正常人此时瞳孔逐渐缩小,称为调节反射。如同时两侧眼球向内聚合,称为辐辏反射。

9.视力

视力分中心视力和周边视力两种。中心视力的检测通常用国际标准视力表进行。通常使用的有远距离视力表和近距离视力表两种。近视力检查能了解眼的调节能力,再与远视力检查相配合,可初步判断是否有屈光不正,如散光、近视、远视、老视和眼底病等。

(二)耳

1.外耳

观察耳郭形状、大小及位置。注意有无畸形、耳前瘘管、小耳、低垂耳、外伤瘢痕及皮肤损伤等。

2.外耳道及鼓膜

受检者侧坐,受检耳朝向检查者。徒手检查法分以下两种:

(1)双手检查法:检查者一手将耳郭向后、上、外方轻轻牵拉,使外耳道变直,另一只手示指将耳屏向前推压,使外耳道扩大,以便观察。

(2)单手检查法:检查者用左手牵拉耳郭,右手进行操作。检查左耳时,左手从耳郭下方用拇指和中指夹持耳郭并向后、上、外方牵拉,同时用示指推压耳屏向前。检查右耳时,左手则从耳郭上方用拇指和中指牵拉耳郭,示指推压耳屏。

(3)检查内容:检查外耳道及鼓膜时,应注意外耳道有无耵聍栓塞、异物,外耳道壁是否红肿,有无新生物、瘘管等。检查鼓膜时应注意其色泽、标志及有无穿孔等。

(三)鼻

1.鼻外形

注意有无酒渣鼻、鞍鼻、蛙状鼻等;呼吸时有无鼻翼扇动。

2.鼻前庭

检查时嘱患者头稍后仰,用拇指将其鼻尖抬起,再左右推动,观察鼻腔黏膜有无充血、肿胀、糜烂、萎缩及鼻中隔有无偏曲、穿孔等。鼻中隔穿孔时,用小型手电筒照射一侧鼻孔,对侧鼻孔有亮光透过。

3.鼻窦

鼻窦为鼻腔周围含气的骨质空腔,共 4 对。其检查方法如下。

(1)上颌窦:检查者将双手固定于患者两侧耳后,将拇指分置于左右颧部向后按压。

(2)额窦:一手扶持患者枕部,另一手置于眶上面内侧,用力向后按压。

(3)筛窦:一手扶持患者枕部,另一手拇指置于鼻根部与眼内角之间向筛窦方向按压。

(4)蝶窦:解剖位置较深,不能在体表进行检查。

三、颈部检查

(一)颈部外形与活动情况

正常人颈部正位时两侧对称,柔软,活动自如。检查时注意观察其外形,并做伸屈及旋转活动,注意有无受限。

(二)颈部血管

1.颈静脉

正常人立位或坐位时,颈外静脉常不显露,平卧时可稍见充盈,充盈水平仅限于锁骨上缘至下颌角距离的下 2/3 以内处。

(1)颈静脉怒张:卧位时如超过正常水平,或立位与坐位时可见明显静脉充盈,则为颈静脉怒张,提示静脉压增高。

(2)颈静脉搏动:对颈静脉怒张的患者,应注意观察有无颈静脉搏动,如有,提示三尖瓣关闭不全。

2.颈动脉

正常人在安静状态下不易见到颈动脉搏动。如出现明显搏动,多见于主动脉瓣关闭不全、高血压、甲状腺功能亢进症及严重贫血患者。

(三)甲状腺

甲状腺位于甲状软骨下方,表面光滑、柔软且不易触及。

1.甲状腺的检查方法

(1)视诊:观察甲状腺的大小和对称性。正常人甲状腺外观不突出,女性青春发育期甲状腺可略增大,检查时让受检者做吞咽动作,可见甲状腺随吞咽动作向上移动,如不易辨认时再让受检者两手放于枕后,头向后仰,再进行观察即较明显。

(2)触诊:当视诊不能明确甲状腺肿大的轮廓或范围时,可用触诊协助。检查方法:①患者取坐位,暴露颈部,检查者站其背后,双手拇指放在颈后,用其他手指从甲状软骨两侧进行触摸;②检查者站在患者对面,以右手拇指和其他手指在甲状软骨两旁进行触诊,同时让患者做吞咽动作;③检查后应记录:甲状腺肿大的程度、性质、对称性、硬度、表面情况、压痛及有无震颤等。

(3)听诊:将听诊器直接放到肿大的甲状腺上,如能听到血管杂音,提示甲状腺功能亢进症。

2.甲状腺肿大程度的划分

不能看出肿大但能触及者为Ⅰ°;能看到肿大又能触及但在胸锁乳突肌以内者为Ⅱ°;超过胸锁乳突肌者为Ⅲ°。

(四)气管

正常人气管位于颈前正中部。检查方法是:①受检者取端坐位或仰卧位,使颈部处于自然直立状态;②检查者站其前(或右)侧,将示指和无名指指端分别固定于两侧胸锁关节上,手掌与受检者胸骨相平行,中指按摸气管前正中部位;③观察中指与示指、无名指指端之间的距离,若两侧距离相等,说明气管居中;距离不等,说明气管有移位,气管偏向距离小的一侧。

参 考 文 献

[1] 徐燕,周兰姝.现代护理学[M].北京:人民军医出版社,2015.

[2] 姜安丽.新编护理学基础[M].第2版.北京:人民卫生出版社,2013.

[3] 李小寒.基础护理学[M].第5版.北京:人民卫生出版社,2012.

[4] 黄人健,李秀华.现代护理学高级教程[M].北京:人民军医出版社,2014.

[5] 王爱平.现代临床护理学[M].北京:人民卫生出版社,2015.

[6] 史淑杰.神经系统疾病护理指南[M].北京:人民卫生出版社,2013.

[7] 蔡金辉.肾内科临床护理思维与实践[M].北京:人民卫生出版社,2013.

[8] 游桂英,方进博.心血管内科护理手册[M].北京:科学出版社,2015.

[9] 刘哲宁,杨芳宇.精神科护理学[M].北京:人民卫生出版社,2017.

[10] 陈金宝,刘强,姜桂春.肿瘤护理学[M].上海:上海科学技术出版社,2016.

[11] 胡建林,杨和平.呼吸疾病鉴别诊断与治疗学[M].北京:人民军医出版社,2015.

[12] 武君颖,王玉玲.儿科护理[M].北京:科学出版社,2016.

[13] 黎梅.妇产科护理[M].北京:科学出版社,2015.

[14] 刘瑾,宋锐.康复护理[M].北京:人民卫生出版社,2014.

[15] 陈锦秀.康复护理[M].北京:人民卫生出版社,2014.

[16] 戴体俊,刘功俭.麻醉学基础[M].上海:第二军医大学出版社,2013.